Il neuroleso grave

Sergio Pintaudi · Lucia Rizzato (a cura di)

Il neuroleso grave

Aspetti clinico-assistenziali
e organizzativi

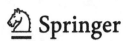 Springer

a cura di
Sergio Pintaudi
Direttore Dipartimento Emergenza
Direttore Rianimazione "Antonella Caruso"
Ospedale Garibaldi
Catania

Lucia Rizzato
Centro Nazionale Trapianti
Istituto Superiore di Sanità
Roma

ISBN 978-88-470-1459-6   e-ISBN 978-88-470-1460-2

DOI 10.1007/978-88-470-1460-2

© Springer-Verlag Italia 2010

9 8 7 6 5 4 3 2 1

In copertina: si ringrazia Kubeitalia.it per aver cortesemente messo a disposizione l'immagine in copertina
Layout copertina: Simona Colombo, Milano

Impaginazione: C & G di Cerri e Galassi, Cremona
Stampa: Grafiche Porpora, Segrate (MI)
Stampato in Italia

Springer-Verlag Italia S.r.l., Via Decembrio 28, I-20137 Milano
Springer fa parte di Springer Science+Business Media (www.springer.com)

Le situazioni di emergenza sanitaria rappresentano un evento improvviso, spesso imprevedibile, che pone in pericolo di vita la persona. L'area dell'urgenza/emergenza è pertanto uno dei punti focali dell'attività sanitaria ed è uno dei più importanti elementi di valutazione di qualità dell'intero Servizio Sanitario. Negli ultimi anni si è assistito a una grande trasformazione dei servizi di emergenza, nel tentativo di sviluppare un vero e proprio *sistema di emergenza* che vede il coinvolgimento delle diverse componenti (Centrali operative 118, Pronto Soccorso, D.E.A., Reparti di degenza), integrate tra loro per il raggiungimento di un obiettivo comune: la continuità degli interventi assistenziali prestati in situazioni di emergenza/urgenza.

In quest'ambito, il trattamento del neuroleso acuto, di natura traumatica o vascolare, occupa un posto di primaria importanza poiché richiede un intervento di soccorso tempestivo e qualificato per continuare, in Pronto Soccorso e all'interno del Dipartimento di Emergenza, a ricevere quei trattamenti diagnostici, terapeutici e di assistenza infermieristica idonei ad assicurarne la guarigione. Non sempre, però, la guarigione è l'epilogo sperato per il neuroleso grave. A volte l'evoluzione della sua patologia è l'arresto irreversibile delle funzioni encefaliche con il determinarsi di quello che in rianimazione viene definito, con il persistere del battito cardiaco, fenomeno del "cadavere a cuore battente". Infatti, in assenza di attività cerebrale, grazie ai ventilatori meccanici e all'assistenza cardiocircolatoria, è possibile l'ossigenazione degli organi e dei tessuti che determina la vitalità organica. Questo è il momento in cui l'intensivista deve trasformare una sconfitta in una grande opportunità: il prelievo di organi e tessuti a scopo di trapianto. L'attivazione del processo che conduce al prelievo di organi e tessuti riveste il significato di continuazione dell'opera assistenziale affinché le terapie praticate sul potenziale donatore assumano il significato di terapia – spesso salvavita – per il paziente in attesa di trapianto. Perché la donazione diventi trapianto occorre tanta professionalità, capacità organizzativa, umanità e principi morali.

Quest'opera, che non si colloca nell'ambito dei trattati o dei manuali che affrontano in maniera più o meno completa l'insieme dei principi di fisiopatologia e di trattamento assistenziale del neuroleso grave, nasce proprio dalla consapevolezza che rilevare, interpretare, cogliere con rapidità le esigenze assistenziali del neuroleso acuto è indispensabile per garantire al paziente un percorso di cura ottimale e vuole essere, per chi opera nell'area critica, uno strumento efficace sia sotto il profilo assistenziale sia sotto quello organizzativo.

Nel volume, il profilo formativo segue una sorta di itinerario virtuale che dal soccorso extraospedaliero conduce il neuroleso all'ospedale e qui, attraverso tappe intermedie, sino alla terapia intensiva dove l'interpretazione della monitorizzazione è fondamentale per accorgersi in tempo del mutare delle sue condizioni e quindi per poter attuare i rimedi idonei a bloccare il concretizzarsi di patologie ben più gravi.

La Parte I, dedicata agli aspetti gestionali dell'emergenza sanitaria, non trascura di dare uno sguardo all'evoluzione del *sistema emergenza*, così come si è determinato nel tempo, sino a proporre, in uno spaccato, quello che si profila come un futuro cambiamento dei sistemi di verifica della qualità delle prestazioni rese in emergenza. Nella Parte II, viene affrontato l'aspetto dell'assistenza extraospedaliera al traumatizzato al fine di fornire all'operatore, che deve ricercare soluzioni corrette e veloci, gli strumenti di gestione degli eventi critici. Alla Parte III abbiamo affidato il compito di decrivere tutto il percorso diagnostico-terapeutico del neuroleso grave, dal suo arrivo al Pronto Soccorso al ricovero in Terapia intensiva, sottolineando l'importanza della correttezza delle manovre e del nursing. Nella Parte IV, viene affrontata la problematica relativa alla morte encefalica con un preliminare e particolare riguardo all'evoluzione concettuale del processo morte, senza la presunzione di affrontarne l'aspetto filosofico ma ricercando quello che è stato nel tempo l'evolversi del concetto di morte, rivisto alla luce dell'evidenza scientifica. Alla Parte V è affidata la descrizione del processo di donazione di organi e tessuti a scopo di trapianto, non trascurando l'aspetto organizzativo. Da quanto detto e per l'importanza che riteniamo rivesta per l'operatore sanitario la comunicazione, abbiamo dedicato la Parte VI alle problematiche relazionali e alle dinamiche che si sviluppano nell'area critica tra gli operatori e i familiari dei pazienti, in particolare quando, oltre a dover comunicare l'exitus del loro congiunto, occorre ottenere da loro la "non opposizione" al prelievo di organi e tessuti a scopo di trapianto. E così, nell'apprendere o affinare le conoscenze dei trattamenti e della monitorizzazione intensiva il lettore conoscerà, oltre ai principi di organizzazione e di verifica della qualità dei processi, anche le tecniche di accoglienza e di comunicazione della prognosi infausta ai parenti che si trovano ad affrontare in maniera repentina e non prevista una realtà nuova e drammatica. Agli aspetti etici e medico-legali di tutto il processo – dall'assistenza extraospedaliera a quella ospedaliera, comprensive di linee guida e protocolli – è dedicata la Parte VII, l'ultima. Infine, l'opera viene completata da un'appendice ricca di normative di riferimento e di modulistica che, con le opportune personalizzazioni, potrà essere adottata nelle singole realtà.

Il testo si rivolge principalmente agli infermieri che operano nell'area critica, ma diviene utile anche per il personale medico che nelle terapie intensive e nella gestione dell'emergenza sanitaria opera a stretto contatto con il personale infermieristico con il quale instaura una sorta di complicità terapeutica nell'unico intento di curare e accudire un paziente che non ha avuto la possibilità di scegliere né il personale né il luogo di cura.

Questa prefazione non sarebbe completa se non ringraziassi coloro che hanno reso possibile la realizzazione di questo volume, che ha le sue origini nel Corso Nazionale per Infermieri di Area Critica, "Il Neuroleso grave. Aspetti clinici, assistenziali e organizzativi. Dal primo soccorso alla donazione degli organi", la cui prima edizione è del 2006 e che oggi rappresenta un punto fermo nella formazione del personale infermieristico nazionale. Il Corso si tiene annualmente in uno degli scenari più belli che la natura ha voluto regalarci: il golfo di Acitrezza, di verghiana memoria.

I ringraziamenti, sia per la realizzazione del Corso sia per questo volume, mi portano a ricordare, innanzitutto, i collaboratori che compaiono e quelli che non compaiono il cui lavoro nel corso degli anni ha consentito la crescita e l'arricchimento delle tematiche qui affrontate. Al Direttore del Centro Nazionale Trapianti, Alessandro Nanni Costa, il ringraziamento per aver creduto e sostenuto la realizzazione di un percorso formativo che mira innanzitutto a salvare vite umane e che, esaurito questo compito, quando per il paziente la vita è finita, vede nel prelievo di organi e tessuti a scopo di trapianto una grossa opportunità che si concretizza, per l'operatore sanitario, in una sorta di continuità assistenziale nei riguardi di un paziente che non conoscerà mai: il paziente in attesa di un trapianto.

In particolare ringrazio Pippo Castorina, collaboratore fidato, Franco Mammola e Marinella Fichera che mi hanno accompagnato in questo lungo ed estenuante ma esaltante percorso della cura del neuroleso grave e della donazione di organi e tessuti.

Beda Cefalù, il cui lungo lavoro di ricostruzione e sistemazione di bozze, appunti e normative, consentirà al lettore di capire il senso del discorso.

A Mariella Bonaccorsi, tormento degli autori di questo volume, anima del Corso e sostegno nel lavoro quotidiano, un grazie particolare.

Un grazie infinito a tutti gli infermieri e medici della Rianimazione "Antonella Caruso" di Catania: senza di loro tutto questo non sarebbe stato possibile.

Alla Springer-Verlag Italia e al suo competente staff editoriale, i ringraziamenti più sentiti per aver creduto nell'attualità e nella bontà di questo percorso, testimonianza del lavoro e dell'impegno che i docenti hanno profuso nella preparazione dei testi e delle lezioni del Corso.

Catania, novembre 2009   **Sergio Pintaudi**

Indice

Elenco degli Autori

Sabina Baggioli
Dipartimento Neuroscienze,
Neurorianimazione
Ospedale di Lecco, Lecco

Filippo Balducci
Dipartimento di Neuroscienze
Ospedale Bellaria, Bologna

Rosaria Basile
Dipartimento Emergenza
Rianimazione "Antonella Caruso"
Ospedale Garibaldi, Catania

Elena Bigi
Dipartimento Emergenza
U.O.C. Rianimazione – 118
Ospedale Maggiore, AUSL di Bologna
Bologna

Maria Bonaccorsi
Dipartimento Emergenza
Rianimazione "Antonella Caruso"
Ospedale Garibaldi, Catania

Giuseppe Bozzi
Azienda Ospedaliera Universitaria Pisana
Sezione Interna Medicina della Donazione
di Organi e Tessuti
Coordinamento Locale, Pisa

Gregoria Bufalino
Dipartimento Emergenza
Rianimazione "Antonella Caruso"
Ospedale Garibaldi, Catania

Angelita Butera
Coordinamento Operativo
CRT Sicilia, Palermo

Luciano Capucci
Dipartimento Emergenza
U.O.C. Rianimazione – 118
Ospedale Maggiore, AUSL di Bologna
Bologna

Sebastiana Cefalù
Dipartimento Emergenza
Rianimazione "Antonella Caruso"
Ospedale Garibaldi, Catania

Antonio Corrado
Anestesia e Rianimazione
3^ Neurorianimazione
ARNAS Civico, Palermo

Pier Paolo Donadio
S.C.D.O. Anestesia Rianimazione 9
AOU S. Giovanni Battista di Torino
Molinette

Pier Giorgio Fabbri
Anestesia e Rianimazione
3^ Neurorianimazione
ARNAS Civico, Palermo

Maria Adele Falzone
Servizio Sociale Aziendale
Ospedale Garibaldi Nesima
Catania

Alessandra Feltrin
Area Psicologia e Formazione
Coordinamento Regionale Trapianti
del Veneto, Padova

Marinella Fichera
Dipartimento Emergenza
Rianimazione "Antonella Caruso"
Ospedale Garibaldi, Catania

Maria Rosaria Gazziano
Dipartimento Emergenza
Rianimazione "Antonella Caruso"
Ospedale Garibaldi, Catania

Andrea Gianelli Castiglione
U.O.S. Medicina Legale
Coordinamento Trapianti
A.O.U. San Martino, Genova

Salvatore Giuffrida
Dipartimento Emergenza
Rianimazione "Antonella Caruso"
Ospedale Garibaldi, Catania

Angelo Grasso
Dipartimento Emergenza
Rianimazione "Antonella Caruso"
Ospedale Garibaldi, Catania

Alfio Indelicato
Dipartimento Emergenza
Rianimazione "Antonella Caruso"
Ospedale Garibaldi, Catania

Maria Teresa Locicero
Dipartimento Emergenza
Rianimazione "Antonella Caruso"
Ospedale Garibaldi, Catania

Emilia Lo Giudice
Dipartimento Emergenza
Rianimazione "Antonella Caruso"
Ospedale Garibaldi, Catania

Tiziana Maria Longo
Avvocato, Catania

Sara Mascarin
Banca Tessuti Treviso
ULSS 9, Treviso

Maurizio Menarini
Dipartimento Emergenza
U.O.C. Rianimazione – 118
Ospedale Maggiore, AUSL di Bologna
Bologna

Alessandro Nanni Costa
Centro Nazionale Trapianti
Istituto Superiore di Sanità, Roma

Salvatore Nicosia
U.O.C. Anestesia e Rianimazione
Presidio Ospedaliero Ferrarotto, Catania

Adolfo Paolin
Banca Tessuti Treviso
ULSS 9 Presidio Ospedaliero di Treviso

Sergio Pintaudi
Dipartimento Emergenza
Rianimazione "Antonella Caruso"
Ospedale Garibaldi, Catania

Francesco Procaccio
Anestesia e Terapia Intensiva
Neurochirurgica
Ospedale Civile Maggiore
Azienda Ospedaliera di Verona

Claudio Pulvirenti
Specialista Medicina Legale e delle
Assicurazioni, Catania

Pasqualino Quattrocchi
Dipartimento Emergenza
Rianimazione "Antonella Caruso"
Ospedale Garibaldi, Catania

Claudio Rago
Direttore Operativo del Coordinamento
Regionale Trapianti Veneto
Regione Veneto

Maria Carmela Ragonese
Dipartimento Emergenza
Rianimazione "Antonella Caruso"
Ospedale Garibaldi, Catania

Giuseppe Rapisarda
Dipartimento Emergenza
Rianimazione "Antonella Caruso"
Ospedale Garibaldi, Catania

Lorenza Ridolfi
Centro Riferimento Trapianti
Emilia-Romagna
Policlinico S. Orsola, Bologna

Lucia Rizzato
Centro Nazionale Trapianti
Istituto Superiore di Sanità, Roma

Annarosa Saviozzi
Coordinamento Locale Donazione Organi
e Tessuti
Azienda Ospedaliera-Universitaria Pisana
Pisa

Vincenzo Scuderi
U.O.C. Anestesia e Rianimazione
Presidio Ospedaliero Ferrarotto, Catania

Vito Sparacino
Centro Regionale per i Trapianti
Regione Siciliana, Palermo

Ugo Storelli
Dipartimento Trapianti
Azienda Ospedaliera G. Brotzu, Cagliari

Caterina Testoni
Dipartimento di Neuroscienze
U.O.C. di Anestesia e Rianimazione
Ospedale Bellaria, Bologna

C. Gabriella Tropea
Dipartimento Emergenza
Rianimazione "Antonella Caruso"
Ospedale Garibaldi, Catania

Rosalba Vaglica
Anestesia e Rianimazione
3^ Neurorianimazione
ARNAS Civico, Palermo

Sante Venettoni
Centro Nazionale Trapianti
Istituto Superiore di Sanità, Roma

Carmelina Ventura
Dipartimento Emergenza
Rianimazione "Antonella Caruso"
Ospedale Garibaldi, Catania

Veruska Vicino
Dipartimento Emergenza
Rianimazione "Antonella Caruso"
Ospedale Garibaldi, Catania

Matteo Vincenzi
Dipartimento di Neuroscienze
U.O.C. di Anestesia e Rianimazione
Ospedale Bellaria, Bologna

Marco Zanello
Università degli Studi Alma Mater
di Bologna
Dipartimento di Neuroscienze
U.O.C. di Anestesia e Rianimazione
Ospedale Bellaria, Bologna

Maria Grazia Zappalà
Dipartimento Emergenza
Rianimazione "Antonella Caruso"
Ospedale Garibaldi, Catania

Gianluigi Zaza
CRT Puglia e CIR, AIRT
Policlinico S. Orsola, Bologna

Parte I

Aspetti gestionali dell'emergenza sanitaria

1.1
Introduzione

Le prime esperienze del numero 118 per le emergenze sanitarie risalgono al 1990, in occasione dei mondiali di calcio. Fu a Bologna che per la prima volta venne implementato un sistema di soccorso extraospedaliero che si era distinto per efficienza e organizzazione, Bologna Soccorso. Questo sistema organizzativo di soccorso era nato nel 1980, all'indomani della Strage della Stazione di Bologna, come *Centrale Operativa Unica per il Soccorso e il Trasporto*. Il gruppo portava con sé la decennale esperienza del CePIS, un nucleo di ambulanze organizzato negli anni settanta per coordinare il trasporto inter-ospedaliero e poi emerso agli onori della cronaca per gli efficienti interventi mostrati nell'incidente ferroviario di Murazze di Vado (1978) e nella già citata Strage di Bologna. Il gruppo di Bologna Soccorso mostrò grande professionalità in diverse occasioni, tra cui la Strage del Rapido 904 (1984) e la Strage dell'Istituto Salvemini di Casalecchio di Reno del 6 dicembre 1990. La coordinazione degli interventi permise in entrambe queste occasioni un rapido ed efficiente soccorso, rendendo manifesta la necessità di adottare piani di intervento simili anche in altre città. A partire dal 27 marzo 1992, con un decreto (*Atto di indirizzo e coordinamento delle regioni per la determinazione dei livelli di assistenza sanitaria di emergenza*), furono costituite le centrali operative 118 in tutta Italia. Punti di forza del sistema sono principalmente la coordinazione delle varie associazioni di volontariato sanitario, i cui interventi erano gestiti da un centro unico che impediva sovrapposizioni di interventi e incomprensioni; la gestione delle emergenze affidata a personale infermieristico appositamente preparato (con competenze di telecomunicazioni e informatica), mentre la parte medica fu affidata a un medico responsabile.

V. Scuderi (✉)
U.O.C. Anestesia e Rianimazione, Presidio Ospedaliero Ferrarotto, Catania

1.2
Chiamata per il soccorso

La chiamata viene smistata automaticamente alla centrale operativa 118 più vicina al chiamante. In genere si tratta della centrale territorialmente competente, ma può accadere che ve ne sia un'altra più vicina. In questo caso, la centrale che risponde trasmetterà la richiesta di soccorso alla centrale 118 di competenza. Nelle centrali operano infermieri e tecnici con specifico addestramento che eseguono una valutazione immediata del livello di gravità della chiamata. Il personale al momento della risposta:

- localizza l'evento, tramite un software gestionale dedicato dotato di modulo cartografico. Per permettere un soccorso efficiente è necessario che vengano forniti tutti i dati necessari a raggiungere il punto dell'emergenza, evitando confusioni tra località omonime o assonanti;
- valuta la gravità dell'evento, ponendo alcune domande semplici al chiamante, e attribuisce all'emergenza una priorità d'intervento;
- invia i mezzi di soccorso idonei all'emergenza e al suo livello di priorità (ambulanze, *automedica*, elisoccorso).

All'atto della chiamata, il chiamante deve attenersi esclusivamente alle richieste dell'operatore, evitando di scendere in dettagli non richiesti.

Le domande sono poste secondo il protocollo e riguardano principalmente:

- *il luogo dell'emergenza*: vanno indicati il comune, la via e il numero civico più vicino. Se necessario, bisogna segnalare eventuali difficoltà sul percorso che potrebbero ostacolare i soccorsi;
- *l'accaduto*: il chiamante deve dare in modo sintetico tutte le informazioni di cui è a conoscenza, specificando:
  - tipologia dell'evento;
  - livello di coscienza della vittima;
  - descrizione della scena e presenza di persone incastrate, principi d'incendio, sostanze chimiche o pericolose, edifici pericolanti, intralcio al traffico, ecc.;
- *identificazione del chiamante*: è verificata l'autenticità della chiamata. Il passaggio può essere omesso laddove vi sia la possibilità di identificare il chiamante tramite il numero di telefono o dove siano presenti i sistemi di riconoscimento automatico del chiamante;
- *numero di telefono di reperibilità*: se non è disponibile automaticamente, può essere chiesto un recapito telefonico per eventuali contatti da parte della Centrale Operativa in caso di necessità, richiesta di chiarimenti o di comunicazioni.

È molto importante che la comunicazione sia chiusa solo dall'operatore, mai dal chiamante, per accertarsi che siano stati comunicati tutti i dati ed è dovere di chi effettua la chiamata tenere il telefono libero.

1.3
Codici di priorità

Ogni richiesta è trattata secondo uno schema di codici di priorità, con la tecnica del triage. L'evasione delle richieste non segue l'ordine cronologico delle telefonate, ma dà maggiore urgenza alle chiamate per le quali il rischio per l'interessato è maggiore. A ogni grado di priorità è assegnato un colore:

- *Codice Verde*: è il codice di priorità minore e viene usato nel caso in cui non siano compromesse le funzioni vitali del paziente. Tipici codici verdi sono: piccole lesioni, dolori o patologie in cui il paziente è comunque stabile.
- *Codice Giallo*: in caso la condizione del soggetto sia a rischio e il paziente non sia quindi stabile. Una forte dispnea, ovvero difficoltà respiratoria, emorragie, ustioni di secondo grado non troppo estese o sospette lesioni a organi interni sono solitamente codici gialli.
- *Codice Rosso*: indica la massima urgenza. Il paziente ha una o più funzioni vitali compromesse, quindi è incosciente o in arresto respiratorio o cardiocircolatorio. Da nuove direttive, anche il dolore toracico irradiato in una persona cosciente è dato come codice rosso per sospetto infarto del miocardio.

Tutti questi codici sono sia *di uscita* che *di rientro*, ovvero possono essere dati sia dalla centrale all'ambulanza che deve effettuare l'intervento, sia dall'ambulanza alla centrale, una volta visitato il paziente. Vi è anche il cosiddetto *Codice Bianco*, che indica l'assenza di urgenza. Viene usato nei casi in cui il paziente presenta lievi patologie che potrebbero essere viste dal medico curante. È detto anche *priorità 1* o *taxi sanitario* e può essere soggetto a ticket. Nei codici bianchi rientrano anche i trasporti senza emergenza per consentire al malato di eseguire terapie ospedaliere. Solo molto raramente è effettuato dalle ambulanze del 118 e viene più frequentemente girato alle "croci" volontarie. Alcune organizzazioni usano il codice bianco anche per i trasporti rifiutati dal paziente. L'applicazione del codice bianco non è uniforme all'interno dei vari gruppi di assistenza e in alcuni può essere assente. Esiste infine un ultimo codice, il *Codice Nero*. È dato solo a constatato decesso da parte di un medico (anche se, per ovvi motivi, chiunque può essere in grado di stabilire se una persona è deceduta quando è in avanzato stato di decomposizione, gravemente mutilata, carbonizzata o altro, il medico è l'unica figura sanitaria abilitata a costatarne legalmente il decesso) ed è un codice di solo rientro. Il defunto non può essere trasportato in ambulanza e si deve attendere l'autorizzazione dell'autorità alla rimozione, dopo l'arrivo del medico legale. La rimozione di cadavere è, infatti, punibile a norma di legge. Una salma può essere trasportata in ambulanza solo quando il decesso avviene a bordo del mezzo stesso.

1.4
Approccio tecnico al momento dell'intervento

Una volta accolta la chiamata, l'infermiere della Centrale Operativa passa la comunicazione a un operatore radio, che sceglie l'ambulanza della zona di competenza (o la più vicina al luogo dell'incidente) alla quale passare il servizio. L'equipaggio dell'ambulanza riceve l'indirizzo, il nominativo del paziente, un codice (che può riunire il codice di priorità e altri dati come, ad esempio, il tipo d'intervento e la zona geografica), l'orario e un numero identificativo del servizio. Solo nei casi più gravi e per quanto possibile vengono anche comunicate informazioni personali sullo stato del paziente, poiché le comunicazioni via radio sono soggette a rischi riguardanti la privacy. Esistono tre tipologie di ambulanze:

- *mezzo di soccorso di base* (*MSB*): prevede la presenza di almeno 2 (in alcune regioni 3) soccorritori qualificati ai servizi 118 con certificazione regionale ed eventualmente BLS-D (uso del defibrillatore semiautomatico); uno di essi copre il ruolo di autista e un altro quello di *capo-servizio*;
- *mezzo di soccorso avanzato di base* (*MSAB*): prevede nell'equipaggio un infermiere oltre ai soccorritori;
- *mezzo di soccorso avanzato* (*MSA*), detto anche *ambulanza medicalizzata*: nell'equipaggio sono compresi uno o due soccorritori (di cui un autista), un infermiere e un medico, spesso anestesista-rianimatore, provenienti dai reparti di pronto soccorso o direttamente dalla centrale operativa.

Un altro tipo di *MSA* è l'*automedica*, un'automobile non adibita al trasporto dei pazienti. Guidata da un soccorritore, trasporta medico e infermiere sul luogo dell'evento in supporto ai mezzi di base: in caso di necessità essi seguiranno il paziente a bordo dell'ambulanza.

In caso di incidenti stradali, la Centrale Operativa allerta la Polizia Stradale o la Polizia Municipale per i rilievi e la gestione del traffico veicolare nel luogo del sinistro e, se necessario, i Vigili del Fuoco per il soccorso tecnico. All'occorrenza, il 118 può anche richiedere l'intervento delle squadre di soccorso alpino.

Arrivato sul posto, il personale sanitario procede alla valutazione dell'infortunato e, dopo le manovre di stabilizzazione/primo soccorso e il caricamento (se ritenuto necessario), decide un codice di rientro e chiede la competenza dell'ospedale. Non sempre viene indicato l'ospedale più vicino, poiché la patologia del paziente può richiedere un ospedale con reparti più qualificati, come un centro traumatologico, pediatrico, oftalmologico e così via. All'arrivo in Pronto Soccorso, l'infermiere del triage rivaluta il paziente e stabilisce il codice colore con cui sarà trattato nel reparto. Nel caso sia necessario un trasporto rapido a grande distanza o se la località dell'evento è difficilmente accessibile, può essere inviato l'elisoccorso, che trasporta medico, infermiere e un tecnico del verricello (oltre al pilota e al tecnico di volo) che ovviamente possono caricare il paziente per trasferirlo nell'ospedale più adeguato.

1.5
Problematiche medico legali

1.5.1
Obbligo di soccorso

Le associazioni che operano nel settore invitano i cittadini non esperti in materia di pronto soccorso ad assolvere l'obbligo di soccorrere gli infortunati tramite la chiamata al 118 anziché intervenendo direttamente. Interventi maldestri effettuati da persone non competenti possono, infatti, risultare assai pregiudizievoli sia per l'infortunato (aggravando le lesioni da questi subite e provocando danni ulteriori) sia per il soccorritore improvvisato, che resta pienamente responsabile - sotto il profilo civile e penale - di eventuali danni causati all'infortunato stesso.

1.5.2
Abusi del servizio

Le telefonate ricevute dal servizio sono registrate e, nella maggior parte delle Centrali Operative 118, è attivo il servizio di visualizzazione del numero telefonico del chiamante. L'abuso del servizio è sanzionato secondo l'articolo 658 del Codice Penale, per il reato di procurato allarme presso l'Autorità: chi disturba l'operato del servizio può incorrere in una pesante sanzione amministrativa oppure fino a sei mesi di reclusione.

Gli abusi includono le chiamate per richiesta di informazioni sanitarie o di consigli medici e le chiamate fasulle.

1.5.3
Status speciale per i mezzi di servizio

L'uso di segnalatori acustici e luminosi per i mezzi di soccorso è stabilito dall'art. 177 del Codice della strada che, al comma 1, dà la facoltà ai mezzi di soccorso di usare la sirena e i lampeggianti e, ai comma 2 e 3, obbliga l'automobilista a lasciare il passo a questi veicoli. Impedire o intralciare l'intervento di un mezzo di soccorso, ad esempio con il proprio veicolo parcheggiato in modo illecito, potrebbe comportare gravi conseguenze [1, 2].

Bibliografia

1.   DPR 27 marzo 1992. Atto di indirizzo e coordinamento alle Regioni per la determinazione dei livelli di assistenza sanitaria di emergenza. G.U. n. 76 del 31/3/92 - Serie Generale
2.   DM 15 maggio 1992. Criteri e requisiti per la classificazione degli interventi di emergenza. Gazzetta Ufficiale n. 121 del 25/5/92. Serie Generale

Mortalità da trauma

2

L. Capucci

Le lesioni traumatiche in Europa sono la principale causa di morte nelle persone al di sotto dei 45 anni di età, ovvero nella popolazione giovane, attiva, che produce ricchezza per il proprio Paese, costituendo altresì un grave danno economico e sociale [1]. Per ogni decesso, inoltre, si stima che vi siano tre persone che subiscono esiti invalidanti permanenti, con ulteriori costi a carico delle società [1-3].

Le percentuali però variano molto da Paese a Paese: nei grandi Paesi industrializzati, ad esempio, la mortalità per lesioni traumatiche è inferiore. Questo è giustificato dall'applicazione di norme sociali e di regole di sicurezza nella circolazione stradale e sui luoghi di lavoro, ma anche dal migliore livello di assistenza erogato. Le variazioni tra i differenti Paesi nel mondo sono in alcuni casi anche molto marcate, come si evince dalla Figura 2.1.

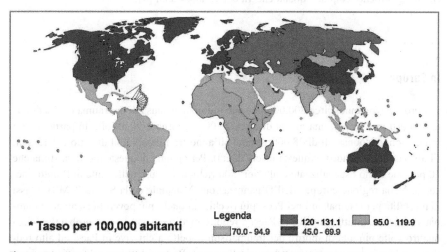

Fig. 2.1 Distribuzione mortalità per lesioni traumatiche nei differenti Paesi nel mondo

L. Capucci (✉)
Dipartimento Emergenza, U.O.C. Rianimazione – 118, Ospedale Maggiore, AUSL di Bologna, Bologna

Il neuroleso grave. Sergio Pintaudi, Lucia Rizzato (a cura di)
© Springer-Verlag Italia 2010

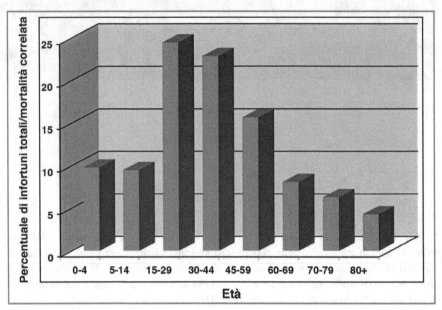

Fig. 2.2 Distribuzione della mortalità per lesioni traumatiche in rapporto alle singole fasce d'età (la classe d'età prevalente va dai 15 ai 44 anni)

Inoltre, dalla Figura 2.2 possiamo notare come, anche a livello mondiale, la classe di età maggiormente colpita è quella che va dai 15 ai 44 anni [4].

2.1
In Europa

In Europa, ogni anno, circa 800.000 persone muoiono a causa di un trauma (8,3% di tutte le morti in Europa), una media di circa 2.200 al giorno e 90 all'ora. In particolare, i traumi sono responsabili di 28.000 vittime all'anno fra i bambini al di sotto dei 15 anni (il 36% di tutte le morti in questa fascia di età). Per ognuna di queste morti, si stima che 30 persone siano ospedalizzate e ulteriori 300 richiedano cure nelle unità di Pronto Soccorso. Nella regione europea dell'Organizzazione Mondiale della Sanità (OMS), i tassi di mortalità per traumatismi nei Paesi più ricchi e in quelli più poveri presentano un'ampia variabilità. Infatti, chi vive in Paesi a reddito medio e basso ha una probabilità circa quattro volte più alta di morire per traumatismi rispetto a chi vive in Paesi ad alto reddito. Inoltre, indipendentemente dalla ricchezza del Paese, i bambini, gli anziani e i poveri hanno un rischio maggiore di morire per traumatismi. In particolare, per i bambini provenienti da famiglie indigenti il rischio è 3-4 volte più alto rispetto ai bambini provenienti da famiglie agiate. Nell'Unione Europea, gli incidenti stradali costituiscono il 97% di tutte le morti dovute al trasporto, oltre il 93% dei costi di tutti gli incidenti collegati al trasporto, e sono la principale causa di morte e di ricovero sotto i 50 anni. Fra i Paesi dell'OMS dell'Europa, la differenza tra il tasso minimo e massimo di mortalità per incidenti stradali arriva fino a 11 volte. I tassi più alti si registrano in Lettonia, Lituania, Federazione Russa e Grecia, anche se i valori molto bassi rilevati in alcuni Paesi dell'Europa sud-orientale e dell'Asia centrale riflettono più verosimilmente un'insufficiente qualità dei dati, piuttosto che alti livelli di sicurezza. Il tasso medio di mortalità nei Paesi della Confederazione degli Stati Indipendenti è circa 3 volte più alto di quello dei Paesi scandinavi (Danimarca, Finlandia, Norvegia e Svezia). Questa differenza è rimasta praticamente costante fra la metà e la fine degli anni '90 [5]. Nonostante le differenze fra i Paesi, i tassi di mortalità per incidenti stradali sono in generale diminuiti. Dopo un rapido aumento della mortalità nella parte orientale della regione nei primi anni '90, corrispondente all'improvvisa crescita del trasporto motorizzato, la diminuzione della mortalità verso la metà degli anni '90 sembra essere dovuta a una riduzione del trasporto sia di mezzi che di passeggeri piuttosto che all'attuazione di politiche ad ampio spettro di sicurezza stradale. Nella parte occidentale della regione, sebbene la mortalità collegata agli incidenti stradali stia diminuendo, il passo sembra essere rallentato negli ultimi anni, anche nei Paesi che storicamente hanno sempre conseguito risultati molto buoni. L'apparente difficoltà nell'ulteriore riduzione del numero di decessi potrebbe indicare la necessità di sviluppare e attuare nuove strategie di prevenzione. Due su tre di queste morti e la maggior parte delle lesioni non mortali potrebbero essere evitate. Prima di tutto, la prevenzione dovrebbe essere riconosciuta come responsabilità dell'intera società e non delegata alla responsabilità esclusiva dell'individuo. Alcuni fattori di rischio, come il consumo di alcool e la povertà, sono comuni a tutti i tipi di traumi e violenze e il controllo di tali fattori potrebbe produrre i maggiori benefici per la salute oltre che contribuire a ridurre i costi annuali per tutti i traumi, letali e non (la cui stima ammonta rispettivamente a 1-6 e 80-290 miliardi di euro).

Adattare e trasferire l'esperienza dei Paesi a minore mortalità ai Paesi a mortalità più alta consentirebbe grandi guadagni e ogni euro speso per misure preventive potrebbe portare a grandi risparmi: ad esempio, allarmi antincendio; seggiolini di sicurezza dei bambini; controllo del possesso di armi; visite domiciliari ed educazione dei genitori contro l'abuso dei minori.

Il settore sanitario può giocare un ruolo centrale nel guidare un approccio multisettoriale alla prevenzione dei traumatismi andando oltre le attività di emergenza e riabilitazione. Può coinvolgere altri settori e dare supporto quantificando i decessi e i casi di malattia, fornendo informazioni sui fattori di rischio, identificando e promuovendo interventi efficaci. I traumi possono essere secondari a eventi accidentali (come ad esempio quelli causati da incidenti stradali, avvelenamenti, annegamenti, cadute, incendi e ustioni) oppure volontari (causati da violenza diretta su se stessi o su altri). Gli eventi accidentali sono responsabili dei due terzi delle morti annuali per trauma: gli incidenti stradali uccidono 127.000 persone (55% fra i 15 e i 44 anni) e ne feriscono o rendono disabili 2,4 milioni; gli avvelenamenti causano 110.000 decessi; l'uso di alcol è responsabile fino al 70% di queste morti, specialmente nella parte orientale della regione europea; gli annegamenti provocano 38.000 morti e sono la terza causa di morte per i bambini tra i 5 e i 14 anni; le cadute uccidono 80.000 persone, con un tasso di mortalità maggiore fra gli ultra-ottantenni; le ustioni causano 24.000 morti e sono la principale causa di deturpazioni. La violenza causa circa 257.000 decessi ogni anno (il 32% di tutti i decessi per ogni tipo di traumatismi). Le lesioni autoinflitte sono la prima causa di morte per traumatismi, con 164.000 vittime l'anno. La violenza interpersonale uccide 73.000 persone l'anno. Per ogni morte ci sono 20-40 visite ospedaliere, ma la denuncia in misura ridotta di episodi di violenza porta a sottostimare la dimensione del problema. Giusto per rendersi conto della dimensione, ecco alcune cifre: l'abuso di minori e gli omicidi causano annualmente 1.500 morti in bambini e ragazzi al di sotto dei 15 anni. La violenza giovanile è invece la terza causa di morte con oltre 12.000 vittime l'anno, mentre la violenza tra partner è responsabile del 40-70% di tutti gli omicidi di cui sono vittime le donne. Infine, la violenza sessuale viene denunciata da una donna su 4 e da un uomo su 20 nel corso della loro vita e l'abuso sugli anziani colpisce il 4-6% di quelli che vivono in casa.

2.2
In Italia

La mortalità nel nostro Paese varia da 5 a 20 decessi per 100.000 abitanti con un chiaro gradiente Nord-Sud (Fig. 2.3). I dati riguardano l'anno 2006, che ha visto complessivamente 560.858 decessi per causa traumatica di cui 24.130 di natura violenta, con una distribuzione diversa a seconda del sesso. Abbiamo una mortalità inferiore a carico del

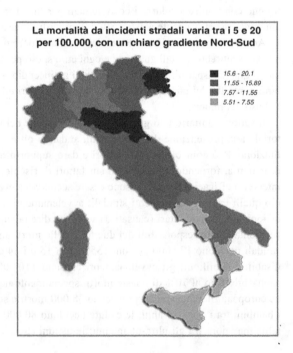

Fig. 2.3 La mortalità in Italia

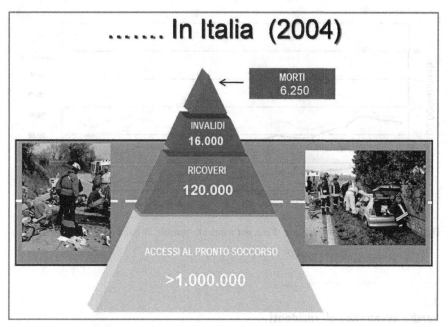

Fig. 2.4 Dati ISTAT 2004

sesso femminile, con un tasso di mortalità di 25:100.000 abitanti, a fronte di una mortalità del sesso maschile di 56:100.000 abitanti [3, 6, 7].

La maggior parte dei decessi nel nostro Paese è rappresentata da morti per incidenti stradali. I dati Istat del 2004 vedono, infatti, 6.250 morti per questa causa, ma questi dati rappresentano soltanto la punta dell'iceberg; ci sono, infatti, circa 16.000 persone rimaste invalide in maniera permanente, circa 120.000 ricoveri presso le strutture ospedaliere con più di un milione di persone che hanno avuto necessità di essere visitate in un qualsiasi Pronto Soccorso (Fig. 2.4).

Come si può ben vedere, sono numeri enormi che da soli dimostrano quella che è la gravità in termini di costi sia sanitari che sociali a carico della nostra società. Anche in Italia, fermo restando le differenze tra i due sessi, la classe di età maggiormente colpita è quella giovane che va dai 15 ai 45 anni di età, quindi anche il nostro Paese si trova esattamente in linea con quello che è il trend a livello mondiale.

Se analizziamo i decessi per incidente stradale in Italia nel periodo che va dal 1970 al 1998 e che quindi abbraccia un intervallo sufficientemente ampio, possiamo osservare che, a fronte di una diminuzione complessiva delle morti per trauma, che coinvolgono sia le persone giovanissime che le persone anziane, questo avviene in misura molto meno sensibile a carico della popolazione della fascia d'età che va dai 15 ai 29 anni, a dimostrazione ancora una volta che la popolazione giovane è la più colpita [8] (Fig. 2.5).

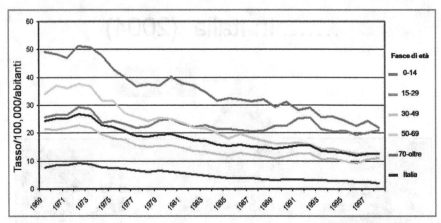

Fig. 2.5 Tassi di mortalità, per fasce d'età, per incidente stradale in Italia dal 1970 al 1998

2.3
Perché avvengono gli incidenti

Nell'ambito dei comportamenti errati di guida, il mancato rispetto delle regole di precedenza, la guida distratta e la velocità troppo elevata sono le prime tre cause di incidente e costituiscono da sole il 45,84% dei casi. Lo stato psico-fisico alterato del conducente, pur non rappresentando una percentuale elevata del totale dei casi (2%), va segnalato per la gravità degli eventi. Le cause principali che rientrano in tale categoria sono: l'ebbrezza da alcool (4.246 casi pari al 71% della categoria), il malore, l'assunzione di sostanze stupefacenti o psicotrope e il sonno che, con 1.586 casi, pesano per il 26,4%. Soltanto in 685 casi, che pesano per lo 0,2% sul totale, sono stati difetti o avarie del veicolo ad aver causato gli incidenti. Il comportamento scorretto del pedone o lo stato psico-fisico alterato dello stesso si rilevano in 9.339 casi e pesano per il 3,11% sul totale delle cause d'incidente. Le cause d'incidente che si riscontrano maggiormente nelle ore notturne sono: velocità, presenza di ostacoli o buche sulla carreggiata, alcool e droghe, sonno. Di giorno prevalgono le manovre e i sorpassi irregolari e gli incidenti con i pedoni. Con riferimento alla localizzazione, si rileva che la prima causa di incidente sulle strade urbane è il mancato rispetto delle regole di precedenza o semaforiche, mentre sulle strade extraurbane è la velocità [6].

2.4
Chi viene coinvolto: conducenti, passeggeri e pedoni

Il 66,1% dei morti e il 70,4% dei feriti a seguito d'incidente stradale è costituito dai conducenti dei veicoli coinvolti; i passeggeri trasportati rappresentano il 20,5% dei morti e il 23,3% dei feriti e i pedoni, che costituiscono un'utenza debole della strada, risultano il 6,3% dei feriti, ma ben il 13,4% dei morti. Le differenze tra i livelli di rischio per le diverse categorie di utenti emergono più chiaramente dal rapporto tra numero di morti e di feriti: nel 2006, l'indice di gravità che mediamente risulta pari a 1,7, si riduce a 1,5 per i trasportati e a 1,6 per i conducenti, ma sale a 3,5 per i pedoni. Tra i conducenti morti o feriti a seguito d'incidente stradale, i più colpiti sono i giovani. Entrambe le distribuzioni in valore assoluto, infatti, presentano dei massimi in corrispondenza delle fasce di età tra 25 e 34 anni: 452 decessi in valore assoluto tra 25 e 29 anni e 457 tra 30 e 34, mentre i feriti sono rispettivamente 31.451 e 31.259. Tuttavia, se si calcolano i rapporti per singolo anno di età, è la classe tra 21 e 24 anni a pagare il maggior tributo di vite. Dai 35 anni di età, il numero di conducenti che hanno riportato conseguenze in incidente stradale inizia progressivamente a decrescere sia in valore assoluto sia in rapporto a un singolo anno. Per i trasportati infortunati, sia morti che feriti, le classi di età che presentano i valori massimi in termini assoluti corrispondono alla fascia 21-24 anni mentre, se si considerano i rapporti in base a un solo anno, la fascia più colpita è quella tra 18 e 20 anni. Come accennato, il pedone è certamente il soggetto più debole fra le persone coinvolte. Circa 60 persone ogni giorno sono coinvolte in investimenti. Il rischio d'infortunio causato da investimento stradale è particolarmente alto per la popolazione anziana sia con riferimento ai valori assoluti dei coinvolti, sia rapportando tali valori agli anni compresi nelle classi: la fascia di età compresa tra 75 e 79 anni presenta il valore massimo in termini assoluti per quanto riguarda i morti (114) e la fascia di età compresa tra 70 e 74 anni per i feriti (1.422). I bambini da 10 a 13 anni coinvolti in investimenti sono 797, mediamente 199,3 per ciascun anno della classe. Il rischio d'investimento, tuttavia, è maggiore per i ragazzi di 14-15 anni: ne sono coinvolti 543, cioè in media 271,5 per ciascun anno di età. Nel complesso, la fascia più colpita dalle conseguenze degli incidenti stradali è quella tra i 25 e i 29 anni, con 587 morti e 41.208 feriti in valore assoluto. Con riferimento ai valori medi per singolo anno di ciascuna fascia di età, sono maggiormente coinvolti i giovani tra 21 e 24 anni (8.665 tra morti e feriti per ogni anno di età). I bambini al di sotto di 10 anni, morti e feriti in incidente stradale, sono 6.544 cioè mediamente 18 al giorno [3, 6].

2.5
Necessità di database per la raccolta dati

Molto importante per osservare le problematiche riguardanti la relazione tra le misure adottate, l'evoluzione della qualità del soccorso e la mortalità da trauma è la disponibilità di dati da analizzare. Singole realtà, posto che abbiano messo in atto dei sistemi di raccolta dati, dovrebbero aspettare molto tempo prima di poter avere a disposizione un volume di dati sufficientemente ampio da essere abbastanza sensibile. Per ovviare a questo, sulla falsariga di quanto avviene in USA, sono state create banche dati che vedono coinvolte diverse realtà. Il principale database europeo è EuroTARN (http://eurotarn.man.ac.uk/default.htm), che vede la partecipazione di 18 Paesi consentendo così la messa in comune di un volume di informazioni elevato dal quale poter estrarre dati di elevata sensibilità. Il limite di database così vasti ed eterogenei è costituito dalla poca specificità per valutare aspetti riferibili a distinte realtà geografiche e/o aspetti locali. Per raccogliere elementi utili, in questi casi, sono efficaci database di minori dimensioni che raccolgono dati di una singola realtà (nazione o regione) ed è questo il caso del RITG-Registro Intraospedaliero Multiregionale Traumi Gravi (http://www.pprg.infoteca.it/ritg/Default.aspx), nato nell'aprile 2004, che vede associate tre realtà: Azienda Ospedaliera S. M. della Misericordia, Udine, Azienda U.S.L. Città di Bologna - Ospedale Maggiore, Ospedale S. Camillo Forlanini - Roma.

Mentre per aspetti più mirati si può fare affidamento su banche dati che si riferiscono a una realtà più ristretta come per esempio il Registro Traumi Gravi della Regione Emilia-Romagna (http://asr.regione.emilia-romagna.it/trauma/index.htm) (Fig. 2.6).

2.6
È possibile ridurre la mortalità da trauma?

È un dato acquisito che una percentuale rilevante di decessi e di esiti invalidanti conseguenti a traumatismi potrebbe essere evitata [9-11].

Secondo la classica descrizione di Trunkey, la mortalità per trauma presenta una distribuzione cronologica trimodale: il primo picco di mortalità si verifica entro pochi minuti dal trauma per lesioni gravissime a carico di encefalo, midollo spinale alto, aorta o altri grossi vasi. Il secondo si realizza, invece, entro le prime ore a seguito di ematomi intracranici, emo-pneumotorace, emoperitoneo da rottura di milza e/o fegato, lesioni traumatiche multiple complicate da copiose perdite ematiche. Il terzo picco di mortalità avviene a distanza di giorni o settimane per sepsi o insufficienza multiorgano (Fig. 2.7).

Il primo picco di mortalità può essere ridotto soltanto col potenziamento di misure preventive di carattere sia generale che specifico; il secondo picco risponde a esigenze di carattere organizzativo dei sistemi di emergenza e delle elevate competenze che devono essere possedute dalle équipe di soccorso; il terzo picco può essere ridotto da più qualificate conoscenze sull'approccio terapeutico ottimale per sepsi e insufficienza multiorgano, che sono le due più frequenti cause di decesso nelle Unità di Terapia Intensiva e quindi rispondono a centri ospedalieri di ricovero adeguatamente strutturati e a elevata competenza [12] (Fig. 2.8).

Sono tutti aspetti fondamentali che devono interagire tra loro efficacemente se si vuole ridurre la mortalità da trauma, ma sappiamo anche che, tra tutti questi elementi, molti richiedono risorse elevate per essere realizzati o modificati, altri hanno tempi di risposta prolungati per presentare i loro effetti.

E allora, come operatori sanitari, cosa possiamo fare? Oltre a mettere a disposizione in qualsiasi settore il nostro background di "esperti", quello che è di sicura efficacia e con rapido ottenimento di risultati è ciò che si realizza mediante il miglioramento della formazione del personale che opera nelle varie fasi del soccorso e dell'assistenza [13], ed è quello che, come operatori coinvolti in prima linea, possiamo e dobbiamo indicare e conseguire.

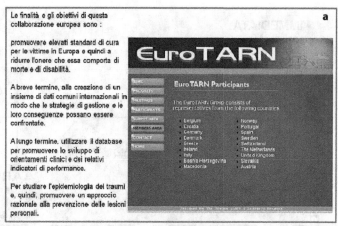

Le finalità e gli obiettivi di questa collaborazione europea sono :

promuovere elevati standard di cura per le vittime in Europa e quindi a ridurre l'onere che essa comporta di morte e di disabilità.

A breve termine, alla creazione di un insieme di dati comuni internazionali in modo che le strategie di gestione e le loro conseguenze possano essere confrontate.

A lungo termine, utilizzare il database per promuovere lo sviluppo di orientamenti clinici e dei relativi indicatori di performance.

Per studiare l'epidemiologia dei traumi e, quindi, promuovere un approccio razionale alla prevenzione delle lesioni personali.

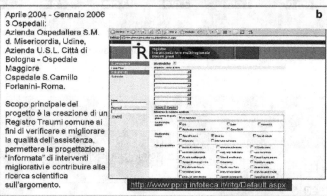

Aprile 2004 - Gennaio 2006
3 Ospedali:
Azienda Ospedaliera S.M. d. Misericordia, Udine, Azienda U.S.L. Città di Bologna - Ospedale Maggiore
Ospedale S.Camillo Forlanini-Roma.

Scopo principale del progetto è la creazione di un Registro Traumi comune ai fini di verificare e migliorare la qualità dell'assistenza, permettere la progettazione "informata" di interventi migliorativi e contribuire alla ricerca scientifica sull'argomento.

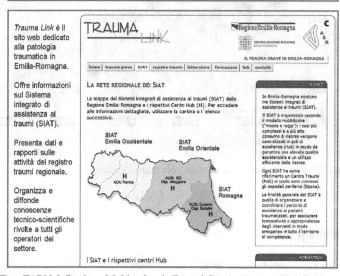

Trauma Link è il sito web dedicato alla patologia traumatica in Emilia-Romagna.

Offre informazioni sul Sistema integrato di assistenza ai traumi (SIAT).

Presenta dati e rapporti sulle attività del registro traumi regionale.

Organizza e diffonde conoscenze tecnico-scientifiche rivolte a tutti gli operatori del settore.

Fig. 2.6 a Banca dati Euro TARN. **b** Registro Multiregionale Traumi Gravi. **c** Trauma Link Regione Emilia-Romagna

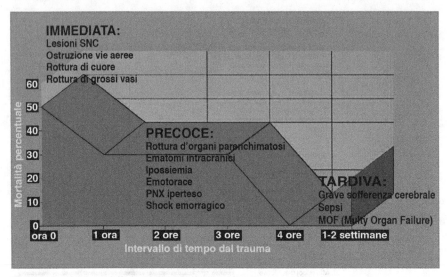

Fig. 2.7 Distribuzione della mortalità per trauma (cause)

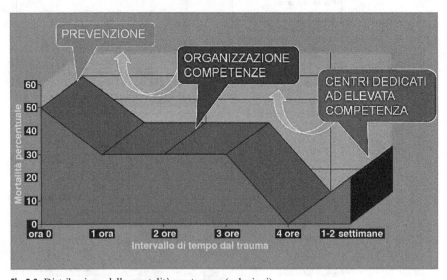

Fig. 2.8 Distribuzione della mortalità per trauma (soluzioni)

Bibliografia

1. http://www.euro.who.int/InformationSources (2007)
2. Italian Resuscitation Council Trauma Committee (2007) Prehospital Trauma Care: approccio e trattamento pre-ospedaliero al traumatizzato. Compositori, Bologna

3. Taggi F, Giustini M, Dosi G et al (2003) I "veri" dati sanitari della sicurezza stradale in Italia: mortalità, invalidità, ricoveri, accessi al pronto soccorso, costi. In: Taggi F.Aspetti sanitari della sicurezza stradale (Progetto Datis - II rapporto). Istituto Superiore di Sanità, Roma, pp 83-87
4. http://www.who.int/publications/en/ (2007)
5. Sethi D, Racioppi F, Baumgarten I, Vida P (2006) Injuries and violence in Europe: why they matter and what can be done. Violence and Injury Prevention WHO European Centre for Environment and Health. WHO Regional Office for Europe, Roma
6. Tavole di mortalità della popolazione residente. http://www.istat.it/dati/dataset/20090302_00/. Accessed 18/07/09
7. http://rersas.regione.emilia-romagna.it/statexe/#Trasporti (2006)
8. Stime preliminari della mortalità per causa nelle regioni italiane. http://www.istat.it/dati/dataset/20080630_01/. Accessed 18/07/09
9. Stocchetti N, Pagliarini G, Gennari M et al (1994) Trauma care in Italy: evidence of in-hospital preventable deaths. J Trauma 36:401-405
10. Lattuada L, Nardi G, Michelutto V et al (2000) Epidemiologia dei traumi gravi nella popolazione del Friuli Venezia Giulia. Nuove Tendenze 4:69-79
11. Chiara O, Scott JD, Cimbanassi S et al (2002) Trauma deaths in an Italian urban area: an audit of pre-hospital and in-hospital trauma care. Injury 33(7):553-562
12. Demetriades D, Kimbrel B, Salim A et al (2005) Trauma deaths in a mature urban trauma system: is "trimodal" distribution a valid concept? J Am Coll Surg 201(3):343-348
13. Nardi G (2007) Reti territoriali per il trauma. SMART, Milano, 30 maggio-31 giugno

Il sistema traumi

3

M. Menarini, E. Bigi

Le esperienze condotte principalmente negli Stati Uniti hanno dimostrato che la riduzione della mortalità e dell'invalidità da trauma può essere ottenuta attraverso una risposta di "sistema", ovvero una risposta che utilizza nel modo più efficace ed efficiente, integrandole, le risorse disponibili.

La diagnostica e la terapia dei traumi maggiori, per la loro complessità, molteplicità e urgenza, richiedono mezzi e risorse adeguate, un approccio multidisciplinare e un'organizzazione dedicata, che consenta l'integrazione delle diverse professionalità coinvolte. I modelli proposti di *trauma system* sono numerosi, in relazione alle risorse, alle tradizioni, alla cultura medica locale, con risultati variabili, in termini di efficacia ed efficienza. L'organizzazione di un *trauma system* richiede alcuni elementi essenziali:

- classificazione di tutti gli ospedali della regione in accordo al livello di cura che possono offrire;
- definizione dei trauma center di I livello nei quali centralizzare i pazienti con trauma maggiore;
- organizzazione di un sistema di soccorso preospedaliero in grado di fornire un trattamento qualificato al paziente sul luogo dell'evento e durante il trasporto;
- definizione di protocolli di triage per il trasporto dei traumatizzati al trauma center;
- coordinamento e supervisione centralizzati del trattamento preospedaliero e ospedaliero.

In questo capitolo sono affrontate alcune tematiche di carattere più strettamente operativo inerenti il trattamento del traumatizzato, con la premessa che una pianificazione a livello regionale (per quanto attiene la realtà italiana) è essenziale per organizzare una rete dedicata al trauma, in grado di fornire risposte cliniche appropriate nell'ambito di una sostenibilità economica indispensabile.

M. Menarini (✉)
Dipartimento Emergenza, U.O.C. Rianimazione – 118, Ospedale Maggiore, AUSL di Bologna, Bologna

Il neuroleso grave. Sergio Pintaudi, Lucia Rizzato (a cura di)
© Springer-Verlag Italia 2010

3.1
I trauma center

Il trauma center è il fulcro del sistema traumi, intendendo con questo termine un ospedale nel quale la presenza di un team dedicato nell'arco di tutta la giornata consente il trattamento ottimale e specialistico del paziente con una patologia traumatica.

Originariamente, il trauma center nasce come ospedale che tratta in modo "esclusivo" pazienti con trauma maggiore (definito come punteggio ISS>15), il 15% circa del totale dei traumatizzati.

Nella realtà italiana, non esistono centri traumi dedicati, ma ospedali che sono stati individuati (nei piani sanitari regionali, o comunque nella rete ospedaliera) come punti di afferenza e ricovero dei traumi maggiori. Si tratta di ospedali che sono in grado di fornire una risposta mirata a tutti i traumi, maggiori o minori, che vi giungono (si parla di *sistema inclusivo*, poiché include tutti i traumi e non solamente quelli più critici).

Nella visione più ampia, è opportuno considerare la rete ospedaliera territoriale (ad esempio regionale) nella sua interezza, per la migliore risposta al traumatizzato. Ciò significa definire i criteri per la destinazione dei pazienti dal momento dell'evento (incidente, evento traumatico) o dalla scoperta presso un ospedale periferico di condizioni tali che indichino il ricovero in un centro adeguatamente attrezzato. In questo ambito si collocano l'adesione a protocolli clinici condivisi fra i professionisti che operano ai diversi livelli, l'adozione di una metodologia di approccio al traumatizzato comune, la definizione di protocolli intraospedalieri validati e che consentono la linearità del percorso diagnostico-assistenziale.

3.2
Il sistema di soccorso preospedaliero

È indubbio che l'organizzazione e lo sviluppo dei sistemi di soccorso preospedaliero (sistemi 118) in Italia ha contribuito, nel corso degli anni, a migliorare l'approccio al trattamento del paziente critico sul territorio. L'esperienza ormai ventennale (il decreto 118 risale al marzo 1992, anche se poi molte regioni hanno implementato il servizio in modo organico negli anni successivi) consente di trarre alcune indicazioni di carattere generale, anche se diverse peculiarità (orografiche, di urbanizzazione, economiche e professionali) possono variare anche in maniera consistente sul territorio nazionale. Nella complessa gestione del paziente traumatizzato grave (definito come paziente con compromissione delle funzioni vitali e/o con punteggio ISS>15), la fase del soccorso preospedaliero riveste un ruolo fondamentale. Per eventi che si verificano al di fuori delle aree urbane, a lunga distanza dagli ospedali di riferimento, il tempo che trascorre dal momento dell'incidente al momento dell'arrivo nell'ospedale idoneo può superare i 60–90 minuti.

In pratica, la *golden hour* trascorre in ambito preospedaliero. Sono sorte diverse discussioni nel corso degli anni su quale sia il miglior trattamento preospedaliero del traumatizzato e le risposte definitive sono piuttosto scarse soprattutto per motivi di ordine metodologico ed etico: ovvero non è possibile in molti casi disegnare studi prospettici randomizzati in doppio cieco e spesso si deve ricorrere a studi retrospettivi.

Spaite [1], in un lavoro di alcuni anni fa, sottolineava come spesso, nel caso dei traumatizzati, si confrontano "mele con arance", ovvero tipologie di traumi molto diversi fra loro. Un esempio fra tutti: traumi penetranti (ferita da taglio o da arma da fuoco) e traumi chiusi, con o senza emorragia evidente. Un altro elemento non può essere dimenticato: nel complesso percorso del traumatizzato dal luogo dell'evento all'ospedale, è assai difficile identificare e separare l'effetto delle manovre eseguite (o non eseguite) sul territorio in termini di miglioramento dell'outcome (o di peggioramento dello stesso).

Probabilmente il dato epidemiologico di maggiore interesse è che un'alta percentuale di morti da traumi si registra sul luogo dell'incidente e spesso al momento dello stesso. Questo testimonia che la prevenzione primaria (far sì che l'incidente non si verifichi) e secondaria (mezzi di protezione che operano al momento dell'impatto) hanno un ruolo fondamentale nel campo della riduzione della mortalità.

Al di là di queste considerazioni, è però possibile indicare quella che è la *best practice* del soccorso preospedaliero, sottolineando, in primo luogo, che il team preospedaliero ha il compito di individuare i pazienti che richiedono una centralizzazione diretta al trauma center, con il mezzo più veloce, ma quella che può sembrare una semplice valutazione del traumatizzato assume una valenza più complessa laddove si ricerchino dei parametri oggettivi per la centralizzazione.

A fronte di casi evidenti (stato di coma con GCS molto ridotto, grave stato di shock), infatti, vi sono situazioni *borderline* di dubbia classificazione.

Un esempio fra gli altri. Il punteggio del *Glasgow Coma Scale* (GCS) è un parametro oggettivo sempre considerato. Va detto però che il suo calcolo dovrebbe essere fatto in condizioni di stabilità cardiorespiratoria del paziente, ovvero in assenza di ipossia e/o di ipotensione: infatti, queste condizioni hanno ripercussioni dirette sull'ossigenazione e perfusione cerebrale, riducendo il punteggio GCS, indipendentemente dalla presenza di lesioni cerebrali. Non è raro che le lesioni associate al traumatismo cranico determinino alterazioni fisiopatologiche importanti e che, soprattutto nella fase iniziale del soccorso non siano ancora risolte. D'altra parte, l'esigenza di somministrare farmaci sedativi e analgesici oppiacei per l'esecuzione di manovre, quali l'intubazione tracheale, alterano ulteriormente il parametro rilevato.

Si somma a questa serie di problemi l'aspetto relativo alla modalità di valutazione del GCS, nel senso che operatori diversi possono valutare in modo diverso le risposte che si vanno a sommare nel punteggio complessivo [2]. Per essere pratici: la risposta motoria è la "migliore" risposta, ma non sempre viene considerata; così come vi sono differenze fra la risposta in flessione e in retrazione (e il punteggio motorio è ben correlato al GCS totale, e quindi è stato proposto il suo utilizzo esclusivo per la valutazione iniziale, tenuto conto delle difficoltà di calcolo legate a traumi oculari diretti, per quanto attiene la risposta oculare, e all'intubazione, per quanto attiene la risposta verbale). Accanto alle tematiche relative alla valutazione del GCS, la valutazione complessiva dell'evento, delle condizioni del paziente, del quadro lesionale, delle condizioni pre-esistenti, consente di trasportare direttamente al trauma center i pazienti più gravi o comunque che potrebbero aggravarsi e che richiedono un trattamento avanzato.

Ogni criterio di centralizzazione adottato comporta una certa percentuale di *overtriage* (sovrastima) e *undertriage* (sottostima). Nel primo caso, pazienti senza particolari criticità ed esigenze cliniche vengono trasportati al trauma center comportando un sovraccarico della struttura; nel secondo caso, il rischio è che pazienti critici finiscano in ospedali non idonei al loro trattamento (in questo gruppo risiede un certo numero di mortalità evitabile).

La raccolta dati e la relativa analisi all'interno di ogni sistema consentono di definire i criteri di centralizzazione più indicati per un determinato sistema. La suddivisione tra interventi BLS e ALS non è sempre univoca e chiara. Inoltre, si è spesso considerata la qualità del soccorso preospedaliero solamente in termini di successo o di riuscita di una manovra. Questo, senza considerare l'impatto della manovra stessa sull'assetto fisiologico del paziente.

Per meglio chiarire questo concetto, si può prendere ad esempio la manovra di intubazione tracheale. Tale manovra è universalmente considerata il gold standard per la gestione delle vie aeree nell'emergenza. Negli ultimi anni, sono stati pubblicati diversi studi che mettono in discussione l'efficacia dell'intubazione tracheale in termini di riduzione della mortalità; anzi vi sono studi che dimostrano una più elevata mortalità nei pazienti con trauma cranico intubati in ambito preospedaliero rispetto a gruppi di controllo che vengono intubati in *emergency room*. Un'analisi più approfondita della letteratura evidenzia che, ancora in molti casi, il dato relativo alla qualità dell'intubazione tracheale preospedaliera viene riportato come percentuale del successo rispetto al numero di tentativi, non riportando nulla relativamente al processo, alle modificazioni fisiopatologiche conseguenti alla somministrazione dei farmaci e all'esecuzione della manovra di laringoscopia e di posizionamento del tubo tracheale. In realtà, alcuni studi che riportano questi dati evidenziano come l'intubazione tracheale comporti tempi più lunghi sulla scena, in un certo numero di casi desaturazioni anche importanti, variazioni significative della pressione arteriosa (ipertensione e rischio di aumento della pressione endocranica; ipotensione e rischio di ipoperfusione cerebrale). Tutto questo si traduce in conseguenze negative per il paziente, in qualche modo annullando o riducendo il vantaggio ottenuto dall'intubazione tracheale. È tuttavia possibile andare oltre. Una volta intubato, il paziente deve essere ventilato e ossigenato. L'ossigenazione è ottenuta in un'elevata percentuale di casi, mentre una corretta ventilazione (da intendersi come mantenimento dei valori di normocapnia, ovvero di una $PaCO_2$ compresa fra 35 e 45 mmHg, specialmente nel traumatizzato cranico) non sempre viene messa in atto. La ventilazione a pressione positiva, una volta posizionato in trachea il tubo cuffiato (ma anche con un presidio extraglottico), è ancora troppo spesso eseguita manualmente con il pallone (e per tempi anche prolungati). Una corretta ventilazione richiede l'erogazione di volumi specifici per il paziente, in relazione alla taglia e al peso corporeo per non rischiare di iperventilarlo (e di causare ischemia cerebrale da vasocostrizione ipocapnica). Non solo, la ventilazione a pressione positiva aumenta la pressione intratoracica e quindi si rischia di ridurre il ritorno venoso e causare ipotensione (con il rischio di ipoperfusione già ricordato).

Un altro settore con varie controversie è rappresentato dal rimpiazzo volemico del paziente ipoteso.

Allo stato dell'arte gli *end-points* del rimpiazzo volemico sono i valori pressori, che ovviamente hanno un limite, non riflettendo le condizioni del microcircolo e della perfusione d'organo.

Il timore di aumentare la severità dell'emorragia non controllata ha convinto molti a ritenere che l'infusione preospedaliera non debba essere particolarmente aggressiva; d'altra parte esistono evidenze sul fatto che l'ipotensione è un fattore altamente negativo in termini di danno cerebrale secondario. Di recente, Kreimeier [3] ha analizzato il tema dell'ipotensione permissiva nel traumatizzato, concludendo che:

- l'ipotensione permissiva appare un'opzione valida per i traumi penetranti (necessità di intervento chirurgico immediato);
- l'ipotensione permissiva, come restrizione di liquidi, non è indicata nel paziente con trauma chiuso;
- l'ipotensione permissiva è controindicata nel paziente con trauma cranico chiuso, anche penetrante;
- nei pazienti anziani, sempre più frequenti nelle casistiche dei traumi, la compromissione dei meccanismi di compenso cardiovascolare non indica l'ipotensione permissiva.

Queste conclusioni non si discostano dalle indicazioni di linee-guida adottate in Italia (*Prehospital Trauma Care*, PTC; *Italian Resuscitation Council*, IRC) che si pongono come obiettivi dell'infusione target pressori definiti: PAS (pressione arteriosa sistolica) = 70 mmHg per il trauma penetrante; PAS = 90 mmHg per il trauma chiuso senza trauma cranico; PAS = 110 mmHg (o PAM (pressione arteriosa media) = 90 mmHg) per il trauma chiuso con trauma cranico severo.

3.3
Il link pre-intraospedaliero e l'attivazione del trauma team

Un sistema è efficace allorquando è in grado di garantire un percorso diagnostico-terapeutico lineare al traumatizzato, senza che vi siano perdite di tempo e senza che vi sia interruzione nella catena degli interventi. Il passaggio dalla fase pre-ospedaliera alla fase di trattamento nell'*emergency room* dell'ospedale di accoglienza è molto delicato in questo senso.

Tutto quanto viene messo in atto sul territorio (in termini di manovre, di strategia di riduzione dei tempi) trova un senso se vi è un team dedicato già preallertato e pronto a ricevere il paziente. Il linguaggio comune e l'adozione di procedure condivise rappresentano, come detto in precedenza, l'aspetto fondamentale: un percorso formativo e operativo comune tra gli operatori, che si traduce in esperienza professionale fuori e dentro l'ospedale, consente realmente di creare un lavoro di team efficiente ed efficace [4, 5].

Generalmente si pensa al trauma team come a un'entità intraospedaliera. È nostra convinzione, supportata dai dati dell'esperienza operativa, che il trauma team abbia un'appendice pre-ospedaliera, poiché la reale continuità del trattamento del paziente si ottiene con un solido legame fra il soccorso territoriale e il dipartimento di emergenza (DE).

Ma quali sono i fattori che motivano l'attivazione del trauma team ospedaliero direttamente dal territorio? La risposta a tale domanda ha una duplice valenza: da un lato occorre assicurare un trattamento più tempestivo al paziente realmente critico, dall'altro non sovraccaricare il trauma team con interventi inutili [6, 7]. Attualmente, appare piuttosto

efficace una gestione a due livelli dei pazienti da parte di trauma team che possono essere variabili nella composizione [8, 9]. È evidente che il paziente più critico, instabile, che
necessita di tempestiva diagnostica e trattamento, richiede un approccio simultaneo da parte di tutti gli specialisti che fanno parte del team; così come altri pazienti che, magari per
dinamica, vengono centralizzati ma non richiedono nell'immediato un trattamento complesso poiché ancora in condizioni cliniche di stabilità.

L'esperienza del dipartimento di emergenza dell'Ospedale Maggiore di Bologna (centro di riferimento traumi della regione Emilia Romagna) supporta molte delle conclusioni
sopra riportate. In particolare, l'attivazione del trauma team si basa su criteri che identificano in maniera precisa i traumatizzati che hanno una mortalità significativamente superiore (in particolare, PAS < 90 mmHg, GCS < 9, intubated patients, RTS (*Revised Trauma
Score*) < 11). Per i pazienti in stato di shock, la differenza in termini di miglioramento del-
l'outcome con un approccio basato sull'attivazione precoce del trauma team è significativa. Vi è poi una categoria di traumatizzati che abbiamo classificato come *borderline*, i quali non hanno al momento dell'arrivo in DE una compromissione delle funzioni vitali tale
da richiedere l'attivazione del trauma team, ma per il meccanismo del trauma e per le lesioni presenti vanno in ogni caso attentamente valutati. Questi pazienti vengono seguiti dai
medici del pronto soccorso i quali, nel caso le condizioni peggiorino, possono attivare il
trauma team (già in ogni caso preallertato). Il vantaggio principale di questa procedura è
la razionalizzazione dell'utilizzo del trauma team completo, senza ripercussioni in termini di *undertriage* dei traumatizzati giunti in DE. Il percorso traumi viene quindi inevitabilmente allargato con il coinvolgimento di più figure specialistiche che entrano a far parte al bisogno del trauma team e sono coordinate dal trauma team leader [6, 8].

La definizione di percorso deve andare oltre, intendendo un'organizzazione strutturale del dipartimento d'emergenza e degli ambienti intensivi atti a garantire la logistica assistenziale migliore per il paziente politraumatizzato, sia durante le indagini diagnostico-
terapeutiche che in sala operatoria e in terapia intensiva. La conclusione ideale di un sistema traumi organizzato dovrebbe vedere il trattamento a lungo termine del paziente che
ha superato l'evento acuto e garantire l'adeguata fase riabilitativa.

Bibliografia

1. Spaite DW, Criss EA, Valenzuela TD et al (1998) Prehospital advanced life support for major
   trauma: critical need for clinical trials. Ann Emerg Med 32:480-489
2. Marion DW, Carlier PM (1994) Problems with the initial Glasgow Coma Scale assessment
   caused by prehospital treatment of patients with head injuries: result of a national survey. J
   Trauma 36:89-95
3. Kreimeier U, Prückner S, Peter K (2001) Permissive hypotension during primary resuscitation for trauma and shock. In: Vincent JL (ed) Yearbook of Intensive Care and Emergency
   Medicine. Springer, Berlin Heidelberg New York, pp 331-341
4. Demetriades D, Kimbrell B, Salim A et al (2005) Trauma deaths in a mature urban trauma
   system: is "trimodal" distribution a valid concept? J Am Coll Surg 201(3):343-348
5. Demetriades D (2006) Relationship between American College of Surgeons Trauma Center
   designation and mortality, in patients with severe trauma (Injury Severity Score >15). J Am
   Coll Surg 202(2):212-215

6. Nathens AB, Jurkovich GJ, Maier RV et al (2001) Relationship between trauma center volume and outcome. JAMA 285(9):1164-1171
7. MacKenzie EJ, Rivara FP, Jurkovich GJ et al (2006) A national evaluation of the effect of trauma-center care mortality. N Engl J Med 354(4):366-378
8. Glance LG, Dick A, Osler TM, Mukamel D (2004) Judging trauma center quality: does it depend on the choice of oucome? J Trauma 56(1):165-172
9. Van Olden GD (2004) Clinical impact of advanced trauma life support. Am J Emerg Med 22(7):522-525

Link pre-intraospedaliero – metodo ATLS

4

S. Nicosia, V. Scuderi

4.1
Introduzione

Il trattamento del paziente traumatizzato grave richiede una rapida valutazione delle lesioni e la messa in atto di misure salvavita in tempi molto rapidi. Dato che il fattore tempo è essenziale, è utile mettere in atto un approccio sistematico che possa essere facilmente memorizzato e applicato. Questo processo è denominato valutazione iniziale e comprende:

- preparazione;
- triage;
- valutazione primaria (ABCDE);
- rianimazione;
- presidi aggiuntivi alla valutazione primaria e alla rianimazione;
- valutazione secondaria (esame obiettivo completo testa-piedi e anamnesi);
- presidi aggiuntivi alla valutazione secondaria;
- monitoraggio e rivalutazione continua post-rianimatoria;
- trattamento definitivo.

Le fasi di valutazione primaria e secondaria devono essere ripetute frequentemente con lo scopo di evidenziare un eventuale peggioramento delle condizioni del paziente e attuare i provvedimenti necessari previsti. Tale sequenza è presentata in questo paragrafo come una progressione longitudinale di eventi. Nella pratica clinica, molte di queste attività avvengono in parallelo o simultaneamente. La progressione lineare o longitudinale fornisce al medico l'opportunità di richiamare alla mente il corretto processo di trattamento del trauma.

S. Nicosia (✉)
U.O.C. Anestesia e Rianimazione, Presidio Ospedaliero Ferrarotto, Catania

Il neuroleso grave. Sergio Pintaudi, Lucia Rizzato (a cura di)
© Springer-Verlag Italia 2010

4.2
Preparazione del sistema

La preparazione alla gestione di un paziente traumatizzato avviene in due momenti distinti: durante la *fase preospedaliera*, tutte le azioni devono essere coordinate con i medici dell'ospedale che riceverà il paziente; durante la *fase intraospedaliera,* la preparazione consiste nel facilitare la rapida messa in atto del trattamento.

4.2.1
Fase preospedaliera

Il coordinamento con il personale e le organizzazioni di soccorso preospedaliero possono rendere molto più rapido il trattamento sul campo. La gestione preospedaliera deve essere organizzata in modo da informare l'ospedale che riceverà il traumatizzato *prima* che il paziente venga trasportato dal luogo dell'evento. Questo permette l'attivazione in ospedale dei componenti del *trauma team*, in modo tale che tutto il personale e le risorse necessarie siano presenti nel Dipartimento di Emergenza all'arrivo del paziente. Nella fase preospedaliera, sono prioritari il mantenimento delle vie aeree, il controllo delle emorragie esterne e dello shock, l'immobilizzazione del paziente e il trasporto immediato all'ospedale appropriato più vicino, preferibilmente un Trauma Center (TC) accreditato. Ogni sforzo deve essere rivolto a ridurre il tempo di permanenza sulla scena. È inoltre molto importante ricavare e trasmettere all'ospedale informazioni necessarie per il triage, quali la cronologia del trauma, gli eventi correlati alla lesione e l'anamnesi del paziente. Il meccanismo del trauma può dare suggerimenti sulla gravità delle lesioni e sulla presenza di lesioni specifiche per le quali il paziente deve essere valutato.

4.2.2
Fase intraospedaliera

La pianificazione accurata dell'accoglienza del traumatizzato riveste un ruolo essenziale. Idealmente dovrebbe essere disponibile un'area dedicata al trattamento del paziente traumatizzato. Un'attrezzatura adeguata per il trattamento delle vie aeree (laringoscopi, tubi tracheali, ecc.) deve essere predisposta, controllata e immediatamente accessibile. Le soluzioni di cristalloidi pre-riscaldate per uso endovenoso (ad esempio, Ringer lattato) devono essere pronte per essere infuse quando arriva il paziente. Devono essere immediatamente disponibili attrezzature adeguate per il monitoraggio. È necessario predisporre un sistema che consenta l'attivazione di altro personale medico e una rapida risposta dei tecnici di laboratorio e di radiologia. Devono essere stabiliti e resi operativi accordi per il trasferimento a un TC accreditato.

Tutto il personale che viene a contatto con il paziente deve essere protetto dalle malattie trasmissibili, in particolare epatite e sindrome da immunodeficienza acquisita (AIDS). Il *Center for Disease Control and Prevention* (CDC) e altre organizzazioni mediche raccomandano fortemente l'uso delle precauzioni standard (mascherina, visiera, camice impermeabile, gambali e guanti) quando esista la possibilità di venire a contatto con liquidi organici.

4.3
Triage

Il triage è l'ordinamento dei pazienti in rapporto alle priorità di trattamento e alle risorse disponibili per fornirlo. Il trattamento viene effettuato in base alle priorità ABC (*Airway*, vie aeree con protezione della colonna cervicale, *Breathing*, respiro e *Circulation*, circolazione con controllo delle emorragie). Il triage riguarda anche la selezione dei pazienti sul campo e la scelta del tipo di ospedale in cui trasportarli. È responsabilità del personale di soccorso preospedaliero e del loro coordinatore medico fare in modo che ciascun paziente sia inviato all'ospedale appropriato. Non è corretto che i soccorritori trasportino un paziente gravemente traumatizzato a un ospedale non sede di TC quando vi sia un TC disponibile. Il *Prehospital Trauma Score* è utile per identificare quei pazienti con traumi gravi che dovrebbero essere trasportati a un TC. In genere si possono configurare due situazioni di triage: la preparazione consiste nel facilitare la rapida messa in atto del trattamento.

4.4
Valutazione primaria

Con questa iniziale valutazione vengono identificate le priorità di trattamento sulla base delle lesioni, dei parametri vitali e del meccanismo traumatico. Viene utilizzata la sequenza dell'ABCDE per evidenziare le condizioni pericolose per la vita:

A. *Airway*, mantenimento delle vie aeree con protezione della colonna cervicale.

B. *Breathing*, respirazione e ventilazione.

C. *Circulation*, stato emodinamico con controllo delle emorragie.

D. *Disability*, stato neurologico.

E. *Exposure*, esposizione-controllo ambientale: svestire completamente il paziente, ma prevenire l'ipotermia.

Durante la valutazione primaria, le condizioni pericolose per la vita sono identificate e trattate simultaneamente. Le priorità per il trattamento dei *pazienti in età pediatrica* sono le stesse degli adulti. Anche se la quantità di sangue e liquidi, la dose dei farmaci, le dimensioni del bambino, il grado e la rapidità della perdita di calore e i quadri di lesione possono differire, le priorità di valutazione e trattamento sono identiche.

Le priorità di trattamento nella *donna in gravidanza* sono simili a quelle di tutti gli altri pazienti, tuttavia le variazioni anatomiche e fisiologiche indotte dalla gravidanza possono modificare la risposta della paziente all'agente lesivo. Il riconoscimento precoce dello stato gravidico, mediante palpazione addominale dell'utero, test di laboratorio (β-HCG) e precoce valutazione fetale sono importanti per la sopravvivenza della madre e del feto.

Il trauma è una frequente causa di morte nell'*anziano*. Con l'invecchiamento, le malattie cardiovascolari e neoplastiche superano l'incidenza del trauma come causa principale di morte. È interessante notare che il rischio di morte per una qualunque lesione ai gradi bassi e moderati di *Injury Severity Score* (ISS) è maggiore per gli uomini anziani che per le donne della stessa età. La rianimazione dei pazienti anziani richiede particolare attenzione poiché il processo dell'invecchiamento diminuisce le riserve fisiologiche dei pazienti traumatizzati. Le malattie croniche cardiache, respiratorie e metaboliche riducono la capacità di risposta al trauma, mentre i pazienti più giovani sono in grado di rispondere meglio allo stress fisiologico determinato dalle lesioni. Fattori di comorbidità quali diabete, scompenso cardiaco congestizio, cardiopatia ischemica, malattie polmonari restrittive e ostruttive, coaugulopatia, epatopatie e vasculopatie periferiche sono più comuni nei pazienti anziani e ostacolano il recupero dopo trauma. L'uso cronico di farmaci può alterare la normale risposta fisiologica alla lesione. La finestra terapeutica più stretta spesso porta a sovra- o sotto-rianimare questa popolazione di pazienti e spesso un monitoraggio invasivo precoce è di importanza fondamentale per il trattamento. Nonostante questi problemi, se opportunamente trattati, molti pazienti anziani guariscono e riacquistano lo stesso livello di autonomia precedente la lesione. Un trattamento precoce e aggressivo e il rapido riconoscimento delle patologie mediche preesistenti e dei farmaci utilizzati può migliorare la sopravvivenza di questo gruppo.

4.4.1
Airway, mantenimento delle vie aeree con protezione della colonna cervicale

La rapida valutazione dei segni di ostruzione delle vie aeree comprende l'ispezione alla ricerca di corpi estranei e di fratture facciali, mandibolari o tracheali e laringee. Se il paziente è in grado di comunicare verbalmente, è poco probabile che le vie aeree siano in pericolo immediato; tuttavia è essenziale controllare ripetutamente la pervietà delle vie aeree. Ogni sforzo, infatti, deve essere compiuto per identificare rapidamente una compromissione delle vie aeree e assicurare una via aerea definitiva. Altrettanto importante è la necessità di riconoscere il rischio potenziale di una perdita progressiva delle vie aeree. La frequente rivalutazione della stabilità delle vie aeree è essenziale per identificare l'insorgenza di un'incapacità di mantenere una via aerea adeguata.

Nei pazienti con lesioni craniche gravi, stato di coscienza alterato o *Glasgow Coma Scale* (GCS) minore o uguale a 8, è generalmente richiesta una via aerea definitiva e ciò soprattutto in caso di riscontro di risposte motorie non finalizzate. Il trattamento delle vie aeree nei bambini richiede la conoscenza delle caratteristiche anatomiche tipiche per ciò che riguarda la posizione e la dimensione della laringe e un'attrezzatura dedicata. Le manovre necessarie a mantenere la pervietà delle vie aeree devono essere messe in atto proteggendo la colonna cervicale. A questo scopo, sono raccomandati inizialmente il *chin lift* (sollevamento del mento) o il *jaw thrust* (spinta sulla mandibola). La testa e il collo non devono essere iperestesi, iperflessi o ruotati per garantire e mantenere la pervietà delle vie aeree. La perdita di stabilità della colonna cervicale deve essere sospettata sulla base della dinamica del trauma e il solo esame neurologico non è in grado di escludere una lesione cervicale. È importante considerare una lesione della colonna cervicale in ogni paziente con trauma multisistemico, specialmente in presenza di alterato stato di coscienza o di trauma chiuso al di sopra del livello delle clavicole, e occorre realizzare e mantenere una corretta protezione del midollo spinale del paziente mediante appropriati strumenti di immobilizzazione. Qualora si renda necessario rimuovere temporaneamente questi presìdi, un componente del *trauma team* deve stabilizzare manualmente la testa e il collo con le tecniche di immobilizzazione. Gli stabilizzatori utilizzati per proteggere il midollo spinale devono essere lasciati in sede finché non possa essere esclusa una lesione della colonna cervicale: le radiografie della colonna cervicale vanno effettuate, per confermare o escludere lesioni, non appena siano state escluse o trattate le condizioni immediatamente o potenzialmente pericolose per la vita.

4.4.2
Breathing, respirazione e ventilazione

La pervietà delle vie aeree non garantisce di per sé un'adeguata ventilazione. È necessario un corretto ricambio di gas per ottimizzare l'ossigenazione e l'eliminazione dell'anidride carbonica. La ventilazione richiede un adeguato funzionamento di polmoni, parete toracica e diaframma. Ciascuna componente deve essere esaminata e valutata rapidamente.

Il torace deve essere esposto per valutare al meglio le escursioni della parete toracica. L'auscultazione consente di verificare il flusso di aria nei polmoni, la percussione può evidenziare la presenza di aria o di sangue in cavo pleurico, l'ispezione e la palpazione permettono di evidenziare lesioni della parete toracica che possono compromettere la ventilazione.

Le lesioni che alterano acutamente la ventilazione e che devono essere identificate nella valutazione primaria sono: pneumotorace iperteso, lembo costale con contusione polmonare, emotorace massivo e pneumotorace aperto. Pneumotorace ed emotorace semplice, fratture costali e contusione polmonare possono compromettere la ventilazione in grado minore e sono generalmente identificate durante la valutazione secondaria.

4.4.3
Circulation, stato emodinamico con controllo delle emorragie

4.4.3.1
Volume ematico e gittata cardiaca

L'emorragia è la principale causa prevenibile di morte post-traumatica. L'ipotensione conseguente a una lesione deve essere considerata di origine ipovolemica fino a che non sia provato altrimenti. È pertanto essenziale una valutazione rapida e accurata dello stato emodinamico del paziente. Gli elementi clinici che forniscono informazioni importanti nel giro di pochi secondi sono lo stato di coscienza, il colore della cute e il polso.

Stato di coscienza. La riduzione del volume di sangue circolante può comportare una critica diminuzione della perfusione cerebrale che si manifesta con un alterato livello di coscienza. Tuttavia anche un paziente cosciente può aver già perso una quantità di sangue significativa.

Colorito cutaneo. Il colore della cute costituisce un utile elemento per la valutazione dell'ipovolemia nel trauma. Il paziente con cute rosea, specialmente al volto e agli arti, è raramente in stato ipovolemico critico; al contrario, un colorito grigiastro e cinereo e il pallore degli arti ipoperfusi sono indicativi di ipovolemia.

Polso. La qualità, la frequenza e il ritmo dei polsi devono essere valutati bilateralmente, in genere in una sede centrale facilmente accessibile (arteria femorale o carotidea). Polsi periferici pieni, lenti e regolari sono generalmente segni di normovolemia relativa in un paziente che non assuma farmaci beta-bloccanti. Un polso rapido e stentoreo è di solito indice di ipovolemia, ma può essere determinato da altre cause. Un polso irregolare è spesso il segno di una possibile disfunzione cardiaca. L'assenza dei polsi centrali, non attribuibile a fattori locali, implica la necessità di un'immediata azione rianimatoria.

4.4.3.2
Emorragia

Le emorragie esterne devono essere identificate e controllate durante la valutazione primaria. Il sanguinamento esterno si tratta mediante pressione manuale diretta sulla ferita, ma anche i presidi di immobilizzazione pneumatici possono essere utili nel controllo dell'emorragia. Questi strumenti dovrebbero essere trasparenti per permettere il monitoraggio del sanguinamento sottostante. I *tourniquet* non devono essere utilizzati (a eccezione di circostanze particolari come l'amputazione traumatica di un'estremità), poiché macerano i tessuti e causano ischemia distale. L'utilizzo di pinze emostatiche fa perdere tempo e può essere fonte di lesione a strutture circostanti come i nervi e le vene. Le emorragie nella cavità toracica o addominale, nei tessuti molli circostanti la frattura di un osso lungo, nello spazio retroperitoneale da frattura del bacino o come risultato di una ferita penetrante del dorso rappresentano le principali cause di emorragia occulta.

4.4.4
Disability, stato neurologico

Alla fine della valutazione primaria, occorre eseguire un rapido esame neurologico per stabilire il livello di coscienza, le dimensioni e la reattività delle pupille, segni di lato e il livello di un'eventuale lesione mielica. Il GCS è un rapido e semplice metodo per valutare il livello di coscienza e rappresenta un attendibile indice prognostico (in particolare la componente che valuta la migliore risposta motoria). Se non è calcolato nella valutazione primaria, il calcolo del GCS deve essere eseguito come parte dell'esame neurologico più dettagliato nel corso della valutazione secondaria. Una riduzione del livello di coscienza può indicare una diminuzione dell'ossigenazione e/o della perfusione cerebrale oppure può essere dovuta a lesioni cerebrali dirette. Il riscontro di un'alterazione del livello di coscienza impone un'immediata rivalutazione dell'ossigenazione, della ventilazione e dello stato di perfusione. Anche ipoglicemia, alcool, sedativi e/o altre sostanze farmacologiche possono alterare il livello di coscienza; tuttavia, se queste sono state escluse, le alterazioni del livello di coscienza devono essere attribuite a lesioni traumatiche del sistema nervoso centrale fino a che non sia stato provato altrimenti.

4.4.5
Exposure, esposizione e controllo ambientale

Il paziente deve essere svestito completamente, tagliando gli indumenti, per consentire un'esplorazione completa e una valutazione agevole. Dopo il completamento della valutazione, è imperativo coprire il paziente con coperte termiche o sistemi di riscaldamento esterno atti a prevenire l'ipotermia, comune nel Dipartimento d'Emergenza. I liquidi infusionali devono essere riscaldati prima di essere somministrati e l'ambiente (temperatura dell'aria) deve essere mantenuto caldo. La temperatura del paziente è più importante del comfort degli operatori sanitari.

4.5
Trattamento rianimatorio

Una rianimazione aggressiva e il trattamento delle lesioni pericolose per la vita, non appena identificate, sono essenziali per migliorare le possibilità di sopravvivenza del paziente.

4.5.1
Vie aeree

Le vie aeree devono essere protette in tutti i pazienti e rese sicure quando sussista una possibilità di compromissione. A volte possono essere sufficienti le manovre di *jaw thrust* o *chin lift*. Nel paziente cosciente, può essere utilizzata inizialmente una cannula nasofaringea per garantire e mantenere la pervietà delle vie aeree. Se il paziente è incosciente e privo di riflesso di deglutizione, si può utilizzare temporaneamente una cannula orofaringea. *Comunque, se vi è qualche dubbio circa la capacità del paziente di mantenere la pervietà delle vie aeree, si deve provvedere a una via aerea definitiva.*

4.5.2
Respirazione, ventilazione, ossigenazione

Il controllo definitivo delle vie aeree nei pazienti che abbiano una compromissione legata a fattori meccanici, che abbiano problemi respiratori o che siano in stato di incoscienza deve essere garantito mediante intubazione endotracheale per via nasale od orale. Questa manovra va messa in atto mantenendo costantemente la protezione della colonna cervicale. Qualora l'intubazione orale o nasale sia controindicata o impossibile da eseguire, diventa necessario provvedere a una via aerea chirurgica. Uno pneumotorace iperteso compromette acutamente e drammaticamente la ventilazione e la circolazione e, se sospettato, richiede un'immediata decompressione pleurica. Ogni traumatizzato richiede ossigeno supplementare. Il paziente non intubato deve ricevere l'ossigeno attraverso una maschera con *reservoir* per ottenere un'ossigenazione ottimale. L'utilizzo di un saturimetro consente di valutare un'adeguata saturazione dell'emoglobina.

4.5.3
Stato emodinamico

Il sanguinamento va controllato mediante compressione diretta o intervento chirurgico. Occorre inserire almeno due cannule venose di grosso calibro. La velocità massima dell'infusione di liquidi è determinata dal diametro interno del catetere ed è inversamente proporzionale alla sua lunghezza, indipendentemente dal diametro della vena nella quale è introdotto. L'accesso venoso da preferire è quello periferico negli arti superiori. Quando necessario, si utilizzano altre linee periferiche, accessi chirurgici e linee venose centrali in base alla manualità del medico che tratta il paziente. Quando viene inserita la linea venosa, è necessario prelevare un campione di sangue per la determinazione del gruppo, le prove crociate e gli esami ematologici di base, incluso un test di gravidanza per tutte le donne in età fertile. Un massivo e continuo ripristino volemico non sostituisce comunque il controllo manuale o chirurgico dell'emorragia. La somministrazione di liquidi per via endovenosa deve essere iniziata con una soluzione salina bilanciata. Inizialmente, la soluzione di cristalloidi in infusione rapida è preferibile (per ottenere una risposta appropriata nel paziente adulto può essere necessaria la somministrazione endovenosa a bolo di due o tre litri di soluzione). Tutte le soluzioni per uso endovenoso devono essere riscaldate mediante conservazione al caldo (37-40°C o 98,6 104°F), o mediante dispositivi per il riscaldamento dei liquidi. Il tipo di shock associato al trauma è più frequentemente ipovolemico. Se il paziente non risponde alla terapia endovenosa in bolo, può essere impiegato, quando necessario, sangue gruppo-specifico o, se non disponibile, sangue tipo 0 negativo. Nelle emorragie pericolose per la vita, si preferisce l'uso di sangue isogruppo, senza prove crociate, al sangue di tipo 0; tranne il caso in cui siano trattati simultaneamente più pazienti privi di identificazione. Non si deve mai trattare lo shock ipovolemico mediante amine vasoattive, steroidi, bicarbonato di sodio o con le sole infusioni continue di cristalloidi e sangue. Se l'emorragia continua, deve essere controllata mediante intervento chirurgico. La rianimazione operatoria consente al chirurgo di arrestare il sanguinamento mentre viene ripristinato il volume endovascolare.

L'*ipotermia* può essere presente all'arrivo del paziente o manifestarsi rapidamente nel Dipartimento d'Emergenza, se il paziente è scoperto o sottoposto alla somministrazione rapida di liquidi a temperatura ambiente o di sangue ancora freddo. L'ipotermia rappresenta una complicanza potenzialmente letale nel traumatizzato, pertanto vanno intraprese manovre aggressive per prevenire la perdita di calore e per riportare la temperatura corporea nella norma. La temperatura dell'area di trattamento deve essere elevata per minimizzare la perdita di calore corporeo. È raccomandabile l'utilizzo di presidi per il riscaldamento ad alto flusso dei liquidi e di forni a microonde per riscaldare i cristalloidi a 39°C (102,2°F). Sangue e derivati non devono essere riscaldati nel forno a microonde.

4.5.4
Presidi aggiuntivi

4.5.4.1
Monitoraggio elettrocardiografico

Il monitoraggio elettrocardiografico (ECG) è importante in tutti i pazienti traumatizzati. Le aritmie, quali tachicardia non altrimenti spiegabile, fibrillazione atriale, contrazioni ventricolari premature e alterazioni del segmento ST, possono indicare la presenza di un trauma cardiaco chiuso. L'attività elettrica senza polso (PEA), in precedenza denominata dissociazione elettromeccanica, può suggerire la presenza di tamponamento cardiaco, pneumotorace iperteso e/o marcata ipovolemia. In presenza di bradicardia, conduzione aberrante e battiti prematuri, occorre sospettare immediatamente ipossia o ipoperfusione. Queste aritmie sono tipiche anche dell'ipotermia grave.

4.5.4.2
Catetere vescicale e sondino gastrico

L'inserimento di un catetere vescicale e di un sondino gastrico deve essere considerato parte integrante della fase rianimatoria. Un campione di urine va utilizzato per l'esame di routine. La diuresi è un indicatore molto sensibile dello stato volemico del paziente e riflette la perfusione renale. Il monitoraggio della diuresi è realizzato al meglio con l'introduzione di un catetere vescicale, ma il cateterismo transuretrale è controindicato nei pazienti in cui si sospetti una transezione dell'uretra. Le lesioni dell'uretra devono essere sospettate in presenza di: a) sangue al meato uretrale; b) ecchimosi perineali; c) ematoma dello scroto; d) prostata risalita o non palpabile; e) fratture del bacino. Ne consegue che il catetere vescicale non vada inserito prima dell'esplorazione rettale e dell'ispezione dei genitali. Se vi è il sospetto di una lesione uretrale, l'integrità dell'uretra deve essere confermata con un'uretrografia retrograda prima di inserire il catetere. Il medico può incorrere in situazioni in cui anomalie anatomiche (stenosi uretrali o ipertrofia prostatica) impediscano l'introduzione di un catetere vescicale nonostante una tecnica meticolosa. È necessario evitare la manipolazione eccessiva dell'uretra e l'uso di strumenti specialistici da parte di persone non esperte (consultare precocemente un urologo).

Il sondino gastrico è indicato per ridurre la distensione dello stomaco e diminuire il rischio di inalazione. La decompressione gastrica riduce il rischio di inalazione, ma non lo elimina del tutto; il contenuto gastrico particolato o semisolido può non essere drenato dal tubo e lo stesso inserimento del sondino può indurre il vomito. Il sondino, per essere efficace, deve essere inserito correttamente, connesso a un'adeguata aspirazione e mantenuto pervio. Il sangue nell'aspirato gastrico può essere di origine orofaringea (deglutito), esse-re determinato da un traumatismo conseguente alla sua introduzione oppure essere segna-le di lesioni traumatiche dell'apparato digerente superiore. Se la lamina cribriforme del-l'etmoide è fratturata o se si sospetta una frattura, il sondino gastrico va inserito per via orale al fine di prevenire la sua introduzione in sede endocranica. Infatti, in queste condi-zioni, ogni strumento inserito attraverso la cavità nasofaringea rappresenta un pericolo.

4.5.4.3
Monitoraggio

L'adeguatezza della rianimazione è confermata, piuttosto che dalla valutazione qualitati-va effettuata durante la valutazione primaria, dal miglioramento di parametri fisiologici quali frequenza cardiaca, pressione sistolica, diastolica e differenziale, frequenza respira-toria, emogasanalisi arteriosa, temperatura corporea e diuresi. I valori in tempo reale di questi parametri devono essere rilevati non appena possibile, dopo il completamento del-la valutazione primaria. È prudente una loro rivalutazione periodica:
1. La frequenza respiratoria e l'emogasanalisi arteriosa devono essere usate per monito-rare l'adeguatezza della respirazione. Il tubo endotracheale può dislocarsi ogni volta che il paziente viene mobilizzato. Il rilevatore colorimetrico dell'anidride carbonica è un dispositivo in grado di evidenziare la presenza di CO_2 nei gas espirati. Questo stru-mento è utile per confermare che il tubo sia introdotto all'interno delle vie aeree del paziente in ventilazione assistita e non nell'esofago, ma non conferma che il tubo sia inserito correttamente.
2. La saturimetria è un importante presidio aggiuntivo per il monitoraggio del paziente traumatizzato. La saturimetria digitale misura colorimetricamente la saturazione del-l'emoglobina, ma non misura la pressione parziale dell'ossigeno e nemmeno la pres-sione parziale di anidride carbonica, che riflette l'adeguatezza della ventilazione. Un piccolo sensore viene inserito sul dito di una mano o di un piede, sul lobo dell'orec-chio oppure in altra sede utile. La maggior parte dei dispositivi rileva in continuo i va-lori della frequenza e della saturazione.
3. La pressione arteriosa va misurata tenendo presente che può essere un indice non at-tendibile della perfusione tissutale. Non ci si può accontentare di una pressione nor-male per considerare normalizzato lo stato emodinamico di un paziente traumatizzato. Deve essere ripristinata una normale perfusione tissutale periferica. Questo, come detto in precedenza, può essere problematico nell'anziano nel quale è opportuno considerare l'utilizzo precoce di un monitoraggio invasivo della funzionalità cardiaca.

4.5.4.4
Radiografie ed esami diagnostici

Le radiografie devono essere utilizzate con giudizio senza ritardare la rianimazione. Le radiografie in antero-posteriore del torace possono fornire informazioni utili alla rianimazione dei pazienti con trauma chiuso e individuare lesioni potenzialmente letali che richiedano un trattamento specifico, mentre quella del bacino può evidenziare la presenza di fratture che indichino la necessità di trasfusioni precoci. Una radiografia in laterale della colonna cervicale che evidenzi una lesione costituisce un riscontro importante; per contro, una radiografia negativa o inadeguata non permette di escludere la presenza di lesioni. Questi radiogrammi possono essere eseguiti nell'area di rianimazione, generalmente con un apparecchio portatile, ma non devono interrompere le manovre rianimatorie. Se indicato, possono essere rinviati alla valutazione secondaria, durante la quale devono essere effettuate radiografie complete della colonna cervicale e toraco-lombare con un'unità portatile, se questo non intralcia il trattamento del paziente e se il meccanismo del trauma suggerisce la possibilità di una lesione del rachide. La protezione della colonna deve essere messa in atto durante la valutazione primaria e mantenuta. Occorre richiedere, inoltre, una radiografia in antero-posteriore del torace e di tutte le sedi con sospetta lesione. Le radiografie essenziali vanno effettuate anche nelle pazienti gravide. Il lavaggio peritoneale diagnostico (DPL) e l'ecografia addominale sono strumenti utili per la rapida determinazione della presenza di emorragie endoaddominali occulte. Il loro uso dipende dalle capacità e dall'esperienza del medico. L'identificazione precoce delle fonti di sanguinamento addominale occulto può imporre il controllo chirurgico dell'emorragia.

4.5.5
Considerazioni sulla necessità di trasferire il paziente

Durante la fase di valutazione primaria e rianimazione, il medico che gestisce un traumatizzato spesso dispone di informazioni sufficienti per porre indicazione al trasferimento a un altro ospedale. Quando sia stata data indicazione al trasferimento del paziente, è essenziale che il medico che lo ha in carico comunichi direttamente con il medico che lo riceverà. Le misure salvavita vanno messe in atto non appena il problema è identificato e non dopo la valutazione primaria.

4.6
Valutazione secondaria

La valutazione secondaria non inizia finché non sia stata completata la valutazione primaria (ABCDE), le manovre rianimatorie non siano state eseguite e i parametri vitali non si siano normalizzati. La valutazione secondaria è una valutazione testa-piedi del traumatizzato e comprende anamnesi ed esame obiettivo completi, inclusa la rivalutazione di tutti i parametri vitali. Ogni distretto corporeo deve essere esaminato in maniera dettagliata. Il rischio di non individuare una lesione o di non essere in grado di valutarne correttamente il significato è elevato, soprattutto nel paziente instabile o non in grado di rispondere. In questa fase deve essere eseguito anche un esame neurologico completo che comprenda la determinazione del punteggio GCS, se non già eseguito durante la valutazione primaria; occorre inoltre eseguire le radiografie indicate scegliendo il momento opportuno nel corso della valutazione secondaria. Procedure particolari quali valutazione radiologica più completa e test di laboratorio sono anch'esse effettuate in questa fase. Una valutazione completa include ripetuti esami obiettivi del paziente.

4.6.1
Anamnesi

Ogni valutazione medica completa deve includere dati relativi al meccanismo del trauma. Molte volte questa parte dell'anamnesi non può essere ottenuta direttamente dal paziente; si rende pertanto necessario consultare il personale di soccorso e i familiari al fine di ottenere informazioni che possano migliorare la comprensione dello stato fisiologico del paziente. L'acronimo AMPLE è utile a questo proposito:

A – *Allergies*, allergie.

M – *Medications*, terapia farmacologica in corso.

P – *Past illnesses - Pregnancy*, malattie pregresse, gravidanza.

L – *Last meal*, ultimo pasto.

E – *Events - Environment*, eventi - ambiente correlati al trauma.

Le condizioni del paziente sono notevolmente influenzate dal meccanismo lesivo. Il personale di soccorso può fornire utili informazioni sulla dinamica dell'incidente e deve riferire al medico che valuta il paziente ogni dato pertinente. È possibile prevedere numerose lesioni sulla base della direzione e della quantità di energia applicata:

1. *Traumi chiusi*. Possono derivare da collisioni tra veicoli, da cadute e da incidenti connessi con altri tipi di trasporto, con attività lavorative o ricreative. Le informazioni più importanti da ottenere in caso d'incidenti d'auto riguardano l'utilizzo delle cinture di sicurezza, la presenza di deformazioni del volante, la direzione dell'impatto, i danni al veicolo in termini di deformazioni o intrusioni nell'abitacolo e l'eiezione del passeggero, che incrementa notevolmente la possibilità di lesioni maggiori. Alcuni tipi di lesioni possono essere previsti dalla dinamica dell'incidente e sono anche influenzati dall'età e dall'attività svolta dalle vittime.

2. *Traumi penetranti* (lesioni da arma da fuoco, da arma bianca e da impalamento). I fattori che determinano il tipo e la gravità delle lesioni, nonché il trattamento successivo, includono il distretto corporeo coinvolto, gli organi che si trovano in prossimità del tramite dell'oggetto penetrante e la velocità del proiettile. Pertanto la velocità, il calibro, la traiettoria presunta del proiettile e la distanza dalla quale è stato esploso il colpo forniscono importanti suggerimenti circa la gravità della lesione.

3. *Lesioni termiche*. Le ustioni costituiscono un'altra importante tipologia di trauma che può verificarsi isolatamente o in associazione a traumi chiusi e penetranti, quali incendi di veicoli, esplosioni, caduta di detriti, tentativi del paziente di sfuggire da un incendio o a un'aggressione con arma bianca o da fuoco. Le lesioni da inalazione e l'intossicazione da monossido di carbonio spesso complicano le ustioni. Per questo è importante conoscere le circostanze in cui si è verificata l'ustione. In particolare è critica per il trattamento del paziente la conoscenza dei dati relativi all'ambiente nel quale si è verificata l'ustione, dei tipi di sostanze che hanno alimentato la fiamma (plastica o prodotti chimici) e della possibilità di altri traumi associati.

L'*ipotermia* acuta o cronica, in assenza di una protezione adeguata contro la perdita di calore, produce lesioni da freddo, sia locali che generalizzate. Si possono verificare perdite significative di calore anche a temperature moderate (15-20°C o 59-68°F) se la capacità del paziente di conservare calore è compromessa da abiti bagnati, immobilità e/o vasodilatazione prodotta da alcool, farmaci o droghe. Queste informazioni anamnestiche sono generalmente riferite dal personale di soccorso.

4. *Ambienti pericolosi*. I dati concernenti l'esposizione a prodotti chimici, tossici o a radiazioni sono importanti per due motivi. In primo luogo, tali eventi possono produrre una grande varietà di disfunzioni polmonari, cardiache o di altri organi interni nel paziente traumatizzato. In secondo luogo, questi stessi agenti rappresentano un rischio per i soccorritori. Spesso l'unico mezzo per prepararsi adeguatamente consiste nel conoscere i principi generali del trattamento di queste condizioni e nello stabilire un contatto immediato con il Centro Antiveleni Regionale di riferimento.

4.6.2
Esame obiettivo

4.6.2.1
Capo

L'intero cuoio capelluto e tutto il capo devono essere esaminati alla ricerca di lacerazioni, contusioni e segni di frattura. Poiché l'edema periorbitario può precludere un esame approfondito successivo, gli occhi devono essere valutati per ciò che riguarda:
- acuità visiva;
- diametro pupillare;
- presenza di emorragie congiuntivali e del fundus;
- presenza di lesioni penetranti;
- presenza di lenti a contatto (rimuoverle prima del progredire dell'edema);
- lussazioni del cristallino;
- presenza di intrappolamento dei muscoli orbitari.

Una rapida valutazione dell'acuità visiva bilaterale può essere effettuata facendo leggere al paziente del materiale stampato, ad esempio l'etichetta di un flacone da infusione o di un pacco di garze. La mobilità oculare deve essere valutata per escludere l'intrappolamento dei muscoli estrinseci dell'occhio da fratture orbitarie. Queste procedure consentono di identificare lesioni oculari altrimenti poco evidenti.

4.6.2.2
Massiccio facciale

I traumi del massiccio facciale che non siano associati a ostruzione delle vie aeree o a emorragia importante devono essere trattati soltanto dopo aver stabilizzato adeguatamente il paziente e aver trattato le lesioni pericolose per la vita. Il trattamento definitivo può essere differito senza compromettere i risultati, a discrezione degli specialisti. I pazienti con fratture del massiccio facciale possono avere una frattura della lamina cribriforme dell'etmoide. In questi casi, il sondino gastrico deve essere introdotto per via orale. Alcune lesioni del massiccio facciale, quali fratture delle ossa proprie del naso, fratture composte dello zigomo e fratture della rima orbitaria, possono essere difficili da identificare precocemente durante l'esame obiettivo; pertanto è cruciale una rivalutazione a breve termine.

4.6.2.3
Colonna cervicale e collo

Nei pazienti con trauma cranico o del massiccio facciale, è necessario presumere l'instabilità della colonna cervicale (frattura e/o lesione legamentosa) e il collo deve essere immobilizzato finché il rachide cervicale non sia stato adeguatamente studiato escludendo ogni possibile lesione. L'assenza di deficit neurologici non esclude la presenza di lesioni cervicali. Tali lesioni devono essere ritenute presenti finché uno studio radiologico completo del rachide non sia stato visionato da un medico esperto nella lettura delle radiografie della colonna cervicale. L'esame del collo include ispezione, palpazione e auscultazione. Un esame dettagliato può consentire di individuare la presenza di dolorabilità della colonna cervicale, enfisema sottocutaneo, deviazioni della trachea e frattura della laringe. Le carotidi devono essere palpate e auscultate alla ricerca di soffi. Occorre individuare eventuali segni di trauma chiuso in prossimità di questi vasi che possano far sospettare una lesione della carotide. Un'ostruzione o una dissezione della carotide possono manifestarsi a distanza dall'evento traumatico, senza essere preceduti da segni o sintomi. Quando la dinamica del trauma è suggestiva, è indicato eseguire un'angiografia o un'eco-doppler per escludere la presenza di lesioni vascolari cervicali, che si verificano più frequentemente in seguito a traumi penetranti. Tuttavia, anche un trauma chiuso del collo o una lesione da trazione da cintura di sicurezza possono causare lesioni intimali, dissezioni e trombosi a questo livello. Nei pazienti che indossano qualunque tipo di casco, è indispensabile proteggere il midollo da una possibile lesione instabile della colonna cervicale. Il casco deve essere rimosso con estrema cautela. Le ferite penetranti del collo sono potenzialmente pericolose per un gran numero di organi e apparati. Le lesioni che superano il platisma non devono essere esplorate manualmente o con l'uso di strumenti o da persone non specificamente addestrate a trattare questo tipo di lesioni nel Dipartimento d'Emergenza che, in genere, non è attrezzato per far fronte al tipo di problemi che possono insorgere improvvisamente in questi pazienti. Queste lesioni devono essere valutate mediante intervento chirurgico oppure con metodiche diagnostiche specifiche sotto il diretto controllo del chirurgo. Il riscontro di un'emorragia arteriosa, di un ematoma in espansione, di un fremito arterioso o di una compromissione delle vie aeree, generalmente richiede una valutazione intraoperatoria. La paresi isolata o non spiegabile di un arto superiore deve far sospettare una lesione di una radice nervosa cervicale ed essere accuratamente documentata.

4.6.2.4
Torace

L'ispezione del torace, sia anteriormente sia posteriormente, consente di identificare lesioni quali pneumotorace aperto ed evidente lembo costale. Un esame completo della parete toracica richiede la palpazione accurata di tutta la gabbia toracica, inclusi clavicole, coste e sterno. La compressione dello sterno può evocare dolore in presenza di frattura o distacchi costo-condrali. Le contusioni e gli ematomi della parete toracica devono far pensare alla possibilità di lesioni occulte. Le lesioni significative del torace possono manifestarsi con dolore, dispnea o ipossia. La valutazione include l'auscultazione e una radiografia del torace. I rumori respiratori devono essere auscultati anteriormente agli apici per ricercare uno pneumotorace e posteriormente alle basi per evidenziare la presenza di emotorace. I reperti auscultatori spesso sono di difficoltosa interpretazione in un ambiente rumoroso, ma possono essere molto utili. Toni cardiaci parafonici e diminuzione della pressione differenziale possono indicare un tamponamento cardiaco. Il turgore delle giugulari può suggerire la presenza di un tamponamento cardiaco o di uno pneumotorace iperteso, anche se un'ipovolemia associata può ridurre o annullare questo reperto. La riduzione dei suoni respiratori, l'iperfonesi alla percussione e lo stato di shock possono essere gli unici segni di uno pneumotorace iperteso che richiede immediata decompressione pleurica.

La radiografia del torace evidenzia un emotorace o uno pneumotorace semplice, mentre le fratture costali, anche se presenti, possono non essere visibili radiograficamente. L'allargamento del mediastino e altri segni radiografici possono far sospettare una rottura di aorta.

4.6.2.5
Addome

Le lesioni addominali devono essere identificate e trattate in maniera aggressiva. Non è tanto importante una diagnosi specifica e accurata quanto riconoscere la presenza di una lesione che può richiedere intervento chirurgico. Un esame obiettivo dell'addome, inizialmente negativo, non consente di escludere la presenza di una lesione intraaddominale anche significativa. Per il trattamento dei traumi chiusi dell'addome sono importanti una stretta osservazione e frequenti rivalutazioni cliniche, preferibilmente da parte dello stesso medico, in quanto i segni clinici del paziente possono modificarsi nel tempo. È essenziale coinvolgere precocemente un chirurgo. I pazienti con ipotensione non altrimenti spiegabile, lesioni neurologiche, alterazioni del sensorio secondarie all'assunzione di alcool e/o altre droghe e riscontri addominali ambigui devono essere considerati candidati al lavaggio peritoneale, all'ecografia addominale o, se emodinamicamente normali, alla tomografia computerizzata (TC) dell'addome con mezzo di contrasto endovenoso e intragastrico. Le fratture del bacino o delle ultime coste possono impedire un'accurata valutazione addominale poiché la palpazione può esacerbare il dolore causato da queste lesioni.

4.6.2.6
Perineo, retto, vagina

Il perineo deve essere esaminato alla ricerca di contusioni, ematomi, lacerazioni e sanguinamento uretrale. L'esplorazione rettale va effettuata prima di inserire il catetere vescicale.

In particolare, il medico deve evidenziare l'eventuale presenza di sangue all'interno del lume intestinale, un innalzamento della prostata, la presenza di frattura del bacino, l'integrità
della parete rettale e la qualità del tono sfinterico. Nelle donne, l'esplorazione vaginale è
una componente essenziale della valutazione secondaria. Il medico deve ricercare la presenza di sangue in vagina e di lacerazioni. Il test di gravidanza va eseguito in tutte le donne in età fertile.

4.6.2.7
Apparato muscolo-scheletrico

Gli arti devono essere ispezionati alla ricerca di contusioni o deformazioni. La palpazione
delle ossa e l'individuazione di dolorabilità o di movimenti anomali favorisce l'identificazione di fratture occulte. Le fratture del bacino possono essere identificate per la presenza di ecchimosi al di sopra delle creste iliache, del pube, delle grandi labbra o dello
scroto. La dolorabilità dell'anello pelvico è un importante riscontro nel paziente cosciente.
La mobilità del bacino, in risposta a una delicata pressione antero-posteriore con i palmi
delle mani sulle spine iliache antero-superiori e sulla sinfisi pubica, può suggerire la presenza di un'interruzione dell'anello pelvico in un paziente in stato di incoscienza. Tuttavia,
poiché tale manipolazione può involontariamente determinare un sanguinamento, deve
essere effettuata se necessario una volta sola e preferibilmente da parte dell'ortopedico
responsabile del trattamento del paziente. La valutazione dei polsi periferici consente
l'identificazione delle lesioni vascolari. Alcune lesioni significative degli arti non si associano a fratture evidenziabili clinicamente o radiograficamente. Le lesioni dei legamenti
determinano instabilità articolare e quelle dei complessi muscolo-tendinei interferiscono
con i movimenti attivi delle strutture interessate. Lesioni nervose, ischemia e sindrome
compartimentale possono determinare alterazioni della sensibilità e/o della forza di
contrazione volontaria dei muscoli.

Fratture della colonna toracica e lombare e/o lesioni neurologiche devono essere prese in considerazione sulla base dei riscontri clinici e del meccanismo del trauma. Altre lesioni possono mascherare i segni obiettivi di fratture vertebrali rendendole misconosciu-
te qualora il medico non ordini radiografie mirate. È indispensabile ricordare che l'esame dell'apparato muscolo-scheletrico non è completo senza la valutazione del dorso del
paziente. Se questo non viene esaminato possono essere trascurate lesioni significative.

4.6.2.8
Esame neurologico

Un esame neurologico completo include non soltanto la valutazione della motilità e della
sensibilità degli arti, ma anche la rivalutazione dello stato di coscienza e del diametro e
della reattività pupillare. La determinazione del punteggio GCS facilita l'identificazione
precoce delle modificazioni e dell'andamento dello stato neurologico. In tutti i pazienti con
lesioni neurologiche, occorre richiedere precocemente una consulenza neurochirurgica. Il
paziente deve essere frequentemente rivalutato per identificare un eventuale deterioramento

del livello di coscienza o dell'esame neurologico; questi riscontri possono rivelare il progredire di lesioni endocraniche. Se un paziente con trauma cranico peggiora neurologicamente, occorre rivalutare l'ossigenazione e la perfusione cerebrale e l'adeguatezza della ventilazione (ABCDE). Possono rendersi necessari un intervento neurochirurgico o misure atte a diminuire la pressione endocranica. Il neurochirurgo deve decidere se lesioni, ematomi extradurali o subdurali o fratture depresse richiedano trattamento chirurgico.

4.6.3
Presidi aggiuntivi alla valutazione secondaria

Nel corso della valutazione secondaria, possono essere effettuate procedure diagnostiche specialistiche per la diagnosi di specifiche lesioni. Queste includono ulteriori radiografie della colonna e degli arti, TC del cranio, del torace, dell'addome e della colonna, urografia e angiografia, ecografia transesofagea, broncoscopia, esofagoscopia e altre indagini diagnostiche. Spesso queste procedure richiedono il trasporto del paziente in altre aree dell'ospedale, dove le attrezzature e il personale per trattare emergenze pericolose per la vita del paziente possono non essere immediatamente disponibili. Quindi queste procedure specialistiche non devono essere effettuate fino a che le condizioni emodinamiche non siano ritornate normali e il paziente non sia stato accuratamente esaminato.

4.7
Rivalutazione

Il paziente traumatizzato deve essere rivalutato costantemente per non trascurare nuovi elementi e per evidenziare eventuali peggioramenti di alterazioni già individuate. Dopo aver trattato le lesioni immediatamente pericolose per la vita inizialmente presenti, possono rendersi manifeste altre lesioni ugualmente pericolose o meno gravi, nonché problemi medici correlati che possono alterare la prognosi definitiva. Un alto indice di sospetto facilita la diagnosi precoce e il trattamento di queste condizioni. Il monitoraggio continuo dei parametri vitali e della diuresi è essenziale. Per l'adulto è auspicabile il mantenimento di una diuresi di almeno 0,5 ml/kg/ora. Nel bambino di età superiore a un anno è considerata adeguata una diuresi non inferiore a 1 ml/ kg/ora. Occorre utilizzare l'emogasanalisi arteriosa e i dispositivi per il monitoraggio dell'attività cardiaca. È necessario utilizzare la saturimetria nei pazienti critici e il monitoraggio della CO_2 di fine espirazione nei pazienti intubati. La sedazione del dolore costituisce un aspetto importante del trattamento. Molte lesioni, specialmente quelle muscolo-scheletriche producono dolore e ansia nel paziente cosciente. Un'analgesia efficace richiede solitamente l'uso di narcotici o ansiolitici per via endovenosa, evitando la somministrazione intramuscolare. Questi farmaci devono essere somministrati con giudizio e nelle dosi minime sufficienti per ottenere la riduzione del dolore e dell'ansia, evitando la depressione respiratoria, il mascheramento di lesioni paucisintomatiche e ogni variazione delle condizioni del paziente.

4.8
Trattamento definitivo

I criteri di triage inter-ospedaliero facilitano la determinazione del livello e del grado di urgenza necessari al trattamento iniziale del paziente politraumatizzato. Questi criteri tengono conto dello stato fisiologico del paziente, della presenza di determinate lesioni anatomiche, del meccanismo del trauma, di malattie concomitanti e di fattori che possono alterare la prognosi. I Dipartimenti d'Emergenza e il personale chirurgico devono utilizzare questi criteri per stabilire se il paziente richiede un trasferimento a un TC o all'ospedale più vicino in grado di fornire l'appropriato livello di trattamento specialistico. La scelta della struttura appropriata più vicina deve essere effettuata sulla base della capacità complessiva di trattamento del paziente traumatizzato.

4.9
Documentazione e considerazioni legali

4.9.1
Documentazione

La compilazione meticolosa della cartella clinica con documentazione cronologica di tutti gli eventi è molto importante. Spesso più medici trattano lo stesso paziente. Cartelle precise sono essenziali per valutare le necessità del paziente e le sue condizioni cliniche. La registrazione accurata durante la rianimazione può essere facilitata dall'utilizzo di un membro dello staff infermieristico al solo scopo di raccogliere e registrare tutte le informazioni sulla cura del paziente. Problemi medico-legali insorgono frequentemente e una corretta compilazione delle cartelle è utile per tutti i coinvolti. La registrazione cronologica mediante moduli predisposti (diagrammi di flusso) aiuta il medico e i consulenti a identificare rapidamente variazioni nelle condizioni dei pazienti.

4.9.2
Consenso al trattamento

Il consenso va ottenuto, se possibile, prima del trattamento. In presenza di lesioni pericolose per la vita, spesso risulta impossibile ottenere un consenso preventivo. In questi casi, prima viene messo in atto il trattamento e successivamente si richiede il consenso formale [1].

Bibliografia

1. Advanced Trauma Life Support® Manual, edizione 2005

M. Menarini, E. Bigi

5.1
Introduzione

Il compito del personale sanitario è di per sé estremamente complesso, ancora di più se lo rapportiamo alle situazioni di emergenza, ove il medico e tutto il personale sanitario siano impegnati nella prevenzione del verificarsi di eventi critici e nella risoluzione di quelli già in atto.

La continua modificazione dei quadri clinici, la necessità di fornire soluzioni corrette e veloci, il verificarsi di più eventi nello stesso momento, che richiedono risposte simultanee, rendono l'operare dei sanitari estremamente stressante e quindi maggiormente soggetto a errori. Di fronte a questa realtà, nasce il concetto di gestione degli eventi critici – *Crisis Resource Management* (CRM) – nell'ambito sanitario, prendendo direttamente esempio dal mondo aeronautico [1]. È, infatti, alla fine degli anni ottanta che la medicina si avvicina per la prima volta alla tecnologia della simulazione, già in uso come metodo didattico nell'aviazione per fornire un metodo che consenta di prevenire l'errore umano fonte della maggior parte degli incidenti aerei.

Il problema nel fattore umano non è rappresentato dalle scarse conoscenze di tecniche di pilotaggio, ma da problemi interpersonali, quali scarsa o errata comunicazione, leadership inadeguata, incapacità di gestire correttamente le risorse disponibili ed errori di fissazione [2].

Il CRM si basa sia su abilità cognitive, che si focalizzano sulla capacità di gestione ottimale delle singole situazioni e della risoluzione dei singoli problemi che possono presentarsi, sia su abilità interpersonali quali capacità di leadership e di lavoro in team. Esso può essere quindi proposto in tutti gli ambiti professionali che vedono un'alta complessità situazionale dinamica che fornisca potenziali fattori di crisi.

Emergency Medicine Crisis Management (EMCM) non è altro che trasposizione di questi concetti nell'ambito della medicina di emergenza, attualmente perfettamente integrati

M. Menarini (✉)
Dipartimento Emergenza, U.O.C. Rianimazione – 118, Ospedale Maggiore, AUSL di Bologna, Bologna

Il neuroleso grave. Sergio Pintaudi, Lucia Rizzato (a cura di)
© Springer-Verlag Italia 2010

nella cultura del *clinical training*, non solo per sanitari in formazione, ma anche come parte integrante l'aggiornamento professionale nell'ottica di un continuo sviluppo (periodici training) [3].

5.2
CRM e il paziente politraumatizzato

La gestione del paziente politraumatizzato, per le caratteristiche tipiche che lo contraddistinguono, è di per sé oggetto di potenziale crisi. Si tratta, infatti, di pazienti particolarmente complessi, con lesioni pluridistrettuali, rapidamente evolutivi, che devono seguire un percorso diagnostico-terapeutico in emergenza articolato e ricco di difficoltà. Spesso sono pazienti instabili che richiedono un monitoraggio continuo e presentano difficoltà di mobilizzazione (dall'*emergency room*, alla TC, alla sala operatoria e/o la rianimazione) [4].

La presa in carico di questi pazienti richiede un'équipe multispecialistica appositamente addestrata e preventivamente allertata durante il soccorso preospedaliero che si occupa della valutazione e del trattamento iniziale: il *trauma team* [5].

Perché un *trauma team* possa lavorare in maniera efficace è necessario che condivida un linguaggio comune, dettato da uno stesso metodo di lavoro, con una comune individuazione di quelle che sono le priorità di valutazione e d'intervento grazie all'utilizzo di protocolli condivisi. I fattori di crisi in un teatro così complesso sono enormi, facciamo alcuni esempi:

• la necessità di prendere decisioni rapide che devono altrettanto rapidamente essere modificate e tarate in base alle risposte del paziente;
• il coinvolgimento multispecialistico e multiprofessionale richiede una coordinazione e un'intesa esemplari all'interno dei team (spesso il singolo specialista tende a dare importanza e priorità solo alla fase che lo coinvolge direttamente);
• il ruolo di coordinamento del *trauma team* leader diventa cruciale nel temporizzare l'intervento delle singole professionalità;
• la necessità di individuare tutte le risorse diagnostico-terapeutiche e di attivarle tempestivamente.

Per tutti questi fattori, è evidente come sia imprescindibile per tutte le figure sanitarie coinvolte un aggiornamento completo e costante che vada al di là delle sole abilità tecniche, ma che enfatizzi l'*human factors training* o le cosiddette abilità non tecniche [6].

5.3
Perché simulare?

La simulazione permette di ricreare in ambiente protetto le condizioni di crisi quotidiane e gli operatori hanno quindi la possibilità di affrontare senza rischi per il paziente le possibili situazioni di stress o di errore. La simulazione, seppure strutturalmente complessa, è sotto il profilo didattico estremamente maneggevole (se condotta da personale esperto e ben addestrato all'uso della stessa) [7, 8]. Gli scenari possono essere riproposti più volte, lasciando i protagonisti liberi di sbagliare. Possono in qualsiasi momento essere interrotti per discutere episodi o scelte terapeutiche che si possono modificare per vagliare tutte le possibili variabili [9]; è inoltre possibile ridiscutere i singoli passi dello scenario, a simulazione terminata, analizzando i diversi punti critici a mente fredda.

La simulazione diventa fondamentale quindi non solo per l'apprendimento delle abilità pratiche, delle tecniche e dei protocolli per affrontare gli eventi critici, permettendo di compiere un percorso di conoscenza basato in primis sull'azione pratica che viene rianalizzata e discussa ottenendo un riscontro in un feedback formativo, ma anche e soprattutto per implementare skills non tecniche quali un'adeguata capacità di lavoro in team, di leadership, di comunicazione e controllo [10].

L'avvento di una tecnologia sempre più complicata ha inoltre consentito la creazione di simulatori sempre più credibili, con fedele riproduzione della realtà, permettendo una rappresentazione dinamica degli eventi clinici e portando chi si addestra, ma anche chi deve addestrare, verso un sempre maggiore grado di completezza e di difficoltà gestionale [11, 12].

5.4
Principi del CRM

Le origini del CRM in ambito medico vedono la luce tra il 1988 e il 1990 con la prima applicazione in ambiente anestesiologico, considerato uno dei più stressanti e dei più facilmente soggetti a eventi di crisi e quindi a errori. David Gaba, in uno storico articolo del 1994, esplicita in maniera completa l'*Anesthesia Crisis Resource Management* (ACRM), che sarà poi esteso all'ambito dell'emegenza (ECRM) e più genericamente a qualsiasi ambito della medicina che possa richiedere la risoluzione di eventi critici da parte del sanitario [13]. Il CRM ha come obiettivo, date per acquisite le conoscenze teorico pratiche, l'ottimizzazione. Il CRM enfatizza inoltre il fattore umano e comportamentale nella gestione di tali eventi e fornisce una guida per sviluppare competenze in queste abilità *non tecniche*, definendone i punti chiave cognitivi-decisionali e di team work. Di seguito, sono elencati i principi sull'applicazione dei quali si basa il CRM [14].

1. Conoscere l'ambiente in cui si lavora e gli strumenti di cui si dispone. Verificare l'esatta ubicazione del materiale a disposizione e controllarne il corretto funzionamento: *devo sapere di cosa dispongo e sapere dove si trova.*
2. Anticipare e pianificare l'approccio al paziente critico, organizzazione precoce del team e delle risorse almeno sui fattori di crisi più frequenti e quindi prevedibili sul particolare tipo di paziente trattato.
3. Utilizzare tutte le informazioni disponibili derivanti da altri sanitari (soccorritori del preospedaliero), da familiari, da strumenti di monitoraggio (è fondamentale raccogliere dati sulla dinamica del trauma).
4. Utilizzare al meglio tutte le risorse disponibili in base alle *expertise* e alle risorse a disposizione. Distribuire i compiti in modo equilibrato all'interno del team in base alle competenze di ognuno (è compito del team leader).

5. Chiedere precocemente aiuto in caso di difficoltà o di eventi che superano le proprie competenze.

6. Esercitare un ruolo di leader e di collaboratore. Il leader deve avere la capacità di coordinare più professionisti sanitari, essere in grado di stabilire un ordine di priorità degli interventi e di modificarlo in base alle variazioni e alle risposte del paziente. I membri del team devono dimostrare sinergia di lavoro e capacità di modificare il proprio ruolo in base alle esigenze.

7. Comunicare in modo efficace e creare un'atmosfera favorevole al gruppo di lavoro. L'errata comunicazione all'interno del team tra leader e membri, ma anche all'interno dei membri stessi, è alla radice di molti fattori di crisi. La cosiddetta *comunicazione efficace* è un'abilità complessa costituita da più fattori, il leader deve essere autorevole, ma non autoritario; deve dare istruzioni chiare e verificare tramite feedback la loro effettiva messa in pratica. I membri del team, d'altro canto, devono essere pronti ad ascoltare, ma anche a comunicare in modo costruttivo con il leader nelle varie fasi dell'emergenza.

8. Prevenire e gestire gli errori di fissazione. Una volta riscontrata una lesione, non focalizzare la propria attenzione solo su quella come unica causa possibile dell'evento critico in atto, ma vagliare tutte le alternative con mente aperta. Il politraumatizzato, per esempio, è un paziente che per definizione ha più lesioni e distretti coinvolti. Sarebbe quindi un errore, una volta individuato un problema, ritenerlo l'unico e non procedere con le valutazioni successive.

9. Effettuare un controllo doppio e incrociato e rivalutare sempre. Richiedere sempre una conferma dell'esecuzione di un compito, controllare frequentemente gli strumenti di monitoraggio (il traumatizzato è, per esempio, un paziente continuamente evolutivo). Anche questo consente di minimizzare gli errori di fissazione.

10. Stabilire le priorità in modo dinamico in base alle risposte alla terapia in atto e all'evoluzione del paziente

11. Utilizzare ausili mnemonici, schemi e linee guida, quando disponibili, che permettano un approccio uniforme e ordinato da parte di tutto il team.

5.5
Conclusioni

Grazie alla metodica CRM, il personale che lavora e collabora ha l'opportunità di addestrarsi non solo su abilità tecniche, ma soprattutto sulla gestione dei rapporti interpersonali per ottenere il miglior risultato, permettendo quindi, nel paziente politraumatizzato come simbolo di complessità, ma non solo, di gestire al meglio gli eventi critici perché già affrontati, di applicare linee guida condivise, di gestire al meglio il team e le risorse diagnostico-specialistiche a disposizione.

Non dobbiamo mai dimenticare come un'adeguata capacità di lavoro in team, basata sull'applicazione dei principi del CRM, riduca drasticamente i possibili effetti negativi di un evento critico.

Bibliografia

1. Gaba DM (1992) Improving anaesthesiologist's performance by simulating reality. Anaesthesiology 76:491-494
2. De Kayser V, Javaux D (1996) Human factors in Aeronautics. In: Bodart F, Vanderdonckt J (eds) Design, Specification & Verification of Interactive Systems. Springer Vienna, pp 28-45
3. Gaba DM, Howard SK, Flanagan B et al (1998) Assessment of clinical performance during simulated crisis using both technical and behavioural ratings. Anaesthesiology 89:8-18
4. LS Ong, A. Vijayan, CS Koh et al (2005) An Intelligent Tutoring System for Trauma Management (Trauma-Teach): a Preliminary Report. Ann Acad Med Singapore 34:499-504
5. Holcomb JB, Dumire RD, Crommett JW et al (2002) Evaluation ot Trauma Team Performance Using an Advanced Human Patient Simulator for Resuscitation Training. J Trauma 52:1078-1086
6. Marshall RL, Smith JS, Gorman PJ et al (2001) Use of a Human Patient Simulator in the Development of Resident Trauma Management Skills. J Trauma 51:17-21
7. Seropian MA (2003) General concepts in full scale simulation: getting started. Anesth Analg 97:1695-1705
8. Issenberg SB, Scalese RJ (2007) Best evidence on high-fidelity simulation what clinical teachers need to know. The Clinical Teacher 4:73-77
9. Hammond J, Bermann M, Chen B, Kushins L (2002) Incorporation of a Computerized Human Patient Simulator in Critical Car Training: a Preliminary Report. J Trauma 53:1064-1067
10. McGaghie WC (2008) Research Oportunities in Simulation-based Medical Education Using Deliberate Practice. Academic Emergency Medicine 15:995-1001
11. Vozenilek JA, Gordon JA (2008) Future Directions: a Simulation-based Continuing Medical Education Network in Emergency Medicine. Academic Emergency Medicin 15:978-981
12. Semeraro F (2007) Simulazione: istruzioni per l'uso. IRC Edizioni, Bologna
13. Gaba DM, Fish KJ, Hovard SK (1994) Crisis management in anesthesiology. Churchill Livingstone, New York
14. Rall M, Gaba DM (2005) Patient simulators. In: Miller R, editor. Miller's Anesthesia 6th ed. Elsevier Churchill Livingstone, Philadelphia, pp 3021-3072

Trauma cranico ed emorragie intracraniche spontanee: basi fisiopatologiche e di terapia per il *nursing* orientato

M. Zanello, C. Testoni, M. Vincenzi

6.1
Basi di neurofisiologia

6.1.1
Emodinamica cerebrale e dinamica intracranica

Uno dei principali problemi in neurochirurgia e in neurorianimazione è costituito dal mantenimento di un adeguato flusso ematico cerebrale. Condizioni patologiche di varia natura (traumatica, neoplastica, ischemica, emorragica, infettiva) possono, alterando l'equilibrio della dinamica intracranica, innescare un meccanismo di risposte che, se fino a un certo limite possono rappresentare un meccanismo di adattamento prima e di compenso subito dopo, superato quel limite tendono a provocare alterazioni che possono condurre a lesioni irreversibili del parenchima cerebrale (ischemia). Un adeguato e costante Flusso Ematico Cerebrale (FEC) è indispensabile per un ottimale funzionamento dell'encefalo e, poiché l'attività cerebrale è strettamente correlata al metabolismo, deve esistere una continua regolazione del flusso ematico che ne permetta l'adeguamento rispetto alle esigenze metaboliche tissutali: si parla di accoppiamento flusso-metabolismo. Il flusso ematico cerebrale rappresenta il volume di sangue che affluisce all'encefalo nell'unità di tempo garantendo un ottimale apporto di ossigeno e glucosio; rappresenta circa il 15% della gittata cardiaca ed è pari a circa 750 ml/min. I fattori che presiedono alla regolazione del FEC sono vari, spesso riportati come sigle: Pressione Arteriosa (PAS) e Pressione Arteriosa Sistemica Media (PAM), Pressione Intracranica (PIC), Pressione di Perfusione Cerebrale (PPC), Resistenze Vascolari Cerebrali (RVC), fabbisogno cerebrale di O_2 (*Cerebral Metabolic Rate for Oxygen*, $CMRO_2$).

Il FEC dipende in particolare dalla pressione di perfusione cerebrale e dalle resistenze del letto cerebrovascolare: FEC = PAM-PIC/RVC = PPC/RVC, da cui deriva che ogni

M. Zanello (✉)
Università degli Studi Alma Mater di Bologna, Dipartimento di Neuroscienze, U.O.C. di Anestesia e Rianimazione, Ospedale Bellaria, Bologna

Il neuroleso grave. Sergio Pintaudi, Lucia Rizzato (a cura di)
© Springer-Verlag Italia 2010

variazione della PIC e della PAM provoca modificazione della PPC e pertanto dell'emodinamica intracranica.

L'autoregolazione è un meccanismo attraverso il quale la variazione della resistenza vascolare permette di mantenere un FEC adeguato alle necessità metaboliche a fronte di alterazioni della PPC, i cui valori normali sono compresi fra 70 e 100 mmHg. Le resistenze cerebro-vascolari dipendono sia dalla pressione arteriosa sistemica sia da condizioni chimico-metaboliche (tra cui grande valore regolatorio ha la pressione parziale ematica di CO_2 e di O_2). Fra 50 e 150 mmHg di PAM, il flusso ematico cerebrale medio è mantenuto costante a 50 ml/100g/min. In questo intervallo, più la pressione arteriosa media si riduce, più il diametro dei vasi deve aumentare per mantenere il FEC costante. Al di sotto e al di sopra di questi valori, il FEC dipende direttamente dalla MAP. Le cause più frequenti di alterazione o scomparsa dell'autoregolazione sono l'ipossiemia, l'ipercapnia, l'edema cerebrale, gli accidenti vascolari, i tumori, le emorragie subaracnoidee. La CO_2 ematica (pressione parziale arteriosa) è il più potente agente vasomotore cerebrale. Una sua variazione da 40 a 20 mmHg si accompagna a un dimezzamento del FEC; al contrario, il FEC raddoppia quando la $PaCO_2$ passa da 40 a 80 mmHg. Questo aumento del FEC, in assenza di variazioni significative della PAM, è da riferire a una vasodilatazione, responsabile a sua volta di un aumento del volume ematico cerebrale che può incidere sulla PIC. Per quanto riguarda l'ossigeno, quando la $PaCO_2$ diventa inferiore a 50 mmHg (valore dannoso), il FEC aumenta per garantire il giusto apporto di O_2 e parallelamente aumentano anche il VEC e la PIC. Per il cervello, l'apporto di ossigeno è cruciale; normalmente è di 10 ml/100g/min, ben maggiore della $CMRO_2$ che è di 4 ml/100 g/min. Questo apporto può ridursi a valori molto bassi ed essere la conseguenza di una riduzione del FEC, il cui limite di sopravvivenza è di 12 ml/100g/min.

6.1.2
Dinamica liquorale e pressione intracranica

La scatola cranica contiene il parenchima cerebrale (circa l'80% del contenuto totale), il liquido cefalorachidiano (LCR circa il 10%) e il sangue (circa il 10%).

La PIC è la pressione esistente all'interno del cranio, a livello del parenchima cerebrale, degli spazi liquorali e degli involucri meningei. La legge fisiologica, descritta quasi due secoli fa da Monro-Kellie (1824), afferma che il volume all'interno del sistema cranio-spinale deve rimanere costante. L'encefalo è quasi incompressibile e il volume ematico è pertanto quasi fisso e un deflusso costante di sangue venoso è necessario per permettere l'afflusso arterioso nutritivo. Ciò implica che ogni aumento in uno dei componenti del contenuto intracranico deve essere prontamente compensato dalla diminuzione degli altri due. Il LCR e il volume ematico cerebrale sono gli *ammortizzatori* principali in caso di modificazioni del contenuto cranico, ma il loro irrilevante volume dà ragione del fatto che tali meccanismi di compenso possono diventare presto insufficienti.

Il LCR viene secreto dai plessi corioidei in modo attivo; viene riassorbito in maniera passiva, sotto l'effetto della sua pressione idrostatica, dalle granulazioni del Pacchioni, villosità aracnoidee site a livello dei grandi seni venosi della convessità. La produzione del LCR è dell'ordine di 0,35 ml/min. Il LCR circola dai ventricoli e, attraverso il forame di Monro, arriva al III ventricolo, quindi, attraverso l'acquedotto del Silvio, si dirige verso il IV ventricolo da dove, attraverso i forami di Magendie e di Luschka, fluisce negli spazi subaracnoidei. Nel 1965, Langfitt ha dimostrato il rapporto di tipo esponenziale tra il volume intracranico e la PIC. La curva ottenuta, detta *curva pressione-volume*, è costituita da due parti: una prima, parallela all'asse dei volumi e una seconda, esponenziale, parallela all'asse delle pressioni. La prima parte corrisponde allo stadio di compenso spaziale nel quale un aumento del volume determina solo uno scarso aumento della PIC, espressione della possibilità da parte dei volumi intracerebrali di ridistribuirsi. La seconda parte è espressione dello scompenso spaziale in cui una piccola variazione di volume provoca una grande variazione di pressione. Molti sono i fattori causa di aumento della PIC: *masse* (ematoma, lacero-contusione, edema cerebrale, idrocefalo); alterato scarico venoso (disadattamento VAM (ventilazione automatica meccanica polmonare), flessione del capo, pneumotorace); iperafflusso arterioso (secondario a ipercapnia, ipertensione, epilessia, dolore, ipossiemia, iperpiressia); idrocefalo; edema cerebrale (iposodiemia, ipossiemia locale); crisi neurovegetative; reazioni da stress. L'aumento della PIC a valori sopranormali è definito alta pressione intracranica (HICP) e, proporzionalmente all'ipertensione, genera una distorsione del parenchima cerebrale con *spostamento (shift)* delle strutture dalla loro sede, ovvero *erniazione* di parti attraverso cavità o pertugi anatomici con effetti compressivi e ischemici (compressione vascolare) a distanza: è l'effetto delle ernie cerebrali, causa di deterioramento neurologico e danno cerebrale evolutivo (*incuneamento*). È di facile comprensione il significato del monitoraggio della PIC, parametro molto utile per rilevare lo sviluppo di *masse*, per valutare l'adeguatezza del flusso ematico a garantire i substrati metabolici necessari all'encefalo e infine per valutare l'efficacia della terapia. La PIC può essere monitorata con metodi non invasivi e invasivi. I primi, poco precisi, sono rappresentati da informazioni derivate dall'imaging (TAC, ecc.), dal doppler transcranico e, indirettamente, da alcuni esami neurofisiologici; i secondi, dall'inserimento di una derivazione esterna (drenaggio ventricolare mediante ventricolostomia), che rimane il *gold standard*, e un'ampia serie di dispositivi inseribili con metodo chirurgico o percutaneo (sensori parenchimali, sottodurali, intraventricolari). La derivazione ventricolare è un efficace metodo per il rilievo e il monitoraggio della PIC: oltre a permetterne la misura, offre la possibilità della visualizzazione della forma d'onda (quale traccia pressoria inserita in un sistema di monitoraggio), elemento che apporta molte e importanti informazioni, specie se monitorato nel tempo. Per la misura dei valori della PIC, viene connessa a un sistema di trasduzione di pressione (con livello di riferimento pressorio, detto zero) posto, in un soggetto in posizione proclive di 10-15 gradi, all'altezza del meato uditivo esterno o retro-oftalmico (con riferimento anatomico al circolo del Willis e al III ventricolo). Permette, inoltre, la rimozione di quote discrete di liquido cefalorachidiano dal ventricolo per controllare alti valori della PIC, metodo semplice ma non scevro da pericoli (*deliquorazione*): presenta un certo rischio infettivo, stimato circa del 9% a 5 giorni dal posizionamento del catetere. I cateteri con sensore pressorio, incluso il sistema Camino® e simili, formati da captori o trasduttori, sono relativamente facili da inserire e possono essere posizionati nello spazio subdurale, intraparenchimale o intraventricolare. Lo svantaggio di questi sensori è che devono essere calibrati prima dell'inserimento e non possono essere ricalibrati dopo il posizionamento. I valori normali di PIC sono compresi tra 5-15 mmHg; valori uguali e superiori a 20 mmHg si definiscono di alta pressione intracranica (HICP) e richiedono un adeguato trattamento. Questi valori soglia, stabiliti in neurotraumatologia, possono essere estesi alle situazioni non traumatiche come gli accidenti vascolari gravi, l'edema post-operatorio e le idrocefalie acute di origine neoplastica o meno. Attualmente sono disponibili per uso clinico moderni monitoraggi multiparametrici cerebrali (pH, temperatura, tensione tissutale di ossigeno, analisi di metaboliti tissutali, monitoraggio locale del FEC, ecc.) il cui uso, ancora limitato anche per gli alti costi che comportano, è motivato dalle scarse conoscenze sulla reale utilità e sui vantaggi assistenziali.

6.2
Trauma cranico

Si definisce trauma cranico qualsiasi danno al cranio e/o al suo contenuto (encefalo e suoi involucri) provocato da evento fisico di tipo meccanico. La trasformazione dell'energia cinetica in danno parenchimale passivo e l'insulto cerebrale secondario sono i fattori determinanti del danno traumatico cerebrale. Mentre il danno passivo è immediato, il danno secondario si sviluppa da ore a diversi giorni dopo il trauma e influisce in modo significativo sulla prognosi. La catena del trattamento del paziente con trauma cranico è estremamente complessa e va dall'assistenza sul luogo dell'evento, al trasporto all'ospedale appropriato, alla diagnosi specialistica, al trattamento in fase acuta, alla riabilitazione precoce e tardiva: la debolezza fino alla rottura anche di un solo anello della catena è in grado di alterare irrimediabilmente il risultato finale.

In seguito alla trasformazione dell'energia cinetica in danno tissutale si produce il *danno primario* e successivamente si innesca una serie di reazioni biochimiche a cascata, nell'arco di diverse ore o giorni, che se non arrestata determinerà un progressivo peggioramento prognostico, è il *danno secondario*. La perdita di conoscenza, evento che per lo più genera l'apprensione sulla gravità del trauma subìto, conseguente a un trauma cranico è provocata da un black out più o meno temporaneo delle cellule della sostanza reticolare, complesso di neuroni del sistema nervoso centrale (SNC) che presiede al controllo della veglia. La perdita di coscienza, anche se transitoria, è un elemento clinico che deve sempre destare attenzione, poiché è indicativo della severità dell'evento traumatico. Una prima classificazione del trauma cranico vede distinti il trauma cranico commotivo e il trauma cranico non commotivo. Il trauma cranico non commotivo è di per sé meno grave ma, anche in questo caso, è fondamentale un'attenta osservazione clinica: un ematoma periorbitario, un'amnesia a breve termine o un deficit di nervi cranici, tutti segni di danno o sofferenza encefalica, possono rappresentare una valida indicazione a sottoporre il paziente a un controllo TAC. Tuttora la *Glasgow Coma Scale* (GCS), creata in ambito neurochirurgico con il concorso infermieristico, rimane l'unica scala di classificazione della gravità clinica del paziente con trauma cranico universalmente accettata; è apparentemente grossolana, ma esprime accuratamente il grado di deterioramento neurologico; ha il pregio di essere semplice e riproducibile. Il valore rilevato (punteggio della GCS) ha un rapporto lineare con la mortalità e gli esiti del trauma, consente una prognosi precoce e una stratificazione dei pazienti con diversi fattori di rischio. La GCS consiste in tre gruppi di

La Scala del coma di Glasgow (*Glasgow Coma Scale*, GCS)

> *Valore risposta oculare*
> 1 Il paziente non apre gli occhi (ovvero edema palpebrale imponente).
> 2 Apre gli occhi con stimolo doloroso.
> 3 Apre gli occhi con stimolo verbale (a comando).
> 4 Apre gli occhi spontaneamente.

> *Valore risposta verbale*
> 1 Nessuna risposta verbale, nessun suono (ovvero paziente intubato).
> 2 Suoni incomprensibili.
> 3 Pronuncia parole singole, ma incoerenti.
> 4 Pronuncia frasi sconnesse, stato confusionale.
> 5 Risposta orientata e appropriata.

> *Valore risposta motoria*
> 1 Nessun movimento.
> 2 Estensione al dolore (adduzione dell'avambraccio esteso sul braccio al tronco, associato alla pronazione della mano: risposta decerebrata).
> 3 Flessione al dolore (errata flessione: adduzione del braccio al tronco e lenta flessione dell'avambraccio che risale strisciando lungo il tronco con la mano che segue in flessione carpale: risposta decorticata).
> 4 Retrazione al dolore (abduzione del braccio con sollevamento dell'avambraccio come per evitare uno stimolo non localizzato).
> 5 Localizzazione del dolore (allontana lo stimolo doloroso applicato in più punti del corpo).
> 6 In grado di obbedire al comando.

risposte (oculare, verbale e motorio), composte da più livelli di reazione via via migliori e caratterizzate da un punteggio incrementale. Il punteggio totale del GCS è la somma delle tre risposte ottenute (una per gruppo) e i valori sono da 15 (integrità neurologica) a 3 (assenza di risposte). Il valore uguale o inferiore a 8 caratterizza i pazienti in coma (assenza di vigilanza, cioè di apertura degli occhi e assenza di contatto cognitivo, cioè di comprensione e interazione).

Il punteggio di GCS rilevato *a paziente stabilizzato* permette di quantificare meglio la gravità del trauma: il *trauma cranico lieve* dell'adulto viene definito come qualsiasi evento traumatico che interessa il distretto cranio-encefalico in soggetti di età maggiore di 14 anni con punteggio GCS 14-15; la mortalità, molto bassa, varia dall'1% al 4% con una diagnosi tempestiva che ha lo scopo di minimizzare o prevenire il deterioramento clinico. Il *trauma cranico moderato* dell'adulto riconosce un GCS da 13 a 9; questa categoria rappresenta il 10% dei pazienti ricoverati e presenta una mortalità dal 10% al 23%. Il *trauma cranico grave* dell'adulto è caratterizzato da un GCS inferiore o uguale a 8, quindi il paziente è in coma. Questi ultimi sono pazienti che solitamente giungono in ospedale in tale stato o lo divengono precocemente e rappresentano circa il 10% dei ricoveri; la mortalità in Europa varia dal 20% al 30-40%, con una costante e progressiva riduzione negli ultimi decenni. Dal punto di vista macroscopico (TAC, RMN) e anatomico, le lesioni cerebrali da trauma cranico possono essere così distinte:

- *Contusione e/o lacerazione* del tessuto cerebrale: sono lesioni provocate dall'impatto (decelerazione) del cervello con le pareti interne del cranio, alla TAC mostrano densità mista o alta; all'inizio occupano poco spazio, ma possono accrescersi nell'arco di giorni e creare una significativa ipertensione endocranica.
- *Ematomi intracerebrali.* Sono raccolte ematiche all'interno del cervello, dovute alla rottura di un vaso arterioso o più raramente venoso, oppure alla confluenza di lacerazioni; la dimensione della raccolta e quindi la gravità clinica della lesione variano secondo il calibro del vaso rotto e della localizzazione della lesione. L'ematoma, specie se è dovuto al sanguinamento di un vaso di calibro maggiore, può farsi strada nel parenchima cerebrale e raggiungere le cavità ventricolari, con loro interessamento (inondamento ventricolare).
- *Emorragia sub aracnoidea.* Si tratta di un versamento ematico diretto nello spazio subaracnoideo, legato a lesioni traumatiche di vasi che in esso decorrono.
- *Ematoma sottodurale acuto.* È la raccolta ematica tra dura madre e aracnoide adesa alla superficie corticale, dovuta alla rottura di un seno venoso o di una vena più superficiale. *Rappresenta una delle emergenze neurochirurgiche più gravi*, poiché il sangue che si raccoglie in questa sede induce in breve tempo un danno corticale o un edema cerebrale generalmente piuttosto grave e ciò comporta un rapido deterioramento delle condizioni neurologiche del paziente.
- *Ematoma extradurale acuto.* Raccolta di sangue tra la superficie interna del cranio e la dura madre, provocata in genere dalla rottura dell'arteria meningea media, che irrora la dura madre ed è un ramo dell'arteria carotide esterna; *può assumere rapidamente dimensioni cospicue tali da determinare un'importante compressione cerebrale e provocarne un incuneamento fino alla morte del paziente; prontamente riconosciuto e trattato è una lesione benigna.*
- *Danno assonale diffuso (DAI).* È dato dalla lesione che un trauma meccanico provoca sulle fibre mieliniche dei neuroni, provocando sia un blocco dei normali meccanismi di scambio ionico a livello della membrana cellulare sia la liberazione di molecole ad azione tossica sulle cellule stesse. *È una lesione molto grave per mortalità e, soprattutto, disabilità (stato vegetativo).*

La valutazione neurologica, basata sull'esame neurologico secondo la semiologia clinica (ricerca di segni e sintomi), deve essere accurata, sistematica, corretta e riproducibile.

Devono essere valutati il livello di coscienza e la risposta motoria (GCS), lo stato pupillare (diametro, simmetria, reflettività), la presenza di segni neurologici focali (lateralità come l'anisocoria); i riflessi del tronco (corneale, movimenti oculari abnormi, riflessi della tosse e deglutizione, anormalità del drive respiratorio), il progressivo peggioramento, definito come *deterioramento neurologico*, la presenza di segni neurologici (monoparesi, emiparesi, paraparesi, epilessia, ecc.).

Per quanto riguarda la diagnostica strumentale, la Tomografia Assiale Computerizzata (TAC) è l'esame di scelta in fase acuta poiché diffusa, facilmente accessibile e rapida, offre risposte adeguate ai quesiti clinici in funzione delle scelte terapeutiche.

6.2.1
Trattamento e monitoraggio

Il primo obiettivo di trattamento nel paziente con trauma cranico è il mantenimento dell'appropriata ossigenazione cerebrale, che deve essere conservata o immediatamente ripristinata se inadeguata. Deve essere garantita la pervietà delle vie aeree e la ventilazione. In fase precoce, anche extra-ospedaliera, ogni paziente con trauma cranico e GCS pari o inferiore a 8 dovrebbe avere un immediato supporto delle vie aeree (intubazione tracheale o protesi ventilatoria extraglottica), ossigeno e ventilazione artificiale. Le lesioni cerebrali si associano spesso a disturbi della respirazione, per cui il ricorso alla ventilazione meccanica è assai frequente, anche per stabilizzare e ottimizzare gli scambi gassosi e mantenere adeguati i valori capnometrici. Gli obiettivi di una ventilazione artificiale dopo intubazione (con sedazione e talora curarizzazione) sono:

- garantire una buona saturazione arteriosa di emoglobina, con una tensione di ossigeno nel sangue arterioso (PaO_2) superiore a 90 mmHg;
- mantenere un valore di $PaCO_2$ vicino alla norma: nella maggior parte dei casi una tensione di CO_2 arteriosa fra i 35 e i 40 mmHg è un target accettato, mentre va proscritta l'ipocapnia.

Raggiunta poi, se necessario, la stabilizzazione emodinamica, il paziente dovrebbe essere sottoposto a una TC seguita, se ne sussistono i criteri previsti da linee guida, dal monitoraggio della PIC e dalla gestione della pressione di perfusione. I controlli TAC nel post-trauma cranico in pazienti in coma sono definiti da linee guida.

La seconda priorità in questi pazienti è il mantenimento di un'adeguata perfusione cerebrale attraverso il mantenimento di una pressione arteriosa media ottimale. La PPC dovrebbe essere di almeno 70 mmHg, cercando di evitare valori inferiori a 60 mmHg poiché il rischio di ischemia e di peggioramento della prognosi aumenta significativamente al di sotto di questo livello. Anche l'incremento della PPC molto oltre i 70 mmHg, soprattutto se protratto, può essere meno benefico poiché può essere causa di complicanze quali l'edema cerebrale, specie se ottenuto con forte espansione volemica (carico idrico). Il mantenimento di un'adeguata PPC prevede anche il trattamento dell'ipertensione endocranica che deve essere iniziato per valori soglia massimi di 20 mmHg. Il trattamento sequenziale dell'ipertensione endocranica è riassumibile in una serie di interventi successivamente messi in opera se, da soli, non sono sufficienti a ridurre la pressione intracranica: 1) posizione del capo in asse; 2) tronco sollevato a 30-45 gradi; 3) analgo-sedazione; 4) uso di diuretici osmotici; 5) deliquorazione moderata, se presente catetere endoventricolare; 6) iperventilazione moderata con raggiungimento di $PaCO_2$ di 30-32 mmHg; 7) trattamento della PIC non controllabile (HICP) con metodiche avanzate (coma barbiturico, ipotermia, ipocapnia spinta, craniectomia decompressiva, ecc.).

La neuroprotezione, spesso confusa con il coma farmacologico, termine assolutamente inappropriato e foriero di incomprensioni e illusioni (è, infatti, la depressione cerebrale reversibile perché ottenuta con farmaci sedativi in pazienti senza cerebrolesione), consente mediante l'uso di farmaci ipnotici e analgesici di adattare le richieste metaboliche cerebrali al basso FEC, controlla l'ipertensione endocranica, abolisce la risposta al dolore e la reazione da stress, e facilita il deflusso venoso cerebrale: è quindi una pratica terapeutica finalizzata al supporto e alla protezione cerebrale più che a rendere tollerabili i trattamenti invasivi o fastidiosi. Qualora sia necessario ricorrere a questo importante strumento terapeutico, non si deve dimenticare l'importanza di minimizzarne gli effetti collaterali (sempre presenti) attraverso i seguenti obiettivi: 1) minima dose efficace e valutazione neurologica giornaliera, se indicato dai monitoraggi cerebrali; 2) minima durata efficace; 3) sostegno pressorio con farmaci vasoattivi (amine) se si genera ipotensione da vasodilatazione (assai frequente); 4) sorveglianza batteriologica e valutazione degli indici di sepsi; 5) toilette bronchiale e fisioterapia polmonare, controlli radiologici del torace ed eventuale broncoscopia per l'incidenza di frequenti infezioni respiratorie; 5) prevenzione delle TVP (trombosi venosa profonda); 6) sorveglianza di amilasi e CPK plasmatici; 7) tollerabilità della nutrizione enterale e sostegno alla canalizzazione intestinale.

6.2.1.1
Monitoraggio della SjO$_2$

La misura della saturazione in ossigeno del sangue venoso refluo nel bulbo della giugulare interna (SjO$_2$), vaso che fa defluire la prevalenza del sangue venoso dalla scatola cranica, è stato proposto come monitoraggio dell'ischemia cerebrale globale nel grave cerebroleso in fase acuta. Per le sue caratteristiche anatomiche e fisiologiche, il bulbo superiore della vena giugulare interna si presenta come punto di confluenza della maggior parte del drenaggio venoso cerebrale sovratentoriale. Questo monitoraggio si ottiene con l'incannulazione retrograda (con un normale catetere monolume di calibro ridotto oppure utilizzando cateteri appositi provvisti di sensori) della vena omolaterale al danno focale, o la destra in caso di danno cerebrale diffuso, per via del suo drenaggio venoso più consistente. Si eseguono poi prelievi seriati del sangue, prelevato con cauta aspirazione a bassa pressione e lentamente, e la determinazione della saturimetria. Primo e fondamentale obiettivo clinico è l'accuratezza e l'affidabilità dei dati: circa il 50% delle desaturazioni sono riferibili ad artefatti. Il monitoraggio può essere intervallato, mediante prelievi seriati, ovvero in continuo utilizzando speciali cateteri a fibra ottica e apparecchiature dedicate di misura (su base colorimetrica e refrattometrica). I valori di SjO$_2$ sono considerati normali tra 54 e 75% (contro 98-100% del sangue arterioso afferente). Per desaturazione s'intende una SjO$_2$ ≤54% per 10 min. SjO$_2$ ≤54% indica che in quel momento il flusso ematico cerebrale è inadeguato a soddisfare le esigenze metaboliche del paziente e quindi l'estrazione cerebrale è aumentata. Di fronte a una desaturazione (caduta della saturazione per eccesso di estrazione, se il cervello è metabolicamente attivo), le cause possono essere varie, ma identificabili, come:

- diminuito apporto di ossigeno da: ipertensione endocranica, ipotensione sistemica, ipocapnia (che causa diminuzione del flusso ematico cerebrale per vasocostrizione), ipossiemia, combinazioni delle precedenti tre;
- aumentato consumo cerebrale di ossigeno (crisi epilettiche, ipertermia, sedazione e analgesia insufficiente).

All'opposto, valori elevati di saturazione (maggiori del 75%) possono indicare un eccesso di flusso rispetto alle richieste metaboliche, che di regola sono invece diminuite nel paziente in coma. Valori di saturazione giugulare alti sono comunque da considerare con estrema prudenza perché possono essere falsati da vari errori metodologici. Per una buona comprensione della saturimetria giugulare è necessario disporre del contemporaneo monitoraggio della PIC: un esempio è rappresentato dal passaggio al quadro di morte cerebrale, in cui la SjO$_2$ può passare da valori estremamente bassi a valori *arteriosi* per interruzione del flusso parenchimale e dell'estrazione di ossigeno, con la PIC che si eleva ineluttabilmente.

6.3
Emorragie intracraniche

L'emorragia cerebrale è una sindrome neurologica acuta dovuta alla rottura di un vaso sanguigno cerebrale e al successivo spandimento di sangue nel contesto del parenchima cerebrale (ematoma intraparenchimale), nelle cavità ventricolari del cervello (inondamento ventricolare) o negli spazi subaracnoidei (emorragia subaracnoidea). Le emorragie cerebrali possono essere suddivise in:
- *Emorragie cerebrali traumatiche* in cui il danno vascolare e la successiva emorragia sono causati da un trauma penetrante e/o da un trauma cranico da brusca accelerazione-decelerazione del capo.
- *Emorragie cerebrali spontanee*, non riconducibili a un trauma.
  A loro volta le forme spontanee possono essere dovute a:
- rottura di un vaso per una lesione degenerativa della parete vasale. I vasi che più frequentemente portano a questa patologia sono per lo più le arterie talamo-striate, sottili vasi dei lobi fronto-temporali che irrorano i nuclei della base e che vanno più facilmente incontro a rottura, per motivi emodinamici e anatomici; generano le emorragie dette *in sede tipica* che sono usualmente innescate da una puntata ipertensiva;
- rottura di un aneurisma di un'arteria intracranica o di un vaso malformato nel contesto di una malformazione vascolare (cavernoma, malformazione artero-venosa, MAV). Ne deriva un'*emorragia subaracnoidea* (ESA) associata o meno alla formazione di un ematoma intracerebrale. Anche in questo caso, fattori scatenanti possono essere una puntata ipertensiva o un aumento della pressione venosa quale si osserva durante uno sforzo;
- evoluzione emorragica di un infarto ischemico (trombotico o embolico).
  Vi sono infine le cosiddette forme *sine materia*, in sedi inusuali o rare (sedi atipiche), emorragie cerebrali spontanee in cui non si riesce a individuare l'origine del sanguinamento.

6.3.1
Basi di fisiopatologia

La clinica delle emorragie cerebrali è variabile in relazione alla sede, all'entità dell'emorragia, all'età e alle condizioni generali del paziente. I principali fattori fisiopatologici che determinano il danno all'encefalo del paziente affetto da emorragia cerebrale sono: l'effetto massa, l'idrocefalo e il vasospasmo che discendono dall'alterata emodinamica cerebrale (PIC-PPC) e liquorale, dalla perdita dell'autoregolazione e dagli effetti tossici locali del sangue subaracnoideo.

Un ematoma intracerebrale si comporta, di fatto, come un volume estraneo al cervello normale; la teca cranica dell'adulto, inespansibile, non può, infatti, accogliere se non minimi incrementi di volume, al di sopra del quale si verifica un aumento esponenziale della pressione intracranica. L'effetto massa è ulteriormente peggiorato dall'edema cerebrale che normalmente accompagna qualsiasi spandimento emorragico intracranico. L'edema, rappresentato da un accumulo patologico di acqua nelle cellule cerebrali e negli spazi perivascolari, può essere di grado variabile, dal piccolo alone perilesionale tutt'attorno all'ematoma, legato soprattutto a ipossia locale, fino agli edemi massivi emisferici o biemisferici che si osservano nelle emorragie più gravi (ESA aneurismatica, sanguinamento di grosse MAV); l'ipossia locale è peggiorata dal vasospasmo e dalla perdita della capacità di autoregolazione del circolo arterioso cerebrale.

Nelle ESA, la presenza di sangue e poi di coaguli nello spazio subaracnoideo, soprattutto nelle cisterne della base cranica, comporta un blocco parziale o completo del normale deflusso del liquido cefalorachidiano, determinando l'idrocefalo. Il trattamento chirurgico d'urgenza dell'idrocefalo post-ESA da rottura di aneurisma consiste nell'inserimento di una derivazione liquorale esterna (intraventricolare). In corso di emorragia cerebrale, un idrocefalo può essere generato anche da un ematoma intracerebrale che provochi una compressione estrinseca sulle vie liquorali, specie nei punti-chiave: forami di Monro e acquedotto di Silvio.

Il vasospasmo rappresenta una delle più temibili complicanze dell'emorragia subaracnoidea. Colpisce il 30-80% dei casi di ESA, ma solo nel 30% dei casi è sintomatico. La severità del vasospasmo sembra ben correlare con la quantità di sangue stravasato. La fuoriuscita di sangue da un'arteria comporta l'attivazione di una cascata di eventi biochimici che, a sua volta, porta alla proliferazione endoteliale e alla contrazione della muscolatura liscia propria della parete vascolare; in tal modo si riduce il calibro dell'arteria e con esso il flusso ematico che la percorre. Le arterie cerebrali principali (arteria cerebrale anteriore, media e posteriore) sono però distribuite all'encefalo in modo piuttosto settoriale e le comunicazioni fra le zone di pertinenza sono piuttosto scarse; il cervello è quindi relativamente indifeso in caso di improvvisa caduta di flusso in uno dei tronchi arteriosi principali, come è il caso del vasospasmo brutale, improvviso, che consegue a un ESA. La caduta di flusso da vasospasmo comporta la comparsa di un edema ipossico che, assieme al frequente instaurarsi di un idrocefalo, causa un aumento della pressione intracranica e quindi la riduzione della pressione di perfusione cerebrale, da cui un ulteriore peggioramento della ossigenazione del tessuto cerebrale (il cosiddetto danno secondario). È questo un circolo vizioso che, se non è interrotto a tempo debito, porta inevitabilmente il paziente alla morte. Elementi di riconoscimento sono un ulteriore deterioramento neurologico del paziente, le elevate velocimetrie al doppler transcranico e la comparsa di aree di ischemia secondaria alla TC encefalo.

6.3.2
Esordio, trattamento ed evoluzione clinica

L'esordio di un'emorragia cerebrale è solitamente di tipo *ictale* (ictus: caduta), con comparsa di intensa cefalea, più frequentemente in sede nucale nelle ESA, e di segni neurologici che vanno dal deficit di forza più o meno grave a un arto o a un intero emilato (quello controlaterale all'emisfero colpito) fino al coma. Nei casi più gravi, la morte sopravviene pochi istanti dopo l'emorragia. Il livello di coma varia naturalmente secondo la gravità del danno subito dall'encefalo. Uno stato di coma profondo si accompagna di solito a una più o meno importante insufficienza respiratoria, che complica notevolmente il danno già subito dall'encefalo per l'azione meccanica diretta dello stravaso emorragico. Il paziente di competenza neurointensivologica richiede una valutazione che procede in tre fasi:

- esame neurologico;
- indagini diagnostico-strumentali;
- definizione dell'eventuale indicazione chirurgica.

L'esame neurologico, rapido e accurato, è inteso essenzialmente a valutare il più esattamente possibile il livello di compromissione della funzione neurologica: valuterà lo stato di coscienza ed evidenzierà segni di localizzazione encefalica (sindrome da ipertensione endocranica e sindromi topografiche cerebrali). Lo stato neurologico del paziente va poi rivalutato molto frequentemente (15-30 minuti), per evidenziare se vi sia o meno una sua evoluzione in senso peggiorativo. A tale scopo, è utile la Scala di Glasgow. Talora si può obiettivare il coinvolgimento di uno o più nervi cranici, sia per il danno diretto sui relativi tronchi da parte del sangue travasato, sia per un danno diretto o indiretto sui rispettivi nuclei (anisocoria monolaterale, deviazione dello sguardo, ecc.). Il trattamento del paziente affetto da qualsiasi emorragia cerebrale, specie quelli gravi e ricoverati in ambienti intensivi, richiede sempre un approccio plurispecialistico e interdisciplinare. Se il paziente è in stato di coma profondo, è opportuno per prima cosa procedere all'intubazione oro- o naso-tracheale e alla corretta ventilazione meccanica. È inoltre necessario garantire un accesso venoso centrale e stabilizzare il paziente da un punto di vista cardiocircolatorio. Ciò fatto, il soggetto con sospetta emorragia cerebrale deve essere sottoposto d'urgenza a opportune indagini neuroradiologiche di imaging (TAC, angio-TAC, talora angiografia, RMN o angio-RMN) per acclarare la sede e la causa del sanguinamento, oltre che la gravità. L'imaging, assieme alle informazioni tratte dalla clinica, è elemento di valutazione dell'indicazione a cure chirurgiche, neuroradiologiche o solo mediche. La strategia operativa nel trattamento del paziente affetto da emorragia cerebrale deve tenere conto di tipo, sede e dimensioni dell'emorragia, età del paziente, stato neurologico attuale, eventuali patologie concomitanti.

6.3.2.1
Emorragia intraparenchimale spontanea

Gli ematomi intracerebrali spontanei rappresentano il 9-14% degli ictus cerebrali e la loro incidenza varia dai 15 ai 34 casi ogni 100.000 abitanti l'anno. L'incidenza è più significativa nella popolazione maschile anziana e circa il 50% sono su base ipertensiva, meno frequentemente per patologie angiologiche o ematologiche, malformazioni vascolari e abuso di droghe (cocaina). La localizzazione più frequente di queste emorragie è a livello dei nuclei della base – oltre il 60% – nel 10% a livello della sostanza bianca emisferica e nel 28% nel ponte e nel cervelletto. Le emorragie sopratentoriali sono particolarmente frequenti in pazienti con discrasie e turbe della coagulazione (in terapia anticoagulante orale, ad esempio). Incidenza minore hanno le emorragie sottotentoriali, specie quelle pontine, caratterizzate da un'elevata mortalità. Oltre ai provvedimenti terapeutici generali, va considerata la terapia di controllo dei valori pressori e quella antiedemigena con mannitolo, efficaci nel ridurre l'edema cerebrale perilesionale. I fattori prognostici negativi delle emorragie intraparenchimali sono rappresentati dalla sede (peggiore per le sottotentoriali), il volume (maggiore di 30 mL nelle sopratentoriali e di 5 mL nelle sottotentoriali), l'età, la gravità del coma e alcuni fattori evolutivi (comparsa di iperpiressia, ipertensione arteriosa poco responsiva). Le indicazioni chirurgiche rimangono ristrette in quanto ampie esperienze non hanno evidenziato migliore esito rispetto ai trattamenti solo medici intensivi. Evidenze crescenti sono relative al peso positivo sull'outcome dato dal monitoraggio della PIC e trattamento orientato al suo controllo. Quando si verifica inondamento ventricolare o idrocefalo ipertensivo, è necessario il drenaggio liquorale esterno.

6.3.2.2
Emorragia subaracnoidea

L'incidenza globale dell'ESA è di 6-16 nuovi casi per anno ogni 100.000 abitanti, rappresentando il 12% di tutte le malattie cerebrovascolari e il 7% delle cosiddette morti improvvise. La mortalità complessiva a 30 giorni dall'emorragia è del 30-40%, a 60 giorni del 60% e del 70% a 12 mesi, configurandosi pertanto una malattia molto grave ad alta mortalità e reliquati. Il 50-60% dei pazienti rimane gravemente disabile. Fattori di rischio riconosciuti sono il sesso femminile, l'ipertensione arteriosa, il tabagismo, l'etilismo e l'obesità. La scala di Hunt-Hess è una diffusa scala di *grading clinico di gravità del paziente dopo ESA* (grado da 0 a 5 con i seguenti valori 0 = aneurisma intatto; 1 = aneurisma rotto con minima cefalea; 2 = rotto e cefalea moderata/severa senza deficit neurologici; 3 = sopore o lievi deficit; 4 = stupor, emiparesi, decerebrazione; 5 = coma profondo). Questo tipo di emorragia coinvolge essenzialmente lo spazio subaracnoideo, costituito da una fitta serie di concamerazioni ricavate nel contesto dell'aracnoide, l'intermedio dei tre foglietti durali che rivestono il SNC. Tra le cavità aracnoidee ve ne sono di più ampie, dette cisterne, riempite di liquor cefalorachidiano, nel contesto delle quali decorrono i vasi del poligono di Willis e che sono quindi le prime a essere invase dal sangue in caso di rottura di un aneurisma di uno di questi tronchi arteriosi. Gli aneurismi cerebrali prediligono i tratti prossimali delle arterie che compongono il circolo di Willis. Il 90% degli aneurismi intracranici ha morfologia sacculare, origina a livello delle biforcazioni e non riconosce un'eziologia specifica; essi possono avere varie dimensioni e forme e le loro caratteristiche orientano la scelta di approccio finalizzato alla loro esclusione dal circolo ematico, che consistono in due tecniche: neurochirurgica (*clipping*, ovvero chiusura del colletto dell'aneurisma con una sorta di clip dopo esposizione del vaso mediante craniotomia) e endovascolare interventistica eseguita da neuroradiologi (*coiling*, ovvero stipaggio del sacco aneurismatico mediante l'inserimento tramite fini cateteri endovascolari di spirali o di altri dispositivi (stent) che ne generano la trombizzazione).

La cefalea domina il quadro clinico iniziale dell'ESA: violenta, trafittiva, talora inizialmente localizzata in sede occipitale si può estendere in sede fronto-orbitaria e, in seguito, a tutto il capo. È frequente un certo grado di obnubilamento del paziente sino a quadri confusionali e al coma acuto. Nausea, vomito, vertigini, fotofobia, disturbi visivi, deficit respiratori e cardiocircolatori sono segni meningei, segni d'ipertensione endocranica e segni vegetativi che possono già accompagnare l'esordio e si rendono spesso manifesti entro le prime 24-48 ore. Coma grave e acuto caratterizza circa un terzo dei colpiti da ESA. Con appropriata terapia, l'evoluzione può essere verso un'attenuazione progressiva dei sintomi sino a un recupero entro 3-4 settimane, oppure verso un aggravamento determinato dalla comparsa di una o più delle complicanze maggiori: la recidiva dell'emorragia e il vasospasmo cerebrale. La recidiva del sanguinamento costituisce la più importante causa di mortalità e morbidità in corso di ESA da rottura di aneurisma. Nella maggior parte dei casi, al momento della diagnosi il sanguinamento è cessato, ma il tasso globale di risanguinamento è massimo nelle prime 24 ore dall'emorragia iniziale, scende nelle prime 48 ore e, successivamente, tende a normalizzarsi alla fine della prima settimana dall'evento iniziale.

Complicanza altrettanto pericolosa in corso di ESA è il vasospasmo che si può definire come una riduzione del flusso arterioso cerebrale dipendente dall'arteria su cui s'inserisce l'aneurisma o diffuso anche a valle di questo vaso o esteso ai vasi vicini. Uno spasmo (meglio identificabile in una riduzione per più meccanismi del lume interno arterioso) è dimostrabile angiograficamente dopo ESA nel 40-70% dei casi, raramente prima del 3° giorno, con un picco d'incidenza compreso tra la 7° e la 10° giornata ed è responsabile di uno stato di ipoperfusione generalizzata che comporta una significativa alterazione del metabolismo energetico cerebrale. Solo in parte, dopo gli episodi di vasospasmo si manifestano nuovi deficit neurologici, dai quali emerge l'importanza di diagnosi precoce (TCD, angio-TAC) e monitoraggio dei pazienti a rischio (TCD). La prevenzione del vasospasmo in pazienti ad alto rischio è ottenibile con trattamenti farmacologici di buona, ma non assoluta efficacia (nimodipina, clazosentan, magnesio) e con alcune tecniche interventiste endovascolari (angioplastica). La tempestiva diagnosi di vasospasmo e il trattamento di sostegno della PPC (*emodiluizione*: ematocrito 30-33%; *ipervolemia*: PVC 8-12 mmHg), l'eventuale impiego di amine vasoattive per generare una *blanda ipertensione arteriosa* (terapia definita *della triplice H*) possono contrastare le gravi conseguenze ischemiche in atto.

L'ESA non esaurisce le proprie espressioni di malattia sul SNC, ma determina spesso ulteriori complicanze a carico del cuore (ischemia miocardica latente, turbe dell'ECG), sul circolo ematico (contrazione del volume circolante), sul polmone (edema polmonare neurogeno e ARDS), di diselettrolitismo (iposodiemia) e iperpiressia di origine centrale.

6.4
Principi di *neuronursing*

Il successo della Neurointensivologia si basa su tempestività di diagnosi, appropriatezza e accuratezza degli interventi orientati alla minimizzazione del danno cerebrale primario e di prevenzione del danno secondario, obiettivi che si possono raggiungere con un lavoro integrato tra medici e infermieri del team intensivologico. Oltre al nursing intensivologico generico (che peraltro tale non è), alcune procedure e atteggiamenti hanno dimostrato solide raccomandazioni (evidenze tratte con la metodologia della medicina basata sulle prove della ricerca, EBM/EBN) per gli effetti positivi di riduzione della morbilità intercorrente, dell'esito neurologico e cognitivo e della sopravvivenza. Si citano solo gli interventi a più alto grado di raccomandazione:

- stretto controllo neurologico: clinico (GCS, pupille) e strumentale (PIC, PPC, SJO$_2$) con tempestivo intervento correttivo dei valori patologici, secondo principi codificati di terapie ed end-point; intervento diagnostico tempestivo al deterioramento neurologico (TAC, EEG, ecc.);
- controllo dell'omeostasi corporea con stretto monitoraggio sistemico clinico-strumentale e laboratoristico (emodinamica, scambio gassoso, temperatura, metabolismo) e precocità degli interventi correttivi;
- prevenzione e trattamento delle complicanze: gestione del rischio infettivo e prevenzione delle complicanze infettive (VAM, DVE, dispositivi endovascolari, polmoniti), della TVP, dell'ipotermia, dei decubiti e della malnutrizione;
- nutrizione artificiale: privilegiare la via enterale, a precoce inizio e rapidamente a regime con copertura dei fabbisogni nutrizionali (25-30 kcal/kg/die, in media);
- controllo intensivo della glicemia, se necessario con insulina;
- posture corrette (capo, tronco, arti), fisioterapia passiva precoce e gestione della disfagia.

Letture consigliate

Brain Trauma Foundation-Guidelines for the management of severe traumatic brain injury (3th ed) (2007) J Neurotrauma 24(l):S1-S106

Broderick J, Connolly S, Feldmann E et al (2007) Guidelines for the management of spontaneous intracerebral hemorrhage in adults. 2007 Update (AHA/ASA Guidelines) Stroke 30:2001-2023

Diringer MN (2009) Management of aneurysmal subarachnoid hemorrhage. Crit Care Med 37(2):432-440

Early management of patients with a head injury. A National Clinical Guidelines. SIGN, august 2000, SIGN publication n. 46 (www.sign.ac.uk)

Hedlund M, Ronne-Engstrom E, Ekselius L et al (2008) From monitoring physiological functions to using psychological strategies. Nurses' view of caring for aneurysmal subarachnoid haemorrhage patients. J Clin Nurs 17(3):403-411

Komotar RJ, Schmidt JM, Starke RM et al (2009) Resuscitation and critical care of poor-grade subarachnoid hemorrhage Neurosurgery 65:397-411

Layon JA, Gabrielli A, Friedman WA (2005) Manuale di Neurorianimazione. Elsevier Italia, Milano

Lynn-McHale DJ, Carlson KK (2001) AACN Procedure Manual for Critical Care. 4 edn. W.B. Saunders Company, Philadelphia, USA

Marino PL (2007) The ICU book. Terapia Intensiva. Principi fondamentali, 3 edn. Elsevier Masson, Milano

Moyer MT (2009) Performance improvement measures in achieving glycemic control in the acute brain injury population. J Neurosci Nurs 41(2):72-82

Parrillo JE, Dellinger RP (2008) Critical Care Medicine. 3 edn, Mosby Elsevier, Philadelphia, USA

Rusticali B, Villani R and the Working Gorup (2008) Treatment of minor and severe traumatic brain injury. National reference guidelines. Minerva Anestesiol 74:583-616

Varelas PN, Conti MM, Spanaki MV et al (2004) The impact of a neurointensivist-led team on a semiclosed neurosciences intensive care unit. Crit Care Med 32(11):2191-2198

V. Vicino, R. Basile, A. Indelicato

Quando il paziente vittima di politrauma arriva al Dipartimento di Emergenza e Accettazione (DEA), il personale deve provvedere a un'adeguata valutazione primaria, che deve comprende anche la rilevazione della temperatura corporea volta alla prevenzione dell'ipotermia. I provvedimenti necessari per il mantenimento dell'omeostasi termica vanno dai più banali, come la rimozione degli abiti eventualmente bagnati e utilizzo di coperte a protezione del politraumatizzato, agli interventi più sofisticati, realizzabili da personale qualificato. In ambito ospedaliero, possono essere attivate misure più efficaci che in ambito extraospedaliero, utilizzando il riscaldamento passivo esterno, il riscaldamento con ossigeno attivo umidificato e riscaldato, il riscaldamento attivo interno attraverso l'infusione di liquidi riscaldati o le metodiche di riscaldamento extracorporeo, nel caso di ipotermie severe.

Il momento dell'accettazione del paziente politraumatizzato presso il DEA, anche quando atteso e organizzato, rappresenta un passaggio critico: l'interfaccia tra le due squadre, quella territoriale e quella ospedaliera, necessita di un attento coordinamento. La valutazione e il trattamento primario saranno già stati messi in atto dall'équipe di soccorso, composta da professionisti sanitari, medici e/o infermieri secondo le specifiche competenze, e in tal caso, i momenti successivi all'arrivo saranno dedicati al controllo delle condizioni del paziente. Quando però il paziente arriva al DEA senza allertamento, trasportato ad esempio da testimoni dell'evento traumatico, anche la valutazione e il trattamento primario saranno attuati presso il DEA utilizzando la *sequenza dell'ABCDE* per evidenziare le condizioni pericolose per la vita:

A. *Airway*, mantenimento delle vie aeree con protezione della colonna cervicale.

B. *Breathing*, respirazione e ventilazione.

C. *Circulation*, stato emodinamico con controllo delle emorragie.

D. *Disability*, stato neurologico.

E. *Exposure,* esposizione-controllo ambientale: svestire completamente il paziente, ma prevenire l'ipotermia [1].

Questa sequenza dimostra come la prevenzione dell'ipotermia, rappresenti uno degli obiettivi primari, per la possibilità che essa possa causare gravi alterazioni in pazienti spesso già gravemente compromessi: il tasso di mortalità dei traumatizzati con una temperatura <32°C è, infatti, del 100%.

V. Vicino (✉)

Dipartimento Emergenza, Rianimazione "Antonella Caruso", Ospedale Garibaldi, Catania

La temperatura corporea nell'uomo in condizioni normali è compresa tra i 36°C e i 37°C. L'insieme di meccanismi messi in atto dall'organismo per mantenere costante la temperatura corporea definito *termoregolazione*. Essi permettono il raggiungimento di una condizione di equilibrio tra quantità di calore prodotto (termogenesi) e quantità di calore disperso (termodispersione) [2].

Alla termoregolazione sovrintendono anche strutture nervose, presenti prevalentemente nella regione ipotalamica in corrispondenza dell'area preottica.

Se un individuo è cosciente, la percezione del freddo lo induce a vestirsi pesantemente, a muoversi, a riscaldare l'ambiente. La risposta a carico del Sistema Nervoso Centrale (SNC) è data dalla conservazione del calore attraverso la vasocostrizione cutanea e dalla produzione di calore attraverso il brivido. Diversamente, queste risposte al freddo sono assenti o attenuate nel paziente, soprattutto se con trauma a carico del SNC.

7.1
Prevenzione dell'ipotermia e fattori predisponenti

L'ipotermia si definisce come un abbassamento della temperatura corporea al di sotto dei 35°C. A questa temperatura anche il sistema responsabile della termoregolazione si indebolisce perché la risposta fisiologica compensatoria, per ridurre la perdita di calore, è parzialmente inibita.

Le ipotermie si classificano in:
* lievi (36-34°C);
* moderate (34-30°C);
* severe (<30°C);

con manifestazioni cliniche che sono correlate al grado di ipotermia. L'emoglobina, ad esempio, con la riduzione della temperatura, aumenta il suo grado di affinità per l'ossigeno e ciò si traduce in una minore cessione di ossigeno ai tessuti, problema che può essere drammatico in un traumatizzato in debito di ossigeno, derivato soprattutto da emorragie, ipotensione e shock. L'ipotermia, inoltre, può determinare coagulopatie, promuovendo ulteriori emorragie. Le funzioni cardiache vengono via via depresse in relazione alla diminuzione della temperatura, così come quelle ventilatorie, renali, epatiche e del sistema nervoso centrale e si instaura ben presto una situazione di acidosi [3].

7.1.1
Interventi

Durante la gestione di un paziente con trauma, diversi elementi possono favorire l'instaurarsi di un quadro di ipotermia: un soccorso prolungato a seguito di un'estrazione difficoltosa da un veicolo, in ambienti sfavorevoli; la somministrazione di fluidi a basse temperature (l'infusione di liquidi a 20°C determina la perdita di 1°C per ogni 3 litri); la sedazione e la curarizzazione aboliscono del 40% la termogenesi perché il paziente non ha brivido e la vasodilatazione cutanea aumenta la dispersione termica. L'età avanzata, l'ambiente sfavorevole, una patologia cronica, l'abuso di alcool o droga possono contribuire all'insorgenza dell'ipotermia nel paziente traumatizzato [4].

Viste queste premesse, sarebbe opportuno adottare, durante il continuum assistenziale, una serie di provvedimenti volti alla prevenzione o al trattamento urgente dell'ipotermia, partendo anzitutto dal primo e più semplice: la misurazione della temperatura.

I metodi a disposizione sono tanti ed esiste una variabilità di costi e di gestione degli stessi.

Il metodo classico di misurazione attraverso un termometro ascellare è inadatto per i pazienti traumatizzati a causa dell'enorme differenza tra temperatura dei tessuti superficiali e il *core*, cioè la temperatura interna. Inoltre richiede la disponibilità di una parte di cute esposta e integra, eventualmente ascellare, e di tempi troppo lunghi. La misurazione attraverso la via rettale è un metodo sempre valido, anche se la temperatura rettale risponde lentamente alle variazioni della temperatura interna, ed è un buon indicatore di efficacia dei metodi di riscaldamento.

L'optimum in quest'ambito sarebbe rappresentato dal rilievo in arteria polmonare attraverso il catetere di Swan-Ganz, ma tale metodica è da escludere durante il trattamento primario; la temperatura vescicale, ottenuta attraverso un catetere Foley dotato di termistore alla punta, è sovrapponibile a quella rilevata dal catetere di Swan-Ganz, sicura, poco costosa e di facile gestione da parte del personale infermieristico, ma inadatta per pazienti ipovolemici con diuresi ridotta. Le sonde timpaniche misurano una temperatura simile a quella che si rileva a livello dell'ipotalamo e sono indicate soprattutto in fase preospedaliera, con esclusione dei traumi della base cranica e nei pazienti con otorragia.

Qualunque sia il presidio utilizzato per misurare la temperatura interna e valutare tempestivamente l'efficacia delle tecniche di riscaldamento, il concetto importante è che ogni paziente deve giungere in ospedale dopo un trattamento di stabilizzazione che includa anche la prevenzione dell'ipotermia, con uno sguardo attento ai possibili fattori eziologici [5].

In particolare, tutti i pazienti che subiscono gravi traumi e richiedono un trattamento rianimatorio devono essere considerati e trattati come ipotermici, pur non riuscendo a rilevarne la temperatura, ed è importante registrare nella scheda di valutazione del soccorso tutte le metodiche utilizzate per il riscaldamento. All'arrivo in ospedale, bisogna evitare ulteriori perdite di calore e mantenere la condizione di normotermia durante le procedure di stabilizzazione e le manovre rianimatorie. Le tecniche di riscaldamento possono essere di tipo passivo e attivo.

Le tecniche di riscaldamento passivo includono le semplici coperte, un ambiente caldo e le cosiddette metalline. Le metalline sono coperte che agiscono per rifrazione e, se collocate a diretto contatto con la cute, impediscono ogni ulteriore dispersione di calore. Poiché la dispersione termica del capo è pari almeno al 40% di quella totale, è consigliabile l'uso della metallina o di cuffie dello stesso materiale per la testa.

Le tecniche esterne di riscaldamento attivo includono bagni caldi, materassi ad acqua o ad aria calda forzata e lampade. Queste tecniche permettono un aumento di temperatura da 0,3°C a 2°C/h.

I bagni caldi sono consigliati nelle ipotermie lievi in pazienti collaboranti; i materassi ad aria sono facilmente gestibili da parte del personale infermieristico e discretamente efficaci. La gestione delle lampade è più complessa perché possono causare ustioni.

Alle tecniche esterne di riscaldamento attivo possono essere associate, con successo, le metodiche interne di riscaldamento attivo come l'ossigeno umidificato e riscaldato e le infusioni calde.

L'uso dell'ossigeno riscaldato è applicabile in ogni ambiente e può essere utilizzato in pazienti con ipotermia moderata o severa, sia in respiro spontaneo che intubati. L'ossigeno deve essere riscaldato a 42°C e determina un aumento da 1°C a 2,5°C/h.

L'utilizzo di infusioni calde dovrebbe diventare una tecnica standard in ogni Pronto Soccorso (PS) poiché l'infusione di liquidi freddi è una tra le principali cause di ipotermia. Si possono riscaldare le flebo a circa 43°C sotto un getto di acqua calda oppure utilizzare un riscaldatore elettrico.

Nei casi di ipotermia severa è possibile utilizzare l'infusione di fluidi caldi in una cavità corporea attraverso il lavaggio gastrico, toracico o peritoneale. Il lavaggio peritoneale è efficacissimo e si avvale di fluidi, privi di potassio, riscaldati fino a 40°C a una velocità di 6 l/h che permettono un innalzamento da 1°C a 3°C/h (Fig. 7.1).

Vi sono inoltre quattro tecniche per il riscaldamento ematico extracorporeo: emodialisi, riscaldamento artero-venoso, riscaldamento veno-venoso e bypass cardiopolmonare.

L'emodialisi è consigliata nei pazienti che presentano disfunzione renale, con stabilità emodinamica; in alternativa può essere utilizzato il riscaldamento artero-venoso o veno-venoso, che non presenta evidenti controindicazioni. Il bypass cardiopolmonare utilizza come accesso sia la vena che l'arteria polmonare. È una tecnica molto invasiva che può essere molto pericolosa nei pazienti con coagulopatia; la temperatura interna può aumentare da 1°C a 2°C da 3 a 5 minuti con un flusso da 2 a 3 l/m ed è l'unica metodica di riscaldamento per pazienti ipotermici in arresto cardiocircolatorio, permettendo di proseguire la Rianimazione Cardio-Polmonare (CPR) fino alla normotermia.

Dopo l'ingresso in PS, il paziente generalmente esegue la fase diagnostica e un eventuale intervento chirurgico e questi passaggi potrebbero procurare un ulteriore dispersione di calore, evitabile se non si interrompono le metodiche di riscaldamento iniziate in PS. Successivamente, i traumatizzati più gravi sono indirizzati nelle unità di terapia intensiva dove è possibile continuare il monitoraggio accurato di tutti i parametri vitali, compresa la temperatura e il trattamento dell'eventuale ipotermia [6].

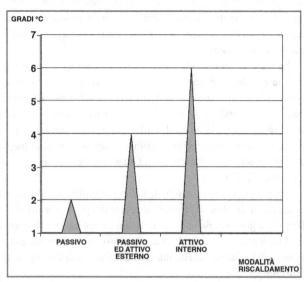

Fig. 7.1 Efficacia dei diversi sistemi di riscaldamento

7.2
Conclusioni

Al termine di questa breve trattazione, vorremmo ribadire l'importanza della prevenzione e del trattamento dell'ipotermia nei pazienti traumatizzati. Esistono diverse misure per ottemperare a tale funzione, alcune delle quali facilmente applicabili in ogni ambiente e in ogni circostanza da parte del personale infermieristico. Sarebbe auspicabile la diffusione di una strategia di intervento standardizzato, che coinvolga il sistema di emergenza territoriale, gli infermieri di pronto soccorso e le unità di terapia intensiva (Fig. 7.2).

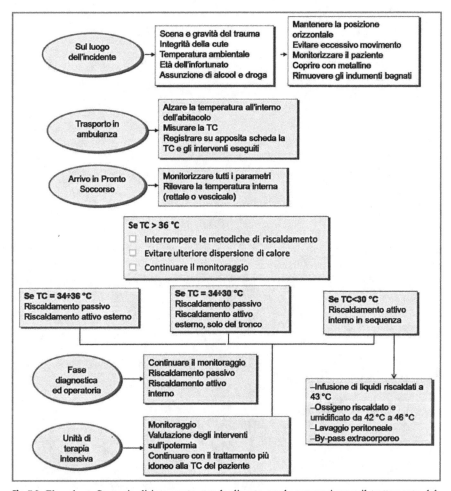

Fig. 7.2 Flowchart. Strategia di intervento standardizzato per la prevenzione e il trattamento dell'ipotermia nei pazienti traumatizzati

Bibliografia

1. Ramunno MG (2009) L'ipotermia, il rischio sottostimato. http//infermieri.com/archiviora-munno/ipotermia. Accessed 22 may 2009
2. Cino E, Della Torre S (2009) Coperta termica in ambulanza. http//www.busniagosoccorso.it/ipotermia.termocoperta html. Accessed 22 may 2009
3. Di Cosmo F (2009) L'ipotermia. http//fulvio di Cosmo.googlepacies.com/berit2pdf. Accessed 22 may 2009
4. Zucco M, Busetti A, Galvagni E et al (2002) Ipotermia accidentale severa. http//aineva.it/pubblica/neve47/ipotermia. Accessed 22 May 2009
5. Albanese P, Cattarossi A, Diani A et al (1998) Bologna
6. Ipotermia (2009) http//fisiochinesiterapia.biz/download/ipotermia.pdf. Accessed 22 May 2009

Ventilazione non invasiva

S. Cefalù, P. Quattrocchi

La ventilazione meccanica artificiale è un sistema di sostegno della funzionalità respiratoria che, mediante apposite apparecchiature (ventilatori), vicaria la respirazione autonoma in soggetti in cui risulti alterata, compromessa o artificialmente inibita (anestesia). La ventilazione non invasiva (NIV) include le differenti modalità ventilatorie che provvedono alla somministrazione di un supporto polmonare tramite le vie aeree superiori senza l'utilizzo di dispositivi inseriti nelle vie aeree quali tubi tracheali, maschere laringee o il ricorso a tracheotomie [1]. I ventilatori a pressione negativa sono stati gli unici presidi di assistenza ventilatoria non invasiva per molti anni. Nel 1928, Drinker progettò il primo polmone d'acciaio e nel 1931 Emerson ne sviluppò un modello più leggero e funzionale. In occasione di un'epidemia di polio in Danimarca, nel 1952, venne utilizzata la ventilazione a pressione positiva attraverso un tubo endotracheale con pochi effetti collaterali e, negli anni 80, fu riconosciuta l'efficacia della ventilazione a pressione positiva attraverso una maschera nasale per il trattamento della sleep apnea ostruttiva. Infine, fu negli anni 90 che la NIV guadagnò popolarità, con il miglioramento delle interfacce e l'obiettivo di ridurre le complicanze [2]. Fino a poco tempo fa, il supporto ventilatorio iniziava con l'intubazione, ma le moderne tecniche di ventilazione sono diventate più varie e complesse e la NIV non può più essere considerata un ponte, cioè uno strumento per rimandare o temporeggiare un eventuale intubazione tracheale con conseguente ventilazione meccanica invasiva, ma rappresenta oggi un valido trattamento per l'insufficienza respiratoria. Quest'ultima può essere semplificata in:

- Tipo 1: *V/Q failure* (alterazione del rapporto ventilazione-perfusione). Insufficienza respiratoria con ipossiemia e $PaCO_2$ normale o bassa (ad esempio, ALI/ARDS, EPA, Polmonite, Embolia polmonare, Pneumotorace, Asma).
- Tipo 2: *"Pump" failure* (deficit di ventilazione). Insufficienza respiratoria con ipercapnia e ipossiemia (ad esempio, malattia del SNC e periferico come la poliomielite, anestesia e oppioidi, trauma cranico e cervicale, malattie del muscolo, malattie della gabbia toracica come scoliosi e trauma, asma grave, COPD).

S. Cefalù (✉)
Dipartimento Emergenza, Rianimazione "Antonella Caruso", Ospedale Garibaldi, Catania

Il neuroleso grave. Sergio Pintaudi, Lucia Rizzato (a cura di)
© Springer-Verlag Italia 2010

La NIV rappresenta un'importante opzione terapeutica per l'insufficienza respiratoria grazie ai suoi effetti sull'apparato respiratorio e sull'emodinamica. Essa, infatti, aiuta il reclutamento degli alveoli poco ventilati o collassati (agisce quindi su ventilazione/min, CFR, effetto shunt), contrasta la chiusura degli alveoli e delle piccole vie aeree durante l'espirazione, aumenta la compliance, riduce il lavoro respiratorio (permette, infatti, il recupero dei muscoli respiratori), permette la redistribuzione dell'acqua polmonare dagli alveoli allo spazio interstiziale. Dal punto di vista emodinamico la NIV, determina la riduzione del ritorno venoso (precarico), della pressione transmurale del Vsx (postcarico), della frequenza cardiaca e l'aumento della gittata cardiaca (GC) [3-5]. Tale metodica, inoltre, presenta numerosi vantaggi poiché non richiede intubazione o tracheotomia né sedazione; consente inoltre un impiego precoce e un approccio flessibile e continuo; preserva i meccanismi di difesa delle vie aeree, la fonazione e la deglutizione; è applicabile in modo intermittente; permette infine un maggiore confort del paziente, che può collaborare alla sua terapia. Sarebbe inoltre correlata a una riduzione della mortalità per minore incidenza di infezioni acquisite in ospedale (quali le VAP), di traumi da intubazione (rari peraltro, ma possibili, come le emorragie, stenosi, sinusiti), di complicanze legate alla sedazione. E per ultimo, ma non meno importante, rappresenterebbe un intervento positivo di costo-efficacia per riduzione del numero di ricoveri in UTI, minore durata della degenza ospedaliera, riduzione dei costi di assistenza sanitaria [3, 6, 7].

Dove si può applicare la NIV e chi può occuparsene? Essa può essere somministrata in pronto soccorso nei reparti di semintensiva, medicina, pneumologia, da medici, infermieri, fisioterapisti respiratori in base alla loro esperienza, con la pronta disponibilità di personale esperto nella gestione invasiva delle vie aeree.

8.1
NIV: principali metodiche

Possono essere riconosciute due principali modalità di ventilazione non invasiva:
• *Negative Pressure Ventilation* (NPV);
• *Noninvasive Positive Pressure Ventilation* (NPPV).

I ventilatori a pressione negativa (ad esempio, Polmone di acciaio, Jacket ventilator, Corazze) applicano una pressione negativa (subatmosferica) intermittente attorno al corpo del paziente o alla sua gabbia toracica durante l'inspirazione; questa pressione negativa è trasmessa allo spazio pleurico e agli alveoli creando un gradiente di pressione tra gli alveoli e la bocca (la testa del paziente e le sue vie aeree superiori si trovano in aria ambiente). Il risultato è un flusso di aria nei polmoni [8]. La NPV è una tecnica fisiologica, che non presenta significative ripercussioni emodinamiche, ma che permette solo la ventilazione controllata, con possibili dissincronie paziente/ventilatore; inoltre il nursing delle vie aeree è più difficoltoso e presenta un aumentato rischio infettivo.

La ventilazione non invasiva a pressione positiva (NPPV) fornisce una pressione positiva attraverso le vie aeree superiori per mezzo di alcuni tipi di maschere o altri presidi non invasivi. Le due modalità più utilizzate sono la *Continuos Positive Airway Pressure*

(CPAP) la *Bi-Level Positive Airway Pressure* (BiPAP). La CPAP è una modalità semplice, di facile impiego, caratterizzata da una ventilazione spontanea con supporto di pressione positiva continua: si applica, infatti, una pressione positiva statica superiore a quella atmosferica, determinabile e variabile, mantenuta sia nel ciclo inspiratorio che in quello espiratorio. Richiede un drive respiratorio intatto e un'adeguata ventilazione alveolare.

La BPAP è un sistema di ventilazione a due livelli pressori:

- l'*Inspiratory Positive Airway Pressure* (IPAP) migliora il tidal volume, riducendo la $PaCO_2$;
- l'*Espiratory Positive Airway Pressure* (EPAP) recluta gli alveoli collassati migliorando l'ossigenazione ed è equivalente alla *Positive End Expiratory Pressure* (PEEP).

L'apparecchio fornisce un'IPAP in risposta allo sforzo inspiratorio spontaneo e passa a fornire EPAP durante la fase espiratoria. La pressione positiva inspiratoria migliora la ventilazione/minuto e riduce il lavoro respiratorio, mentre la presenza di differenti pressioni tra l'inspirazione e l'espirazione permetterebbe un migliore sincronismo paziente-ventilatore. La BIPAP tuttavia si caratterizza per una maggiore pressione intratoracica che richiede quindi un più stretto controllo dei parametri emodinamici ($\downarrow\downarrow$ ritorno venoso, dovuto alla maggiore pressione positiva intratoracica) con impegno del personale medico ed infermieristico. In sintesi, possiamo dire che *utilizzeremo la CPAP se il problema principale è l'ipossiemia, mentre si preferirà la BiPAP se il problema principale è l'ipercapnia.*

8.2
Selezione del paziente

L'efficacia della metodica è secondaria alla corretta selezione del paziente cui applicarla. Il primo passo consiste nell'identificare i candidati [6] che possono essere compresi nella seguente classificazione:

A: Paziente con insufficienza respiratoria acuta ipercapnica (per i quali questa metodica è fortemente indicata):
- esacerbazione di BPCO (bronco pneumopatia cronica ostruttiva);
- edema polmonare acuto;
- paziente immunodepresso;
- difficoltà nello svezzamento dalla ventilazione meccanica.

B: Paziente con insufficienza respiratoria acuta ipossiemica (per cui vi sono minori evidenze per l'efficacia):
- insufficienza respiratoria in pazienti con malattia neuromuscolare o deformità della parete toracica;
- esacerbazione dell'asma;
- insufficienza respiratoria post-estubazione;
- sleep apnea ostruttiva;
- insufficienza respiratoria post operatoria.

Solo in casi selezionati (molta ATTENZIONE nell'utilizzo!):
- ARDS;
- polmonite;
- fibrosi polmonare.

C: *Paziente con insufficienza respiratoria cronica* (si usa al domicilio).

Il secondo passo consiste nel verificare se il paziente ha bisogno di assistenza respiratoria attraverso la presenza (o assenza) dei seguenti criteri [6]:

- distress respiratorio: dispnea, uso dei muscoli accessori, respiro paradosso;
- alterazione EGA: *pH <7.35, PaCO$_2$>50, PaO$_2$/FiO$_2$ <200, RR>30.*

Infine, in base ai seguenti criteri di esclusione [6, 7], occorre decidere se si deve adottare la NIV o intubare il paziente e collegarlo a un ventilatore meccanico:

- *Il paziente è troppo compromesso:* arresto cardiaco o respiratorio; agitazione, confusione, coma, severa encefalopatia; instabilità emodinamica come pressione sistolica <90, resistente al riempimento di fluidi, e aritmie incontrollate; pH<7.1 e PaCO$_2$>92 mmHg; Multiorgan System Failure; PNX non trattato.
- *Il paziente non può proteggere le vie aeree:* ostruzione delle vie aeree superiori; alterato funzionamento del tratto gastrointestinale e severo sanguinamento gastro-intestinale; impossibile protezione delle vie aeree superiori e/o alto rischio di aspirazione; impossibile clearance delle secrezioni, riflesso della tosse inadeguato; paziente non cooperante, che non si adatta alla maschera; trauma o chirurgia facciale; chirurgia delle vie aeree o del tratto gastrointestinale superiore.

Sono considerate invece controindicazioni relative l'estrema ansietà, l'obesità grave e le eccessive secrezioni.

8.3
Nursing del paziente con NIV

Il paziente sottoposto a NIV dovrà innanzitutto essere posizionato dove può essere monitorato adeguatamente (ossimetria, FC, RR, NIBP) e sempre sotto controllo visivo; deve essere a letto o su una sedia con la testa sollevata di almeno 30°, in posizione comoda. È molto importante informare il paziente e spiegare i vantaggi della terapia applicata. Dopo aver selezionato l'interfaccia più appropriata, evitando eccessiva tensione della maschera sul viso (la maschera facciale è di prima scelta) o perdite d'aria, occorre accendere il ventilatore e attendere la fine dell'eventuale autotest, impostare la modalità ventilatoria e connettere l'interfaccia al tubo del ventilatore; ricordarsi di inserire un filtro antibatterico nella linea d'entrata principale tra la macchina e il paziente e di controllare il corretto collegamento del circuito al ventilatore e alla maschera; del cavo elettrico alla presa di corrente; dell'erogatore di O$_2$. Il paziente dovrà essere incoraggiato a tenere la maschera e si dovrà attendere che vi si adatti prima di fissarla con le apposite cuffie; quando ciò è stato fatto, verificare sempre il funzionamento della valvola espiratoria. Gli allarmi sonori (più comuni) sono: disconnessione; regolazione flusso O$_2$; pressione di picco.

Il monitoraggio, a orari stabiliti e in base alle condizioni del paziente, comprende i seguenti parametri:

- *parametri fisiologici:* ossimetria continua, TV, EGA (1h-2h-6h), RR, NIBP, FC;
- *parametri soggettivi:* dispnea, comfort, coscienza;
- *maschera:* comfort, perdite di aria, secrezioni, ulcerazioni cutanee;

- *carico di lavoro dei muscoli:* attività dei muscoli accessori, movimenti paradossi addominali;
- *addome:* distensione gastrica.

La ventilazione può essere interrotta durante l'alimentazione, l'espettorazione e le manovre di *nursing* (ad esempio, garantendo l'ossigenazione attraverso occhialini o maschera di Venturi e tenendo sotto controllo le condizioni del paziente e i parametri respiratori) e può essere continuata, se il trend è positivo, per cicli di circa 8-12h al giorno. La prima ora di NIV è un lavoro intensivo (è essenziale la presenza al letto del paziente di un infermiere con familiarità con la metodica), in cui occorre adattare i paramentri del ventilatore e la FiO_2 con l'obiettivo di ridurre il lavoro respiratorio e la frequenza respiratoria, migliorare i valori EGA e assicurare il comfort del paziente (potrebbe essere utile anche una minima sedazione). Se il trattamento è inefficace, è possibile che siano insorte nuove complicanze che occorre fronteggiare. Se il problema è la $PaCO_2$, forse si sta somministrando troppo O_2, oppure bisogna escludere le perdite e il cattivo funzionamento del ventilatore, controllare la valvola espiratoria e considerare l'aumento della IPAP. Se la PaO_2 rimane bassa, si potrebbe aumentare la FiO_2 e/o la PEEP [5-7].

8.4
Effetti collaterali e complicanze

Si possono classificare come segue [3]:
- *correlati alla maschera*: discomfort (30-50%), eritema facciale (20-34%), abrasione della pelle (naso) dovuta al decubito (5-10%), claustrofobia (5-10%), rash aracneiforme (5-10%);
- *correlati alla pressione o al flusso*: congestione nasale (20-50%), dolore ai seni e alle orecchie (10-30%), secchezza nasale/orale (10-20%), irritazione oculare (10-20%), insufflazione gastrica (5-10);
- *perdite d'aria* (80-100%);
- *complicanze maggiori*: polmonite da aspirazione (<5%), ipotensione (<5%), PNX (<5%).

Tra queste complicanze, ad esempio, meritano di essere citati i danni alla pelle legati all'interfaccia, come la necrosi della pelle del naso, che possono portare a un danno permanente, e l'insonnia dovuta ad ansietà, frequenti interruzioni del sonno durante le ore notturne, discomfort causato dalla maschera e dalle pressioni di ventilazione, per la quale si possono utilizzare farmaci ansiolitici e ipnotici (essere sicuri che non esista rischio di aspirazione).

8.5
Predittori di successo e criteri di inefficacia della NIV

Sono considerati predittivi di successo durante l'applicazione della NIV la giovane età, la minore gravità della malattia (secondo l'*Apache score*), la capacità di collaborazione del paziente (migliore punteggio neurologico), l'ipercapnia non troppo severa ($PaCO_2$>45 mmHg, <92 mmHg), e l'acidosi non troppo severa (pH<7.35, >7.10); le minori quantità di secrezioni e l'assenza di polmonite. Altro importante fattore che indica il successo della metodica NIV è il miglioramento entro 2 ore della $PaCO_2$ e pH, del Respiratory Rate (< 25/min) e della FC (< 110/min). È possibile quindi iniziare il *weaning* dalla NIV, se il paziente dimostra un miglioramento clinico dei sintomi respiratori e un miglioramento dei valori all'EGA o dell'ossimetria (stabilità clinica, RR<24, HR<110 bpm, pH>7.35, Sat O_2>90% con FiO_2≤50% o O_2 6 lpm).

Sono invece considerati criteri di inefficacia della NIV: l'aumento della $PaCO_2$ dopo 1 ora di trattamento, l'incapacità di innalzare PaO_2>50 mmHg, il mancato controllo dell'acidosi, il peggioramento della fatica respiratoria, l'alterazione del sensorio (mancata collaborazione), l'eccesso di secrezioni, l'instabilità emodinamica o aritmica, l'agitazione estrema (incapacità di adattamento alla ventilazione) [6, 7].

8.6
Strumenti

Per l'applicazione della NIV sono necessari i seguenti presidi: ventilatore, circuito (sono disponibili monotubo e a doppio tubo, uno per l'inspirazione e uno per l'espirazione), filtri, umidificatori, raccordi, fonte di ossigeno, protesi (maschere facciali, maschere nasali, cuscinetti nasali, casco). L'interfaccia tipo, che in realtà non esiste, dovrebbe garantire il massimo comfort e il minimo spazio morto, dovrebbe essere non allergenica, sicura, facile da indossare e usa e getta. Mentre la *maschera oronasale* e la *full face masks* sono le più efficaci negli episodi acuti e permettono di bypassare le resistenze del passaggio nasale, ma aumentano lo spazio morto, il rischio di lesioni da pressione e di aspirazione, rendono difficile la clearance delle secrezioni, la comunicazione, l'alimentazione, sono inutilizzabili nel paziente con claustrofobia ed è possibile asfissia in presenza di malfunzionamento del ventilatore; la *maschera nasale* è preferita nel trattamento cronico, nei pazienti claustrofobici, si correla con minori complicazioni in caso di vomito e permette espettorazione, nutrizione, fonazione, ma è caratterizzata da maggiori perdite dalla bocca, irritazione nasale, rinorrea e secchezza nasale [6]. I *cuscinetti nasali* possono essere considerati un'utile alternativa in pazienti con necrosi della radice del naso, claustrofobia e ipersensibilità della pelle. Infine, il *casco* è un ottimo presidio se il supporto inspiratorio non è cruciale e se il problema è l'ipossiemia e non occorre la piena cooperazione del paziente; esso si correla a minori complicanze (ulcere cutanee, distensione gastrica, irritazione congiuntive) e permette un maggiore comfort per periodi prolungati (può essere facilmente e con sicurezza applicato per tutto il giorno). Il flusso di gas nell'*helmet* deve essere >30 L/min [6, 9].

8.7
Evidenze per la NIV

La NIV è fortemente raccomandata ed è da considerare precocemente, come prima scelta, per la COPD perché eviterebbe l'intubazione nel 50-80% dei pazienti e permetterebbe la riduzione della mortalità del 10-48% e dei ricoveri ospedalieri mediamente di 3 gg; fino al 20% dei pazienti con esacerbazione acuta di COPD sono candidati per la NIV con miglioramento di pH, $PaCO_2$ e RR in 1-2 h [3, 10-14]. Nei pazienti con edema polmonare acuto cardiogeno sono stati evidenziati chiari benefici secondo diverse meta-analisi e l'utilizzo della CPAP o BiPAP determinerebbe risultati migliori della terapia standard, ma occorre fare attenzione ai pazienti con IMA (per il possibile peggioramento dell'ischemia) [15-17]. Un altro possibile campo di applicazione sono i pazienti immunodepressi (HIV, trapiantati, leucemie) [18-20] e i pazienti con asma, nei quali aiuterebbe a migliorare la meccanica respiratoria. In particolare nei pazienti con asma può avere effetti broncodilatatori e riduce la pressione inspiratoria negativa che si genera durante un episodio di broncospasmo [21, 22], ma occorrono ulteriori evidenze per raccomandarla come terapia standard. Infine la NIV potrebbe essere un utile modalità in pazienti selezionati e ad alto rischio dopo l'estubazione (precedente fallimento del weaning respiratorio, comorbilità, tosse poco valida, aumento della $PaCO_2$) [23, 24].

8.7.1
NIV nei pazienti con trauma

La maggior parte dei pazienti con trauma richiede una ETI con ventilazione meccanica per diverse lesioni correlate, ma la contusione polmonare potrebbe essere gestita con la NIV senza peggiorare l'*outcome*. Alcuni studi indicano che non ci sarebbero differenze statisticamente significative nella somministrazione di una pressione positiva di supporto mediante metodiche non invasive, rispetto a quelle invasive. Tuttavia si tratta di studi non controllati, che coinvolgevano un numero limitato di pazienti e pertanto sono necessarie ulteriori evidenze per supportare un utilizzo sistematico della NIV in pazienti con trauma [25, 26].

8.8
Conclusioni

La NIV è un trattamento molto valido nell'insufficienza respiratoria secondaria a esacerbazione acuta di COPD, utile nell'edema polmonare e nei pazienti immunocompromessi. Occorre evitare invece di utilizzarla in pazienti con IMA, ipotensione, alterazioni dello stato mentale, eccessive secrezioni, ARDS e MOFS e intubare se non c'è miglioramento (dopo 1-3 h di NIV eseguita in maniera corretta) della RR, FC ed EGA.

Non è superfluo infine sottolineare la necessità di un'adeguata conoscenza della metodica, delle sue indicazioni e controindicazioni e un training per la sua corretta applicazione prima di utilizzare la ventilazione non invasiva.

Bibliografia

1. ARFC Consensus Conference (1997) Non-invasive positive pressure ventilation: Consensus statement. Respir Care 42:362
2. Rimmer K (2004) Acute Non-Invasive Ventilation. Respiratory and Critical Care Medicine. November 25, 2004. http://www.calgaryhealthregion.ca/programs/respiratory/pdf/edday_2004nov/niv_acute.pdf. Accessed 17/07/09
3. Petrino R (2008) Avoid that Intubation! Non-invasive Ventilatory Support in the ED. 12th ICEM 3-6 April 2008. San Francisco, California, USA
4. Chadda K, Annane D, Hart N et al (2002) Cardiac and respiratory effects of continuous positive airway pressure and noninvasive ventilation in acute cardiac pulmonary edema. Critical Care Medicine 30(11):2457-2461
5. Comella A (2007) Ultrafiltrazione e ventilazione meccanica non ivasiva. Cardiologia è progresso-Congresso Tosco-Umbro della FIC-Montecatini Terme (PT) 14-15 novembre
6. Pilbeam SP, Hiser JD, Ritz R (2006) Part II: Introduction to Noninvasive Positive Pressure Ventilation in the Acute Care Setting. American Association for Respiratory Care. December 2006. www.irccouncil.org/newsite/members/AARC-NPPV-Part-II.ppt. Accessed 10/07/09
7. Crawford P (2007) Noninvasive Positive Pressure Ventilation in Acute Respiratory Failure. 29 Jan 2007. www.usafp.org/.../2007.../Crawford%20-%20USAFP%20NPPV%20and%20Respiratory%20failure.ppt. Accessed 10/07/09
8. Pilbeam SP, Hiser JD, Ritz R (2006) Part I: Noninvasive Positive Pressure Ventilation in the Acute Care Facility. American Association for Respiratory Care-December, 2006 www.irccouncil.org/newsite/members/AARC-NPPV-Part-I.ppt. Accessed 10/07/09
9. Antonelli M, Conti G, Bufi M et al (2002) New treatment of acute hypoxemic respiratory failure: Noninvasive pressure support vantilation delivered by helmet – A pilot controlled trial. Crit Care Med 30:602-608
10. Brochard L, Isabey D, Piquet J et al (1990) Reversal of acute exacerbations of chronic obstructive lung disease by inspiratory assistance with a face mask.N Eng J Med 323:1523-1530
11. Brochard L, Mancebo J, Wysocki M et al (1995) Noninvasive Ventilation for Acute Exacerbations of Chronic Obstructive Pulmonary Disease N Eng J Med 333:817-822
12. Plant PK, Owen JL, Elliott MW (2000) Early use of non-invasive ventilation for acute exacerbations of chronic obstructive pulmonary disease on general respiratory wards: a multicentre randomised controlled trial. The Lancet (355)9219:1931-1935
13. Antonelli, Conti G, Rocco M et al (1998) A Comparison of Noninvasive Positive-Pressure Ventilation and Conventional Mechanical Ventilation in Patients with Acute Respiratory Failure. NEJM 339:429-435
14. Ram FSF, Picot J, Lightowler J, Wedzicha JA (2004) Non-invasive positive pressure ventilation for treatment of respiratory failure due to exacerbations of chronic obstructive pulmonary disease. Cochrane Database of Systematic Reviews 2004, Issue 3. Art. No.: CD004104. DOI: 10.1002/14651858.CD004104.pub3.
15. Masip J, Roque M, Sánchez B et al (2005) Noninvasive Ventilation in Acute Cardiogenic Pulmonary Edema: Systematic Review and Meta-analysis. JAMA 294:3124-3130
16. Peter JV, Moran JL, Phillips-Hughes J et al (2006) Effect of non-invasive positive pressure ventilation (NIPPV) on mortality in patients with acute cardiogenic pulmonary oedema: a meta-analysis. Lancet 367:1155-1163
17. Collins SP, Mielniczuk LM, Whittingham HA et al (2006) The use of noninvasive ventilation in emergency department patients with acute cardiogenic pulmonary edema: A systematic review. Ann Emer Med 48:260-269
18. Antonelli M, Conti G, Bufi M et al (2000) Noninvasive Ventilation for Treatment of Acute Respiratory Failure in Patients Undergoing Solid Organ Transplantation: A Randomized Trial JAMA 283:235-241

19. Hilbert G, Gruson D, Vargas F, et al (2001) Noninvasive ventilation in immunosuppressed patients with pulmonary infiltrates, fever, and acute respiratory failure. NEJM Feb 344(7):481-487
20. Confalonieri M, Potena A, Carbone G et al (1999) Acute Respiratory Failure in Patients with Severe Community-acquired Pneumonia. A Prospective Randomized Evaluation of Noninvasive Ventilation, Am J Respir Crit Care Med 160:1585-1591
21. Meduri GU, Cook TR, Turner RE et al (1996) Noninvasive Positive Pressure Ventilation in Status Asthmaticus. Chest September 110:767-774
22. Ram FSF, Wellington SR, Rowe B, Wedzicha JA (2005) Non-invasive positive pressure ventilation for treatment of respiratory failure due to severe acute exacerbations of asthma. Cochrane Database of Systematic Reviews 2005, Issue 3. Art No: CD004360. DOI: 10.1002/14651858.CD004360.pub3.
23. Nava S, Ambrosino N, Clini et al (1998) Noninvasive Mechanical Ventilation in the Weaning of Patients with Respiratory Failure Due to Chronic Obstructive Pulmonary Disease: A Randomized, Controlled Trial. Ann Intern Med 128:721-28
24. Ferrer M, Esquinas A, Arancibia F et al (2003) Noninvasive Ventilation during Persistent Weaning Failure: a Randomized Controlled Trial. Am J Respir Crit Care Med 168:70-76
25. Gregoretti C et al (1998) Physiologic evaluation of non-invasive pressure support ventilation in trauma patients with acute respiratory failure. Intensive Care Med 24:785-790
26. Beltrame F et al (1999) Noninvasive positive pressure ventilation in trauma patients with acute respiratory failure. Monaldi Arch Chest Dis 54(2):109-114

La ventilazione artificiale meccanica costituisce il trattamento di prima scelta in presenza sia di gravi patologie a carico dell'apparato respiratorio, sia in patologie extrapolmonari, che determinano la compromissione della respirazione autonoma e quindi una condizione di elevata instabilità clinica che, se non corretta tempestivamente, comporterebbe la morte del soggetto. Qualunque sia l'eziopatogenesi della compromissione della funzione respiratoria autonoma, la condizione che si determina è sempre costituita dall'incapacità/impossibilità per il paziente di svolgere/mantenere un lavoro respiratorio adeguato al fabbisogno di ossigeno metabolico, per cui si rende necessario un supporto esterno invasivo alla funzione respiratoria. Tale supporto è costituito dalla Ventilazione Meccanica Artificiale (VAM) che, mediante apposite apparecchiature (ventilatori), vicaria la respirazione autonoma in soggetti in cui essa risulta alterata, compromessa o artificialmente inibita. Le indicazioni generali della ventilazione artificiale invasiva sono determinate dallo squilibrio tra lavoro respiratorio autonomo, efficacia dello scambio di gas a livello della membrana alveolo-capillare, del trasporto e dello scambio di ossigeno a livello tessutale, nonché della rimozione dell'anidride carbonica (Tabella 9.1) [1].

Gli obiettivi della VAM comprendono la riduzione dell'ipossiemia, dell'ipercapnia, delle atelettasie polmonari, della fatica muscolare (ovvero il miglioramento del distress

Tabella 9.1 Indicazioni generali della ventilazione artificiale invasiva

Insufficienza respiratoria acuta	
Ipercapnia severa	$PaCO_2 > 50$ mmHg e Ph < 7.30
Ipossiemia severa	$PaO_2 < 60$ mmHg (con $FiO_2 > 0.6$)
Deficit di controllo o ostruzione vie aeree	
Apnea e arresto respiratorio	

G. Rapisarda (✉)
Dipartimento Emergenza, Rianimazione "Antonella Caruso", Ospedale Garibaldi, Catania

Il neuroleso grave. Sergio Pintaudi, Lucia Rizzato (a cura di)
© Springer-Verlag Italia 2010

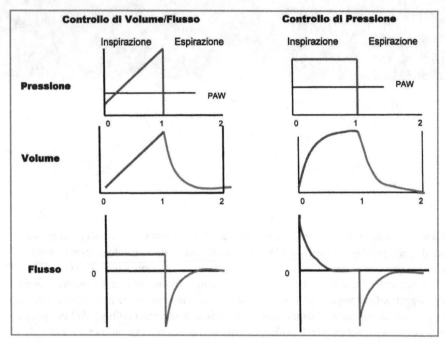

Fig. 9.1 Differenze tra la ventilazione a controllo di volume e a controllo di pressione nei rispettivi diagrammi di pressione, volume e flusso nelle fasi inspiratoria ed espiratoria

respiratorio), la riduzione del consumo di ossigeno sistemico e miocardico e, entro certi limiti, la riduzione dell'ipertensione endocranica.

Il ciclo respiratorio meccanico si articola in quattro fasi: I inspirazione; II passaggio dall'inspirazione all'espirazione; III espirazione; IV passaggio dall'espirazione all'inspirazione successiva. Nella ventilazione artificiale del malato critico, le due fondamentali variabili di controllo, solitamente impostate e modificate, sono il *volume polmonare* e la *pressione delle vie aeree* (Fig. 9.1). Quello che differenzia sostanzialmente le metodiche di ventilazione è la modalità con cui il ventilatore passa dalla fase inspiratoria a quella espiratoria: nelle modalità volumetriche, il passaggio avviene dopo aver erogato il volume di gas stabilito, mentre nelle pressumetriche il passaggio alla fase espiratoria avviene dopo aver raggiunto la pressione inspiratoria impostata [1, 3]. La necessità di utilizzare l'una o l'altra modalità di controllo (volume o pressione) dipende dalla capacità/possibilità del paziente di partecipare al lavoro respiratorio e determina anche la scelta tra ventilazione *controllata* (lavoro respiratorio sostenuto completamente dal ventilatore), *assistita* (lavoro respiratorio parzialmente sostenuto dal paziente) e *spontanea* (lavoro respiratorio completamente sostenuto dal paziente, con il solo supporto pressorio) [2]. La fase inspiratoria può essere avviata dal ventilatore oppure dal paziente, che può sollecitare il ventilatore con uno stimolo (*trigger*) pressorio oppure di flusso aereo. Il *trigger* costituisce il segnale che nel ventilatore induce l'apertura della valvola inspiratoria e dà così avvio al flusso di gas nell'albero bronchiale del paziente. Solitamente il *trigger* viene regolato in base alla pressione, variabile che consente un ampio margine di regolazione dello sforzo inspiratorio del paziente, da molto lieve (-1 cm H_2O) a molto intenso (-5 cm H_2O); così facendo stimola il rinforzo del tono della muscolatura respiratoria, ma comporta al contempo un lavoro muscolare che non tutti i pazienti sono in grado di sostenere. Il *trigger* di flusso si attiva invece quando il paziente riesce a espirare in modo da interferire con il meccanismo che nel ventilatore regola, in base alla soglia di sensibilità predefinita, il flusso di base erogato nelle fasi inspiratoria ed espiratoria [4]. Al concetto di *trigger* è connesso quello di ciclaggio, ovvero il segnale che interrompe la fase inspiratoria ed eventualmente apre nel ventilatore la valvola espiratoria. Il ciclaggio può essere così indotto da un segnale di volume, di pressione, di flusso o di tempo, variabili che vengono preselezionate sul ventilatore [2].

9.1
Modalità di ventilazione meccanica artificiale

9.1.1
Ventilazione meccanica "a controllo di volume"

Il ventilatore, indipendentemente dalle pressioni che si realizzano nell'albero respiratorio, eroga costantemente il volume di gas e la frequenza respiratoria prestabiliti dall'operatore, così come la durata delle fasi inspiratoria ed espiratoria e il rapporto inspirazione/espirazione (Fig. 9.1) [2].

9.1.1.1
Ventilazione controllata obbligatoria (CMV)

Rappresenta una modalità di ventilazione artificiale continua, completamente sostitutiva della respirazione autonoma. In rianimazione trova indicazione per i pazienti critici a elevata instabilità, per i quali la riduzione del consumo di ossigeno e un sostegno ventilatorio con caratteristiche particolari (ad esempio, nel trauma cranio-encefalico) costituiscono un cardine essenziale del trattamento terapeutico [3]. Per la sua attivazione è necessario procedere alla sedazione del paziente e talora anche alla sua curarizzazione, quando è necessario ridurre al massimo la possibilità che il paziente interferisca con l'attività respiratoria meccanica [5]. È necessario stabilire e selezionare sul ventilatore:
- tidal volume (volume corrente), solitamente 8-10 ml/Kg;
- frequenza respiratoria: solitamente 8-16 atti resp/min;
- concentrazione inspiratoria di ossigeno (FiO_2), solitamente 40-60%;
- forma dell'onda di flusso (solitamente quadrata);
- valore del flusso di picco e quindi Rapporto I:E;
- Pressione Positiva di Fine Espirazione (PEEP);

Praticando tale modalità ventilatoria:
- tutti gli atti respiratori si succedono con lo stesso volume e la stessa frequenza;
- la pressione delle vie aeree varia a seconda dell'elasticità del sistema toraco-polmonare, sulla quale agiscono favorevolmente la sedazione e la curarizzazione, che produce completo miorilassamento;
- il paziente non può in alcun modo interferire con l'attività del ventilatore; se la sedazione e/o la curarizzazione si riducono e il paziente inizia a respirare autonomamente, si trova inevitabilmente a contrastare l'attività del ventilatore, che lavora con una dinamica esattamente contraria a quella fisiologica e quindi determina l'insorgenza di una sensazione spiacevolissima, fonte di disagio insopportabile [2, 3].

9.1.1.2
Ventilazione meccanica intermittente sincronizzata (SIMV)

Questa modalità di ventilazione può sostituire del tutto o in parte l'attività respiratoria autonoma del paziente, della quale però il ventilatore risente, nel senso che il paziente può influenzare il livello di supporto respiratorio in base alla sensibilità e al tipo di trigger (di flusso o di pressione) impostati sulla macchina. In rianimazione, tale modalità ventilatoria trova indicazione nel processo di *weaning* dalla VAM. L'operatore stabilisce e seleziona sul ventilatore:
- una frequenza respiratoria (artificiale) minima;
- le caratteristiche del singolo atto respiratorio che è possibile erogare avendo come variabile di controllo il volume (nel qual caso si stabiliscono volume corrente e picco di flusso);
- oppure la pressione (nel qual caso si stabiliscono la pressione inspiratoria, la durata della fase inspiratoria o il rapporto I:E).

Il susseguirsi di respiri meccanici e di respiri spontanei fa sì che l'intervallo tra un respiro e l'altro si modifichi continuamente, in modo che sia mantenuta la sincronia tra il respiro spontaneo del paziente e l'attività ventilatoria della macchina. Qualora il ventilatore sia messo in condizione di lavorare a controllo di volume, la pressione delle vie aeree cambia in rapporto all'elasticità del sistema toraco-polmonare, mentre quando la macchina lavora a controllo di pressione si modifica in continuazione il volume di gas veicolato con la ventilazione polmonare [3, 6].

9.1.2
Ventilazione meccanica "a controllo di pressione"

Il ventilatore garantisce che nelle vie aeree non venga superato il livello massimo di pressione stabilito dall'operatore, mentre il volume di gas degli atti respiratori, la loro frequenza e la durata delle fasi inspiratoria ed espiratoria sono gestiti in totale autonomia dal paziente (Fig. 9.1) [2].

9.1.2.1
Ventilazione a supporto di pressione (PSV)

È una modalità di ventilazione che, mediante una pressione predeterminata, garantisce un atto respiratorio efficace a ogni richiesta del paziente, il quale è pertanto il principale effettore del lavoro ventilatorio. Il ventilatore va programmato in modo da assicurare un valore predefinito e costante di pressione positiva inspiratoria, lasciando totale libertà al paziente di regolare la frequenza respiratoria, il flusso e il tempo inspiratorio (e quindi il Rapporto I:E). Il volume corrente dipende dal livello prestabilito di pressione di supporto, dal lavoro inspiratorio del paziente e dalle caratteristiche del sistema toraco-polmonare. La PVS è una modalità ventilatoria molto più flessibile e rispettosa della fisiologia e per questo capace di garantire una migliore sincronia con la ventilazione spontanea del paziente, il cui comfort ne risente positivamente. Questa modalità richiede la sola selezione della pressione di supporto (solitamente tra 15-30 cmH$_2$O) e del livello di trigger; il valore di pressione di supporto viene stabilito generalmente per ottenere una riduzione del lavoro respiratorio del paziente, che si traduce con un aumento del volume corrente e una riduzione della frequenza respiratoria, modificazioni che hanno grande importanza clinica [2, 6]. In rianimazione trova indicazioni:
- nel trattamento ventilatorio invasivo dei pazienti con BPCO riacutizzata;
- nei soggetti con insufficienza respiratoria da neuro/miopatia;
- nel processo di *weaning* dalla ventilazione meccanica [3].

9.1.2.2
Ventilazione a pressione controllata (PCV)

È una modalità di ventilazione grazie alla quale il livello di pressione massimo impostato viene erogato dal ventilatore fin dall'inizio e per tutta la durata dell'ispirazione [2]. Insieme al valore di pressione massima, è necessario impostare sul ventilatore anche la frequenza respiratoria e la durata della fase inspiratoria (o il Rapporto I:E). Nella versione assistita, che consente al paziente di effettuare respiri autonomi, è necessario impostare anche la sensibilità del trigger. Il volume corrente erogato è quindi variabile e dipende da: pressione inspiratoria, durata della fase inspiratoria e compliance toraco-polmonare [2]. In rianimazione trova indicazioni in quadri di grave compromissione dello scambio di gas a livello alveolare come le forme gravi di ARDS [3].

9.1.2.3
Ventilazione a pressione positiva continua (CPAP)

È la modalità di ventilazione nella quale sono presenti solamente respiri spontanei del paziente, mentre il ventilatore si limita a erogare una pressione positiva continua per tutta la durata del ciclo respiratorio, con un'attivazione *on demand* [2, 6]. Sulla macchina è pertanto necessario selezionare il livello di pressione positiva e la sensibilità del trigger. In rianimazione trova indicazioni:

- nel trattamento ventilatorio di soggetti con respirazione autonoma conservata, anche se instabile;
- nel processo di *weaning* dalla ventilazione meccanica, soprattutto per contrastare il collassamento alveolare conseguente all'azzeramento della PEEP [3].

9.1.2.4
Pressione positiva di fine espirazione (PEEP)

Si tratta di una particolare pressione, maggiore di quella atmosferica, che si applica durante la ventilazione artificiale meccanica (controllata/assistita) che viene inserita dall'operatore, specie nelle condizioni morbose caratterizzate da ipossiemia [7]. È dimostrato come nel trattamento ventilatorio invasivo il ricorso alla PEEP determini miglioramento della PaO_2 grazie all'aumento della Capacità Funzionale Residua (CFR), che può avvenire con due meccanismi diversi:

- l'aumento del reclutamento alveolare, ovvero l'apertura delle vie aeree normalmente chiuse (vedi anche il concetto di volume di chiusura); in altri termini la PEEP impedisce al polmone di svuotarsi troppo e quindi di chiudere le vie aeree più distali e, così facendo, aumenta la quantità di alveoli che concorrono allo scambio di gas. Si tratta quindi di un effetto positivo;
- la sovradistensione delle zone già aerate, effetto che invece è deleterio perché può provocare una rottura alveolare (barotrauma).

9.2
Nursing e VAM

Nelle strutture di rianimazione e terapia intensiva, il nursing del paziente in VAM costituisce un aspetto cruciale dell'attività clinica infermieristica, che in molti casi aumenta significativamente il carico di lavoro, e rappresenta un ambito nel quale è possibile determinare la differenza tra un'assistenza routinaria e una *avanzata* [8]. Per ottenere questo risultato è necessario un approccio globale che mantenga sotto controllo le variabili che caratterizzano il complesso sistema paziente-ventilatore e l'interazione che l'infermiere stabilisce con tale sistema. Il monitoraggio e la gestione della funzione respiratoria da parte dell'infermiere si basa su:

1. *Verifica del funzionamento del sistema tubo tracheale-ventilatore-paziente*, ovvero [9, 10]:
   - posizione, stabilità e tenuta del tubo endotracheale o cannula tracheostomica;
   - verifica della pressione della cuffia del tubo endotracheale o della cannula tracheostomica;
   - settaggio del ventilatore automatico e condizioni del circuito respiratorio;
   - controllo del sistema di umidificazione/riscaldamento dei gas respiratori e sua efficacia;
   - interventi di verifica periodica del ventilatore e dei presidi di ventilazione per garantirne il corretto funzionamento (sostituzione del circuito interno, dei filtri, calibrazione dei sensori della CO_2, ecc.);

- controllo delle strumentazioni di sussidio del ventilatore automatico, con particolare riguardo ai sensori dell'ossigeno.

2. *Valutazione dell'efficacia del trattamento ventilatorio* (in termini di scambio di gas a livello alveolo-capillare e di trasporto e cessione di ossigeno a livello tessutale) *e del livello di adattamento del paziente alla modalità ventilatoria impostata* [10]. La valutazione del sincronismo paziente-ventilatore durante la ventilazione assistita si avvale di segni clinici quali:

- comparsa di dispnea (nel paziente intubato è evidenziabile da segni di agitazione e dall'attivazione dei muscoli respiratori accessori);
- presenza di asincronia tra respiri spontanei e respiri meccanici e di movimenti addominali che sono generalmente indicatori di modalità ventilatoria inadeguata.

La presenza di segni di discomfort (sudorazione, agitazione, movimenti disarmonici, tentativo di autoestubazione, ecc.) e, quindi, di disadattamento del paziente alla modalità ventilatoria (respirazione autonoma che contrasta la ventilazione artificiale, aumento repentino delle pressioni di picco, ecc.) richiede sempre un'immediata rivalutazione e modificazione del tipo di ventilazione impostata e dei parametri di ventilazione [9, 11].

Anche l'osservazione del trend dei parametri del ventilatore e dell'emogasanalisi forniscono informazioni sulle condizioni respiratorie del paziente e sull'appropriatezza dei parametri impostati (*setting ventilatorio*). In particolare, i parametri ventilatori più importanti da rilevare sono:

- frequenza respiratoria meccanica e spontanea;
- volume corrente e volume minuto;
- pressioni di picco;
- tipo e livello del trigger, FiO_2, ecc.

Mentre i parametri dell'emogasanalisi da esaminare sono: il pH, la PaO_2, la $PaCO_2$, la concentrazione dei bicarbonati e le basi (BE) [12]. Ai parametri emogasanalitici va comunque associata anche l'osservazione:

- dell'ossigenazione periferica, mediante saturimetro, la cui attendibilità è esatta per valori al di sopra del 70% (con una variabilità di ± 2%);
- della capnometria, i cui dati risultano attendibili anche nel paziente instabile;
- dell'emodinamica, mediante monitoraggio cruento della Pressione Arteriosa Sistemica, della PVC e, se in sede, degli altri parametri emodinamici rilevabili mediante catetere arterioso polmonare [12, 13].

3. *Nella gestione del paziente in VAM rientrano, ovviamente, gli interventi di nursing che promuovono un'adeguata detersione dell'albero bronchiale* [14, 15]:

- il cambio posturale e le manovre fisioterapiche funzionali a mobilizzare le secrezioni bronchiali;
- la tracheo-broncoaspirazione;
- il controllo del sistema di umidificazione/riscaldamento, anche in funzione della prevenzione delle polmoniti da ventilazione meccanica.

La presenza del tubo endotracheale o di tracheotomia, infatti, bypassa l'umidificazione naturale e i meccanismi di filtro propri delle alte vie respiratorie, che costituiscono una naturale difesa delle vie aeree e che, venendo a mancare nella VAM, determinano una reazione della mucosa bronchiale in termini di aumento della produzione di muco; inoltre la capacità di tossire viene inibita, oltre che dalla presenza del tubo tracheale, anche dalla sedazione a cui il paziente è normalmente sottoposto [12, 13]. Ne consegue un aumento della quantità di secrezioni presente nell'albero bronchiale in una condizione che ne ostacola l'espulsione. Tutti questi fattori, associati alla precaria igiene orale imposta dalla presenza del tubo tracheale, espongono il paziente al rischio di infezioni respiratorie e in particolar modo contribuiscono allo sviluppo di polmoniti da VAM, ossia della cosiddetta *Ventilator Associated Pneumonia* (VAP) [11, 14].

La *broncoaspirazione* si rende necessaria per mantenere pervie le vie aeree di un paziente con tubo endotracheale o tracheostomia. Costituisce peraltro una manovra che non solo procura molto disagio, ma è associata a numerose complicanze, tra le quali l'ipossia, la formazione di atelectasie, broncospasmo, aritmie, aumento della pressione intracranica, danno meccanico alla mucosa bronchiale [12, 14]. Costituisce inoltre un fattore rilevante nel determinismo della VAP e, sebbene siano ancora controverse le modalità corrette di esecuzione, in ogni caso essa non va eseguita di routine, ma in maniera mirata. In particolare, l'indicazione alla sua esecuzione si pone quando le secrezioni sono visibili nel tubo tracheale, oppure compaiono tosse, distress respiratorio, rumori respiratori grossolani nel tubo tracheale, aumento della pressione delle vie aeree, desaturazione, riduzione della PaO_2 [12, 16]. Per tale ragione è necessario iperossigenare il paziente prima di eseguire la procedura, utilizzando cateteri con diametro esterno inferiore alla metà del diametro interno del tubo tracheale, una pressione di aspirazione che non superi i 120 mm Hg per non più di 10-15". L'impiego di un circuito chiuso di broncoaspirazione (che consente di non staccare il tubo tracheale dal circuito del ventilatore) garantisce di mantenere la FiO_2 e la PEEP durante la procedura, ma comporta l'inconveniente di una minore capacità di aspirazione e un maggior rischio di auto contaminazione [14, 16].

9.3
Conclusioni

Il problema della selezione della modalità e dei parametri ventilatori in base al fabbisogno di supporto ventilatorio del paziente critico è molto complesso. Se da una parte esso costituisce una competenza peculiare dell'anestesista-rianimatore, dall'altra può essere gestito efficacemente solo con il contributo indispensabile dell'infermiere, figura centrale che con le sue conoscenze può e deve verificare costantemente il trend clinico del paziente, l'efficacia del trattamento ventilatorio e il livello di integrazione ventilatore-paziente e condividere queste informazioni nell'ambito dell'integrazione interprofessionale.

Bibliografia

1. Burns SM (2005) Mechanical Ventilation of Patients with Acute Respiratory Distress Syndrome and Patients Requiring weaning. Crit Care Nurs 25(4):14-24
2. Chatburn RL (2007) Classification of Ventilator Modes: Updates and Proposal for Implementation. Respiratory Care 52(3):301-323

3. Romano E (2003) Il Malato Critico. Principi e pratica della Terapia Intensiva. UTET, Torino
4. Grinnan DC, Truwit JD (2005) Clinical review: Respiratory mechanics in spontaneous and assisted ventilation. Critical Care 9:472-484
5. AACN (2004) Consensus Conference on Sedation Assessment. Crit Care Nurse 24(2):33-40
6. Frawley PM, Habashi NM (2001) Airway Pressure Release Ventilation: Theory and Practice. AACN Clinical Issues 12(2):234-246
7. Mercat A, Richard JCM, Vielle B et al (2008) Positive End Expiratory Pressure Setting in Adults with Acute Lung Injury and Acute Respiratory Distress Syndrome. JAMA 299(6):646-655
8. Ashurst S (1997) Nursing care of the mechanically ventilated patient in ITU. British Journal of Nursing 6:475-485
9. Couchman BA, Wetzig SM, Coyer FM et al (2007) Nursing care of the mechanically ventilated patient: what does the evidnce say? Part One. Intensive Critical Care Nursing 23:4-14
10. Coyer FM, Wheeler M, Wetzig SM et al (2007) Nursing care of the mechanically ventilated patient: what does the evidence say? Part Two. Intensive Critical Care Nursing 23:4-14
11. Lindgren VA, Ames NJ (2005) Caring for patients on mechanical ventilation: what research indicates is best practice. Am J Nurs 105(5):50-60
12. Urden LD, Stacy KM, Lough ME et al (2007) Thelan's Critical Care Nursing. 5ª ed Mosby Inc, St Louis
13. Murphy BA, Durbin CG (2005) Using Ventilator and Cardiovascular Graphics in the patient who is Hemodinamically Unstable. Resp Care 50(2): 262-274
14. MacIntyre NR, Epstein SK, Carson S et al (2005) Management of Patients Requiring Prolonged Mechanical Ventilation. National Association Medical Direction of Respiratory Care (NAMDRC) Consensus Conference. Chest 128:3937-3954
15. Stiller K (2000) Physiotherapy in intensive care: towards evidence-based practice. Chest 118(6):1801-1813
16. Urden L, Stacy K, Lough M (2006) Critical Care Nursing, diagnosis and Management 5ª ed Mosby, Elsevier

10.1
Introduzione

Il concetto che sottende l'uso delle tecniche continue di rimpiazzo renale è quello di dializzare i pazienti nel modo più fisiologico, lentamente, in 24 ore, proprio come il rene. I pazienti critici si adattano particolarmente a queste tecniche poiché essi sono, per definizione, allettati e, quando hanno patologie acute, intolleranti allo spostamento rapido dei fluidi associato all'emodialisi. Le tecniche continue di rimpiazzo renale o *Continuous Renal Replacement Therapy* (CRRT), sono metodiche terapeutiche che richiedono competenze infermieristiche specifiche e che permettono, a chi le utilizza, un margine di gestione abbastanza ampio. Prima di addentrarci nella trattazione di questo argomento daremo alcuni cenni generali sulle metodiche e sulla tipologia di pazienti ai quali sono applicate.

10.2
Il paziente critico

Un paziente è definito critico quando i suoi parametri vitali sono compromessi e gli organi vitali possono essere danneggiati, in modo reversibile o irreversibile. L'instabilità di questi pazienti è la caratteristica che determina la richiesta di un'assistenza intensiva e di un monitoraggio continuo delle funzioni vitali. In queste situazioni cliniche, il rene diventa spesso il primo organo a risentire delle modificazioni emodinamiche che le patologie critiche provocano, manifestando insufficienza renale acuta, definita come *una rapida riduzione del filtrato glomerulare (GFR) usualmente associata a iperazotemia con*

M.T. Locicero (✉)
Dipartimento Emergenza, Rianimazione "Antonella Caruso", Ospedale Garibaldi, Catania

Il neuroleso grave. Sergio Pintaudi, Lucia Rizzato (a cura di)
© Springer-Verlag Italia 2010

contrazione della diuresi (oliguria o, raramente, anuria) [1]. Nelle aree critiche, quando l'entità del danno renale richiede una terapia sostitutiva, è spesso impossibile, o quanto meno inopportuno, trasferire un paziente ad alto rischio dall'unità di rianimazione alla sala dialisi per eseguire la dialisi tradizionale. Diversi fattori, inoltre, contribuiscono a rendere meno indicati per i pazienti critici i trattamenti dialitici convenzionali intermittenti di 4-5 ore, rispetto a quelli continui. Può accadere, infatti, che esigenze nutrizionali e terapeutiche condizionino l'infusione di cospicue quantità di liquidi anche in pazienti oligoanurici e in precario compenso cardiovascolare. In questi casi, una continua disidratazione mediante la CRRT compensatoria dei liquidi infusi contribuisce a stabilizzare la volemia e risulta più tollerabile rispetto a quella ottenibile con un programma di dialisi intermittente. Analogamente, anche le concentrazioni plasmatiche dei farmaci somministrati sono più prevedibili e meglio controllabili con la CRRT, che assicura una depurazione quantitativamente nota e, soprattutto, costante. È indubbio che queste metodiche influenzino positivamente il decorso della patologia, ma non è certo che la mortalità si riduca. In uno studio di Ympa e collaboratori si sono messi a confronto alcuni studi su pazienti critici, la CRRT e la prognosi di tali pazienti dal gennaio 1970 al dicembre 2004 al fine di determinarne la percentuale di mortalità. Le conclusioni sono state che, nonostante i progressi nella gestione dell'insufficienza renale acuta (IRA) durante gli ultimi 50 anni, la percentuale di mortalità sembra essere rimasta immodificata attorno al 50% [2]. In ultima analisi, la prognosi del paziente dipende dalla patologia di base, anche utilizzando in modo ottimale le terapie di supporto degli organi insufficienti.

10.3
Vantaggi delle CRRT rispetto all'emodialisi intermittente

L'emodialisi intermittente estrae i fluidi dallo spazio intravascolare rapidamente, di solito più di quanto possa essere rimpiazzato dallo spazio extravascolare. In genere, nelle persone sane, questo può causare ipotensione. Nei pazienti critici, che spesso hanno ipovolemia intravascolare (per diminuita pressione oncotica dovuta a perdita proteica da danno capillare), questa ipotensione può essere disastrosa. Il danno ischemico a vari organi, in particolare ai reni in fase di recupero, che hanno temporaneamente perso l'autoregolazione pressione-flusso (sono state dimostrate nuove lesioni ischemiche dopo sessioni di emodialisi). Questo ritarda il recupero renale. Inoltre, molti pazienti, particolarmente quelli con traumi cerebrali, non possono tollerare i cambiamenti osmotici associati all'emodialisi.

L'efficienza dialitica delle CRRT è maggiore rispetto a quella dei trattamenti intermittenti, nonostante la depurazione (*clearance*) delle CRRT sia più bassa: infatti, il bilancio di massa delle tossine depurate è migliore, grazie a un'azione depurativa continua applicata a soluti che presentano una concentrazione nel sangue pressoché stazionaria e mai significativamente ridotta, come avviene nella seconda parte delle dialisi intermittenti. Beneficiando di queste particolarità, l'efficienza dialitica risulta essere 4-5 volte superiore. La rimozione lenta e continua di acqua e lo scambio continuo di elettroliti, in presenza di gradienti di concentrazione molto piccoli, consente, inoltre, il mantenimento ottimale dello stato idrico, elettrolitico, omeostatico e acido-base. Vista la mancanza di linee guida, la decisione di iniziare o meno il trattamento dovrebbe essere presa secondo l'intero contesto clinico, considerando attentamente l'evoluzione temporale della malattia, la presenza di comorbidità e di fattori contingenti che possano influenzare la decisione finale; ci sono comunque forti evidenze che suggeriscono che una precoce e intensa CRRT possa esitare in una migliorata sopravvivenza nel paziente critico [3].

10.4
Criteri di inizio delle metodiche continue di sostituzione renale

Di seguito sono sintetizzati i criteri di inizio delle metodiche continue di sostituzione renale:
- oliguria (diuresi <200 ml/12 ore);
- oliguria/anuria estrema (diuresi <50 ml/12 ore);
- edema d'organo (specialmente polmoni) clinicamente significativo;
- iperkaliemia (K+ >6,5 mEq/l);
- iperazotemia (BUN >100 mg/dl);
- acidosi metabolica severa (pH <7.1);
- severa e progressiva ipernatriemia (>160 mmol/lt) o iponatriemia (<115 mmol/lt);
- sovraccarico idro-salino severo (con coinvolgimento polmonare) refrattario ai diuretici;
- sospetto interessamento uremico di organo (pericardite, encefalopatia, neuropatia/miopatia);
- shock settico;
- ipertermia (>39.5°C);
- overdose di farmaci o tossine potenzialmente dializzabili;
- coagulopatie che richiedono un impiego massiccio di emoderivati in pazienti con o a rischio di edema polmonare o *Acute Respiratory Distress Syndrome* (ARDS);
- sindrome da insufficienza multiorgano.

10.5
Principi di base della dialisi e note tecniche

La depurazione del sangue è ottenuta mediante uno scambio continuo di acqua e soluti attraverso la membrana semipermeabile del filtro in cui passa il sangue del paziente e i principi su cui si basa l'emodialisi sono fondamentalmente due: diffusione e convezione, ma si farà cenno anche all'adsorbimento.

10.5.1
Diffusione

Consiste nel passaggio dei soluti indesiderati di piccola dimensione dal sangue, in cui si trovano a elevata concentrazione, al compartimento del dialisato, dove la concentrazione di queste sostanze è inferiore o nulla. I soluti da eliminare dal sangue del paziente passano attraverso la membrana semipermeabile del filtro verso il compartimento del dialisato. Poiché il flusso del dialisato si muove in senso opposto rispetto a quello del sangue, è necessaria una pompa del dialisato. La velocità di diffusione dipende dalla differenza di concentrazione dei soluti ai due lati della membrana dialitica e dalla permeabilità della membrana stessa (superficie e caratteristiche intrinseche della membrana). La diffusione proseguirà fino a quando non si otterrà l'equilibrio del soluto. Questo meccanismo di trasporto è utilizzato in CVVHD (*Continuous Venovenous Hemodialysis*) e CVVHDF (*Continuous Venovenous Hemodiafiltration*).

10.5.2
Convezione

Consiste nel trascinamento dei soluti di piccole e grandi dimensioni attraverso la membrana da parte del flusso del solvente nel quale sono disciolti, sfruttando un gradiente di pressione. L'acqua plasmatica e determinati soluti (in base al peso molecolare e alle dimensioni dei pori del filtro) sfruttando la convezione, sono forzati al passaggio attraverso la membrana semipermeabile del filtro mediante ultrafiltrazione. La velocità di ultrafiltrazione dipende, in questo caso, non solo dalle caratteristiche della membrana, ma anche dalla differenza di pressione ai due lati della stessa. Contemporaneamente, una soluzione di sostituzione viene infusa mediante l'apposita pompa. Questa soluzione sostituisce parte o tutti i liquidi rimossi sulla base della quantità dei soluti e dei volumi di ultrafiltrazione richiesti. I soluti indesiderati vengono rimossi e quindi le loro concentrazioni nel sangue diminuiscono. La convezione è il principale meccanismo di trasporto utilizzato in CVVH (*Continuous Venovenous Hemofiltration*) e CVVHDF.

10.5.3
Adsorbimento

Consiste nell'adesione di alcune particolari molecole alle membrane (solo con le membrane *High Flux*). L'adesione può essere di superficie (beta2-microglobulina, paratormone, *Tumor Necrosis Factor*, interleukine) o di massa, che avviene cioè all'interno della membrana semipermeabile. Questo meccanismo è utilizzato con le metodiche SCUF (*Slow Continuous Ultrafiltration*), CVVH, CVVHD e CVVHDF.

10.5.4
Note tecniche

- *Piccole molecole*. Sono quelle di grandezza inferiore o uguale a 500 Dalton: urea, creatinina, elettroliti.
- *Medie molecole*. Sono quelle di grandezza tra 500 e 5000 Dalton: Vit. B12, citokine, interleukine, proteine del complemento.

- *Grandi molecole.* Sono quelle di grandezza tra 5000 e 50.000 Dalton: eparina, beta2-microglobulina, peptidi, mioglobina.
- *Clearance.* È la rimozione di soluti dal sangue al dialisato e corrisponde alla quantità di sangue completamente depurata o riequilibrata da un determinato soluto in 1 minuto. Si misura in ml/min.
- *Peso molecolare di cut-off.* Poiché ogni membrana ha una struttura porosa, il passaggio di un particolare soluto attraverso i pori è determinato dalla sua dimensione molecolare. Quando la dimensione molecolare di un soluto si avvicina o supera quella del poro della membrana, quest'ultima impedisce parzialmente o totalmente il passaggio del soluto. Il cut-off di un determinato soluto è il punto al quale passa soltanto il 10% del soluto.
- *Coefficiente di Sieving (SC).* Letteralmente "setaccio", descrive la permeabilità di una membrana a uno specifico soluto durante la convezione ed esprime la relazione tra la concentrazione del farmaco nell'ultrafiltrato e nel plasma. Dipende dal peso molecolare del soluto e dalla dimensione dei pori della membrana. Molto semplicemente, se SC = 0 per un determinato gruppo di molecole, nessuna di esse attraverserà la membrana, se SC = 1 tutte le molecole passeranno, se SC = 0.5 passerà soltanto il 50%. Nella pratica clinica, le piccole molecole attraversano senza difficoltà la membrana semipermeabile sia mediante diffusione che mediante convezione. Le molecole medie e grandi sono principalmente eliminate mediante convezione. Poiché la membrana semipermeabile dell'emofiltro consente la rimozione dei soluti con PM fino a 50.000 D, le proteine plasmatiche o le sostanze legate in alta percentuale alle proteine non sono rimosse, come è il caso dell'albumina: 65.000 D circa.
- *Frazione di filtrazione (FF%).* È definita come il rapporto tra il flusso di ultrafiltrazione e il flusso ematico in ingresso al filtro. Se si aumenta il flusso di ultrafiltrazione, si emoconcentra il sangue nel filtro e quindi aumenta la probabilità di coagulazione nel sistema. Il flusso di ultrafiltrazione si può aumentare solo se si dispone di un adeguato flusso ematico, poiché non è possibile estrarre più acqua plasmatica di quella effettivamente circolante nel filtro.

10.6
Le tecniche

Diverse sono le tecniche di CRRT ma tutte hanno in comune alcune caratteristiche quali: impiego di fluidi di sostituzione sterili contenuti preferibilmente in sacche, impiego di membrane altamente biocompatibili a elevata permeabilità e circuiti monouso.

10.6.1
Emofiltrazione veno-venosa continua o CVVH

È la metodica che favorisce la rimozione dei soluti per via convettiva. Si utilizza un filtro con membrana altamente permeabile (emofiltro). Agisce mediante elevata ultrafiltrazione di acqua plasmatica ripristinata, completamente o in parte, da una soluzione a concentrazione fisiologica, per ottenere il controllo dei fluidi. La soluzione di reinfusione può essere immessa nel circuito ematico prima del filtro (prediluizione) o dopo il filtro (postdiluizione). Il trattamento depura facilmente il sangue dalle medie molecole.

10.6.2
Ultrafiltrazione lenta continua o SCUF

È una versione molto semplice della CVVH. La SCUF è il processo di separazione dell'acqua plasmatica dai componenti macromolecolari del sangue. Viene utilizzata una membrana altamente permeabile e richiede l'impiego di una pompa ematica e di una pompa effluente utilizzate per generare pressione idrostatica che supera la pressione oncotica. Non si richiedono soluzioni di dialisato o liquido di sostituzione. Con questa metodica è possibile ottenere una velocità di rimozione del liquido da 300 a 500 ml/h. Il trattamento è indicato per la rimozione dei fluidi in eccesso nei casi di sovraccarico idrico e non modifica la concentrazione dei soluti presenti nel sangue.

10.6.3
Emodialisi veno-venosa continua o CVVHD

La CVVHD è la metodica che favorisce la rimozione dei soluti per via diffusiva. Si utilizza un filtro con membrana a bassa permeabilità e un flusso di dialisato che scorre controcorrente al flusso ematico, all'esterno dei capillari della membrana. Il trasporto dei soluti avviene dal sangue verso il dialisato e viceversa. La composizione elettrolitica del fluido di dialisi, simile a quella del plasma di un soggetto sano, è volta a ripristinare l'equilibrio elettrolitico plasmatico. L'ultrafiltrato prodotto non è rimpiazzato e corrisponde alla perdita di peso del paziente. Il trattamento depura facilmente il sangue dalle piccole molecole.

10.6.4
Emodiafiltrazione veno-venosa continua o CVVHDF

La CVVHDF è la combinazione delle due metodiche precedenti: l'emofiltrazione e l'emodialisi. In questa metodica viene utilizzato un filtro con membrana ad alta permeabilità con un flusso di dialisato in controcorrente. L'ultrafiltrato prodotto è in eccesso rispetto alla perdita di peso desiderata per cui è necessario l'utilizzo di liquidi di rimpiazzo. La clearance dei soluti è ottenuta sia per convezione che per diffusione e vengono eliminate sia le piccole che le medie molecole.

10.6.5
Emodialisi continua ad alti flussi o *Continuous High Flux Dialisis* (CHFD)

È utilizzato un filtro con membrana ad alta permeabilità con un flusso di dialisato in controcorrente. Il controllo dell'ultrafiltrazione è praticato in maniera da determinare uno speciale profilo pressorio nel filtro: nella sua parte prossimale si ha una grande ultrafiltrazione e, conseguentemente, un flusso convettivo, mentre nella parte distale, attraverso un processo di retrofiltrazione di dialisato fresco, vengono rimpiazzati i fluidi persi in eccesso rispetto alla perdita desiderata. La clearance dei soluti è ottenuta in un processo combinato e ottimizzato di convezione e diffusione.

10.6.6
Emofiltrazione ad alto volume di flusso o *High Volume Hemofiltration* (HVHF)

È una metodica del tutto simile alla CVVH, ma con una quota di ultrafiltrazione da 35 mL/Kg/h a 45 mL/Kg/h. È utilizzata per i suoi effetti benefici sull'emodinamica dei pazienti critici, in cui è stata dimostrata una riduzione significativa del bisogno di farmaci vasopressori [4].

10.6.7
Plasmafiltrazione e adsorbimento associati o *Continuous Plasma Filtration Coupled with Adsorption* (CPFA)

Questa tecnica di depurazione utilizza la cartuccia per CPFA combinata con il circuito per emofiltrazione. Il plasma è prima separato dal sangue per mezzo di un plasmafiltro, poi passa attraverso una cartuccia di resina consentendo la selettiva rimozione di citokine. Così rigenerato, il plasma è reinfuso nel circuito principale con ricostituzione del sangue che può essere eventualmente dializzato. Non vi è bisogno di liquido di rimpiazzo. Molti studi stanno evidenziando, in pazienti con shock settico iperdinamico, un effetto emodinamico positivo non raggiungibile con la sola CVVH [5].

10.6.8
Emoperfusione (*hemoperfusion*)

È basata sul passaggio del sangue attraverso una colonna costituita da particelle di carbone attivo o resine polimeriche. La colonna adsorbe le sostanze chimiche indesiderate. La scelta della cartuccia e del tipo di sorbente dipende dalla corporatura del paziente e dal tipo di sostanza da rimuovere. Può essere effettuata usando le normali apparecchiature per CRRT e gli stessi circuiti ematici. Le indicazioni sono l'intossicazione grave da farmaci, l'avvelenamento da altre sostanze, la sepsi. Per i pazienti in shock settico, non rispondenti alle terapie tradizionali, viene utilizzata una colonna extracorporea a base di Toramixina attraverso cui passa il sangue del paziente. In uno studio del 2001 [6] si è combinato il trattamento con Toramixina prima e con la CRRT dopo, per pazienti in shock settico: lo studio ha evidenziato che la Toramixina serve a rimuovere l'attività endotossinica che scatena l'infiammazione mentre la CRRT serve per rimuovere molti tipi di mediatori dell'infiammazione.

10.6.9
Vantaggi e svantaggi dei trattamenti continui

Tra i vantaggi dei trattamenti dialitici continui si possono annoverare:
- migliore stabilità emodinamica che consente di ridurre il postcarico, mantenere il precarico e anche un'adeguata gittata cardiaca;
- preciso controllo del volume ematico immediatamente adattabile ai cambiamenti delle circostanze;
- infusione di grandi quantità di volumi per la somministrazione di farmaci ed emoderivati;
- correzione efficace, lenta e duratura delle alterazioni idroelettrolitiche;
- rimozione lenta e graduale di varie molecole, comprese i mediatori proinfiammatori e le citokine (sepsi);
- tempo di riempimento vascolare inferiore al tempo di deplezione (impedisce drastici cali di pressione arteriosa);
- migliorato supporto nutrizionale (dieta a regime proteico completo);
- mantenimento di un'adeguata perfusione cerebrale e della stabilità della pressione endocranica;
- disponibilità di 24 ore al giorno con un addestramento minimo;
- più precoce recupero della funzione renale.

Gli svantaggi, invece, sono i seguenti:
- tecniche costose, probabilmente quanto l'emodialisi;
- anticoagulazione continua;
- sindrome da *consumo*;
- inadeguata eliminazione di urea e potassio;
- deplezione severa di elettroliti;
- ipotermia;
- immobilizzazione;
- sovraccarico di lattato.

10.7
Accessi venosi centrali

Sono effettuati con particolari cateteri in poliuretano a doppio lume, di calibro più grande rispetto ai normali cateteri (spesso 12 Fr), che consentono all'operatore di garantire alti flussi e portate ematiche adeguate alla CRRT. Hanno una particolare struttura che li suddivide in due rami principali: rosso, che corrisponde al lume arterioso, in cui il sangue è convogliato attraverso una pompa peristaltica dal corpo del paziente alla macchina, e blu, che corrisponde al lume venoso, e rimanda il sangue depurato dalla macchina al paziente. Gli sbocchi dei due lumi sono posti a diversa distanza: il lume arterioso è prossimale, quello venoso è distale. Questo consente di evitare, o quantomeno ridurre, i fenomeni di ricircolo.

Le vene che di norma vengono incannulate sono: la giugulare interna, la succlavia e la femorale. Sono elencate, di seguito, le loro peculiari caratteristiche.

Vena giugulare interna:
- facilmente reperibile;
- basso rischio di stenosi, trombosi e pneumotorace;
- facile compressione in caso di puntura arteriosa;
- nessun pericolo di *pinch-off* (pizzicamento di un tratto del catetere);
- buona sede per la medicazione;
- buona tollerabilità;
- rischio di puntura arteriosa;
- aritmie per stimolazione del filo guida sul nodo del seno.

Vena succlavia:
- facilmente reperibile;
- buona sede per la medicazione;
- buona tollerabilità;
- rischio di puntura arteriosa;
- consigliata solo per incannulazioni a breve termine;
- alto rischio di pneumotorace;
- alto rischio di *pinch-off;*
- emotorace;
- embolia gassosa;
- rischio aumentato di stenosi e trombosi venosa.

Vena femorale:
- facile reperibilità anche nei pazienti in stato di shock;
- assenza di complicanze immediate;
- valida alternativa all'irreperibilità di giugulare e succlavia;
- rischio aumentato di trombosi e di infezioni;
- scarsa tollerabilità da parte del paziente;
- scarsa mobilizzazione del paziente;
- sede di medicazione non ideale.

Le considerazioni che condizionano la scelta di un sito di inserzione sono quindi molte. Uno studio di Parienti e collaboratori ha paragonato il cateterismo femorale a quello giugulare per il trattamento dialitico a breve termine, sulla base del rischio di infezione, ritenuto inferiore per l'accesso giugulare. A differenza dei risultati riportati da altri studi precedentemente pubblicati, questo studio non ha mostrato vantaggi dell'accesso giugulare rispetto al femorale, eccezion fatta per i pazienti con un alto indice di massa corporea [7].

10.7.1
Infezione CVC-correlata

Una complicanza dell'inserzione del catetere venoso centrale (CVC), indipendentemente dalla sede, è l'infezione che, se non individuata in tempo, può dare inizio a un processo settico, possibile causa prima di patologie e poi di insufficienze multiorganiche. La patogenesi può essere attribuibile a:

- migrazione di microrganismi dalla cute al sito di inserzione;
- contaminazione del raccordo del catetere con colonizzazione intraluminale;
- migrazione o contaminazione da altro focolaio di infezione;
- contaminazione di soluzioni infuse per via endovenosa.

I germi più frequentemente implicati in questa tipologia di infezioni sono: stafilococchi coagulasi-negativi, che sono i germi più comuni, batteri gram-negativi, MRSA, enterococchi, funghi. La sede più frequente di infezione è il biofilm che si forma attorno alla superficie del CVC nel sito di inserzione: questo *biofilm* è composto da microcolonie di cellule microbiche, anche di specie diverse, che sono immerse nello *slime* da esse stesse prodotto. Lo *slime* è una matrice esopolisaccaridica capace di mediare le fasi finali della colonizzazione microbica. Il lavaggio delle mani, eseguito prima dell'inserzione del CVC, è estremamente efficace per prevenire le infezioni CVC-correlate ma, se non eseguito ad arte, la presenza di microorganismi negli spazi interdigitali tende a rimanere. Le unghie devono essere corte, ben curate, spazzolate con un antisettico cutaneo per rimuovere ogni traccia di microbi. Il lavaggio delle mani è importante anche se si utilizzano i guanti. I CVC e le loro linee dedicate devono essere maneggiati e applicati con la massima cura indossando vestiario sterile. Bisogna obbligare alla sterilità anche chi assiste. Il sito di inserzione deve essere accuratamente deterso con Povidone iodato (Betadine®), l'antisettico più comunemente usato, ma può essere usata anche Clorexidina gluconato, che riduce notevolmente le infezioni da catetere per via ematica. La gestione del catetere da dialisi è identica a quella di tutti gli altri cateteri venosi centrali [8]. I lumi dei cateteri non utilizzati devono essere eparinati per garantirne la pervietà. La stessa quantità di eparina infusa nei lumi chiusi sarà poi aspirata prima dell'impiego successivo del catetere.

10.8
Prescrizione, impostazione e gestione della CRRT

La prescrizione della tipologia di trattamento si basa sulla patologia del paziente e sulle sue condizioni generali. Ad esempio, si prescriverà una SCUF per un importante sovraccarico idrico mentre si prescriverà una HVHF per una sepsi. In funzione del tipo di trattamento prescelto, il medico indicherà anche i filtri adeguati all'uso e i tipi di sacche (qualora si dovessero impiegare).

Anche l'impostazione del trattamento è di pertinenza del medico che indicherà:
- velocità di sottrazione del sangue (flusso di ultrafiltrazione minimo);
- tipo di liquido di sostituzione;
- quantità di liquidi rimossa (calo orario e totale del peso);
- volume di reinfusato (volume perduto che deve essere rimpiazzato con il liquido di sostituzione);
- infusione anticoagulante (bolo e flusso).

La gestione della pompa sanguigna extracorporea è invece affidata a personale infermieristico adeguatamente addestrato a eseguire le seguenti operazioni:
- montaggio del set monouso per il trattamento (installazione set, posizionamento sacche fluidi, priming);

- sorveglianza della connessione macchina-paziente;
- impostazione controllo e risoluzione degli allarmi-macchina;
- controllo delle pressioni (filtro, accesso, rientro);
- restituzione del sangue rimasto nel circuito a fine procedura (macchina/manuale);
- lavaggio/sostituzione del filtro durante il trattamento;
- disconnessione finale del paziente;
- scarico del set monouso.

10.9
Annotazioni

10.9.1
Liquidi di sostituzione

Sono di diversa composizione: in base al tipo di tampone (bicarbonato, lattato, acetato) e alla maggiore o minore concentrazione di particolari elettroliti. Per i trattamenti continui, la soluzione migliore dal punto di vista pratico è l'utilizzo di miscele preconfezionate, con i componenti separati nella stessa sacca che vengono poi miscelati al momento dell'utilizzo. In questo caso, se il paziente richiede il reintegro di un particolare elettrolita e la ditta fornitrice delle sacche non dispone di quella particolare miscela, il reintegro può essere effettuato nelle sacche in modo sterile tramite siringa.

10.9.2
Anticoagulazione

L'anticoagulazione è necessaria per l'efficace funzionamento della CRRT, ma questa necessità può anche rappresentare una sfida, poiché molti pazienti critici con sepsi e infiammazione sono ad alto rischio sia di sanguinamento che di coagulazione. Senza anticoagulazione, la sopravvivenza dei filtri e dei circuiti CRRT è diminuita e la terapia diventa meno utile. L'eparina è, al momento, l'anticoagulante più comunemente usato nel mondo per le metodiche di sostituzione renale. È largamente disponibile e può essere facilmente monitorata, ma gli svantaggi includono il rischio di emorragie, la resistenza all'eparina e la HIT (Heparin-induced thrombocytopenia). A causa dei potenziali effetti collaterali dell'eparina, sono stati studiati metodi alternativi di anticoagulazione, inclusi eparina/protamina regionali, eparine a basso peso molecolare, eparinoidi, antagonisti della trombina (irudina e argatroban), citrato regionale e agenti inibitori delle piastrine (prostacicline e nafamostat). Ognuna di queste tecniche presenta vantaggi e svantaggi e l'anticoagulazione dovrebbe essere adattata alle caratteristiche del paziente e all'esperienza del reparto. Uno dei metodi alternativi, l'anticoagulazione con citrato, sta ottenendo più ampio consenso con lo sviluppo di protocolli più semplici e sicuri [9]. Gli obiettivi della terapia sono quelli di ottenere il massimo effetto anticoagulante all'interno del filtro con il minimo rischio sistemico di un'emorragia.

Possibili problemi durante la scoagulazione sono:
a) aumento del rischio di sanguinamento, se prolungata o eccessiva;
b) diminuita efficienza o coagulazione del filtro e/o del circuito se insufficiente.

Tecniche in uso per l'anticoagulazione durante CRRT sono:

- *Eparinizzazione sistemica* (ogni macchina prevede l'allocazione per la siringa con anticoagulante sul versante arterioso del circuito). Il dosaggio si sceglie sulla base dell'INR (*International Normalised Ratio*) e il grado di coagulazione si valuta tramite l'ACT (tempo di coagulazione attivato). Pur essendo il più versatile, il suo utilizzo può provocare gravi trombocitopenie. La tecnica di uso comune per l'impiego dell'eparina nelle CRRT è: *Eparina nel liquido di lavaggio* (1-5 UI/ml circa 5000 UI in 2 lt di fisiologica), *"Bolo" iniziale* - 10-30 UI/kg circa 2000 UI nella linea arteriosa - *Infusione continua* -5-15 UI/kg · ora circa 500 UI/ora.

- *Eparine a basso peso molecolare.* Possono, seppure in misura minore, provocare anch'esse trombocitopenie.

- *Eparinizzazione regionale.* L'eparina viene infusa sulla linea arteriosa antagonizzata dall'infusione di solfato di protamina sulla linea venosa. Riduce la coagulazione del filtro e la possibilità di emorragie nel paziente, ma può provocare piastrinopenia e ipotensione arteriosa da protamina.

- *Scoagulazione regionale con citrato.* Si somministra citrato nella linea arteriosa del circuito e si rimpiazza il calcio, chelato dal citrato, mediante infusione endovenosa separata. Necessita di uno stretto monitoraggio dei valori di calcemia e può provocare alcalosi metabolica a causa dell'accumulo di bicarbonato prodotto dalla metabolizzazione del citrato.

- *Prostacicline.* Non determinano emorragia perché la loro azione altera i processi coagulativi inibendo l'aggregazione piastrinica, tuttavia, a parte gli alti costi, questi farmaci possono interferire con la già possibile precaria emodinamica del paziente critico per l'ipotensione farmaco-indotta.

Non esistono attualmente delle evidenze scientifiche che ci permettano di qualificare un tipo di anticoagulazione come migliore rispetto a un altro, pertanto è conveniente effettuare una stratificazione del rischio di emorragia per scegliere la migliore anticoagulazione per il caso clinico da trattare con CRRT. In uno studio di Davies e Leslie si sono indagate sia tutte le varie metodiche di cui si è appena discusso sia l'opzione di nessun uso dell'anticoagulante: le conclusioni a cui sono giunti sono state che nessun approccio all'anticoagulazione è migliore dell'eparina non frazionata in fatto di vita media del circuito, costi, facilità di gestione e di antagonizzazione [10].

10.9.3
Filtro

La vita media del filtro, oltre che con l'eparina in infusione all'interno del circuito, può essere allungata:
- eseguendo un accurato priming del filtro con soluzione eparinata;
- mantenendo elevati flussi ematici per tutta la durata del trattamento;
- ricorrendo alla tecnica della prediluizione;
- con il lavaggio intermittente del filtro.

10.10
Complicanze dei trattamenti continui

10.10.1
Complicanze tecniche

Sono quelle che si verificano con l'uso del catetere, della macchina, del circuito o del filtro; il tipo di problema e la sua frequenza di insorgenza sono funzionali alla tecnica di CRRT scelta, all'esperienza del gruppo che la gestisce e al tipo di materiali utilizzati. Di seguito, elenchiamo le principali complicanze e alcune delle soluzioni che possono essere adottate:

1. *Dislocazione del catetere*. Evitare il trazionamento, valutare se i punti di sutura possano alterarne il decorso, valutare con Rx.
2. *Coagulazione del circuito*. Sorvegliare il livello dei gocciolatoi, valutare l'efficacia dell'anticoagulazione, aumentare l'anticoagulazione, misurare l'ACT o l'INR, mettere il sistema CRRT in prediluizione.
3. *Riduzione o perdita di efficienza depurativa del filtro*. Sostituire il filtro, aumentare la portata ematica, eseguire calcolo e valutazione di efficacia della pressione transmembrana.
4. *Alterato funzionamento dell'accesso vascolare, flusso ematico insufficiente dell'accesso venoso*. Valutazione della pervietà del catetere, inversione della funzione delle linee (il catetere arterioso diventa venoso e viceversa).
5. *Piegamenti e inginocchiamenti del catetere o del circuito, rottura o accidentale disconnessione delle linee vascolari dal circuito*. Mettere estrema attenzione nel montaggio delle linee del circuito, valutare l'integrità del circuito, limitare la durata dei trattamenti al periodo indicato dalla casa produttrice.
6. *Embolia gassosa*. Porre estrema attenzione nell'eseguire il priming (riempimento delle linee del circuito con il liquido di sostituzione), attivare gli allarmi del sensore delle bolle d'aria, monitorizzazione della camera di gocciolamento.
7. *Errore nel bilancio dei fluidi*.

10.10.2
Complicanze cliniche

Queste complicanze coinvolgono il paziente sottoposto a CRRT e in particolare si possono identificare:

1. *Ematomi e sanguinamenti dell'accesso vascolare*. Ridurre i dosaggi di anticoagulante, valutare l'assetto coagulativo del paziente, trovare alternative all'eparinizzazione sistemica.
2. *Trombosi*. Valutazione clinica, misurazione della pressione venosa centrale, rilevazione di anomalie pressorie nel circuito.
3. *Infezione e sepsi*. Controllare il sito di inserzione del CVC, sostituzione del CVC con intervalli stretti di frequenza.
4. *Piastrinopenia*. Utilizzare metodiche alternative alle eparine per l'anticoagulazione.

5. *Ipotermia*. Riscaldare il liquido di sostituzione, impostare la macchina per CRRT a 36-37 °C.
6. *Ipotensione, aritmie, squilibri elettrolitici*. Impostare e regolare la pompa sangue, ridurre o eliminare la sottrazione di volume, utilizzare il liquido di sostituzione, monitorare gli elettroliti, monitorare l'ECG, correggere gli squilibri.
7. *Embolia gassosa*.

10.11
Fine del trattamento di depurazione extrarenale

I trattamenti continui di depurazione extrarenale, per definizione, richiedono di essere effettuati per un periodo piuttosto lungo: in area critica si parla di giorni. La necessità di eliminare le medie molecole con una macchina che agisce lentamente, a causa dei bassi flussi di impostazione, necessita a priori di tempi più lunghi. La fine del trattamento, invece, è determinata dall'evoluzione migliorativa dello stato critico del paziente o dal ripristino, parziale o completo, dell'attività emuntoria renale. Accade però che i trattamenti possano essere sospesi per altre motivazioni e per tempi più o meno lunghi: è il caso degli inconvenienti tecnici prima esposti e dell'esigenza di dover eseguire esami diagnostici fuori reparto. Un trattamento che riesca a essere eseguito per il tempo necessario, senza complicazioni, permette:
- *Al paziente*, la continuità della stabilità emodinamica e il mantenimento ottimale dell'equilibrio idroelettrolitico.
- *Al reparto*, un notevole risparmio sui costi di gestione in termini di circuiti, filtri e sacche di soluzione.
- *Agli infermieri*, di ridurre il carico di lavoro, perché ogni interruzione comporta la riorganizzazione di un nuovo sistema CRRT.

10.12
Conclusioni

La gestione infermieristica dei sistemi di sostituzione renale richiede competenze specifiche acquisite sia tramite formazione e aggiornamento continuo sia tramite l'esperienza sul campo. Il carico di lavoro è, inoltre, aumentato notevolmente perché l'infermiere che gestisce il trattamento, oltre alla gestione intensiva del paziente, deve preparare il circuito extracorporeo, controllarne e mantenerne il funzionamento ottimale con il carico e lo scarico delle sacche di infusato e di ultrafiltrato, controllare lo stato di funzionalità di filtro e i bilanci idrici privi della quantità delle soluzioni utilizzate per gli eventuali lavaggi del circuito. Accade frequentemente che vi sia, quindi, un sovraccarico di incombenze che l'infermiere non riesce ad assolvere nel tempo dovuto: questo potrebbe comportare ritardi nel ripristino dei livelli dei gocciolatori, nella sostituzione della siringa di anticoagulante, nella sostituzione delle sacche o, ancora peggio, l'impossibilità di eliminare l'aria dal circuito, di correggere immediatamente occlusioni o riduzioni delle portate e dei flussi che bloccano la pompa sangue e determinano la coagulazione del circuito. Tutto ciò comporta una sospensione del trattamento.

Bibliografia

1. Fuiano G, Memoli B, Cioffi M et al (2004) Linee Guida sulla Dialisi. Il trattamento sostitutivo della Insufficienza Renale Acuta nel paziente critico. Giornale Italiano di Nefrologia 28:S1-S10
2. Ympa Y, Sakr Y, Reinhart K, Vincent J (2005) Has mortality from acute renal failure decreased? A systematic review of the literature. The American Journal of Medicine 118(8):827-832
3. Chacko J (2008) Renal Replacement Therapy in the Intensive Care Unit. Indian J Crit Care Med 12(4):174-180
4. Ronco C, Bellomo R, Homel P et al (2000) Effects of different doses in continuous venovenous hemofiltration on outcomes of acute renal failure: a prospective randomized trial. Lancet 355:26-30
5. Ronco C, Brendolan A, Lonnemann G et al (2002) A pilot study of coupled plasma filtration with adsorption in septic shock. Crit Care Med 30(6):1250-1255
6. Kunitomo T, Shoji H (2001) Endotoxin Removal by Toraymyxin. In: Ronco C., Bellomo R, La Greca G (eds) Blood Purification in Intensive Care. Contrib Nephrol. Karger, Basel, 2001, pp 415-420
7. Parienti JJ, Thirion M, Mégarbane B et al (2008) Cateterismo femorale versus giugulare e rischio di eventi ospedalieri in pazienti adulti che richiedono trattamento sostitutivo renale acuto. JAMA 299(20):2413-2422
8. Guideline for Hand Hygiene in Health-Care Settings. Morbidity and Mortality Weekly Report (2002) 51:1-45
9. Tolwani AJ, Wille KM (2009) Anticoagulation for continuous renal replacement therapy. Semin Dial 22(2):141-145
10. Davies H, Leslie G (2007) Anticoagulation in CRRT: agents and strategies in Australian ICUs. Aust Crit Care 20(1):15-26

Toilette delle prime vie aeree

11

M. Bonaccorsi

11.1
Introduzione

La pulizia del cavo orale in Unità di Terapia Intensiva (UTI) rappresenta un momento del *nursing* di fondamentale importanza sia perché la maggior parte dei pazienti ricoverati in UTI non è in grado di provvedervi autonomamente, sia perché i pazienti intubati e sedati presentano alterazioni dei meccanismi fisiologici quali l'idratazione, la salivazione, la masticazione e la capacità di compiere movimenti della lingua necessari a mantenere il cavo orale integro. La mancanza di un'accurata igiene orale è causa di deposizione di placca, di sviluppo di lesioni agli angoli della bocca e di gravi irritazioni della mucosa con alterazioni a carico del pH, predisponendo allo sviluppo d'infezioni locali di natura batterica, virale o fungina, che possono dar luogo anche a ripercussioni sistemiche.

Una causa di notevole morbilità e mortalità fra pazienti in UTI sono, infatti, le infezioni nosocomiali e la polmonite acquisita dal ventilatore (VAP); in Canada, ad esempio, la polmonite nosocomiale è al secondo posto tra le infezioni acquisite in ospedale [1] e la polmonite da aspirazione, cioè da inalazione di contenuti orofaringei o gastrici nel tratto respiratorio, è una delle principali cause di morbilità e mortalità fra pazienti intubati e ventilati [2]: se l'orofaringe viene colonizzato da batteri gram-negativi, e ciò può avvenire entro 48 ore dal ricovero, questi possono essere aspirati e determinare gravi forme di polmonite [3]. La placca batterica avrebbe un ruolo significativo nell'insorgenza di infezioni e quindi la decontaminazione antisettica di denti e gengive determinerebbe un calo significativo della colonizzazione orofaringea da patogeni aerobi nei pazienti ventilati [4]. Il paziente in UTI, inoltre, presenta altri rilevanti fattori di rischio a contrarre infezioni legati alla condizione di immunodepressione, al collegamento tramite protesi respiratorie a fonti continue di ossigeno, all'uso di farmaci quali antibiotici, antistaminici e steroidi che determinano ad esempio carenza di vitamina B e Fe. Un altro aspetto rilevante è la frequente presenza di protesi

M. Bonaccorsi (✉)
Dipartimento Emergenza, Rianimazione "Antonella Caruso", Ospedale Garibaldi, Catania

Il neuroleso grave. Sergio Pintaudi, Lucia Rizzato (a cura di)
© Springer-Verlag Italia 2010

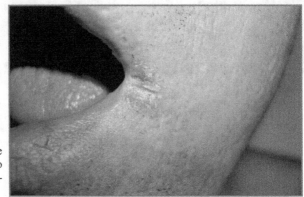

Fig. 11.1 Cheliti. Per la gentile concessione del Dr. Antonio Del Sorbo, dermatologo, Salerno

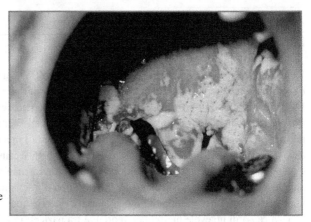

Fig. 11.2 Candidosi. Immagine di dominio pubblico

tracheale (tubo rino-oro-tracheale o cannula tracheostomica), sondini naso-gastrici, cannula faringea di Guedel, possibili cause di lesioni da decubito e di accumulo di abbondanti secrezioni [5]. Tra le patologie correlate a inadeguata toilette del cavo orale che si riscontrano in UTI si annoverano sia processi infiammatori che infettivi:

- *Cheliti* (Fig. 11.1). Sono processi infiammatori più o meno impegnativi a carico delle labbra, secondari a molteplici cause di natura infiammatoria, infettiva, allergica, traumatica, neoplastica, ecc., che possono insorgere primitivamente nella zona del vermiglione, oppure essere secondari a un'infiammazione della cute periorale o più raramente della mucosa orale, interessando le labbra in toto o solo in parte. Il labbro si presenta tumefatto, infiltrato, con vescicole o eventuali ulcerazioni.
- *Candidosi* (Fig. 11.2). Sono infezioni causate da funghi del genere Candida, di cui *Candida Albicans* è il più comune. Tale micete è clinicamente responsabile di micosi sistemiche e localizzate, tra cui il Mughetto (manifestazione clinica della Candidosi orale). La malattia inizia con un arrossamento diffuso della mucosa che diviene liscia, brillante e dolente; dopo alcuni giorni compaiono delle formazioni biancastre, aderenti al fondo eritematoso, con aspetto di *latte cagliato*, facilmente asportabili con una garza.

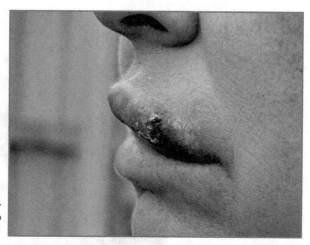

Fig. 11.3 Herpes Simplex labiale. Immagine di dominio pubblico

- *Herpes Simplex labiale* (Fig. 11.3). È un infezione cutanea recidivante causata dal virus Herpes simplex, che di norma interessa la cute facciale (labbra, narici) ma, meno frequentemente, può localizzarsi sulla mucosa nasale (in particolare sulla parte esterna o interna delle narici), sulle guance o sul palato. La lesione è generalmente unica, sotto forma di una chiazza eritemato-edematosa di modeste dimensioni, che in breve tempo si ricopre di vescicole tese, emisferiche, del diametro di 2-3 millimetri, spesso dolorose, raccolte a grappolo e ripiene di liquido inizialmente limpido, che poi si fa torbido. Una volta terminato il processo infiammatorio, le vescicole si rompono con evoluzione in croste giallastre che scompaiono nel giro di 7-10 giorni, anche senza alcun trattamento.
- *Aftosi* (Fig. 11.4). È una patologia a eziologia ignota a carico della mucosa orale caratterizzata dalla presenza di *afte*, chiazze biancastre staccabili con margini arrossati, dolorose, generalmente di piccole dimensioni, superficiali, localizzate alla lingua, alle guance, al pavimento della bocca. Si riscontra maggiormente in soggetti debilitati, dopo antibiotico-terapia, nei diabetici, nei portatori di protesi [6].

Tutte le infezioni correlate alla cattiva igiene del cavo orale si contraddistinguono, solitamente, per un corredo sintomatologico eterogeneo caratterizzato da dolore urente, irritazioni cutanee e delle mucose, odinofagia (deglutizione dolorosa), tumefazioni linfonodali regionali, alterazioni macroscopiche a carico della mucosa orale, croste e screpolature a carico della cute. Il trattamento delle lesioni si basa sul rispetto delle norme per l'igiene orale; sull'uso topico di disinfettanti, anestetici e corticosteroidi; sulla terapia farmacologica (antibiotica, antimicotica, antivirale). Nell'esecuzione della toilette del cavo orale si avrà cura, inoltre, di eliminare eventuali residui di sangue con l'utilizzo di acqua o soluzione fisiologica, procedendo poi ad appropriata medicazione (nell'approccio al paziente con trauma facciale).

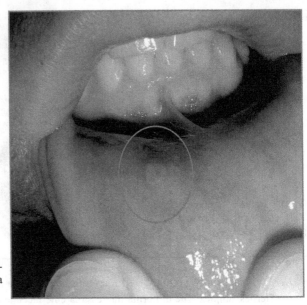

Fig. 11.4 Aftosi. Immagine riprodotta con licenza libera
GNU

11.2
Procedure per la corretta toilette del cavo orale

Le operazioni da svolgere, nella pratica clinica infermieristica, hanno l'obiettivo di mantenere una mucosa orale pulita e umida e l'assenza di lesioni da decubito. Una corretta
toilette del cavo orale non può prescindere dall'utilizzo di *devices* dedicati:
- piano di appoggio;
- dispositivi di protezione individuale (DPI) (cuffie, guanti, mascherine, occhiali);
- sondini di aspirazione e kit monouso;
- clorexidina: soluzione, che non va diluita, dotata di un'attività igienizzante e antibat-
  terica e di un'azione preventiva e disgregante sulla placca;
- soluzione sodio-bicarbonato: indicata in presenza di croste e tessuti devitalizzati e con
  proprietà di ridurre il ph acido della saliva;
- soluzione clorurata: indicata nelle stomatiti;
- colluttori: soluzioni medicamentose utilizzate per disinfettare e curare il faringe mediante pennellature o sciacqui. Si distinguono in: rinfrescanti, batteriostatici e anti-
  fungini;
- garze, siringhe, pila per ispezionare il cavo orale, abbassalingua.

Per la corretta esecuzione della toilette del cavo orale sarebbe auspicabile l'elaborazione di protocolli che facilitino lo svolgimento delle operazioni in modo pratico e corretto e si basino sull'esecuzione di protocolli condivisi e validati [6, 7] (Tabella 11.1).

Tabella 11.1 Esempio di protocollo per la pulizia del cavo orale

Tecnica	Razionale
Lavaggio delle mani	Prevenire le infezioni crociate
Indossare i D.P.I.	Proteggere l'operatore
Mettere il paziente in posizione supina o semiortopnoica	Agevolare l'esecuzione della manovra
Procedere a un'eventuale sedazione	Valutare l'apertura della cavità orale
Ispezionare il cavo orale con l'uso dell'abbassalingua e della pila	Osservare e rilevare lo stato della mucosa orale
Controllare la pressione della cuffia del tubo endotracheale o della cannula tracheostomica	Prevenire eventuale inalazione delle soluzioni usate per la pulizia del cavo orale
Aspirare con cura le secrezioni utilizzando un sondino di aspirazione	Evitare il rischio di *ab-ingestis*
Pulire gengive, denti, palato e lingua con tampone e soluzione di Sodio-Bicarbonato	Rimuovere le secrezioni e la patina
Sostituire il tampone con lo spazzolino	Evitare di riportare la carica microbica nelle zone appena pulite
Pulire gengive, denti, palato e lingua con tampone e soluzione di Clorexidina allo 0,2%	Azione antisettica e antiplacca
Somministrare eventuali terapie locali	Curare condizioni patologiche
Riposizionare il paziente	
Eliminare il materiale utilizzato negli appositi contenitori per i rifiuti	Protezione dell'operatore
Rimuovere i guanti e riordinare il materiale	Protezione dell'operatore
Lavaggio delle mani	Prevenire le infezioni crociate

La pulizia del cavo orale, dovrà essere sempre eseguita rispettando le regole basilari dell'asepsi per prevenire i rischi di trasmissione d'infezione per il paziente e per l'operatore. Da rimarcare, l'importanza del lavaggio delle mani, prima e dopo il contatto con ogni paziente, che, come documentato dalla letteratura internazionale, rappresenta da solo il mezzo più importante ed efficace per prevenire la trasmissione delle infezioni, allontanando lo sporco e la maggior parte della flora transitoria della cute.

Appare opportuno ricordare che la rivalutazione della toilette del cavo orale, con la rimozione delle secrezioni orofaringee, dovrà essere eseguita prima di riposizionare il tubo o sgonfiare la cuffia della cannula endotracheale, per evitare aspirazione di frammenti, residui di sangue e soprattutto microrganismi. Sarà infine di grande ausilio per il personale infermieristico la stesura di linee-guida interne al reparto o flowchart che, in semplici passaggi, possano riassumere gli interventi adeguati alle condizioni cliniche da trattare (Fig. 11.5).

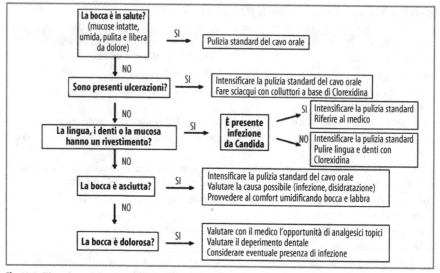

Fig. 11.5 Flowchart dei provvedimenti da adottare sulla base delle condizioni cliniche del cavo orale

11.3
Conclusioni

Numerosi studi hanno documentato l'importanza clinica dell'igiene orale nei pazienti critici ricoverati nei reparti di rianimazione. La gestione di una corretta toilette del cavo orale deve essere applicata dall'infermiere di area critica quale prassi ordinaria a garanzia dell'igiene dell'assistito. L'utilizzo di protocolli definiti facilita l'esecuzione delle manovre di *nursing* e consente il raggiungimento di un ottimale standard assistenziale.

Bibliografia

1. Lux J (2007) Review of the oral disease-systemic disease link. Part 11: pre-term low birth weight babies, respiratory disease. Canadian Journal of Dental Hygiene 41(1):8-19
2. Sumi Y, Nakamura Y, Nagaosa S et al (2001) Attitudes to oral care among caregivers in Japanese nursing homes. Gerodontology 18:2-6
3. Munro C, Grap MS, Jablonski R et al (2004) Oral health measurement in nursing research: state of the science. American Journal of Critical Care 13(1)25-33
4. Fourrier F, Dubois D, Pronnier P et al (2005) Effect of gingival and dental plaque decontamination on nosocomial infections acquired in the intensive care unit: A double-blind placebo-controlled multi centre study. Critical Care Medicine 33(8):1728-1735
5. De Paoli G, Di Giulio P (2000) La valutazione della stomatite e dei problemi del cavo orale e della loro gestione nelle terapie intensive. Atti Congresso Nazionale ANIARTI 2000, Genova. http://www.aniarti.it/oldsite/atti2000/2-3.htm. Accessed 12/07/09

6. Pettenello L, Polese S, Segalina S et al (2005) Igiene del cavo orale in utenti intubati o tracheostomizzati http//ulss16.padova.it/interass/docs/linee/infezioni_cavo_orale/procedura_operativ_igiene. Accessed 16/07/2009
7. Giraudi A (1994) Il trattamento dei problemi del cavo orale: una revisione della letteratura. Rivista dell'infermiere 13(1):26-31

Letture consigliate

Craven RF, Hirnle CJ (2007) Principi fondamentali dell'assistenza infermieristica. Ambrosiana, Milano
Sasso L, Convento CM, Gagliano C (2007) Scienze infermieristiche generali e cliniche. McGraw-Hill, Milano

A. Grasso, S. Giuffrida, M.G. Zappalà

La broncoaspirazione è una procedura semplice, ma richiede personale esperto, che esegua le manovre necessarie nei tempi giusti, con la massima delicatezza e nel rispetto delle elementari norme dell'asepsi, per minimizzare il rischio di trasmissione di infezioni sia per il paziente che per l'operatore. Indicatori clinici per la broncoaspirazione sono: la respirazione rumorosa, la riduzione della SpO_2, l'aumento o diminuzione della frequenza cardiaca, della frequenza respiratoria e della pressione arteriosa. Ponendo una mano sul torace è possibile sentire fremiti respiratori e auscultando i campi polmonari con l'utilizzo di un fonendoscopio, si avrà una certezza maggiore [1].

L'obiettivo principale della broncoaspirazione è il mantenimento della pervietà delle vie aeree e della protesi respiratoria (tubo tracheale o cannula tracheostomica) tramite l'aspirazione delle secrezioni grazie all'ausilio di un sondino collegato a una sorgente aspirante.

In quest'ottica, nei pazienti sottoposti a ventilazione meccanica assistita (VAM), un importante ruolo è rivestito dall'umidificazione continua dell'aria insufflata attraverso appositi presidi collegati direttamente ai ventilatori meccanici. Infatti, una buona umidificazione previene la formazione di secrezioni dense che, se non broncoaspirate correttamente, possono occludere il tubo tracheale o la cannula creando un'ostruzione delle vie aeree che, se critica, può addirittura impedire al paziente di respirare. Ricordiamo, inoltre, che attraverso il tubo tracheale o la cannula tracheostomica vengono by-passate le prime vie aeree che sono quelle deputate al riscaldamento e all'umidificazione dell'aria prima dell'immissione nei polmoni [2].

12.1
Sistema a circuito chiuso

Il sistema a circuito chiuso permette di eseguire la broncoaspirazione senza deconnettere il paziente dal ventilatore meccanico, quindi senza interrompere la ventilazione assistita.

A. Grasso (✉)
Dipartimento Emergenza, Rianimazione "Antonella Caruso", Ospedale Garibaldi, Catania

Questo sistema è costituito da:

- valvola di controllo di aspirazione dotata di un pulsante bianco, che permette al circuito di aspirare;
- raccordo a L girevole, da cui può facilmente essere impugnato il circuito per eseguire la manovra;
- valvola sigillante, che assicura il sistema chiuso non impedendo alle secrezioni, ai fluidi e all'aria di passare attraverso la guaina trasparente;
- catetere centimetrato, che permette di misurare la profondità da cui sono aspirate le secrezioni; esso è avvolto da una guaina trasparente che permette di verificare la quantità e la qualità delle secrezioni;
- via di lavaggio con valvola di non ritorno, che impedisce ai fluidi inseriti, dopo aver eseguito instillazioni di soluzioni o lavaggi, di tornare indietro [3].

Questo genere di broncoaspirazione comporta dei vantaggi come la non interruzione della ventilazione meccanica, la riduzione dell'inquinamento ambientale, con minore possibilità di contaminazione per l'operatore, e la prevenzione della trasmissione di infezioni al paziente attraverso le mani dell'operatore e l'ambiente; infatti, non scollegando il paziente dal ventilatore, si riduce il rilascio di particelle di aerosol e di secrezioni e si rende improbabile l'ingresso di agenti infettivi nelle vie aeree del paziente.

Un aspetto importante, legato invece alla non interruzione della VAM, è la costante somministrazione, durante la manovra di broncoaspirazione, del supporto ventilatorio e in particolare della PEEP (pressione positiva di fine espirazione) e dell'ossigeno, che garantisce un tempestivo ritorno dei parametri vitali (SpO$_2$, pressione arteriosa, frequenza cardiaca, ecc.), normalmente alterati da tale manovra, alla situazione iniziale. Un altro vantaggio, non meno importante è che il circuito chiuso, già collegato al paziente, comporta maggiore celerità della procedura in emergenza, poiché un solo operatore è in grado di eseguirla in maniera efficace [2, 3].

12.2
Procedura per la broncoaspirazione

Come si è detto, la broncoaspirazione deve essere eseguita solo quando si riscontra una reale necessità ed è stata compiuta un'accurata valutazione del paziente; inoltre, è spesso opportuno stabilire insieme al medico la necessità di somministrare dei farmaci per ottimizzare la procedura e renderla più sicura, evitando che alcuni parametri vitali subiscano variazioni pericolose.

La broncoaspirazione deve essere sempre preceduta da un'iperossigenazione del paziente con O$_2$ al 100% per 180 sec (nella maggior parte dei ventilatori meccanici questo può essere fatto con l'ausilio del tasto O$_2$-suction). Successivamente, si verifica se l'aspirazione è funzionante e si connette il paziente al sistema a circuito chiuso (aspirazione 0,3-0,4 bar), si apre la valvola di aspirazione, si impugna il sistema dal raccordo a L, si inserisce il catetere di aspirazione di 10-12 cm nel tubo e, se prevista, si esegue una broncoinstillazione. In seguito si inserisce delicatamente la rimanente parte del catetere nel tubo e si aspira, ritraendo lentamente, in maniera lineare, e valutando anche l'aspetto e la quantità delle secrezioni eliminate (la procedura deve durare circa 15 sec). Il paziente deve essere incoraggiato a tossire, se in grado. Se necessario bisogna ripetere tutta la manovra, lasciando però il tempo al paziente (qualche minuto) per ossigenarsi. Infine si ritrae completamente la punta del catetere dal tubo e si esegue il lavaggio del catetere utilizzando 5-10 ml di soluzione salina a seconda della quantità di secrezioni (importante per mantenere il catetere pulito), iniettandola dalla via di lavaggio e aspirando contemporaneamente. A questo punto si scollega il sistema di aspirazione [3].

12.3
Traumi indotti dall'aspirazione

La broncoaspirazione è una procedura invasiva e come tale è potenzialmente dannosa. I pazienti soggetti ad aspirazioni frequenti sono a rischio di lesioni della mucosa tracheale, per cui è molto importante valutare la reale necessità della manovra evitando procedure inutili e dannose, spesso eseguite in routine. I traumi indotti dall'aspirazione possono essere imputati a due cause principali:
- traumi indotti dall'azione meccanica del sondino, che possono causare delle lesioni anche profonde che tendono a sanguinare (ci accorgeremo che, broncoaspirando, aspireremo secrezioni con tracce di sangue);
- traumi indotti dall'aspirazione prolungata (più di 15 sec). La zona interessata andrà incontro ad ipossie che, se prolungate nel tempo, possono degenerare in zone necrotiche (visibili con la broncoscopia) [1, 5].

12.4
Raccomandazioni

Come conclusione di questa breve esposizione sulla broncoaspirazione vogliamo fornire alcune semplici, ma importanti raccomandazioni:
- è necessaria un'accurata osservazione del paziente durante e dopo la procedura;
- assicurarsi che il paziente sia bene idratato: è la soluzione migliore per mantenere le secrezioni più fluide;
- evitare di instillare prima di broncoaspirare per evitare che le secrezioni scendano a livelli più bassi;
- l'iperossigenazione prima dell'aspirazione può ridurre il rischio di ipossiemie post-aspirazione;
- il diametro del sondino non deve superare la metà del diametro interno della via respiratoria artificiale per evitare pressioni negative maggiori nelle vie respiratorie e conseguentemente la caduta della PaO_2;
- la durata dell'aspirazione deve essere inferiore a 15 secondi;
- evitare di eseguire più di due broncoaspirazioni consecutive;
- tra una broncoaspirazione e l'altra attendere almeno due minuti [5].

Bibliografia

1. L'Aspirazione Tracheo-Bronchiale 1° Servizio d'Anestesia e Rianimazione G.Bozza, Az. Osp. Niguarda Cà Granda. http://www.fisionline.org/17Resp/7respAD.html. Accesso 20 dicembre 2008
2. Gori S, Salvini S, Sinatti D et al (1998) Le tracheostomie. Atti del congresso nazionale ANIAR-TI 1998. Napoli http://www.aniarti.it/oldsite/atti1998/3-2.htm. Accessed 10/07/09
3. Medival®. Presentazione Trach-care®. Descrizione fornita dal produttore in ppt
4. Sorensen KC, Luckmann J (1981) Nursing di Base. Ed Ambrosiana, Milano
5. La broncoaspirazione nel paziente tracheostomizzato. Direzione del servizio infermieristico e tecnico. Centro studi Evidence Based Nursing. http://www.evidencebasednursing.it/revisioni/SI2.pdf. Accesso 9 Dicembre 2008

La prevenzione delle lesioni da pressione

M.R. Gazziano

La gestione del paziente neuroleso rappresenta, nell'assistenza infermieristica, un momento di grande attribuzione di responsabilità all'interno di un percorso ben definito che ha come obiettivo immediato la stabilizzazione del paziente per poi continuare con la ricerca del mantenimento della funzionalità di tutti gli organi, compreso l'apparato tegumentario. La complessità del quadro patologico che caratterizza il percorso assistenziale di tutti i pazienti di rianimazione in generale, e del paziente neuroleso grave in particolare, spesso è reso più grave dalla formazione di lesioni da pressione. Per superficialità o perché ci si concentra sulla patologia principale del paziente, infatti non si da il giusto peso a questa patologia aggiunta che si rivela invece causa di enormi disagi.

È indispensabile quindi che l'operatore sanitario si ponga queste domande:

Perché occuparsi delle lesioni da pressione? Le lesioni da pressione sono l'espressione più significativa delle condizioni generali del paziente e, nell'ottica di una pianificazione assistenziale infermieristica preventiva o terapeutica, è necessario affrontarle come un evento multifattoriale che necessita di un approccio multidisciplinare.

Quando occorre occuparsi delle lesioni da pressione? Da subito, ovvero nel momento in cui si prende in carico il paziente neuroleso. La strategia migliore per evitare che il paziente produca la lesione da pressione è quella basata sulla precoce individuazione degli interventi assistenziali necessari ad evitare, in una condizione già critica, una complicanza così grave e ritenuta giustamente un indicatore di qualità fra i più significativi. Da uno studio realizzato in Italia risulta che, su 13.081 persone ricoverate in 24 strutture ospedaliere, il tasso di prevalenza dei pazienti con lesioni da pressione è del 10,6%, ma il dato più interessante che emerge da questo lavoro è che nel 90,6% dei pazienti che hanno manifestato questa patologia non era stato adottato alcun intervento di prevenzione. Un importante aiuto per governare la fase terapeutica delle lesioni da pressione viene dato agli operatori sanitari, che si trovano a occuparsi di questa patologia "aggiunta", dalle numerose ditte produttrici di medicazioni e ausili. La possibilità di poter gestire con relativa facilità la fase terapeutica, grazie agli innumerevoli presidi presenti sul mercato, aspetto sicuramente positivo per alcuni

M.R. Gazziano (✉)
Dipartimento Emergenza, Rianimazione "Antonella Caruso", Ospedale Garibaldi, Catania

Il neuroleso grave. Sergio Pintaudi, Lucia Rizzato (a cura di)
© Springer-Verlag Italia 2010

versi, potrebbe però indurre a sottovalutare la fase della prevenzione, fase in cui invece bi-
sognerebbe spendere la maggior parte delle risorse, intese come potenzialità assistenziali di
personale e di mezzi. L'aspetto preventivo piuttosto che quello terapeutico diventa per i motivi anzidetti, il tema su cui faremo le nostre riflessioni, ritenendolo sicuramente l'arma vincente per una gestione, professionalmente, economicamente e deontologicamente esatta delle lesioni da pressione.

13.1
Eziopatogenesi

La lesione da pressione nasce dalla confluenza di un insieme di fattori, fra i quali appare
determinante la persistenza di una certa pressione sulla cute per un certo tempo, laddove
il tempo risulta essere la variabile più determinante. I fattori di rischio per l'insorgenza
di tali lesioni nel paziente neuroleso grave sono:
- immobilizzazione;
- alterazione del controllo vaso motorio;
- ridotta o inesistente funzione neurotrofica;
- spasticità o flaccidità della muscolatura;
- incontinenza sfinterica;
- fattori concomitanti intrinseci, legati all'anamnesi patologica del paziente, ed estrinseci,
  quali la sedazione o la specifica patologia acuta (febbre, sudorazione, macerazione,
  disidratazione).

13.2
Stadiazione

Sulla base della classificazione fatta dall'EPUAP [1] e con l'ausilio di alcune immagini, si
può seguire l'evoluzione fisiopatologica di quel processo che viene definito come un danno
cutaneo che inizialmente può interessare il tessuto superficiale, ma che può progredire, fino
ad interessare gli strati più profondi, come le strutture ossee ed articolari, ed evolvere fin
verso la necrosi. È importante ricordare che la lesione che noi vediamo sulla cute è la
manifestazione superficiale di un danno già purtroppo consolidato negli strati più profondi,
che nasce dalle meccaniche pressorie che si sviluppano fra la cute del paziente e un piano
d'appoggio (materasso, lettino operatorio od altro) già dopo pochi minuti.

1° Stadio (Fig. 13.1). La lesione si presenta come un eritema fisso con cute integra, non
reversibile alla digito pressione. In questa fase si ha una dilatazione di compenso dei capillari con una alterazione circolatoria locale e con l'inizio della necrosi delle ghiandole.
Se si rimuove il fattore scatenante, cioè la pressione, il danno può regredire, senza alcun
altro intervento, in 12-24 ore.

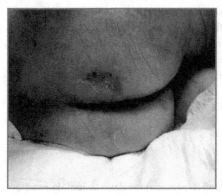

Fig. 13.1 Lesione da decubito, I stadio

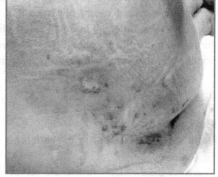

Fig. 13.2 Lesione da decubito, II stadio

2° Stadio (Fig. 13.2). È un eritema persistente con lesione a spessore parziale dell'epidermide e del derma, che si manifesta a volte con vescicole o leggera cavità. Nei vasi si creano aggregati di piastrine con ingorgo di emazie e fuoriuscita di eritrociti dai vasi. Si comincia ad avere la degenerazione delle ghiandole sebacee e la comparsa d'infiltrato. Eliminando la compressione e consentendo la ripresa della perfusione, le alterazioni sono ancora reversibili senza altro intervento terapeutico in una settimana.

3° Stadio (Fig. 13.3). È una ferita a tutto spessore della cute, estesa al sottocutaneo e, a volte, fino al tessuto muscolare. Si possono già presentare delle sottominature. Si osserva una degenerazione dei tessuti con la presenza di siero, con una iniziale presenza di fibrina o di necrosi. La guarigione può avvenire senza alterazioni permanenti, rimuovendo le cause e con un approccio terapeutico appropriato, in 14-30 giorni.

4° Stadio (Fig. 13.4). Si ha l'assenza totale di epidermide, la presenza nel derma di infiltrati e la necrosi delle strutture ghiandolari . I margini dell'ulcera sono irregolari ed il

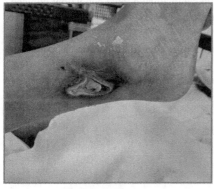

Fig. 13.3 Lesione da decubito, III stadio

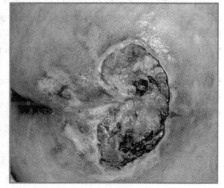

Fig. 13.4 Lesione da decubito, IV stadio

fondo, lucido ed edematoso, può essere, in parte o tutto, ricoperto da fibrina giallastra o necrosi. In presenza di escara, non è possibile fare la stadiazione: per un corretto approccio terapeutico, è indispensabile infatti prima eliminare il tessuto devitalizzato (*debridment* chirurgico, proteolitico o autolitico) e mettere a nudo il letto della lesione, ed infine approntare un programma assistenziale appropriato.

13.3
Piano assistenziale per la prevenzione

Il percorso diagnostico-assistenziale per un piano di prevenzione delle lesioni da pressione passa per:
- l'identificazione dei pazienti a rischio;
- l'igiene e la cura della cute del paziente;
- la nutrizione;
- la mobilizzazione;
- l'uso di presidi e ausili.

Le indicazioni generali più autorevoli per la gestione di queste fasi vengono fornite dalle Linee Guida emanate dall'EPUAP (riprese a loro volta da quelle indicate dal National Pressure Ulcer Advisory Panel - Consensus Conference del 1989) e vengono continuamente aggiornate ed arricchite da nuove teorie, alcune già validate, altre in corso di sperimentazione.

13.3.1
Identificazione e quantificazione del rischio

La valutazione e la conseguente identificazione del rischio di produrre la lesione da pressione va fatta dal personale infermieristico, adeguatamente informato e addestrato, nel momento in cui prende in carico il paziente, e comunque entro le 24 ore dal ricovero, e la sua rivalutazione ogni qualvolta si presenti un cambiamento delle condizioni cliniche. Gli strumenti di cui potersi servire per una corretta identificazione del paziente a rischio sono (Fig. 13.5):
- l'anamnesi patologica remota (diabete, ipertensione, alterazioni immunitarie, malattie vascolari) e prossima;
- l'esame obiettivo accurato di tutta la cute e mirato alle zone a rischio;
- gli esami emato-chimici;
- le scale di valutazione (Scala di Braden).

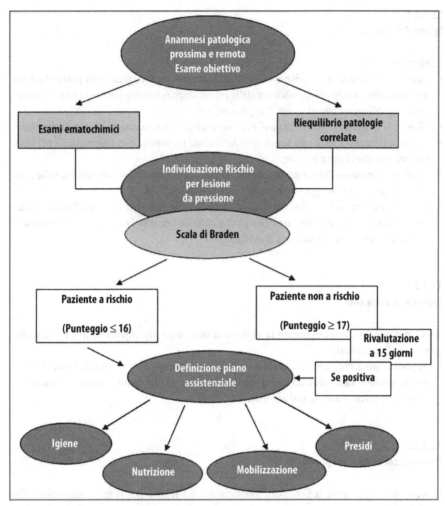

Fig. 13.5 Flowchart piano assistenziale per la prevenzione

13.3.2
Igiene e cura della cute

In un paziente a rischio di lesioni da pressione, le normali attività di nursing e di igiene devono essere integrate con una particolare cura per la protezione della cute, con delle accortezze nella gestione del letto e nell'uso dei vari presidi di monitoraggio.

13.3.2.1
Igiene della persona

L'infermiere deve:
- ispezionare la cute del paziente almeno una volta al giorno, prestando particolare attenzione alle zone in corrispondenza delle prominenze ossee che hanno un impatto maggiore e prolungato con il piano d'appoggio;
- rilevare la presenza di secchezza o di eccessiva umidità, arrossamenti, piccole lacerazioni;
- eseguire il bagno a letto con acqua tiepida, usando un sapone non aggressivo a pH neutro per non disidratare la cute;
- eliminare l'eccesso di acqua tamponando la cute, senza strofinare, soprattutto sulle prominenze ossee e dove già sono presenti arrossamenti;
- non usare detergenti comuni e/o lozioni alcoliche che non rispettino il film idrolipidico della cute, polveri e pomate nelle pliche cutanee per non favorire la macerazione e antisettici senza un'indicazione specifica.

13.3.2.2
Protezione della cute

Serve per mantenere o migliorare la resistenza della cute alle aggressioni esterne e alla pressione. È necessario:
- applicare sulla cute creme idratanti o oli, sulle labbra creme a base di burrocacao o miele rosato e sulle zone con lievi arrossamenti un sottile strato di ossido di zinco;
- non usare talco o deodoranti alcolici.

13.3.2.3
Gestione del letto e dei presidi

Prevede delle raccomandazioni per l'allestimento del letto e per la movimentazione dei presidi. È importante:
- tendere bene le lenzuola per evitare che eventuali pieghe producano danni di pressione;
- non usare coperture pesanti per non esercitare pressione sulle dita dei piedi;
- non frapporre lenzuola o federe fra il paziente e i tessuti antidecubito poiché ne ridurrebbe o annullerebbe le proprietà;
- evitare l'uso di traverse plastificate e di pannoloni;
- fissare i presidi (cateteri, tubi rino-orotracheali, circuiti respiratori), alleggerendone il peso per evitare il decubito, o frapporre delle garze fra la cute e il presidio stesso.

13.3.3
Nutrizione

Di fondamentale importanza, sulla base di specifici studi, si è rivelata l'incidenza di un apporto nutrizionale errato o non bilanciato nella produzione e nell'evoluzione delle piaghe da decubito. La strategia per mantenere una nutrizione ottimale nel paziente a rischio di lesioni da pressione è quella che assicura:

• un supporto nutrizionale, calcolato sulle caratteristiche antropomorfiche e su indici ematici, idoneo a correggere eventuali squilibri dovuti a patologie pregresse o acute;
• l'integrazione con elementi che servano a stimolare o accelerare i processi di rigenerazione tissutale (vitamine C-A-E, zinco, arginina, glutammina);
• la correzione di sintomatologie che siano causa di disidratazione (vomito, diarrea, febbre).

13.3.4
Mobilizzazione

L'immobilità è riconosciuta come il fattore principale e determinante nella comparsa delle lesioni da pressione, per cui, in un'ottica di prevenzione, ridurne i tempi con una mobilizzazione programmata è l'intervento più importante. Il cambio di postura del paziente va effettuato secondo necessità (non oltre le 2 ore) e va segnato su un'apposita griglia. I talloni devono essere tenuti sollevati con un cuscino posto sotto le gambe. La testata del letto deve essere mantenuta, se le condizioni del paziente lo consentono, a 30°. La mobilizzazione riguarda anche i presidi di cui il paziente è portatore: per cui cateteri vescicali, tubi endotracheali, sondini naso-gastrici o quant'altro eserciti una pressione prolungata nel tempo, vanno cambiati di posizione. Quando il paziente viene mobilizzato, è necessario controllare che il peso del corpo sia ridistribuito in modo tale da non creare altre condizioni che possano favorire l'insorgenza delle lesioni.

13.3.5
Uso di presidi e ausili

Un contributo importantissimo è stato dato dalla tecnologia alla gestione del paziente a rischio di lesioni e soprattutto alla gestione del paziente critico che spesso comporta, per la sua patologia, l'immobilità assoluta, come ad esempio nel caso estremo di pazienti con patologia midollare. Nel campo della tecnologia applicata alla prevenzione, di fondamentale importanza si sono rivelati i materassi antidecubito ad aria e a pressione alternata. È un presidio che, in cambio di notevoli benefici per il paziente, richiede un certo costo e delle attenzioni nella sua gestione. Il costo si ammortizza abbastanza facilmente con la riduzione dell'uso di medicazioni avanzate, di giornate di ricovero, di carico di lavoro per gli operatori e si traduce in tali e tanti benefici per l'utente da rappresentare, per l'azienda sanitaria che ne operi la scelta, una dichiarazione di impegno nella ricerca della qualità nel servizio sanitario e sociale erogato. L'operatore sanitario deve curare:

- la gestione del motore per il gonfiaggio del materasso (inserimento di dati come altezza, peso, scelta del ciclo di movimentazione per intervallo e intensità);
- la gestione, intesa come mantenimento dell'integrità e della pulizia, dei componenti il materasso (coprimaterasso, manicotti, cuscini).

I risultati che si traggono dalla nostra personale esperienza, improntata su scelte di interventi di prevenzione piuttosto che terapeutici (tutti i posti letto della struttura sono, infatti, forniti di materasso antidecubito), trovano conferma in vari studi effettuati in altre realtà sanitarie. Sono interessati a tal proposito i risultati uno studio [2] condotto in 11 ospedali in Inghilterra su un campione di 1971 pazienti, di età inferiore ai 55 anni, ricoverati per almeno 7 giorni in condizione di mobilità limitata o in presenza di una preesistente lesione da pressione (2° stadio) o di entrambe. Si evince infatti da questa ricerca condotta su pazienti reclutati e randomizzati verso l'uso di materassi a pressione alternata o di materassi ad aria, entro le 24 ore successive al ricovero che, pur escludendo che tali presidi senza alcun altro intervento siano in grado di evitare la formazione delle lesioni da pressione, l'utilizzo dei materassi ad aria alternata si associa a:
- un tempo maggiore necessario per lo sviluppo delle lesioni con costi minori;
- a benefici clinici in termini di giorni liberi da lesione e quindi, indirettamente, di migliore qualità della vita.

Si tratta di uno studio interessante poiché i risultati evidenziano non solo i benefici che dall'uso di tali presidi derivano al paziente, ma anche il positivo rapporto costo-efficacia, obiettivo quest'ultimo fortemente attuale nell'ottica di una necessaria riduzione dei costi sanitari. Al di là del tipo di scelta assistenziale fatta, legata certamente alla specificità del caso e ai mezzi in dotazione, un'ulteriore responsabilità per l'operatore sanitario è quella identificabile nella tracciabilità della metodologia e dei risultati ottenuti, grazie ad una continua, precisa e dettagliata documentazione scritta di tutti gli interventi effettuati. Tale documentazione, oltre a rappresentare per l'operatore sanitario una maggiore tutela rispetto ai rischi legali, è la prova della conformità del piano di assistenza scelto alle indicazioni delle linee guida, stilate proprio per ridurre la variabilità nelle decisioni cliniche. A tutt'oggi, è proprio il perdurare di questa variabilità nell'applicazione dei protocolli e della difficoltà di raccolta dei dati dalla *periferia* sanitaria a rappresentare una barriera che impedisce di avere un numero maggiore di informazioni utili alla conferma e/o alla revisione di statistiche e protocolli per la gestione delle lesioni da pressione. Questa realtà contrasta con il vivace movimento di interessi che si è sviluppato attorno a questa problematica e che conduce a nuove e affascinanti terapie, come quella basata sui tessuti ingegnerizzati, e ad una presenza sul mercato di molteplici medicazioni, ausili e presidi, nella cui scelta è comunque necessario e saggio muoversi con una certa prudenza, al fine di ottenere un risultato positivo nella cura del paziente con un loro uso appropriato e al fine di evitare inutili sprechi di risorse economiche e umane.

13.4
Conclusione

L'invecchiamento della popolazione e la maggiore incidenza di patologie da traumi, che già caratterizzano lo scenario sanitario attuale ed ancor più lo caratterizzeranno in futuro, impongono a tutti gli operatori della sanità, ciascuno per le proprie competenze, una responsabile presa di coscienza del problema *lesione da pressione* e della sua gestione in modo da:
- attivare precocemente risorse e personale;
- individuare strategie standardizzate per la migliore delle gestioni;
- ottimizzare i mezzi terapeutici a disposizione.

Risulta evidente che gran parte di questo impegno professionale ricade sulla figura dell'infermiere che, con la sua responsabile preparazione, può diventare artefice di un apporto determinante per la prevenzione, la riduzione e/o la soluzione del problema *lesioni da pressione*, problema finora sottostimato, ma in realtà di dimensioni rilevanti e con ripercussioni notevoli in prima battuta sul paziente e infine su tutto il sistema sanitario.

Bibliografia

1. European Pressure Ulcer Advisory Panel (1999) Pressure ulcer prevention guidelines. EPUAP, Oxford
2. Iglesias C, Nixon J, Cranny G (2006) Pressure relieving support surfaces (PRESSURE) trial: cost effectiveness analysis. BMJ 332:1416

Postura e movimentazione

14

F. Balducci

Un neuroleso, nella fase acuta, è tendenzialmente un malato immobile che subisce tutti gli effetti negativi di questa sua immobilità, sia patologica (dovuta alla lesione neurologica che lo affligge), sia farmacologica (neuroprotezione) ed è in questa prospettiva che assume notevole importanza la conoscenza da parte del team infermieristico delle corrette metodiche di postura e movimentazione del malato.

Si dovrebbe innanzitutto partire dal presupposto che un neuroleso grave debba essere preso in carico da un team riabilitativo, che pianificherà un trattamento fin dalle prime ore dall'ingresso in terapia intensiva [1], le cui componenti fisse sono rappresentate da: infermiere, medico di reparto, fisiatra, fisioterapista, terapista occupazionale, psicologo, assistente sociale; mentre sono componenti variabili (team allargato), da considerare cioè caso per caso: logopedista, educatore, tecnico ortopedico, dietologo, dietista, animatore, bioingegnere.

Nella seguente Tabella 14.1 si evidenziano le differenze tra un paziente sottoposto a un trattamento pianificato precoce e un altro seguito con normali procedure di reparto.

Le prime attenzioni saranno poste a prevenire le complicanze da immobilizzazione e cioè: piaghe da decubito, rigidità articolari, retrazioni muscolo-scheletriche e spasticità,

Tabella 14.1 Differenze tra due pazienti gestiti con trattamento pianificato precoce e con normali procedure di reparto

Trattamento pianificato	Nessun trattamento pianificato
Durata coma 18,9 gg	Durata coma 53,8 gg
Durata di degenza 106,5 gg	Durata di degenza 239,5 gg
Dimissione verso casa 94%	Dimissione verso casa 54%
Livello cognitivo medio-alto	Livello cognitivo medio–basso

F. Balducci (✉)
Dipartimento di Neuroscienze, Ospedale Bellaria, Bologna

Il neuroleso grave. Sergio Pintaudi, Lucia Rizzato (a cura di)
© Springer-Verlag Italia 2010

infezioni polmonari, stasi venosa (TVP) e disadattamento cardiovascolare allo sforzo e all'ortostatismo.

La spasticità, associata a iper-reflessia e a cloni, insorge progressivamente anche in fase precoce, solitamente in flessione per gli arti superiori, in estensione per quelli inferiori. Pattern *classici* sono: gomito flesso, polso flesso, piede equino [1].

Le ossificazioni eterotopiche (POA) consistono nella formazione di tessuto osseo nei tessuti molli periarticolari che esordiscono con dolore, gonfiore (possono anche simulare una TVP) e progressiva limitazione articolare fino ad anchilosi [1]. Dal punto di vista degli esami di laboratorio, si accompagnano anche a un riscontro precoce di aumento della fosfatasi alcalina (anche di 2-3 volte la norma).

Interventi minimi in fase acuta per evitare o limitare le complicanze sopradescritte sono: variazioni periodiche delle posture, mobilizzazione passiva pluriarticolare, utilizzo di presidi antidecubito, ortesi di posizionamento, postura seduta, drenaggio bronchiale, verticalizzazione precoce, fisioterapia respiratoria, svezzamento dalla respirazione controllata, recupero della deglutizione.

Ogni individuo considerato a rischio dovrebbe essere posto su un materasso che riduca la pressione (ad aria statica, aria circolante, gel, acqua, ecc.) mantenendo la testata del letto al più basso grado di elevazione per ridurre lo scivolamento (compatibilmente con le condizioni cliniche del paziente) e cambiando postura almeno ogni due ore. La persona allettata deve inoltre essere spostata evitando il trascinamento per non creare attrito.

14.1
Posizione supina

Durante la posizione supina, il capo del paziente deve essere rialzato per facilitare l'attività respiratoria e non far aumentare la pressione intracranica (>30° migliora lo scarico venoso cerebrale).

Occorre inoltre utilizzare i presidi per mantenere gli arti superiori in scarico, un cuscino sotto la pianta del piede e un supporto per le lenzuola per evitare posture viziate dei piedi (equinismo) e uno sotto al polpaccio per ridurre la pressione sul calcagno (Fig. 14.1).

La posizione deve essere compatibile con la presenza di qualsiasi presidio medico-chirurgico (drenaggi endocranici, presidi per la ventilazione meccanica, sonde per alimentazione, trasduttori di monitoraggio, ecc.).

14.2
Decubito laterale

Il letto deve essere in posizione piana; occorre sistemare un cuscino sotto al capo del paziente; le gambe devono essere in asse senza creare un angolo retto sul trocantere. La gamba che appoggia sul materasso deve essere distesa o semiflessa, mentre la gamba contro laterale, leggermente flessa e posta su un piccolo cuscino.

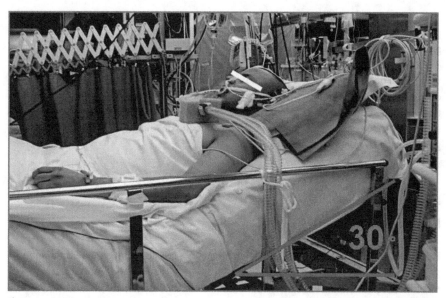

Fig. 14.1 Posizione supina

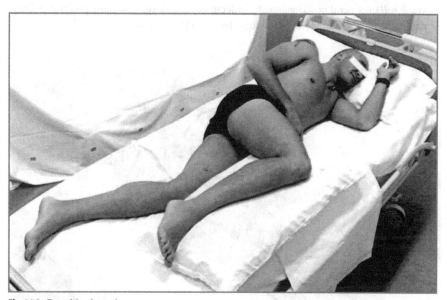

Fig. 14.2 Decubito laterale

Il braccio corrispondente alla gamba distesa, deve essere flesso di 90° con palmo rivolto verso l'alto e il controlaterale flesso e appoggiato sul cuscino.

Un paziente plegico non dovrebbe mai essere posto sul lato plegico (poiché diminuisce la già scarsa ventilazione dell'emitorace plegico e sviluppa più facilmente lesioni) (Fig. 14.2).

Altre posizioni da utilizzare sono: la posizione ortopnoica o di Fowler e la posizione prona, molto indicate nei pazienti con problematiche respiratorie, ma non indicate, soprattutto la posizione prona, nel paziente cerebroleso.

Consci del fatto che la tecnologia ci sta venendo in aiuto nel produrre presidi all'avanguardia per provvedere alla postura dei pazienti, non dobbiamo però limitare il nostro operato se, per diversi motivi, non disponiamo dei suddetti presidi. Per ovviare a eventuali carenze, ci possiamo avvalere del normale materiale che troviamo presso la nostra struttura, e cioè: sacchetti di sabbia, cuscini, ciambelle di silicone, archetti, cuscini triangolari e *troni* di gomma piuma.

14.3
Movimentazione

Per lo spostamento e il trasporto, possiamo attenerci a queste semplici, ma importanti regole:
- utilizzare l'asse spinale, la barella a cucchiaio o la *easy slide* per spostamento dal letto alla barella, se non è possibile utilizzare il letto stesso per il trasporto;
- se si sospetta o è stato diagnosticato un interessamento midollare, utilizzare la manovra di *roll over* per il posizionamento in decubito laterale (per esempio, posizionamento dell'asse spinale, durante le cure igieniche, ecc.) (Fig. 14.3);

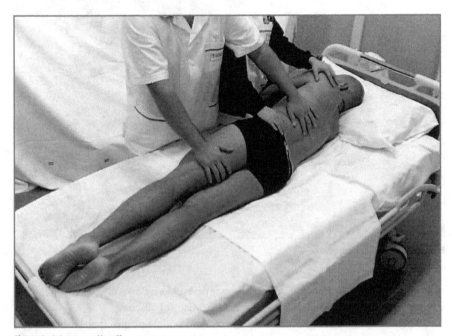

Fig. 14.3 Manovra di *roll over*

- mantenere costante il rapporto tra il malato e i presidi medico chirurgici utilizzati su di lui, anche in condizioni di trasporto. Su indicazione medica, è possibile clampare i drenaggi e/o sospendere misurazioni o infusioni di vario genere [2].

14.4
Profilassi della trombosi venosa profonda

Nel paziente immobilizzato a letto e in particolare nel politraumatizzato, è di fondamentale importanza instaurare sempre le misure di profilassi per la trombosi venosa profonda (TVP), fattore predisponente all'insorgenza di embolia polmonare (nel paziente con politrauma rappresenta la terza causa di morte). Di seguito elenchiamo l'incidenza della TVP correlata alle diverse tipologie di trauma:
- *politrauma*: incidenza del 58%;
- *politrauma + trauma a livello della colonna*: incidenza del 66%;
- *trauma cranico + trauma della faccia, dell'addome o del torace*: incidenza del 40%;
- *trauma cranico + trauma arti inferiori*: incidenza fino al 77%;
- *lesione acuta del midollo spinale*: incidenza tra 80 e 100%.

La profilassi della TVP si basa sull'utilizzo di eparina a basso peso molecolare, filtro cavale e screening tramite eco-doppler [3].

Considerando quanto è di competenza infermieristica, possiamo invece intervenire con l'utilizzo delle calze elastiche a compressione graduata o ancora meglio con le compressioni pneumatiche intermittenti (CPI). Queste ultime sono utilizzate soprattutto in quei pazienti a elevato rischio di sanguinamento, dove l'eparina è assolutamente controindicata o perlomeno ne è posticipato l'utilizzo. Le calze elastiche sono ben tollerate dal paziente rispetto alle CPI, ma sono molto meno efficaci.

Il limite delle CPI rispetto alle calze elastiche è costituito da una loro più difficile gestione. Infatti, per un'efficacia ottimale, devono essere innanzitutto applicate correttamente e si devono alternare periodi di utilizzo a periodi di riposo, con un'adeguata pressione di gonfiaggio delle camere d'aria all'interno dei calzari.

Bibliografia

1. Bonavita J, Menarini M, Pillastrini P (2004) La riabilitazione nelle mielolesioni. Ed. Masson, Milano
2. Bambi S (2001) Il processo di trasferimento del politraumatizzato dalla sala emergenze ai servizi di diagnostica. Atti Congresso Aniarti. D.E.A. Azienda Ospedaliera Careggi, Firenze
3. Linee Guida Aziendali per la Profilassi della Malattia/Tromboembolica Venosa. Aggiornamento Marzo 2008. Azienda Ospedaliero-Universitaria, San Giovanni Battista di Torino "Molinette". http://www.molinette.piemonte.it/Molinette/guida/pdf_files/1391281169.pdf. Accessed 12/07/09

Il monitoraggio cerebrale è una modalità di valutazione intensiva dei parametri, specifica per i reparti di neurorianimazione, che viene rivolta a tutti quei malati neurolesi gravi (di origine traumatica o cerebrovascolare) in fase acuta, che richiedono una particolare e intensiva attenzione all'evoluzione delle masse e all'efficacia del flusso ematico cerebrale per garantire all'encefalo i substrati metabolici necessari.

Il vantaggio di questo monitoraggio è di permettere tutto ciò al letto del malato, ma richiede una particolare preparazione del personale infermieristico che collabora alla sua messa in atto, sia per quanto riguarda la gestione delle apparecchiature utilizzate, sia per l'interpretazione dei dati che vengono mano a mano raccolti.

Il monitoraggio cerebrale può essere suddiviso in indispensabile e complementare. Nella prima categoria includiamo il controllo clinico del malato (GCS e valutazione pupillare), le indagini radiologiche e neuroradiologiche, la rilevazione della pressione arteriosa (PA), della saturazione arteriosa (SaO_2), la capnografia ($EtCO_2$), la pressione intracranica (PIC), la pressione di perfusione cerebrale (PPC), la saturazione giugulare del sangue venoso cerebrale (SjO_2) e l'estrazione cerebrale di ossigeno (CeO_2). Nella seconda categoria includiamo, invece, il doppler transcranico (TCD), la pressione tissutale di ossigeno ($PtiO_2$), la microdialisi cerebrale e l'elettroencefalogramma (EEG).

Sarebbe opportuno che il neuroleso grave, in fase acuta, fosse sottoposto a entrambe le tipologie di monitoraggio.

Per la rilevazione della PIC, attualmente i neurorianimatori prediligono cateteri intraparenchimali che possono essere posizionati in reparto, rispetto a quelli intraventricolari che richiedono il trasporto del malato in sala operatoria. Nel caso in cui sia ritenuto opportuno monitorare esclusivamente la PIC, la scelta cade su cateteri bolt a una via (Fig. 15.1), mentre nel caso in cui si voglia monitorare anche la $PtiO_2$ la scelta cadrà su cateteri bolt a due vie (Fig. 15.2). La PIC è un parametro indispensabile perché permette non solo di monitorare l'evoluzione delle masse, ma anche di valutare l'efficacia della terapia farmacologica e infusionale messa in atto perché permette il calcolo della PPC.

S. Baggioli (✉)
Dipartimento Neuroscienze, Neurorianimazione, Ospedale di Lecco, Lecco

Il neuroleso grave. Sergio Pintaudi, Lucia Rizzato (a cura di)
© Springer-Verlag Italia 2010

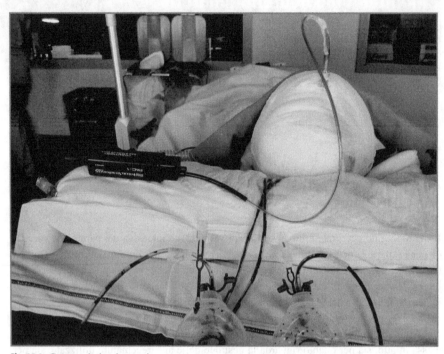

Fig. 15.1 Catetere bolt ad una via

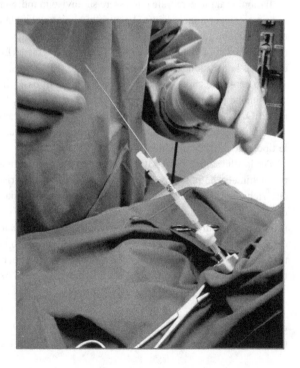

Fig. 15.2 Catetere bolt a due vie

In particolare:

$$MAP = (PAS - PAD) / 3 + PAD$$
$$PPC = MAP - PIC$$

dove:

MAP = pressione arteriosa media;

PAS = pressione arteriosa sistolica;

PAD = pressione arteriosa diastolica.

Le misurazioni di questi parametri devono essere eseguite in assenza di manovre sul malato che ad esempio possono causare il suo disadattamento dal respiratore, come la broncoaspirazione. I range entro i quali devono mantenersi i valori di PIC e PPC sono i seguenti:

PIC < 20 mmHg

PIC < 15 mmHg se il paziente è decompresso

PPC > 60 mmHg

Per la rilevazione dei valori della SjO_2 e della CeO_2 è necessario il posizionamento di un catetere in giugulare, connesso a un sistema chiuso che ne permetta il prelievo ematico. In particolare, il catetere è posizionato in giugulare interna in direzione craniale (Fig. 15.3). Il posizionamento avviene generalmente sul lato destro per la maggiore dimensione del forame giugulare, oppure può avvenire dal lato dove è prevalente la lesione (che s'individuerà compiendo una compressione sulla giugulare, che permetterà di osservare, infatti, un maggiore incremento della PIC). Le possibili complicanze di tale metodica sono: l'accidentale puntura della carotide, la formazione di un ematoma, la dissezione dell'arteria vertebrale,

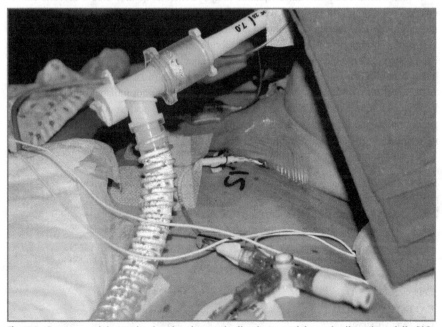

Fig. 15.3 Catetere posizionato in giugulare interna in direzione craniale per la rilevazione della SjO_2

il posizionamento subaracnoideo e le infezioni. Il corretto posizionamento è verificato tramite TAC del forame giugulare o, al letto del malato, tramite RX cervicale con mezzo di contrasto. La modalità di prelievo prevede dei tempi lenti (inferiori a 2 ml di sangue al minuto) e consiste nell'esecuzione di un'emogasanalisi (EGA) arteriosa e di un'EGA del sangue proveniente dal circolo venoso cerebrale. In concomitanza, va effettuata la registrazione su un'apposita scheda del valore della GCS, della temperatura interna, della PIC, PAS, PAD, PPC e della terapia farmacologica in corso ponendo particolare attenzione alla sedazione. I dati di interesse sono qui di seguito riportati:

- acidosi (pH);
- pressione parziale di ossigeno ($PaO_2 - PjO_2$);
- pressione parziale di anidride carbonica ($PCO_2 - PjCO_2$);
- saturazione dell'ossigeno ($SaO_2 - SjO_2$);
- estrazione cerebrale dell'ossigeno (CeO_2);
- concentrazione del glucosio;
- concentrazione del lattato.

(La J nelle diciture dei parametri indica che si tratta di un valore riferito al prelievo di sangue refluo dalla giugulare).

Il valore della CeO_2 si otterrà dalla differenza tra la saturazione arteriosa e quella venosa cerebrale.

Riassumendo (Tabella 15.1): il valore della CeO_2 aumenta quando il cervello estrae una maggiore quantità di ossigeno, cioè quando la saturazione del sangue venoso giugulare diminuisce. I quadri clinici compatibili con un aumento della CeO_2 sono riassumibili in crisi epilettiche, agitazione, febbre, anemia, ipotensione, sedazione inadeguata.

Il valore della CeO_2 diminuisce quando la SjO_2 aumenta, quando cioè il cervello estrae una piccola quantità di ossigeno. Questo può verificarsi in caso di eccessiva sedazione, *burst suppression*, ipertensione, morte encefalica.

La concentrazione dell'acido lattico cerebrale, prodotto in quantità maggiore quando l'ossigeno è carente, permette di capire se il parenchima cerebrale sia in stato di anaerobiosi, dando la possibilità di stimare l'eventuale presenza di ischemia.

Il cervello è l'organo che consuma più ossigeno ed è quindi indispensabile il controllo della PaO_2 tramite la ventilazione meccanica. La $PaCO_2$, invece, tenuta tra $30 - 35$ mmHg, genera una vasocostrizione cerebrale che potrebbe aiutare, entro certi limiti e indicazioni, a ridurre la PIC. Da qui l'importanza del monitoraggio in continuo anche dell'$EtCO_2$.

Tabella 15.1 Calcolo e range di riferimento dei parametri del monitoraggio cerebrale

Parametri	Range
MAP = (PSA – PAD) / 3 + PAD	–
PIC	< 20 mmHg <15 mmHg se decompresso
PPC = MAP – PIC	> 60 mmHg
$CeO_2 = SaO_2 - SjO_2$	Tra 24 e 40 mmHg
LATTATI ARTERIOSI	< 2
LATTATI VENOSI	< 2

Prendendo in considerazione il monitoraggio complementare, la *pressione tissutale di ossigeno (PtiO₂)* può essere misurata tramite un catetere posizionato singolarmente nella zona di penombra ischemica (cioè la zona di tessuto cerebrale che si trova in prossimità della lesione cerebrale, ad alto rischio di ischemia, ma ancora integra) oppure, attraverso un catetere bolt a due vie, in concomitanza con la rilevazione della PIC. Questo secondo metodo permette di evitare un secondo foro di trapano. La PtiO₂ fornisce indicazioni circa lo stato di sofferenza tissutale fornendo dei valori numerici in continuo, anche se sono riferite solo alla zona specifica dove il catetere è posizionato. Anche la PtiO₂ ci fornisce indicazioni predittive circa la prognosi del paziente, come del resto fanno anche gli altri parametri del monitoraggio cerebrale. In particolare:

$PtiO_2 > 20$ mmHg → normale

$10 < PtiO_2 < 20$ → ipossia

$5 < PtiO_2 < 10$ → grave ipossia

$PtiO_2 < 5$ → morte

L'apparecchiatura alla quale è connesso il catetere è provvista di una card intelligente monopaziente che al momento del posizionamento della sonda viene inserita nel dispositivo. Ogni qualvolta verrà messa in atto una manovra di nursing, verrà segnalato l'evento, in modo tale da poter risalire al motivo di una qualsiasi variazione della PtiO₂.

Anche il *doppler transcranico* (che può essere monitorato in continuo con l'apposito casco), l'*EEG* e la *microdialisi cerebrale* sono dei monitoraggi complementari. Quest'ultima, in particolare, permette l'analisi di sostanze chimiche presenti nel liquido extracellulare cerebrale. Il glucosio, il lattato e il piruvato danno la misura del grado d'ischemia cerebrale, mentre il glutammato e il glicerolo sono indici di degenerazione cerebrale. Un apposito piccolo catetere è introdotto nella zona interessata e per mezzo di una micropompa è iniettato il fluido di perfusione (liquor artificiale). Per differenza di pressione osmotica, quest'ultimo cattura le sostanze sopra citate che sono raccolte tramite un sistema di ritorno in apposite microprovette sostituite a intervalli regolari (inizialmente ogni una, successivamente ogni quattro ore). Compito dell'infermiere è quello di conoscere e gestire l'apparecchiatura verificandone il corretto funzionamento, sostituendo le provette e reintegrando l'iniettato.

Oltre a conoscere le diverse dinamiche fisiopatologiche per poter identificare variazioni importanti dei parametri in questione e il loro significato, l'infermiere deve essere a conoscenza delle metodiche di posizionamento e della gestione dei presidi, riducendo al minimo i rischi infettivi e garantendo al malato un'assistenza completa e multidisciplinare.

Letture consigliate

Barazangi N, Hemphill JC (2008) Advanced cerebral monitoring in neurocritical care. Neurol India 56(4):405-414 http://www.ncbi.nlm.nih.gov/pubmed/19127034?ordinalpos=18&itool=Entrez System2.PEntrez.Pubmed.Pubmed_ResultsPanel.Pubmed_DefaultReportPanel.Pubmed_ RVDocSum. Accessed 22 May 2009

Bruns AR, Norwood BR, Bosworth GA, Hill L (2009) Update for nurse anesthetists, Part 1, The cerebral oximeter: what is the efficacy? AANA J 77(2):137-144 http://www.ncbi.nlm.nih.gov/ pubmed/19388509?ordinalpos=14&itool=EntrezSystem2.PEntrez.Pubmed.Pubmed_Results-Panel.Pubmed_DefaultReportPanel.Pubmed_RVDocSum. Accessed 22 May 2009

Ramakrishna R, Stiefel M, Udoetuk J et al (2008) Brain oxygen tension and outcome in patients with aneurysmal subarachnoid hemorrhage. J Neurosurg 109(6):1075-1082. Erratum in: J Neurosurg 2009 Mar;110(3):613. Udoteuk, Joshua [corrected to Udoetuk, Joshua]. http://www.ncbi.nlm.nih.gov/pubmed/19035722?ordinalpos=41&itool=EntrezSystem2. PEntrez.Pubmed.Pubmed_ResultsPanel.Pubmed_DefaultReportPanel.Pubmed_RVDocSum. Accessed 22 May 2009

Tisdall MM, Smith M (2006) Cerebral microdialysis: research technique or clinical tool. Br J Anaesth 97(1):18-25 http://www.ncbi.nlm.nih.gov/pubmed/16698861?ordinalpos=27&itool=Entrez-System2.PEntrez.Pubmed.Pubmed_ResultsPanel.Pubmed_DefaultReportPanel.Pubmed_RVDocSum. Accessed 22 May 2009

Tsivgoulis G, Alexandrov AV, Sloan MA (2009) Advances in transcranial Doppler ultrasonography. Curr Neurol Neurosci Rep 1:46-54 http://mailstore.rossoalice.alice.it/exchweb/bin/redir.asp?URL=http://www.ncbi.nlm.nih.gov/pubmed/19080753?ordinalpos=7%26itool=Entrez System2.PEntrez.Pubmed.Pubmed_ResultsPanel.Pubmed_DefaultReportPanel.Pubmed_RVDocSum. Accessed 22 May 2009

Wright WL (2007) Multimodal monitoring in the ICU: when could it be useful? J Neurol Sci 261 (1-2):10-15 http://www.ncbi.nlm.nih.gov/pubmed/17544449?ordinalpos=18&itool=Entrez-System2.PEntrez.Pubmed.Pubmed_ResultsPanel.Pubmed_DefaultReportPanel.Pubmed_RVDocSum. Accessed 22 May 2009

Evoluzione del concetto di morte

16

S. Pintaudi, E. Lo Giudice, S. Cefalù

"L'onda che muore sulla spiaggia torna ad essere mare e chissà dove, chissà quando tornerà a essere onda" (Anonimo)

16.1
Introduzione

Nell'ultimo secolo – a differenza che nelle epoche passate nelle quali la morte non era altro che un evento per cui non si sentiva il bisogno di definizioni, essendo essa stessa intuitiva e rispondente a un concetto assolutamente conforme al sentire comune – la definizione di morte ha rappresentato una questione molto dibattuta. Le discussioni e le controversie che hanno animato il mondo scientifico si sono periodicamente intrecciate con questioni etiche, sociali e filosofiche e non v'è dubbio che, in un recente passato, a causa di una grave confusione terminologica si siano determinate nella popolazione molte paure e perplessità. Il principio che deve guidare per superare le varie definizioni di morte (cardiaca, apparente, clinica, biologica, ecc.) che nel tempo hanno contribuito in maniera decisiva a creare dubbi circa la morte effettiva è quello del criterio unitario della morte dell'essere umano, permanente cessazione di tutte le funzioni vitali: *la fine della vita*. Per capire che cosa si intende per morte probabilmente occorrerebbe che fosse chiarito il concetto di vita. L'esperienza che definiamo vita non è altro che quella condizione di autonomia dell'organismo, resa possibile dall'attività di diversi organi e apparati, coordinati e unificati da un sistema di controllo unico, la cui efficienza è presupposto fondamentale. La perdita irreversibile di questo sistema di controllo coinciderà con la cessazione definitiva dell'omeostasi multi-organica, proiettando tutto verso quell'evento definito morte. Le moderne tecniche di rianimazione, con il supporto meccanico e farmacologico alla funzione respiratoria e a quella cardio-circolatoria, hanno consentito il mantenimento di dette funzioni pur in presenza di condizioni di totale perdita dell'attività dell'encefalo. Dette opportunità terapeutiche, prima che avvenga la cessazione funzionale di altri organi e apparati, hanno determinato quello che viene definito fenomeno del *cadavere a cuore battente*, spostando così i confini tra vita e morte e promuovendo l'avvento dei trapianti [1].

S. Pintaudi (✉)
Dipartimento Emergenza, Rianimazione "Antonella Caruso", Ospedale Garibaldi, Catania

Il neuroleso grave. Sergio Pintaudi, Lucia Rizzato (a cura di)
© Springer-Verlag Italia 2010

16.2
La storia

Per comprendere appieno come il concetto di morte sia intimamente connesso al progresso scientifico, è indispensabile riguardare l'evoluzione che la definizione di morte ha assunto nelle varie epoche storiche, non dimenticando come le influenze culturali e religiose abbiano avuto un ruolo determinante. Già nel V secolo a.C., Alcmeone da Crotone ipotizzando che il sonno avvenisse per il ritirarsi del sangue dai vasi sanguigni e il risveglio fosse dovuto all'espandersi di questi, sosteneva che la morte era dovuta al completo ritirarsi del sangue dai vasi. Il principio poggiava sull'osservazione del variare della temperatura corporea, infatti è a tutti noto come chi si addormenta dopo poco tempo ha bisogno di coprirsi a causa (ipotesi di Alcmeone) del ritirarsi del sangue dai vasi [2]. L'ipotesi sta alla base di molti assunti della medicina così detta popolare per la quale il *brivido di freddo* o *orripilazione* è segno che *la morte ci passa davanti o dietro la nuca* e inoltre che *si dice in tono scherzoso a chi ha i piedi freddi di andare a confessarsi, perché in pericolo di vita* [3]. E così Alcmeone, senza saperlo, fu il primo sostenitore dell'ipotesi che la morte avviene per arresto della circolazione del sangue all'interno di un organismo. Per Eraclito di Efeso (535–475 a.C.), per avere certezza della morte, bisognava inumare il cadavere trascorsi tre giorni dal decesso. Il problema della morte apparente veniva posto da Democrito (460–370 a.C.), mentre con Platone (427–347 a.C.) la morte veniva constatata a seguito di assenza del respiro. È a tutti noto l'aneddoto secondo il quale per accertare la morte di un individuo bisognava porre uno specchio innanzi alla sua bocca: il mancato appannamento dello specchio provava il decesso. Con Plotino di Licopoli (205–270 a.C.), la putrefazione era il segno distintivo tra corpo e anima e pertanto, visto che l'anima è immortale, la putrefazione è il vero segno del trapasso dalla vita alla morte. È con Galeno (129–216 d.C.) che l'arresto del cuore acquista quel concetto storico di morte che ha accompagnato l'uomo sino ai nostri giorni [2, 4, 5].

Nel XIX secolo, la paura dei *sepolti vivi* fu tale che, per ovviare alle sepolture premature, venne introdotta la pratica di mutilazioni sui cadaveri per assicurarsi della morte reale. Furono pertanto escogitati diversi sistemi nell'antichità per verificare lo stato di morte, come l'introduzione nelle narici di acido acetico e ammoniaca, il posizionamento di piombo rovente nell'ipogastrio, le stimolazioni elettriche muscolari e le prove di reattività pupillare. Nel 1800, Bichat nel suo *Recherches physiologiques sur la vie et la mort* riteneva che la morte del cervello fosse causata dalla mancata trasmissione degli impulsi cardiaci al cervello. Nel 1864, Bernard scrisse sulla *Revue des Cours Scientifiques: Studieremo i diversi meccanismi della morte sotto tutti gli aspetti; essi infatti ci permettono di penetrare nel segreto della vita meglio di qualsiasi altro studio, perché in ultima analisi, la morte è il contrario della vita. Tutte le definizioni che si possono dare della morte riconducono al fatto che sapere come si muore, significa anche sapere come si vive.*

Nel 1940, viene utilizzato per la prima volta il termine di *sindrome apallica* in un caso clinico di trauma cranico, in stato di veglia, ma con il quale non era possibile entrare in contatto. Bisogna giungere al 1959 perché due medici francesi, Mollaret P. e Goulon

M., descrivessero per la prima volta la condizione di 23 pazienti in coma profondo, areattivi e senza attività del tronco encefalico, nei quali veniva mantenuta l'attività cardiaca mediante supporto respiratorio. Questa condizione venne da loro definita *coma depassé* [6], cioè uno stato clinico che andava ben al di là del coma. Fu il primo passo verso l'attuale definizione di morte cerebrale, oggi universalmente accettata e inequivocabilmente documentata [7], ma che al tempo non veniva però identificata con la morte. Nello stesso periodo (1959), Michel Jouvet, neurofisiologo, sostenne la possibilità di diagnosticare la morte del Sistema Nervoso Centrale.

16.3
I progressi della scienza

Non v'è dubbio che il cuore che continua a battere, in assenza di una capacità ventilatoria spontanea, ha rappresentato un grande progresso reso possibile grazie ai ventilatori meccanici e ciò ha consentito un'enorme evoluzione della chirurgia che, proprio grazie alle tecniche anestesiologiche di mantenimento delle capacità vitali, abolendo quella volitiva e nello stesso tempo la sensazione dolorosa, ha reso possibile la fattibilità di interventi chirurgici prima inimmaginabili. In presenza di complicanze post-operatorie, il chirurgo affidava volentieri all'anestesista la cura dell'operato, riconoscendogli un'acquisita competenza in tema di sorveglianza attenta e costante, di sostegno delle attività vitali, di farmacoterapia, di sostegno alimentare, ecc. Nasceva così, in virtù di una riconosciuta, particolare competenza, la terapia per la quale negli anni '50 venne scelto, anche per farla comprendere meglio alla pubblica opinione, il termine di *rianimazione* [8].
Con la rianimazione si affinano le tecniche e le terapie di mantenimento di quei pazienti con lesioni encefaliche e/o metaboliche, allo scopo di superare la causa della lesione e restituire così il paziente alla propria famiglia e alla società. Ma, se da una parte cominciarono a essere salvate tante vite, dall'altra la rianimazione contribuì a creare nuove realtà prima non determinabili con i mezzi della medicina tradizionale: i pazienti in coma prolungato (la prima fu la giovane americana Karen Quinlan, tenuta artificialmente in vita) e i *cadaveri a cuore battente*. Due condizioni diversissime tra loro, dove nell'una vi è capacità autonoma di ventilazione e di attività cerebrale ancorché insufficiente, mentre nell'altra, nel *cadavere a cuore battente*, si è determinato l'arresto irreversibile delle funzioni encefaliche e il cuore continua a battere solo perché si tratta di un muscolo con attività elettrica autonoma la cui funzione è resa possibile grazie alla ventilazione meccanica. È da questi progressi e con il determinarsi della condizione di morte del soggetto, ma di persistenza di vitalità degli organi, con esclusione dell'encefalo, che la chirurgia riceve nuovo grande impulso, intravedendosi l'opportunità di cura per quei pazienti per cui la medicina ha esaurito le proprie possibilità: il trapianto degli organi vitali prelevati da cadavere.

16.4
I criteri di accertamento

Con i progressi appena accennati, si pose anche la problematica dei limiti della rianimazione: limiti tecnico-scientifici ed etico-morali. Tra quelli etici occorreva, da un lato, stabilire la liceità dei trattamenti oltre i confini della vita e, dall'altro, emergeva forte l'esigenza di regolamentare le procedure per accertare lo stato di morte dei *cadaveri a cuore battente* al fine di interrompere i trattamenti sanitari non più finalizzati alla cura e/o di rendere lecito il prelievo degli organi a scopo di trapianto.

È nel 1968, a Sidney, durante l'Assemblea Medica Mondiale, che viene redatto il primo documento ufficiale nel quale si rilevava: *La morte è un processo graduale a livello cellulare, in quanto i diversi tessuti hanno diversa capacità di resistere alla privazione di ossigeno, ma l'interesse clinico non sta nella conservazione di cellule isolate, bensì nel destino di una persona. In un organismo multicellulare una gran quantità di cellule può essere viva, ma ciò non sta ad indicare se sia vivo l'organismo nel suo insieme. Il problema della morte delle diverse cellule e dei diversi organi non è così importante come la certezza che il processo è diventato irreversibile* [9]. Nello stesso anno veniva pubblicato sul *Journal of American Medical Association* (JAMA) quello che è definito il criterio scientifico dell'accertamento della morte cerebrale: il famoso *Ad Hoc Committeee of Harvard Medical School*, primo documento ufficiale sulla morte cerebrale dove il vecchio *coma depassé* fu sostituito dalla *Brain Death Syndrome*, cessazione irreversibile dell'attività dell'intero SNC, encefalo, tronco e midollo spinale [10]. Nel documento si legge: *il nostro scopo è definire il coma irreversibile come un nuovo criterio di morte. Il soggetto non dà alcun segno di responsività e di recettività, non conserva alcun riflesso e l'elettroencefalogramma non deve mostrare alcuna attività elettrica.* Diverse furono le critiche mosse alla commissione di Harvard sull'obiettivo principale che, secondo alcuni, non era quello della definizione di morte, ma quello di creare dei presupposti legali per il prelievo degli organi [11]. Alcuni stati come il Minnesota, nel 1971, si distaccarono dalla definizione di Harvard, redigendo un'altra regolamentazione dove diventavano ininfluenti i riflessi sotto il tronco e la presenza di un danno cerebrale irreversibile [12, 13]. Anche l'Inghilterra diede, nel 1976, con la *Conference of Medical Royal Colleges and their faculties in the UK* il proprio contributo pubblicando un altro documento, che metteva in evidenza l'importanza dell'identificazione di un danno cerebrale strutturale irreversibile, escludendo la presenza di farmaci e sostanze tossiche che potessero condizionare il quadro clinico [14]. Queste ultime deduzioni entrarono in netto conflitto con i criteri di Harvard, creando incertezze nell'opinione pubblica e dissapori nella comunità scientifica e proprio per tale motivo, nel 1981 a Washington, la Commissione del Presidente uniformò le diverse regolamentazioni presenti nei vari stati americani con l'istituzione del codice unico *Uniform Declaration of Death Act* dove si evince che un individuo con la cessazione irreversibile delle funzioni dell'intero encefalo, compreso il tronco, il così detto *Whole Brain death,* è morto [15]. È qui che per la prima volta si fa riferimento alla morte encefalica quale lesione irreversibile del tronco e dell'encefalo, sostituendo tale termine in maniera definitiva a quello di morte cerebrale. È intuitivo come, in considerazione della nuova visione e del ruolo dell'encefalo nel determinismo della fine della vita, si rendeva necessario stabilire una diversa metodologia di accertamento della morte da affiancare al classico criterio di accertamento del cuore fermo. La morte accertata con criteri neurologici, descritti in altra parte del presente volume, è oggi una realtà, giuridicamente riconosciuta come morte dell'individuo che legittima sia la sospensione delle terapie che consentono la vitalità degli organi artificialmente mantenuti, sia il prelievo degli organi a scopo di trapianto terapeutico. Questi concetti, oggi ampiamente accettati dagli operatori delle terapie intensive, che quotidianamente vivono l'esperienza del confine tra vita e morte e oltre la morte, sono parte integrante dell'attività intensivologica e vengono spesso ripresi e comunicati attraverso documenti con lo scopo di rendere partecipe la società civile dei percorsi e dei processi delicatissimi che si sviluppano nei reparti di terapia intensiva [16].

16.5
Conclusioni

Abbiamo visto come il modo di accertare la morte sia mutato nel tempo, mano a mano che la scienza ha abbattuto barriere e sono progredite le conoscenze, ma in nessuna epoca è mai stato messo in discussione il principio dell'unitarietà della persona umana, semmai l'uomo ha sempre temuto la dichiarazione della propria morte mentre ancora si trova in vita. È da ritenere che allo stato delle attuali conoscenze scientifiche si sia raggiunto il giusto equilibrio e rispetto della persona affermando l'univocità della morte, distinguendo però la metodologia di accertamento della stessa: *morte accertata con criteri cardiaci* e *morte accertata con criteri neurologici*. Informare la gente su queste differenti modalità di accertare la morte significa aiutare il processo di evoluzione culturale dell'intera umanità. Spiegare inoltre che questa metodologia di accertamento offre all'uomo un'ulteriore opportunità per consolidare i rapporti umani attraverso quel meraviglioso gesto che è la donazione degli organi a scopo di trapianto, significa dare concretezza agli atti della scienza. Per l'operatore sanitario, affrontare la tematica della morte e dei prelievi di organi significa non perdere l'occasione per continuare la propria opera assistenziale al di là della morte del paziente che ha in cura.

Bibliografia

1. Rupolo G, Poznanski C (1999) Psicologia e psichiatria dei trapianti d'organi. Masson, Milano
2. Pezzini A (1974) Storia dell'arte sanitaria: dalle origini ad oggi. Minerva Medica, Milano
3. Pitrè G (1978) Medicina Popolare Siciliana. Il Vespro, Palermo
4. Grmek MD (1993) Storia del pensiero medico occidentale. Laterza, Roma
5. Ackernet EH (1968) Death in the History of Medicine. Bulletin of History of Medicine 24:19-23
6. Mollaret P, Goulon M (1959) Le Coma depassé. Revue Neurol 101:4-15

7. Venettoni S, Ghirardini A, Storani D et al (2001) L'Encefalo, centro della vita: condizione per la donazione di organi. Notiziario ISS 14(6):3-9

8. Bellucci G, Gagliardi G (2002) Anestesia, Anestesia. Protagon Editori Toscani, Siena

9. Assemblea Medica Mondiale. Declaration of Sidney (1968), Teixera JF. Legislation transplantion.TPM advanced course, 9.4.1, 1997

10. Beecher H (1968) A Definition of Irreversible Coma. Special Communication: Report of Hoc Committee of Harvard Medical School to Examine the definition of brain death. Journal of American Medical Association JAMA, 205:337-340

11. Wijdicks E (2003) The neurologist and Harvard criteria for brain death. Neurology 61(7):970-976

12. The Minnesota Criteria (1971) citato da Teixeria JF. Legislation trasplantation. TMP advanced cource, 9.4.1, 1997

13. Mohandas A, Chou SN (1971) Brain Death: a clinical and pathological study. J Neurosurgery 35:211-218

14. Conference of Royal Colleges and their faculties of United Kingdom (1976) Diagnosis of brain death. Lancet 2:1079-1080

15. President's commission for the study of ethical problems in medicine and biomedical and behavioral research (1981) Guidelines for the determination of death. JAMA 246:2184-2186

16. Documento di Catania, in Appendice

F. Procaccio

In pazienti con lesione cerebrale acuta, la morte può manifestarsi con la perdita irreversibile di tutte le funzioni dell'encefalo, in presenza di circolo sistemico e ventilazione polmonare artificiale nel reparto di rianimazione. Ciò è conseguenza di un danno cerebrale diretto (*primario*) o indiretto (*secondario a fattori causanti ischemia/anossia cerebrale*) che deve essere conosciuto, diagnosticato e di entità coerente con il quadro clinico. La storia clinica recente, l'anamnesi patologica e tutti i trattamenti e i farmaci somministrati devono essere ben conosciuti. I parametri fisiologici e biochimici devono essere compresi in un range tale da non essere possibile causa potenzialmente reversibile del quadro neurologico. È importante altresì la prevenzione degli squilibri circolatori e metabolici che potrebbero impedire la diagnosi clinica di morte con criteri neurologici e causare rapidamente l'arresto cardiocircolatorio. Ciò si ottiene mantenendo un alto livello qualitativo del trattamento rianimatorio anche nei pazienti a prognosi infausta, modulando l'attività diagnostica e terapeutica sulla base della precisa conoscenza del processo dinamico fisiopatologico che dal coma porta alla perdita irreversibile di tutte le funzioni cerebrali e quindi alla morte [1].

Con questi presupposti, la diagnosi clinica di morte è semplice e sicura. Devono però essere rispettati meticolosamente i criteri metodologici di buona medicina da parte di medici che posseggano conoscenze ed esperienza adeguate [2].

17.1
Dal coma alla morte encefalica

L'obiettivo del trattamento del paziente con lesione cerebrale acuta è prevenire o minimizzare il danno cerebrale secondario, cioè quello che porta, in un tempo variabile da pochi minuti a giorni, alla lesione irreversibile ischemico-anossica. Il fallimento del tratta-

F. Procaccio (✉)
Anestesia e Terapia Intensiva Neurochirurgica, Ospedale Civile Maggiore, Azienda Ospedaliera di Verona

Il neuroleso grave. Sergio Pintaudi, Lucia Rizzato (a cura di)
© Springer-Verlag Italia 2010

mento neurorianimatorio è rappresentato dalla morte cerebrale, che costituisce tuttavia il punto di inizio e il presupposto indispensabile per il trattamento intensivo che precede e accompagna il prelievo degli organi in un *cadavere a cuore battente*.

La fase di passaggio dal coma profondo alla morte cerebrale può essere estremamente rapida, in seguito a un notevole aumento della pressione intracranica (ICP), tale da uguagliare quella arteriosa media (MAP) (Pressione di perfusione cerebrale (CPP) = MAP-ICP), oppure seguire il progressivo danno ischemico secondario. Migliore sarà la qualità del monitoraggio cerebrale in atto per la guida del trattamento neurointensivo (CPP, SjO_2, DTC, EEG, sSEPs, PtO_2, microdialisi, CBF, ecc.), più semplice e precoce sarà la consapevolezza clinica che la dinamica fisiopatologica è irrimediabilmente indirizzata alla necrosi totale dell'encefalo. Come segno di residua funzionalità del tronco cerebrale, si può manifestare una fase di grave instabilità cardiocircolatoria, caratterizzata da improvviso aumento della pressione arteriosa e della frequenza cardiaca, spesso accompagnati da tachiaritmia, orripilazione, gasping. Questa *tempesta vegetativa* è mediata da una massiva scarica adrenergica e può causare edema polmonare e grave coagulopatia. Vi è sofferenza cardiaca ed epatica per riduzione del flusso, tale da metterne a rischio la funzionalità immediata e a lungo termine. La crisi vegetativa è solitamente un fenomeno terminale che anticipa di pochissimo la morte cerebrale, anche se a volte tende a ripetersi a intervalli ravvicinati ed è per questo un fenomeno importante da riconoscere e trattare per prevenire lo shock midollare e preservare gli organi. La crisi vegetativa, con relativo picco di ICP [3], si adatta alle nostre conoscenze del fenomeno di Cushing, atto a mantenere la pressione di perfusione in caso di grave ipertensione intracranica, come fosse un estremo tentativo di difesa dell'organismo e dei suoi centri regolatori. È meno frequente nei pazienti trattati con alti dosaggi di farmaci sedativi e oppioidi.

La massiva scarica adrenergica che si accompagna alla *tempesta vegetativa* innesca un meccanismo di ischemia-riperfusione che è causa di danno, mediato da un processo *infiammatorio* generalizzato, a tutti gli organi eventualmente prelevabili per trapianto [4].

17.2
Morte: perdita delle capacità di modulazione e controllo

Nel momento in cui la funzionalità di tutto l'encefalo cessa, per infarto massivo, l'organismo rimane senza la modulazione dei centri superiori e richiede, oltre al supporto ventilatorio, anche quello circolatorio e volemico perchè possa poi stabilizzarsi, trascorso un tempo variabile di minuti o di ore, in una nuova situazione di equilibrio precario e temporaneo, regolata dai neuroni midollari [5]. L'interruzione dei sistemi di compensazione a feed-back negativo (barocettori, nervi cranici IX e X, vie adrenergiche) causa una brusca caduta del tono arteriolare, la dilatazione del pooling venoso, *ipovolemia relativa* e *ipotensione arteriosa*. La necrosi dei centri respiratori causa l'*apnea*, anche in presenza dello stimolo massimale di una elevata CO_2 ematica (>60 mmHg).

La perdita del controllo superiore sui centri midollari e l'interruzione delle vie adrenergiche porta immediatamente a ipovolemia relativa per pooling venoso, alla perdita del tono vasale, alla mancata risposta in tachicardia e quindi allo *shock spinale*. Il reintegro volemico precoce è la base fondamentale per la prevenzione dello shock, sulla guida del monitoraggio emodinamico. L'obiettivo è anche quello di limitare al massimo l'uso di farmaci adrenergici, per le conseguenze negative sulla funzionalità degli organi [6]. In breve tempo, infatti, i centri midollari potrebbero essere nuovamente in grado di mantenere una precaria stabilità circolatoria per il tempo necessario all'accertamento e al prelievo; ciò si accompagna al recupero dei riflessi osteotendinei e all'instaurarsi di riflessi, somatici e viscerali, di tipo spinale [7]. La presenza di tali riflessi, spontanei ed evocati, rappresenta un segno di perfusione midollare e di recupero dalla fase di shock. I riflessi spinali, indotti da situazioni ischemiche del midollo, ma anche da stimoli somatici e viscerali portati in ogni zona dell'organismo a esclusione di quelle innervate dai nervi cranici, si manifestano con movimenti anche imponenti (*mass reflex*, riflesso di Lazzaro), ma mai finalizzati, accompagnati a volte da opistotono e triplice flessione degli arti inferiori. Durante la fase chirurgica di prelievo degli organi, possono essere evidenti *riflessi viscero-viscerali* [8] con importante tachicardia e ipertensione arteriosa, che vanno prevenuti e trattati con farmaci oppioidi attivi sui recettori midollari [9].

In alcuni soggetti, il danno cardiocircolatorio da ischemia-riperfusione e lo *shock spinale*, soprattutto se associato a shock emorragico o emorragia subaracnoidea, sono difficilmente trattabili anche con altissimi dosaggi di farmaci adrenergici. Con l'ausilio dell'ecocardiografia, è oggi facile individuare i soggetti la cui funzionalità cardiaca è acutamente ridotta sotto al 45% di frazione di eiezione [10]. Un immediato approccio di *hormonal resuscitation* sembra in grado di prevenire l'ACC, favorire il ripristino dell'equilibrio circolatorio e diminuire le richieste di vasopressori. I farmaci utilizzati sono gli ormoni tiroidei, la vasopressina, il cortisone e l'insulina secondo un protocollo infusionale efficace nel migliorare il *procurement* in particolare degli organi toracici [11, 12].

La perdita del controllo dei centri circolatori cerebrali si accompagna a quella dei centri respiratori (apnea) e della temperatura (poichilotermia). La necrosi dei nuclei sopraottici ipotalamici impedisce la produzione di ormone antidiuretico (ADH), secreto dall'ipofisi posteriore [13]. Ciò porta a poliuria estrema, a volte aggravata dall'iperglicemia iatrogena, con perdita di urine ipoosmolari e conseguente aumento della sodiemia plasmatica. Al contrario, gli ormoni dell'ipofisi anteriore possono essere conservati, grazie probabilmente a un residuo di circolo di rami dell'arteria ipofisaria inferiore. In caso non siano manifesti diabete insipido, poichilotermia e tendenza all'ipotensione potrebbe essere comunque opportuno effettuare un test di assenza di flusso ematico cerebrale, in aderenza al concetto di perdita di tutte le funzioni encefaliche e di infarto cerebrale totale [14-16]. Ipotermia, vasopressori e poliuria innescano un circolo vizioso che aggrava l'instabilità circolatoria. Senza un trattamento intensivo mirato a mantenere l'omeostasi, si giunge invariabilmente all'arresto di circolo. La continuazione del monitoraggio emodinamico e metabolico dalla fase di coma a quella di morte cerebrale è il presupposto per un corretto trattamento del donatore. In casi particolari (morte encefalica di donna gravida), un meticoloso supporto intensivo ha permesso il mantenimento circolatorio e l'omeostasi uterina per settimane, allo scopo di raggiungere una sufficiente maturazione e vitalità del feto [15, 16]. Tuttavia oggi uno studio prospettico che provi con le attuali possibilità di trattamento intensivo, per quanto tempo sia mantenibile la condizione di *morte encefalica* sembra essere impraticabile dal punto di vista etico e legale.

17.3
Conclusioni

Vi è un chiaro rapporto tra la qualità del trattamento rianimatorio e il numero e la qualità delle donazioni di organi a scopo di trapianto. Solo un corretto trattamento e monitoraggio intensivo, infatti, permettono di preservare l'omeostasi e la funzionalità circolatoria e metabolica nel periodo critico che precede e segue la morte del cervello e, in particolare, la cessazione delle funzioni regolatrici del tronco cerebrale.

I segni che indicano il passaggio dal coma profondo alla morte cerebrale devono essere prontamente riconosciuti; ciò permette di trattare precocemente gli squilibri circolatori e metabolici che accompagnano la fase terminale del coma e il primissimo periodo successivo alla morte cerebrale. L'obiettivo è quello di giungere rapidamente alla stabilizzazione del circolo e degli altri parametri fisiologici nella nuova dimensione, artificialmente permessa dalla rianimazione, dell'*equilibrio spinale*. Tale periodo *post-mortem*, di cui è indispensabile conoscere gli aspetti fisiopatologici e le linee guida di trattamento, è fondamentale per tutti gli adempimenti legali e clinici, che rendono possibile il mantenimento della funzionalità degli organi durante il periodo di osservazione e di prelievo. La peculiarità del quadro clinico, riservato all'ambiente della rianimazione, richiede una *continua formazione del personale medico e infermieristico*, con la consapevolezza in particolare della dinamica fisiopatologica della *morte determinata con standard neurologico* e del naturale avanzamento della ricerca, delle conoscenze e del trattamento intensivo [15, 16].

Bibliografia

1. Procaccio F, Rizzato L, Venettoni S et al (2007) L'identificazione del potenziale donatore di organi e il trattamento precoce. Min Anestesiol 73(Suppl 1):289-291
2. Elliot JM (2003) Brain death. Trauma 5:23-42
3. Conci F, Procaccio F, Boselli L (1993) Intracranial pressure waves in head injured patients with impending brain death. Minerva Anestesiol 59:623-625
4. Shah VR (2008) Aggressive management of multiorgan donor. Transplant Proc 40:1087-1090
5. Wijdicks EFM, Atkinson JD (2001) Pathophysiologic responses to brain death. in EFM Wijdicks: Brain death. Lippincott, Philadelphia, 29-43
6. Kutsogiannis DJ, Pagliarello G, Doig C, Ross H, Shemie SD (2006) Medical management to optimize donor organ potential: review of the literature. Can J Anesth 53:820-830
7. Jorgensen EO (1973) Spinal man after brain death. Acta Neurochir 28:259-273
8. Conci F, Procaccio F, Arosio EM, Boselli L (1986) Viscerosomatic and viscero-visceral reflexes in brain death. J Neurol Neurosurg Psych 49:695-698
9. Fitzgerald RD, Dechtyar I, Templ E et al (1995) Cardiovascular and catecholamine response to surgery in brain-dead organ donors. Anaesthesia 50:388-392
10. Dujardin KS (2001) Myocardial dysfunction associated with brain death: clinical, echocardiographic and pathologic features. J Heart Lung Transplant 20:350-357
11. Wood KE, Becker BN, McCartney JG et al (2004) Care of the potential organ donor. New Eng J Med 351:2730-2737
12. Wood KE, Coursin DB (2007) Intensivists and organ donor management (review). Curr Opin Anaesthesiol 20:97-99

13. Zaloga GP (1990) Endocrine function after brain death. Crit Care Med 18:785-786
14. [No authors listed] (2009) Delimiting death. Nature 461:570
15. President's Council on Bioethics (2008) Controversies in the determination of death. www.bioethics.gov, Washington DC, December 2008
16. Procaccio F, Donadio P, Bernasconi A et al (2009) Determinazione di morte con standard neurologico. Elementi informativi essenziali. www.trapianti.ministerosalute.it

M. Zanello, S. Pintaudi, C. Testoni, M. Vincenzi

La *morte encefalica* (ME), o meglio la morte accertata con criteri neurologici, è la morte di un soggetto colpito da lesione cerebrale devastante e sottoposto a trattamenti di rianimazione. Come si vedrà di seguito, l'evoluzione negativa della cerebropatia di base conduce all'assenza totale e irreversibile di tutte le funzioni encefaliche, con conseguente perdita della perfusione del tessuto cerebrale e sua necrosi ischemica. Il mantenimento della circolazione extracranica, quindi degli altri organi, con presenza di battito cardiaco e dei segni di perfusione ematica, sono l'epifenomeno delle pratiche di ventilazione meccanica e di ossigenazione polmonare. Questo stato è rilevato e diagnosticato con modalità neurologiche sulle quali vi è un sostanziale e solido consenso scientifico, anche se i singoli criteri diagnostici compaiono non sempre unitariamente nelle leggi nazionali che regolano il processo di accertamento di morte [1, 2]. La definizione di realtà della morte con i criteri della ME ha permesso, peraltro del tutto secondariamente e in maniera non dipendente, di identificare una nuova situazione, transitoria e ineluttabile, che viene definita come *cadavere a cuore battente*: questo stato è caratterizzato dalla mantenuta perfusione e quindi dalla vitalità biologica degli organi extra-cranici. Storicamente, proprio negli anni del riconoscimento scientifico della ME, stavano muovendo i primi passi le attività di trapianto di organi solidi, esperienze prima sperimentali poi cliniche che oggi costituiscono una pratica terapeutica unica e insostituibile. La chirurgia dei trapianti è possibile perché si dispone, a seguito di volontaria donazione, di organi prelevati a un cadavere (ME), ma ancora pienamente vitali in quanto perfusi dalla circolazione sanguigna e non ricavabili, di routine, da un cadavere a cuore fermo.

M. Zanello (✉)
Università degli Studi Alma Mater di Bologna, Dipartimento di Neuroscienze, U.O.C. di Anestesia e Rianimazione, Ospedale Bellaria, Bologna

Il neuroleso grave. Sergio Pintaudi, Lucia Rizzato (a cura di)
© Springer-Verlag Italia 2010

18.1
Meccanismi fisiopatologici della morte dell'encefalo

Sebbene i meccanismi del danno primario cerebrale nei traumi e nelle emorragie intra-craniche siano differenti, l'evoluzione fisiopatologica secondaria è abbastanza simile poi-ché è caratterizzata dal massiccio incremento della pressione intracranica (PIC) [3]. Nel-le fasi iniziali, l'effetto massa da essi esercitato all'interno della scatola cranica, che è uno spazio inestensibile, determina il passaggio di una certa quantità di liquor nel sistema spinale, minimizzando l'incremento della pressione intracranica, forza che si oppone all'afflusso del sangue arterioso e all'efflusso di quello venoso refluo. Con il progredi-re dell'espansione delle masse aggiunte, aumenta la PIC e questo comporta la disloca-zione intracranica (*shift*) delle strutture cerebrali e la riduzione proporzionale della pres-sione di perfusione cerebrale (PPC): nella condizione estrema di completo esaurimen-to del compenso intracranico (perdita di *compliance*), la PIC cresce drammaticamente al minimo cambiamento del flusso ematico o dell'edema, con azione di compressione del tronco encefalico, crollo del valore di PPC e tamponamento del flusso sanguigno. Quando la PIC eguaglia o supera il valore della pressione arteriosa sistemica, la forza intracranica arresta il flusso ematico all'ingresso del cranio e la perfusione tessutale ce-rebrale cessa con morte ischemica neuronale. Qualora la causa iniziale dell'insulto ce-rebrale non sia focale (trauma, emorragia) ma globale, come nel caso di una cessazio-ne transitoria ma sufficientemente lunga di perfusione o ossigenazione (encefalopatia ischemico-anossica, ad esempio successiva ad arresto cardiaco rianimato), il danno ce-rebrale segue tappe leggermente diverse, ma con analogo possibile risultato di blocco del flusso ematico intracranico. Alla ripresa del flusso, dopo l'arresto cardiaco riani-mato, ad esempio, segue la Sindrome da riperfusione, che costituisce un ulteriore dan-no cerebrale (edema) che aggrava il primo danno ischemico e viene scatenata da com-plessi meccanismi biochimici, biologici e patologici alla ripresa dell'ossigenazione e della nutrizione dell'encefalo [4]. Sia l'uno che l'altro meccanismo di blocco della circola-zione sanguigna intracranica e della perfusione tessutale encefalica portano a quello che è il quadro anatomopatologico peculiare di necrosi colliquativa del tessuto nervoso encefalico, patognomonico della ME.

L'attenzione che viene riservata tuttora alla comprensione dei meccanismi fisiopatolo-gici della morte encefalica, campo di forte ricerca sperimentale e clinica, è ampiamente giu-stificata dallo sforzo di identificare nuove e più efficaci modalità di terapia utili per i pa-zienti con grave danno cerebrale, migliorandone l'esito clinico e l'*outcome* neurologico [5].

18.2
Clinica della morte encefalica

L'accertamento di ME (termine, come detto, non esatto in quanto non aggettivabile, ma che si mantiene per esprimere il concetto di morte diagnosticata con criteri neurologici) poggia su tre fondamenti:

- *l'esplorazione neurologica encefalica;*
- *gli esami strumentali confirmatori;*
- *la documentazione dell'irreversibilità (periodo di accertamento);*

che nella loro globalità concretizzano la certificazione dell'avvenuto decesso nel rispetto delle norme giuridiche vigenti [6]. Le prime due componenti, su cui ci soffermeremo in dettaglio e di cui offriremo al termine della nostra trattazione la Tabella 18.1 che riassume ed evidenzia tutte le attività cliniche di pertinenza infermieristica, i materiali e i criteri operativi, rappresentano le modalità cliniche di diagnosi della morte. La diagnosi clinica è una modalità diversa dall'accertamento giuridico, che rappresenta un atto legale in ordine alle leggi nazionali. La ME è una condizione diagnosticabile con grande certezza impiegando criteri puramente ed esclusivamente clinici.

18.2.1
Esplorazione neurologica encefalica

L'esame clinico neurologico, basato sulla semeiologia (ricerca di segni e sintomi) del sistema nervoso, rimane il modello standard di valutazione medica per la determinazione della morte. La sola necessità di utilizzare una metodologia ben conosciuta, che fa parte della preparazione professionale del medico, permette di capire che la diagnosi di morte accertata con criteri neurologici è una diagnosi clinica, facile e alla portata di ogni medico provvisto di sufficiente competenza ed esperienza. Per la definizione della morte encefalica, infatti, non sono necessari test specifici, ovvero non impiegati usualmente nell'assistenza dei pazienti cerebrolesi in cura presso ambienti esperti. L'esame neurologico deve essere tuttavia eseguito con assoluta accuratezza e precisione, deve essere metodico, sistematico (condotto in direzione rostro-caudale, cioè procedendo dall'alto al basso, ordinatamente ed esaurientemente), diligente e condotto impiegando le metodologie corrette e codificate: solo così diviene esatto, ripetibile e univoco (quindi universale), cioè privo di errori dipendenti dall'operatore [7, 8]. La dichiarazione di morte encefalica richiede non solo una serie di accurati test neurologici, ma anche la definizione della causa del coma (usualmente rilevata da esami neuroradiologici come TAC o RMN, colturali del liquor, ecc., supportati dalla storia e dell'evoluzione clinica che deve risultare coerente), il riscontro della sua irreversibilità (permanenza definitiva nel tempo), la soluzione di ogni segno neurologico fuorviante, il riconoscimento di fattori turbativi (vedi oltre), l'interpretazione dei risultati di esami neuroradiologici di *imaging* e di ogni altro esame confirmatorio strumentale tra cui, come si vedrà, sono centrali l'elettroencefalogramma ed eventuali esami di laboratorio.

L'esame clinico neurologico per determinare se un paziente è vivo o morto può essere eseguito solo *dopo* aver escluso o corretto le principali situazioni mediche che possono mascherare o confondere i test neurologici e la valutazione clinica (assenza di fattori interferenti o esclusione di prerequisiti). In particolare, si devono escludere o correggere preventivamente la presenza di disturbi dell'omeostasi termica (ipotermia corporea, intesa come una temperatura centrale di 32°C o inferiore, meglio ritenere come limite inferiore il valore di 35°C), circolatoria (ipotensione sistemica tale da compromettere la pressione di perfusione cerebrale), respiratoria (profonda ipossiemia o estrema ipercapnia) e di gravi disturbi dell'equilibrio acido-base e dell'omeostasi endocrino-metabolica (ipoglicemia, ipotiroidismo grave, profonda iponatriemia, ecc.), che potrebbero interferire con il quadro clinico e strumentale complessivo. Va inoltre esclusa ogni interferenza da parte di farmaci depressori il sistema nervoso (anestetici, ipnotici, sedativi, narcotici, ecc.), bloccanti la conduzione neuro-muscolare (curari) o cicloplegici (come l'atropina) e le intossicazioni farmacologiche e gli avvelenamenti. Qualora venga rilevata la presenza di una o più delle sopracitate condizioni e questa non risulti correggibile, ovvero sia giudicata interferente sul quadro complessivo, si farà ricorso, in applicazione a criteri medici e norme giuridiche, a test di esame del flusso ematico parenchimale dell'encefalo.

L'esame neurologico clinico comprende:
- la valutazione dello stato di vigilanza (apertura degli occhi) e coscienza (contatto cognitivo);
- l'esplorazione e il rilievo dei riflessi del tronco encefalico (nervi cranici dal II al XII di entrambi i lati), mediante l'analisi delle vie riflesse del mesencefalo, del ponte e del midollo allungato (bulbo);
- la valutazione delle capacità di respirazione spontanea all'interruzione momentanea per deconnessione dalla ventilazione meccanica.

Lo stato di morte encefalica, costituito dalla perdita totale e irreversibile di tutte le funzioni del cervello (corteccia e nuclei cerebrali) e del tronco dell'encefalo, è testimoniata dal rilievo di:
- assenza dello stato di vigilanza e di coscienza e presenza di uno stato di coma areattivo;
- assenza dei seguenti riflessi del tronco encefalico:
  - riflesso fotomotore;
  - riflesso corneale;
  - reazione motoria e vegetativa a stimoli dolorosi apportati nel territorio di innervazione del trigemino;
  - risposta motoria nel territorio del facciale allo stimolo doloroso ovunque apportato;
  - riflesso vestibolare;
  - riflesso faringeo;
  - riflesso carenale.

Quando sopraggiunge la morte encefalica, il paziente perde questi riflessi per lo più progressivamente in direzione rostro-caudale e il midollo allungato è, di solito, l'ultimo a perdere le sue funzioni (omeostasi pressoria, drive ventilatorio):
- assenza di respirazione spontanea (apnea) con valori documentati di PCO_2 arteriosa (emogasanalisi) non inferiore a 60 mmHg e pH ematico arterioso non superiore a 7,40 in assenza di ventilazione meccanica (test di apnea).

La presenza di attività di origine spinale, spontanea o provocata, non ha alcuna rilevanza al fine dell'accertamento della morte, in quanto è compatibile con la cessazione del flusso ematico intracranico e delle funzioni encefaliche. La presenza di attività spinale (motoria e vegetativa), non infrequente specie in età pediatrica e giovanile, ha motivazione nella conservazione della perfusione ematica del midollo spinale e quindi del trofismo e delle funzioni midollari. La comparsa di attività motoria riflessa o spontanea, specie agli arti, o di reazioni vegetative provocate da stimoli apportati esternamente al distretto cranio-facciali (innervato dai nervi cranici) sia cutanei che viscerali, testimonia come la perfusione sanguigna extracranica sia mantenuta e come il midollo spinale sia vitale, in quanto irrorato da rami provenienti dall'aorta, e ipereccitabile poiché ha perso il controllo (inibitorio o organizzativo) superiore svolto dall'encefalo, che risulta morto in quanto privato della circolazione intracranica. I movimenti che possono comparire o evocarsi sono specifici e consistono in movimenti semplici e segmentari, ma anche più complessi (automatismi midollari), discinetici ed esauribili (flessione-retrazione; flessione-pronazione, sollevamento) di segmenti o parti di arti. Tale evenienza e i meccanismi patogenetici devono essere chiaramente compresi dal personale di assistenza e cura e, se necessario, spiegati ai visitatori del deceduto chiarendone l'origine e il significato non vitale.

18.2.1.1
Conduzione dell'esame neurologico: basi metodologiche e inesattezze

Una breve descrizione dei principi metodologici per condurre e interpretare l'esito dell'esame clinico (esplorazione) neurologico è di sicuro aiuto per poter seguire con maggiore comprensione l'esame medico e collaborare con cognizione di causa per organizzare le attività assistenziali di supporto a questo finalizzate.

Valutazione dello stato di vigilanza (apertura degli occhi) e di coscienza (contatto cognitivo) e presenza di uno stato di coma areattivo. La metodologia usuale è quella utilizzata per definire lo stato neurologico globale (come per la definizione del punteggio nella scala GCS, ad esempio). Prima a richiamo verbale, quindi applicando uno stimolo tattile (bilaterale, in ambito cranico) si valuta se avviene l'apertura degli occhi e un'eventuale risposta cognitiva. La mancanza di risposta conferma l'assenza di veglia e di coscienza, condizione riassumibile nel rilievo di uno stato di coma. Il coma deve risultare areattivo, vale a dire profondo, e documentato dall'assenza di attività motoria spontanea e di risposta motoria a stimoli dolorosi standardizzati e bilaterali, sia extracranici (compressione del letto ungueale) che apportati nel territorio innervato dai nervi cranici V (trigemino) e VII (nervo facciale), ottenibile con la compressione del nervo sopraorbitario o mentoniero all'emergenza (fossette sopra-orbitaria o mentoniera) e dell'articolazione temporo-mandibolare anteriormente al ramo mandibolare. Si deve prestare attenzione che gli stimoli sui nervi cranici non comportino risposta vegetativa (tachicardizzazione, ecc.) e gli usuali sistemi di monitoraggio sono di aiuto diagnostico.

La conferma di uno stato di coma areattivo ribadisce la perdita delle funzioni e dell'integrità anatomica che è alla base della corteccia cerebrale e dei nuclei della base. Si deve prestare attenzione a non esercitare pressioni dannose o determinare lesioni cutanee traumatiche.

Esplorazione dei riflessi del tronco encefalico [9]. L'esame clinico neurologico continua con l'esplorazione rostro-caudale (dall'alto al basso, dai primi nervi cranici (n.c.) agli ultimi) dei riflessi del tronco encefalico. Poiché il primo nervo cranico (nervo olfattorio) è sensoriale, non può essere esplorato.

Riflesso fotomotore. L'evocazione di questo riflesso avviene apportando sulla pupilla uno stimolo luminoso, intenso e concentrato. La normalità della risposta riflessa consiste nel restringimento del diametro pupillare (II e III n.c.). Il riflesso, illuminando centralmente tutto il campo pupillare, va evocato bilateralmente, in sequenza, utilizzando una lampadina portatile a fascio concentrato o un oftalmoscopio (vedi Tabella 18.1 per il materiale da preparare e disporre). Se il riflesso è assente, l'esaminatore rileverà pupille in posizione centrale dello sguardo, di diametro intermedio (4-6 mm) o ampio (midriasi) e forma rotonda o ovalare, prive di risposta costrittiva all'illuminazione (areattività e assenza del riflesso fotomotore). Nel valutare il riflesso, si deve prestare attenzione alla possibilità di ottenere una buona apertura palpebrale (assenza di ematomi, edema, ecc.), siano esclusi traumi diretti dell'occhio e del II paio di n.c. (ottico, che conduce la luce) e dell'orbita (lesione retrooculare del III n.c., che porta l'efferenza pupillocostrittiva), non siano stati somministrati colliri cicloplegici e non vi sia anamnesi di pregressa chirurgia oftalmologica maggiore.

Riflesso corneale. La stimolazione, ancorché delicata, della cornea con un corpo estraneo provoca chiusura della rima palpebrale e lacrimazione. L'arco diastaltico di questo riflesso esplora l'integrità funzionale del V e del VII n.c. Sussistendo le preliminari possibilità di buona apertura palpebrale ed esposizione di ampia zona corneale, si applica uno stimolo, con delicatezza ma efficienza, toccando la parte centrale della cornea utilizzando un morbido batuffolo di cotone, umidificato, o con l'angolo di una garza piegata, sterile (vedi Tabella 18.1 per il materiale da preparare e disporre). L'assenza del riflesso consiste nella mancanza di chiusura palpebrale (anche parziale) e nell'assenza di lacrimazione. Prima di evocare il riflesso, come per ogni altro riflesso del tronco encefalico che attivi una risposta motoria, si deve accertare l'assenza di paralisi neuromuscolare farmacologica (fattori interferenti). Si consideri l'assoluta necessità di prevenire ed evitare danni all'epitelio corneale.

Reazione dolorifica a stimoli nel territorio d'innervazione del nervo trigemino. L'esplorazione della risposta motoria e vegetativa alla stimolazione dolorosa apportata nel territorio del V n.c. (cute della fronte e del volto anteriore al ramo mandibolare), viene eseguita nella valutazione dell'areattività del coma, con metodologia di applicazione di stimoli dolorifici intensi su sedi specifiche facciali.

Risposta dolorifica nel territorio d'innervazione del nervo facciale a stimolo ovunque apportato (extracranico). L'esplorazione alla stimolazione dolorosa ovunque apportata (arti, collo, volto) ricercando la risposta motoria nel territorio innervato dal VII n.c. (volto, con comparsa di grimaces o smorfie), viene eseguita nella valutazione dell'areattività del coma, con metodologia di apporto su sedi specifiche di stimoli dolorifici intensi.

Riflesso oculo-vestibolare. I movimenti oculari sono regolati anche da stimoli provenienti dall'orecchio interno, specificamente dal sistema vestibolare (labirinto e canali semicircolari componenti). L'innervazione che presiede a questa fine e complessa funzione richiede l'integrità anatomica e funzionale di più nervi cranici (afferenza dal ramo vestibolare del n.c. VIII acustico, e risposta motoria tramite il III, IV e VI n.c.). Lo stimolo efficace è fisiologicamente rappresentato dalla variazione posturale, ma analogo risultato può essere ottenuto con la perfusione di un liquido a temperatura diversa da quella corporea iniettato nel canale uditivo esterno (cosiddette prove calorimetriche di indagine vestibolare). La variazione termica del timpano induce delle correnti di convezione nell'endolinfa che riempie i canali semicircolari con conseguente movimento degli otoliti e generazione da parte delle cellule nervose sensoriali di un potenziale di azione e una corrente condotta dal nervo vestibolare ai nuclei integrativi (tronco encefalico e cervelletto). Come stimolo viene utilizzata acqua raffreddata (non calda, in quanto genera un pattern di risposta opposto) e la risposta fisiologica consiste nell'indurre la comparsa di nistagmo (movimento oscillatorio dei globi oculari con fase tonica lenta verso il lato stimolato, seguito da un movimento con fase rapida controlaterale: nistagmo battente verso il lato opposto a quello di stimolo).

La prova oculo-vestibolare viene eseguita con il capo del paziente sollevato a 30°, tenendo entrambi gli occhi aperti e irrigando il timpano mediante iniezione lenta nel condotto uditivo esterno (con un morbido sondino o appoggiando il cono della siringa nel meato uditivo) di un volume discreto (40-60 ml) di acqua o soluzione fisiologica a bassa temperatura (4-6°C); un'arcella è utile per raccogliere il liquido eluito (vedi Tabella 18.1 per il materiale da preparare e disporre). Il riflesso viene evocato bilateralmente, con un tempo di attesa di qualche minuto prima del cambio di lato per permettere il ri-riscaldamento spontaneo della temperatura labirintica. Prima di eseguire la prova, è necessario sincerarsi della pervietà del condotto uditivo, provvedendo eventualmente alla rimozione di cerume, coaguli o altro e impiegando un otoscopio (vedi Tabella 18.1 per il materiale da preparare e disporre), così come vanno esclusi precedenti gravi disturbi del nervo acustico. L'assenza del riflesso è confermata dal mantenimento fisso e centrale della posizione di entrambe le pupille durante il test calorimetrico, quindi dall'assenza della deviazione tonica verso il lato stimolato.

Riflesso faringeo. Lo stimolo della parte posteriore della lingua e della parete del faringe con un abbassalingua o sondino di grosso calibro sterili (vedi Tabella 18.1 per il materiale da preparare e disporre) comporta, normalmente, una risposta motoria riassumibile nei movimenti di conato (protrusione della lingua, movimenti di deglutizione, scialorrea, apertura della bocca, sensazione di nausea, sino al vomito). I n.c. IX e XII presiedono all'innervazione specifica. Nello stato di morte encefalica, questo riflesso del tronco encefalico non è evocabile e la stimolazione orale profonda non genera risposta motoria. I movimenti imposti al tubo orotracheale o al sondino naso-gastrico non sono sufficienti a stimolare correttamente questo riflesso.

Riflesso carenale. Gli ultimi segmenti del tronco encefalico da esplorare sono valutati con la ricerca del riflesso della tosse, sostituito nei pazienti con obbligata intubazione tracheale dalla ricerca del riflesso carenale. Un corpo estraneo penetrato nelle alte vie aeree provoca, in condizioni di normalità, la comparsa di movimenti di tosse (innervazione preposta è a carico dei n.c. IX-X-XI e integrazioni spinali). Per la diagnosi di morte, il riflesso carenale viene esplorato con l'inserimento (con metodologia di sterilità simile a quanto rigorosamente effettuato per la tracheobronco-aspirazione) di un sondino nel tubo tracheale, avendo cura di progredire sino oltre l'apice distale dello stesso (vedi Tabella 18.1

per il materiale da preparare e disporre). La perdita del riflesso carenale costituisce spesso la prima segnalazione infermieristica di un paziente con spegnimento progressivo delle funzioni encefaliche che sta concretizzando il completamento del danno irreversibile.

Allorché venga documentata l'assenza di riflessi del tronco encefalico, si deve provvedere all'esecuzione del *test dell'apnea*, con modalità standardizzata [6]: la ritmicità respiratoria è garantita, infatti, da una serie di nuclei posti nel midollo allungato (parte di transito tra troncoencefalo e midollo spinale) contenuto nella scatola cranica e quindi dipendente per il suo trofismo e la sua funzione dalla circolazione intracranica; cessata la perfusione intracranica, anche questa sede anatomica, e le funzioni ivi espresse, muore. Le cellule nervose preposte a questa complessa regolazione sono aggregate nei centri respiratori siti del midollo allungato sensibili alle variazioni di pH liquorale indotte dalle modificazioni (normalmente cicliche) dell'anidride carbonica disciolta nel sangue arterioso e lo stimolo efficace per indurre l'attività nervosa respiratoria è rappresentato dall'aumento della CO_2. La soglia di massima stimolazione dei centri respiratori è stata arbitrariamente stabilita, su base fisiologica e clinica, a 60 mmHg di PCO_2 arteriosa (20 oltre il valore normale), ipercapnia acutamente indotta quindi associata a una caduta del pH arterioso (acidosi respiratoria).

Il *Test dell'apnea* (vedi Tabella 18.1 per il materiale da preparare e disporre) consiste nella valutazione della comparsa di movimenti respiratori dopo deconnessione del paziente dal ventilatore meccanico, in condizioni documentate all'emogasanalisi arteriosa di ipercapnia (PCO_2 arteriosa non inferiore a 60 mmHg e un valore di pH ematico arterioso non superiore a 7,40). La deconnessione dal ventilatore meccanico va sempre eseguita in quanto i sensori dello stesso possono dare falsi risultati. Il referto emogasanalitico va allegato in cartella alla descrizione dell'esito del test. Se in condizioni rilevate di ipercapnia non compaiono movimenti ventilatori (movimenti del torace, diaframmatici e intercostali, sollevamento dell'epigastrio, flusso gassoso al tubo tracheale, curva capnometrica rilevabile, ecc.) il paziente non presenta respiro spontaneo, è quindi in apnea e il *Test di apnea* è positivo. La presenza di apnea in condizioni emogasanalitiche standardizzate (ipercapnia e acidosi, secondo i valori sopracitati) è la conferma della persa funzione dei centri respiratori, della mancanza di respirazione spontanea e dell'avvenuta morte ischemica del midollo allungato, ultima parte intracranica del tronco dell'encefalo. Mentre sono ben codificati i criteri utilizzati per indagare la presenza o l'assenza dell'apnea, le modalità con cui procedere all'indagine possono non essere univoche. Prima di descrivere le modalità operative più comunemente utilizzate, è utile precisare quanto segue:

- l'apnea espone a rischio di ipossia con intuibili conseguenze sugli organi, in specie sull'apparato cardio-vascolare (aritmie, ipotensione arteriosa, arresto cardiaco ipossico);
- l'incremento della CO_2 arteriosa in un soggetto privo di attività muscolare e con bassa temperatura corporea è lento (circa 3 mmHg per minuto di apnea);
- l'iperventilazione meccanica (alto volume minuto) genera ipocapnia, in modo che il raggiungimento di ipercapnia al distacco della ventilazione, per il motivo precedente, è lungo (può richiedere anche una decina di minuti) e il rischio di ipossia e di complicanze correlate è elevato.

Si deduce che l'esecuzione del *Test di apnea* espone a rischi e deve essere eseguito con ogni precauzione e sotto continuo controllo.

18.2.1.2
Modalità di esecuzione del test di apnea

Qualunque sia la modalità di esecuzione utilizzata, il soggetto deve essere monitorizzato completamente [SpO_2, ECG, pressione arteriosa invasiva, capnometria ($ETCO_2$)], deve essere disponibile il materiale per eseguire anche più emogasanalisi arteriose, una fonte aggiuntiva di ossigeno con eventuali sondini sterili di somministrazione e raccordi, il controllo di nursing continuo e ogni precauzione attivata (vedi Tabella 18.1 per il materiale da preparare e disporre). La modalità più classica consiste nella preossigenazione con ventilazione in ossigeno puro per alcuni minuti, misura emogasanalitica del valore di PCO_2 iniziale (e stima del tempo di attesa presunto), distacco dalla ventilazione meccanica, somministrazione di ossigeno intratracheale ad alto flusso (6 l/min) con un sondino posto all'interno del tubo tracheale per generare ossigenazione apneica per diffusione, attesa della generazione di ipercapnia arteriosa con controllo frequente dei valori, raggiungimento dei valori di CO_2 e pH arteriosi richiesti, valutazione dell'esito del test con ricerca e rilievo della presenza o assenza di movimenti ventilatori (sussistenza dell'apnea), quindi ripresa della ventilazione meccanica [10, 11]. L'evenienza di test di apnea, che risultano in itinere difficili per precoce comparsa di ipossiemia e disturbi correlati, ha portato a utilizzare altre metodiche in cui il tempo di deconnessione risulta breve e avviene quando si sono raggiunti i valori emogasanalitici necessari per verificarne l'esito; la modalità di CPAP può sostituire il distacco [12]. Il test in queste modalità viene eseguito con preliminare ipoventilazione meccanica in ossigeno puro (FiO_2=1) ed eventualmente PEEP per ridurre il rischio di ipossiemia. Si può procedere con bassi volumi ventilatori/minuto, di circa 1 litro, con 3/4 atti ventilatori; il monitoraggio capnometrico permette di identificare con facilità il momento del distacco e dell'esecuzione dell'emogasanalisi e della valutazione dell'esito del test. La normativa vigente in caso di impossibilità di attuazione del test di apnea ne autorizza la sostituzione con l'esecuzione di una prova di flusso encefalico [6].

18.2.2
Esami strumentali confirmatori

18.2.2.1
Elettroencefalogramma

Nella diagnosi di morte encefalica, la distruzione anatomo-funzionale della corteccia cerebrale viene documentata con due metodologie: il rilievo clinico del coma areattivo e l'evidenza strumentale dell'assenza di attività bioelettrica di origine cerebrale. Per la diagnosi di morte encefalica, la legislazione italiana vigente richiede, come in altre normative nazionali (sebbene in alcune realtà sia opzionale o non richiesta), a integrazione della concomitante esplorazione clinico-neurologica, l'effettuazione inderogabile della registrazione di un elettroncefalogramma (EEG) eseguito con particolari metodi. Il tracciato EEG deve essere, infatti, eseguito secondo particolari norme tecniche, atte ad aumentare notevolmente la sensibilità del rilievo dell'attività elettrocerebrale e la cui esecuzione è affidata a un tecnico specialista in neurofisiopatologia, mentre la refertazione deve esclusivamente essere redatta da un medico specialista in elettrofisiologia (neurologo o neurochirurgo). L'assenza di attività elettrica cerebrale è definita come l'assenza di attività cerebrale spontanea e provocata di ampiezza superiore a 2 microVolts su qualsiasi regione del capo per una durata continuativa di 30 minuti. Il tracciato deve essere privo di reattività a stimoli intensi (acustici e dolorifici), periodicamente apportati durante la registrazione. Il tracciato può venire registrato sia su supporto cartaceo che digitale, utilizzando almeno otto canali per altrettanti elettrodi posti simmetricamente sullo scalpo, secondo la mappatura del sistema internazionale 10-20 e a grande distanza tra loro (10 cm) sì da esplorare ampie aree; devono essere utilizzate specifiche e definite modalità tecniche di amplificazione (superiore al normale), calibrazione, regolazione e di taratura della strumentazione [6]. L'alta sensibilità con cui il tracciato è registrato facilita la registrazione di attività elettriche non cerebrali e svariati accorgimenti tecnici sono orientati a identificare con esattezza l'attività elettrica artefattuale (artefatti fisiologici, come l'attività elettrica cardiaca, oppure artefatti di origine muscolare e artefatti ambientali da movimento, da campo elettrico circostante, da interferenze elettriche con apparecchiature, ecc.). Gli artefatti, se non eliminabili, devono essere sempre riconosciuti nella loro origine extracefalica e individuati. A tale fine, per eliminare gli artefatti di origine muscolare, è autorizzato il ricorso a farmaci a emivita ultrabreve (come succinilcolina) che inducono una breve e reversibile paralisi muscolare. Per il riconoscimento dell'origine di artefatti da interferenza, è possibile il breve distacco o spegnimento dalle apparecchiature elettromedicali (come i monitoraggi, le pompe infusive, ecc.). Il ruolo dell'infermiere di neurorianimazione, in questa fase diagnostica, risulta centrale in affiancamento al tecnico di neurofisiologia e deve essere improntato a grande competenza e collaborazione (vedi Tabella 18.1 per il materiale da preparare e disporre).

Altre indagini elettofisiologiche, come i potenziali evocati somatosensoriali, acustici e multimodali, di vasto impiego nella cura dei pazienti cerebrolesi, non hanno a tutt'oggi evidenza diagnostica assoluta per la morte encefalica, se non a completamento del rilievo elettroencefalografico [6, 13].

18.2.2.2
Metodiche per l'accertamento del flusso cerebrale

In particolari situazioni cliniche e fisiologiche, la normativa vigente permette la certificazione della morte (con criteri neurologici) se viene documentata l'assenza di flusso ematico encefalico mediante adatte tecniche di indagine. Le condizioni per cui si deve fare ricorso a un esame di flusso che permetta di valutare la perfusione e documentarne l'avvenuta cessazione, sono riportate nelle note giuridiche che regolano l'accertamento della morte [6]. Le situazioni cliniche in cui, per diagnosticare la morte in pazienti affetti da lesioni cerebrali, è obbligatorio ricorrere a un esame di flusso sono le seguenti:
- bambini di età inferiore a un anno;
- presenza di fattori concomitanti di grado tale da interferire sul quadro clinico complessivo (come farmaci depressori del SNC, ipotermia non correggibile, ecc.);

- situazioni che non permettano una diagnosi causale certa, oppure che impediscano l'esecuzione dei riflessi del tronco encefalico o della prova di apnea o dell'EEG (peraltro sempre necessario).

Le indagini utili per la valutazione del flusso encefalico, di seguito succintamente descritte, sono invece definite da linee guida emanate dalla Consulta Tecnica del Centro Nazionale Trapianti e periodicamente aggiornate [13]. Queste indagini, vagliate secondo le evidenze scientifiche del settore e basate sulla buona pratica clinica, sono peraltro solo alcune delle metodiche diffusamente utilizzate per la diagnostica di *imaging* e funzionale delle cerebrolesioni normalmente impiegate nei pazienti sottoposti a cure neurointensivologiche, alcune delle quali hanno ricevuto una validazione per la diagnosi di morte encefalica [14]. Le indagini di flusso vengono comunemente eseguite presso sedi esterne alle Terapie Intensive e, quindi, richiedono un trasporto assistito, sanitarizzato anche da un infermiere di Terapia Intensiva, in continuità di cure e monitoraggi, e deve essere fatto ogni sforzo per la sicurezza del trasferimento, impiegando ogni precauzione e disponendo di ogni materiale per il trattamento intensivo di eventuali complicanze (vedi Tabella 18.1 per il materiale da preparare e disporre).

Le indagini di flusso sono esami diagnostici, spesso interventistici e talora gravati da possibili complicanze, eseguiti da specialisti (neuroradiologo, radiologo angiografista, medico di medicina nucleare, ultrasonologo). Tra le metodiche attualmente disponibili per la valutazione del flusso ematico cerebrale sono ammesse e raccomandate le seguenti:

Angiografia cerebrale. Indagine di riferimento, in quanto da più tempo utilizzata e su cui vige un sostanziale consenso scientifico e clinico. Viene eseguita con cateterizzazione selettiva dei quattro tronchi sopra-aortici, oppure mediante iniezione del contrasto nell'arco aortico, in ogni caso con visualizzazione dei circoli anteriore e posteriore cerebrale; è una tecnica che richiede standardizzazione di alcune procedure (quantità del mezzo di contrasto, pressione di iniezione). L'esame accerta l'assenza del flusso cerebrale se documenta il mancato riempimento contrastografico delle arterie intracraniche con uno stop a livello del loro ingresso intra-cranico, mentre il circolo extracranico (carotide esterna, ecc.) è visualizzato.

Scintigrafia cerebrale. Vengono impiegate metodiche di medicina nucleare consistenti nella somministrazione endovenosa di un radiofarmaco che attraversi la barriera ematoencefalica e venga trattenuto dalle cellule cerebrali, indicando il trasporto ematico, ma anche l'eventuale attività del tessuto cerebrale (captazione). I radiofarmaci più utilizzati sono il Tecnezio99 (TC), come tracciante scintigrafico, unito a trasportatori (HMPAO, ECD). Per la dimostrazione di arresto del flusso ematico cerebrale, la scintigrafia deve documentare l'assenza della captazione tessutale intracerebrale del tracciante (segno della *testa vuota*).

Doppler Transcranico (TCD). È una tecnica ultrasonografica che, mediante il principio di riverberanza degli ultrasuoni, permette di evidenziare il flusso (velocità di flusso) del sangue che scorre nelle arterie insonate; le arterie cerebrali sono esplorabili attraverso opportune finestre ossee (squama del temporale, finestra occipitale, ecc.), peraltro non sempre presenti. Il TCD si sta diffondendo nelle terapie intensive quale metodo diagnostico e di monitoraggio non invasivo per la valutazione del flusso ematico cerebrale in varie condizioni cliniche (vasospasmo, alta pressione intracranica, ecc.) e per valutare l'esito delle terapie. Per la diagnosi di morte encefalica è necessario che l'operatore abbia solida esperienza di TCD e che vengano rispettate alcune norme previste dalle linee guida di riferimento. Il tracciato particolare e suggestivo di spegnimento o assenza di flusso cerebrale (segnale riverberante, segnale oscillante, punte sistoliche, ecc.) è, talora, utilizzato per attivare alla sua comparsa la procedura di diagnosi di morte con criteri clinici. L'esecuzione del tracciato TCD richiede la collaborazione competente ed esperta dell'infermiere di neurorianimazione.

Altre metodiche. L'angio-TAC, la Risonanza Magnetica Nucleare (RMN), la Xenon-TAC sono degne di attenzione e in futuro probabilmente saranno validate ed entreranno nella pratica clinica corrente qualora documentino con evidenze clinico-scientifiche la loro accuratezza e sensibilità (Tabella 18.1).

Tabella 18.1 Attività cliniche infermieristiche, materiali e criteri operativi

Finalità	Materiali	Azione
Esame neurologico		
Riflesso fotomotore	fonte luminosa apposita, oftalmoscopio, pile	* collaborazione con il medico
Riflesso corneale	batuffolo di cotone montato su stelo, garze (sterili)	* collaborazione con il medico
Reazione a stimoli trigeminali	–	* osservazione (movimento, vegetativo)
Risposta motoria facciale a dolore	–	* osservazione (volto)
Riflesso vestibolare	otoscopio, pinza per corpi estranei	* collaborazione con il medico
	schizzettone (sterile), acqua/ SF sterile fredda (frigo)	*§ collaborazione (postura capo, rotazione)
	sondini morbidi sottili sterili, arcella, garze	apertura rime palpebrali
Riflesso faringeo	abbassalingua sterile, sonde sterili	*§ collaborazione con il medico
Riflesso carenale	sondini da tracheo- aspirazione sterili	*§ collaborazione con il medico, esecuzione

* tutela del paziente e pratiche eseguite con metodica igienica standard
§ pratica infermieristica sterile o in antisepsi

(segue →)

(seguito)

Finalità	Materiali	Azione
Test di apnea	siringhe da emogasanalisi, contenitore e ghiaccio per campione, fonte a flusso di ossigeno, sondino con raccordo controllo saturimetrico (SpO$_2$), ECG e IBP controllo valori capnografici (ETCO$_2$, se previsto)	* collaborazione con il medico
	settaggio ventilatore	se demandato su prescrizione medica
	controllo stretto valori monitorati durante apnea	
	distacco dal ventilatore, flusso ossigeno nel tubo	* collaborazione con il medico
	esecuzione prelievi arteriosi (da linea)	§
	referti emogasanalitici in cartella clinica	* collaborazione con il medico
Elettroencefalogramma		
Postura capo	supporti posturali per stabilità	* controllo stabilità dei monitoraggi
Posizionamento elettrodi		* controllo protesi ventilatoria
Esecuzione tracciato	anticipazione atti infermieristici probabili (suzione)	
	presenza su chiamata per collaborazione	* collaborazione con esecutore
	stazionamento a distanza visiva	
	controllo parametri e monitoraggi	
Test di flusso		
Trasporto in sede diagnostica	trasporto assistito in continuità terapeutica	* collaborazione con il team
	procedura per paziente instabile ad alta complessità	*§
	ventilatore da trasporto, monitoraggi di base mantenuti farmaci per urgenza emodinamica e cardiaca, ecc.	
Doppler TransCranico	trasporto e attivazione apparecchiatura, gel per ecografia	
	posizione del capo	* collaborazione con esecutore

* tutela del paziente e pratiche eseguite con metodica igienica standard
§ pratica infermieristica sterile o in antisepsi

Bibliografia

1. Wijdicks EF (1995) Determining brain death in the adults. Neurology 45:1003-1011
2. Wijdicks EFM (2002) Brain death worldwide-Accepted fact but no global consensus in diagnostic criteria. Neurology 58:20-25
3. Wijdicks EFM (2000) Brain death. Lippincott, Williams & Wilkins, Phildelphia, USA, pp 29-43
4. Safar P, Behringer W (2004) Cerebral Resuscitation from Cardiac Arrest. In: Layon AJ, Gabrielli A, Friedman WA (eds) Textbook of Neurointensive Care. Saunders, Phildelphia, USA, pp 457-498
5. Laureys S, Owen AM, Schiff ND (2004) Brain function in coma, vegetative state, and related disorders. Lancet Neurol 3:537-546
6. Ministero della Salute. Decreto 11 aprile 2008 Aggiornamento al Decreto 22 agosto 1994, n° 582 relativo al Regolamento recante le modalità per l'accertamento e al certificazione di morte (GU n. 136 del 12 giugno 2008)
7. The Quality Standards Subcommittee of the American Academy of Neurology. Practice parameters for determining brain death in adults (summary statement) (1995). Neurology 45:1012-1014
8. Van Norman GA (1999) A matter of life and death: what every anesthesiologist should know about the medical, legal, and ethical aspects of declaring brain death. Anesthesiology 91:275-287
9. Wijdicks EFM (2001) The diagnosis of brain death. N Engl J Med 344, 16:1215-1221
10. Ropper AH, Kennedy SK, Russell L (1981) Apnea testing in the diagnosis of brain death: clinical and physiological observations. J Neurosurg 55:942-946
11. Marks SJ, Zisfein J (1990) Apneic oxygenation in apnea tests for brain death: a controlled trial. Arch Neurol 47:1066-1068
12. Goudreau JL, Wijdicks EF, Emery SF (2000) Complications during apnea testing in the determination of brain death: predisposing factors. Neurology 55:1045-1048
13. De Tourtchaninoff M, Hantson P, Mahieu P, Guérit JM (1999) Brain death diagnosis in misleading conditions. Q J Med 92:407-414
14. Linee Guida relative all' applicazione delle indagini strumentali di flusso cerebrale in situazioni particolari ai fini della diagnosi di morte in soggetti affetti da lesioni encefaliche (rev. 1 settembre 2003) (www.trapianti.ministerosalute/it)

Parte V

Organizzazione dei trapianti e processo di donazione

Elementi di storia della trapiantologia

19

S. Pintaudi, S. Cefalù

19.1
Introduzione

È indubbio che viviamo un'epoca di grande evoluzione scientifica e tecnologica nella quale lo sviluppo della prevenzione e delle terapie mediche ha condotto al controllo di innumerevoli malattie, tanto da permettere l'allungamento del periodo di vita assicurando una buona qualità della stessa sia agli anziani sia a coloro che soffrono di malattie croniche. Sorge quindi spontanea la domanda: perché occorre prendere in considerazione una forma terapeutica che prevede la sostituzione di un organo malato con un altro organo che possegga tutte le potenzialità di vitalità e funzionalità che quello dell'organismo malato ha perduto? L'ovvietà della risposta sta nel fatto che, per alcune patologie, quando tutte le forme di cura conosciute sono state praticate e non sortiscono più alcun effetto e quando do *il soffio vitale* o energia vitale che risiede in ogni organo si esaurisce, ecco che la scienza medica non trova altra possibilità che quella della sostituzione dell'organo malato. Poiché la possibilità della costruzione di un organo da parte dell'uomo è ancora tecnicamente lontana, anche se in più parti del mondo si sta lavorando in tal senso, per la sostituzione occorre far ricorso all'unica risorsa possibile che è quella di prelevare un organo sano da un organismo che possegga tutte le caratteristiche della vitalità e di impiantarlo in sostituzione di quello malato. Ai nostri giorni, il trapianto degli organi è considerata terapia a tutti gli effetti, universalmente riconosciuta sia dalla scienza sia da tutte le società e religioni, ma per giungere a questo riconoscimento si è dovuti passare attraverso l'abbattimento di preconcetti e pregiudizi culturali e sono state necessarie riforme legislative, tanto che oggi può a pieno titolo essere considerata la punta dell'iceberg di un lungo e complesso processo che si propone di restituire alla società un soggetto reso sano attraverso la sostituzione di un organo gravemente malato con uno derivante da un componente della società stessa. Sebbene all'inizio del secolo scorso nessuno avrebbe affermato che solo

S. Pintaudi (✉)
Dipartimento Emergenza, Rianimazione "Antonella Caruso", Ospedale Garibaldi, Catania

Il neuroleso grave. Sergio Pintaudi, Lucia Rizzato (a cura di)
© Springer-Verlag Italia 2010

cento anni dopo gli organi prelevati a un soggetto deceduto avrebbero salvato la vita o restituito qualità di vita ad altri uomini, l'idea di sostituire un organo malato con uno sano
affonda le radici nella fantasia popolare di sempre. Infatti, per fissare la data di nascita
della trapiantologia, occorre risalire sino al III secolo quando i santi Cosma e Damiano
sostituirono la gamba cancrenosa di un sacrestano con quella di un etiope deceduto poco
prima, mentre la storia scientifica dei trapianti inizia con gli studi del chirurgo Alexis Carrel, le cui applicazioni gli fruttarono nel 1912 il premio Nobel per la medicina [1]. Dagli
inizi del '900 in poi, la storia dei trapianti è costellata da momenti di evoluzione di tutti
i settori della medicina: chirurgia, immunologia, terapia intensiva, ecc. Il successo mediatico dei trapianti è da ascrivere a Christian Barnard che, nel 1967 a Città del Capo, eseguì il primo trapianto di cuore dando l'avvio al più ampio dibattito che la storia della medicina conosca: quello sulla donazione degli organi [2]. Delle tappe fondamentali della
trapiantologia, oltre all'affinamento delle tecniche chirurgiche, tra le tematiche etiche viene annoverata quella che riguarda la determinazione del momento della morte brillantemente affrontata, sul piano scientifico, dal Comitato dell'Harvard Medical School che nel
1968 stabilì i criteri neurologici per la definizione di morte [3], mentre per quanto concerne la sopravvivenza dell'organo trapiantato, un fondamentale passo in avanti venne compiuto con la scoperta della Ciclosporina, potentissima molecola antirigetto, che determinò
un incremento di sopravvivenza dal 20% al 70% dei soggetti trapiantati, tanto da rappresentare un vero e proprio spartiacque tra epoca ante e post- Ciclosporina.

19.2
Tappe fondamentali dei trapianti

19.2.1
Nel mondo

III sec. d.C.	I Santi Cosma e Damiano sostituiscono la gamba cancrenosa di un uomo di razza bianca, con quella sana di un uomo di razza nera, da poco deceduto.
1902	Alexis Carrel, chirurgo, mette a punto una tecnica per congiungere due vasi sanguigni, ha inizio la trapiantologia sperimentale su animale.
1905	Nel dicembre, Zirm trapianta una cornea da umano a umano; la cornea dura per il resto dei giorni del ricevente.
1914	Little stabilisce i principi della teoria genetica dei trapianti.
1932	Voronoy tenta il *1° trapianto di rene*.
1943	Medawar, mentre cura gli ustionati con innesti cutanei, durante i bombardamenti di Londra, intuisce che la causa dell'incompatibilità tra ricevente e donatore non può che essere genetica e detta le regole della fisiopatologia del rigetto e della sua natura immunologica.
1954	Murray e Merril e collaboratori eseguono al Peter Bent Brigham Hospital di Boston, *il 1° trapianto di rene* da un gemello monocoriale.
1963	Carl Starlz esegue a Denver il *1° trapianto di fegato*. Hardy esegue il *1° trapianto di polmone.*

1964	Hardy e Webb eseguono il *1° trapianto di cuore* da babbuino a uomo con una sopravvivenza di poche ore.
1966	Kelly e Lillehei eseguono il *1° trapianto di pancreas*.
1967	Al Grote Shoure Hospital di Città del Capo, Cristian Barnard esegue il *1° trapianto di cuore* da uomo a uomo. Louis Washkansky, il trapiantato, sopravvisse 18 giorni.
	Su iniziativa di J. Van Rood: Benelux, Germania, Austria e Svizzera si consorziano e costituiscono *Eurotransplant*; prima agenzia di coordinamento dei trapianti.
1969	Dall'esperienza di Eurotransplant, a opera di Kissmeyer-Nielson, Danimarca, Finlandia, Norvegia e Svezia costituiscono *Scandiatransplant*.
1971	Jean-Francoise Borel scopre la *Ciclosporina*, ed è la grande svolta per i trapianti, tanto che la trapiantologia viene suddivisa in era pre-Ciclosporina e post-Ciclosporina.
1972	Nasce *FranceTransplant*, per opera di J. Dausset, che coordina i trapianti di Francia e Spagna. Il ministero della Sanità del Regno Unito fonda e gestisce *UK-Transplant*.
1990	Premio Nobel a Murray per i contributi scientifici apportati nella medicina dei trapianti.
1994	La Federal Drug Administration (FDA) approva l'uso del *Tacrolimus* nei trapianti di Fegato; oggi è utilizzato in tutti i trapianti solidi.
1998	Il 23 Settembre Jean Michel Dubernard guida l'équipe che all'Ospedale Herriot di Lione che effettua il *1° trapianto di mano eterologa*; l'italiano Marco Lanzetta fa parte dell'équipe.
2001	Il 28 luglio, all'IsMeTT di Palermo, Ignazio Marino esegue il *1° trapianto di rene da donatore vivente su un paziente sieropositivo*.
2005	27 Novembre. *1° trapianto di faccia*, eseguito in Francia, al Centro Ospedaliero di Amiens, alla guida dell'équipe J-M Dubernard.

19.2.2
In Italia

1930	Nel mese di Agosto, lo studente ventiquattrenne Paolo Salvatori viene a sapere, mentre è ricoverato all'Ospedale degli Incurabili di Napoli, che un facoltoso brasiliano cerca un organo rivitalizzante e offre *spontaneamente* un proprio testicolo (in realtà ha contrattato un compenso di diecimila lire, somma non indifferente per l'epoca). Il trapianto avviene in una clinica privata, dopodiché il brasiliano prende il primo piroscafo per l'America, *rubizzo e forte come un toro*. La cosa non sfugge però a un commissario di polizia e sul trapianto comincia un processo che arriverà fino in Cassazione, appassionando giuristi, teologi e scrittori. Durante l'iter, si manifestano posizioni diverse nelle sfumature, ma conformi nella sostanza, cioè nella convinzione che donatore e medici non siano punibili per due ragioni che il magistrato Amedeo Santosuosso sintetizza nel suo libro *Corpo e libertà. Una storia tra diritto e scienza*, col binomio: Stato e Scienza [4].

1966	Paride Stefanini esegue al Policlinico Umberto I di Roma il 1° trapianto di *Rene*.
1972	A opera di Piero Confortini, Edmondo Malan e Girolamo Sirchia inizia lo sviluppo di un programma di collaborazione tra le strutture sanitarie di Lombardia e Veneto.
1974	Il 2 maggio, la Regione Lombardia emana la Legge 23 con la quale istituisce il Centro Regionale di Riferimento per l'immunologia e l'organizzazione del prelievo e del trapianto, nasce il *1° Centro Regionale Trapianti* (*CRT*).
1976	Dal consolidarsi della collaborazione voluta da Confortini, Malan e Sirchia nasce il *Nord Italia Transplant (NITp)* che negli anni successivi riunisce oltre alla Lombardia e al Veneto anche i centri che operano in Liguria, Marche, Friuli-Venezia Giulia e Provincia autonoma di Trento. Il Coordinamento viene affidato a Claudia Pizzi, *1° Coordinatore Regionale* in Italia [5].
1981	Al Policlinico Umberto 1° di Roma viene eseguito da Raffaello Cortesini il 1° *trapianto di pancreas*.
1982	Viene introdotta al Policlinico Umberto 1° di Roma la *Cliclosporina*. Raffaello Cortesini esegue il 1° *trapianto di fegato* al Policlinico Umberto I di Roma.
1985	A Padova, il 14 Novembre, Vincenzo Gallucci esegue il *1° trapianto di cuore*.
1986	Raffaello Cortesini esegue il *1° trapianto mulviscerale* (Fegato, Pancreas, Intestino).
1987	Giovanni Rama e Piergiorgio Coin danno vita alla *Fondazione Banca degli occhi*.
1989	Dall'aggregazione delle regioni Piemonte, Val d'Aosta, Emilia-Romagna e Toscana, nasce l'*Associazione Interregionale Trapianti (AIRT)*; nel 1997 aderisce la Provincia autonoma di Bolzano e nel 1999 la Regione Puglia.
1990	Al policlinico Umberto I di Roma, Costante Ricci esegue il *1° trapianto di polmone*.
1994	Presso l'Istituto Superiore di Sanità, viene istituita la Consulta Tecnica Permanente per i Trapianti col compito di organizzare l'attività di coordinamento dei trapianti.
1998	Dalla fusione del *Coordinamento Centro Sud Trapianti (CCST)* e del *Sud Italia Transplant (SIT)*, le regioni del Centro Sud, con esclusione di Marche e Puglia, confluiscono nell'*Organizzazione Centro-Sud Trapianti (OCST)* a cui la Sicilia aderirà nel 2001.
1999	Con la Legge n° 91 del 1 aprile viene istituito il *Centro Nazionale Trapianti (CNT)* che viene affidato ad Alessandro Nanni Costa, *1° Direttore Generale* del CNT.
2000	Il 17 Ottobre, Marco Lanzetta al San Gerardo di Monza, guida l'équipe che effettua il *1° trapianto di mano eterologa*.
2005	Nasce *The Italian Gate to Europe (IGE)*, aggregazione tra nazioni europee la cui finalità è quella di coordinare le offerte di organi in contemporanea a tutte le nazioni partecipanti. Il coordinamento viene affidato a Renzo Pretagostini del Policlinico Umberto I di Roma.

19.3
Conclusioni

"La testimonianza del passato può essere utile per quelli, già coinvolti in questo campo, che vogliano assumere iniziative nuove, perché nel confronto col passato siano ideate nel migliore dei modi, e per i nuovi arrivati perché *ignorare quello che è successo prima di noi significa rimanere eterni bambini*" [5]. Noi crediamo inoltre che chi operi nel mondo della sanità abbia il dovere di occuparsi a pieno titolo della tematica trapiantologica, riguardandola sia sotto l'aspetto organizzativo, sia per quanto concerne il complesso di operazioni assistenziali che sono di pertinenza dei diversi attori coinvolti nel processo prelievo-trapianto, cioè donatore-ricevente, considerando nell'intero processo il particolare momento decisionale dei familiari del donatore cadavere, che in vita non aveva espresso alcuna volontà. La conoscenza delle tappe che nel tempo hanno determinato l'evoluzione dei processi e dell'intera macchina organizzativa dei trapianti è inoltre elemento di base della cultura dell'operatore sanitario che ha, tra gli altri, il compito e la responsabilità di garantire un'assistenza non solo appassionata e compassionata, ma soprattutto informata.

Bibliografia

1. Castagneto M, Citterio F (1989) Sviluppo e conquiste dei trapianti d'organo. In: Bompiani A, Sgreccia E (eds) Trapianti d'organo. Vita e Pensiero, Milano, pp 11-12
2. Marino I (2004) I trapianti d'organo: problematiche attuali ed aspetti etici. In: Privitera S (ed) La donazione di organi, storia, etica, legge. Città Nuova Ed, Roma, pp 18-22
3. Beecher H (1968) A Definition of Irreversible Coma. Special Communication: Report of Hoc Committee of Harvard Medical School to Examine the definition of brain death. JAMA 205:337-340
4. Santosuosso A (2001) Corpo e libertà. Una storia tra diritto e scienza. Ed Raffaello Cortina, Milano
5. Verlato R (2008) Storia del Coordinamento in Italia.Trapiantologia e nuova medicina. In: Gianelli Castiglione A et al (eds) Manuale del Corso Nazionale per Coordinatori alla donazione e prelievo di organi e tessuti. VI ed, Editrice Compositori s.r.l., Bologna, p 17

Il sistema trapianti

20

U. Storelli

20.1
Introduzione

Il processo donazione e trapianto di organi e tessuti, altamente complesso e multidisci-plinare, rappresenta il *Nuovo Ciclo Vitale*, mediante il quale la società che dona ha la pos-sibilità, con il momento finale del trapianto, di riceverne un beneficio. Per coordinare e rendere in tal modo ottimale l'impegno di un elevatissimo numero di professionalità sa-nitarie direttamente coinvolte, si è dimostrato vincente il cosiddetto modello spagnolo, isti-tuito per la prima volta nel 1985 presso l'Hospital Clinic di Barcellona e diffusosi via via a numerosissimi Paesi. In Italia bisogna attendere l'approvazione della Legge 91/99 per l'istituzione di una rete nazionale trapianti, con la quale sono state disciplinate le attività di prelievo e trapianto di organi e tessuti, incentivate le iniziative per l'informazione e la sensibilizzazione della popolazione e dello stesso personale sanitario e regolamentata la dichiarazione di volontà alla donazione.

20.2
Le strutture

La struttura organizzativa dei trapianti è costituita da: il Centro Nazionale Trapianti (CNT), la Consulta Tecnica Permanente, i Centri Interregionali (CIR), i Centri Regionali per i tra-pianti (CRT), i Coordinatori Regionali, i Coordinatori Locali, i Centri Prelievo e Trapianto, e le Banche dei tessuti (Fig. 20.1). Si tratta di un sistema organizzativo verticistico che svolge compiti d'indirizzo, controllo, regolamentazione, coordinamento e verifica, ma che ha fatto della condivisione dei programmi e delle finalità il proprio modus operandi, rea-

U. Storelli (✉)
Dipartimento Trapianti, Azienda Ospedaliera G. Brotzu, Cagliari

Il neuroleso grave. Sergio Pintaudi, Lucia Rizzato (a cura di)
© Springer-Verlag Italia 2010

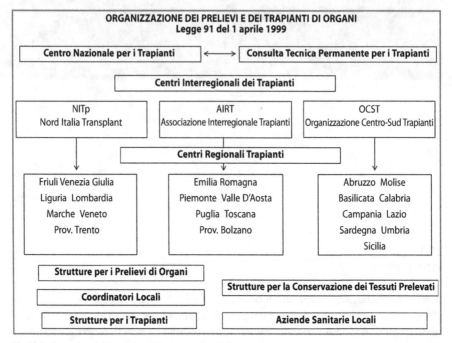

Fig. 20.1 Organizzazione dei prelievi e trapianti di organi

lizzando così una partecipazione attiva di tutti gli attori del sistema. Il compito di supervisione generale spetta al Centro Nazionale Trapianti che, peraltro, detiene tutte le liste d'attesa, regola l'allocazione delle urgenze, stila linee guida condivise, controlla i protocolli operativi utilizzati, intraprende specifici programmi nazionali (dal pediatrico a quelli sui trapianti di intestino e multiviscerali, ai trapianti di fegato e rene nei pazienti HIV positivi), controlla la qualità e stabilisce la soglia minima di attività dei centri. Per svolgere questi compiti, il CNT, si avvale della Consulta Tecnica Permanente che è organo consultivo e che ha il compito di predisporre gli indirizzi tecnico-operativi per lo svolgimento delle operazioni di prelievo e di trapianto. Il sistema si forma quindi a mo' di cascata, con tutti gli altri organismi che, a differenti livelli operativi, garantiscono trasparenza e sicurezza a tutto il sistema nazionale trapianti.

La catena del sistema inizia dalle Rianimazioni che segnalano il potenziale donatore ai Centri Regionali (CRT) che coordinano le attività di prelievo, i rapporti tra le rianimazioni e le strutture per i trapianti, le attività di raccolta e trasmissione dati, assegnano gli organi in base a criteri condivisi, oltre a curare i rapporti di collaborazione con le autorità sanitarie e con le associazioni di volontariato. I CRT a loro volta interessano i Centri Interregionali (CIR).

L'operatore coinvolto per primo è il coordinatore locale che, tra i tantissimi compiti a lui demandati, deve assicurare l'immediata trasmissione dei dati relativi al donatore al Centro Regionale di riferimento, coordinare gli atti amministrativi relativi agli interventi di prelievo, organizzare le attività di formazione e di crescita culturale della popolazione in materia di trapianti e curare i rapporti con le famiglie dei donatori; accanto ai coordinatori locali, la norma prevede i centri prelievo e trapianto di organi e tessuti, nonché le banche accreditate per la conservazione delle cornee e dei tessuti. Come già accennato, in Italia sono operativi tre CIR: il NITp (dal 1976), che comprende il Friuli Venezia Giulia, la Liguria, la Lombardia, le Marche, il Trentino e il Veneto; l'AIRT (dal 1989), per il Piemonte e Valle d'Aosta, l'Emilia Romagna, la Toscana, la Puglia e la P.A. di Bolzano, e l'OCST (dal 1998), a cui fanno capo l'Abruzzo e il Molise, la Basilicata, la Calabria, la Campania, il Lazio, la Sardegna, la Sicilia e l'Umbria.

20.3
Allocazione e scambio di organi

Il sistema di allocazione e scambio degli organi è improntato alla massima trasparenza e prevede differenti modalità di attuazione che sono state concordate dai centri Trapianto e dai CIR e condivisi dal Centro Nazionale Trapianti:

- *standard*: nel rispetto dei criteri adottati in ogni area CIR – CRT di competenza;
- *urgenza/resa urgenza*: secondo criteri nazionali condivisi e specifici per i differenti organi;
- *anticipo/resa anticipo*: sulla base del Gentlemen Agreement tra i CIR-CRT, in relazione alle caratteristiche del ricevente, a discrezione del Centro Trapianti richiedente. La restituzione non decade mai ed è solitamente espletata con un organo di pari caratteristiche;
- *eccedenza*: non è obbligatoria la restituzione.

20.4
Conclusioni

Possiamo affermare che il lavoro, l'impegno, la professionalità, unitamente al rispetto e alla condivisione dei protocolli e delle linee guida stilate dal Centro Nazionale Trapianti, rendono ottimale la rete trapianti, secondo principi di trasparenza, qualità, sicurezza e pari opportunità tra i cittadini nel pieno rispetto di quanto previsto dal comma 2 dell'articolo 1 della legge 91/99, che testualmente recita: *Le attività di trapianto di organi e tessuti ed il coordinamento delle stesse costituiscono obiettivi del Servizio Sanitario Nazionale.* Questo sistema ha permesso di porre l'Italia ai primissimi posti in Europa, sia in termini di quantità sia in termini di qualità e sicurezza dell'attività trapiantologica. Possono certamente essere previste delle regole comuni che consentano il miglioramento indistinto di tutte le realtà regionali, anche perché alcune regioni hanno dimostrato che certi traguardi sono raggiungibili, quale quello di attestare la media nazionale sui 30 donatori per milione di abitanti, e lo spirito della condivisione dei programmi deve rimanere la piattaforma di lavoro. Il confronto continuo tra i diversi CIR, il lavoro costante di condivisione tra tutti i settori sanitari coinvolti, comprese le istituzioni e le amministrazioni regionali e locali, insieme al confronto con le iniziative delle altre organizzazioni europee e internazionali rappresentano i punti fondamentali da perseguire per raggiungere gli obiettivi. Questa organizzazione non può, infine, fare a meno del costante e instancabile lavoro realizzato dalle associazioni di volontariato di settore (AIDO, ANED, ecc.) che per il notevole e lo specifico contributo che in questi anni hanno apportato alla diffusione della cultura della donazione, a pieno titolo vengono comprese nell'organizzazione nazionale, tanto da essere parte integrante della Consulta Tecnica permanente.

Letture consigliate

Cardillo M, Scalamogna M, Pizzi C, Piccolo et al (2000) Trapianti d'organo: risultati e prospettive. Annali Istituto Superiore di Sanità 36:151-162

Curtoni ES (2000) Le reti collaborative per i trapianti. Annali Istituto Superiore di Sanità 36(2):163-171

Decreto Ministeriale 24 febbraio 2000. Conferimento dell'incarico di Direttore Generale del Centro Nazionale Trapianti e composizione del medesimo centro. G.U. 10 maggio n. 107

Decreto Ministro della Sanità 8 aprile 2000. Disposizioni in materia di prelievi e di trapianti di organi e tessuti, attuativo delle prescrizioni relative alla dichiarazione di volontà dei cittadini sulla donazione di organi a scopo di trapianto. G.U. 15 aprile n. 89

Legge 1° aprile 1999, n. 91, art. 9, comma 3. Disposizioni in materia di prelievi e trapianti di organi e tessuti. G.U. 15 aprile n. 87

Legge 1° aprile 1999, n. 91. Disposizioni in materia di prelievi e trapianti di organi e tessuti. G.U. 15 aprile n. 87

Venettoni S, Cortesini R (1999) Processo Donazione-Prelievo-Trapianto: aspetti organizzativi e procedure di coordinamento nella nostra esperienza. Atti del XXV Congresso Nazionale SITO. Bologna 19-21 settembre 1999. Conti Ediservices, Bologna;Vol 1, p R8

Nel nostro Paese, la rete che coordina le attività di prelievo e trapianto è attualmente concepita su quattro livelli: locale, regionale, interregionale e nazionale [1].

1) *Livello di coordinamento locale.* Si avvale di medici esperti nel processo di identificazione e mantenimento del potenziale donatore, istituiti per legge in ogni ospedale sede di prelievo, con il compito di seguire il management del donatore, di tenere i rapporti con le famiglie dei donatori, di organizzare campagne d'informazione insieme al Centro Regionale, di espletare tutte le procedure connesse al prelievo e di trasmettere al centro regionale i dati relativi ai potenziali donatori.

2) *Livello di coordinamento regionale.* Si avvale dei 19 Centri Regionali per i Trapianti, uno per ogni regione. Il Centro Regionale Trapianti gestisce all'interno della propria regione: le liste di attesa e i rapporti con i centri periferici, le donazioni d'organo e i rapporti con le rianimazioni del territorio, i prelievi, i trapianti e i rapporti con i centri di trapianto, le allocazioni degli organi per i programmi di trapianto attivi in regione, i rapporti con il centro interregionale.

3) *Livello di coordinamento interregionale.* Si avvale delle tre organizzazioni di coordinamento interregionale attualmente esistenti, che con la loro attività coprono l'intero territorio nazionale [2]. Le tre organizzazioni sono:

- AIRT (Associazione Interregionale Trapianti) che comprende le regioni Piemonte, Valle d'Aosta, Toscana, Emila-Romagna, Puglia e la Provincia Autonoma di Bolzano;
- NITp (*Nord Italia Transplant program*) che comprende le regioni Friuli, Liguria, Lombardia, Marche, Veneto e la Provincia Autonoma di Trento;
- OCST (Organizzazione Centro Sud Trapianti) che comprende le regioni Abruzzo, Basilicata, Calabria, Campania, Lazio, Molise, Sardegna, Sicilia e Umbria.

I Centri Interregionali di Trapianto gestiscono all'interno della propria area i rapporti con i Centri Regionali per le segnalazioni di donatori e l'allocazione di tutti gli organi eccedenti, le urgenze, gli anticipi, le restituzioni, i rapporti con gli altri Centri Interregionali; i rapporti con il Centro Nazionale Trapianti per i programmi nazionali; i registri dei

S. Venettoni (✉)
Centro Nazionale Trapianti, Istituto Superiore di Sanità, Roma

Il neuroleso grave. Sergio Pintaudi, Lucia Rizzato (a cura di)
© Springer-Verlag Italia 2010

prelievi eseguiti sul territorio e degli organi trapiantati, del follow-up e degli scambi di organi con le altre organizzazioni di coordinamento.

4) *Livello di coordinamento nazionale*. È il Centro Nazionale Trapianti (CNT).

21.1
Il Centro Nazionale Trapianti

Il CNT ha tra i suoi compiti il monitoraggio, attraverso il Sistema Informativo Trapianti (SIT), dei prelievi e dei trapianti eseguiti sul territorio nazionale, delle liste dei pazienti in attesa di trapianto, della manifestazione di volontà dei cittadini e della qualità dei risultati. Fissa inoltre i criteri e le procedure per l'assegnazione degli organi, stabilisce le linee guida per i centri regionali e per i programmi di trapianto, si avvale della Consulta Tecnica Permanente per i Trapianti, che predispone gli indirizzi tecnico-operativi per lo svolgimento delle attività di prelievo e trapianto e si rapporta con gli organi istituzionali (Ministero della Salute, Consiglio Superiore di Sanità, Conferenza Stato-Regioni).

Il Centro ha sede presso l'Istituto Superiore di Sanità, luogo istituzionale delle attività tecniche gestite dal Ministero della Salute. È presieduto dal Presidente dell'Istituto Superiore di Sanità (ISS), dal Direttore Generale, designato e nominato dal Ministro, e dai rappresentanti dei tre Centri interregionali o regionali designati dalla Conferenza Stato-Regioni e nominati con decreto ministeriale. Completa la struttura organizzativa la Consulta Tecnica Permanente per i Trapianti, composta dal Presidente dell'ISS, dal direttore del CNT, dai coordinatori dei Centri regionali e interregionali per i trapianti, da tre clinici esperti in materia e da tre rappresentanti delle associazioni dei pazienti e del volontariato che operano nel settore dei trapianti e della promozione delle donazioni. Al Centro Nazionale spetta, in generale, il compito di individuare le strategie di attuazione della legge stessa e l'attività di controllo sul rispetto delle procedure. La Consulta, invece, predispone gli indirizzi tecnico-operativi per lo svolgimento delle attività di prelievo e di trapianto, svolgendo funzioni consultive per il Centro Nazionale.

Si è realizzata così una struttura collegiale che prevede in modo istituzionale la partecipazione attiva e responsabile dei rappresentanti di chi concretamente opera nelle attività di trapianto, scelti attraverso un'autorevole indicazione delle regioni, cioè di chi concretamente organizza ed eroga le prestazioni del sistema pubblico.

La legge descrive anche in modo dettagliato le funzioni del Centro; tra esse riportiamo in modo schematico quelle principali, già in parte accennate:

- il controllo delle liste di attesa, attraverso il sistema informativo dei trapianti;
- la definizione dei protocolli operativi per l'assegnazione degli organi;
- le linee guida per l'attività dei Centri regionali e interregionali;
- l'assegnazione degli organi per i casi di urgenza;
- la definizione dei parametri per la verifica della qualità e del risultato delle strutture per i trapianti;
- la promozione e il coordinamento dei rapporti con le istituzioni estere del settore;
- la stesura dei decreti attuativi previsti dalla normativa stessa.

A questi importanti compiti, la legge aggiunge la collaborazione alla promozione dell'informazione sulle attività di donazione, prelievo e trapianti di organi, la gestione del sistema informativo e, più in generale, un ruolo effettivo nelle funzioni organizzative e gestionali del sistema trapianti.

L'interpretazione che il Centro Nazionale Trapianti ha scelto di dare al proprio ruolo è stata, in primo luogo, di assoluto rispetto e integrazione con le strutture già operative sul territorio nazionale (centri regionali e interregionali) favorendo la costruzione e il consolidamento di una rete di collegamento con le organizzazioni già esistenti, tale da dare trasparenza e scambio d'informazioni tra i centri di coordinamento e di trapianto e contestualmente di garanzia di pari accesso alle prestazioni per i pazienti.

In secondo luogo, il CNT si pone come riferimento tecnico-istituzionale per affrontare quella che da tutti è considerata come la vera emergenza del sistema trapianti: la carenza di donazioni in rapporto alla domanda, soprattutto in alcune aree del Paese.

Infine, il CNT funge da centro regolatore dei processi gestionali in grado di stimolare il sistema verso una migliore efficienza ed efficacia del complesso delle attività. In quest'ultimo aspetto va inquadrato anche il tema sicurezza, quale punto rilevante e irrinunciabile del sistema stesso, che attraverso l'adeguatezza e l'appropriatezza clinica, incide pesantemente sulla qualità assistenziale del percorso di cura.

In questo contesto, il Centro Nazionale Trapianti si configura come un organismo *di governo* finalizzato a verificare lo stato di attuazione della programmazione regionale in modo complessivo e analitico e rappresenta un forte strumento di autoregolazione degli interventi finalizzati alla valutazione delle linee di attività. Si tratta, in definitiva, di un sistema a rete, in cui soggetti e funzioni stabiliscono una forte interconnessione attraverso scambi di informazioni e di esperienze per realizzare quel concetto di *Clinical Governance*, in cui gli Assessorati e il Centro Nazionale Trapianti svolgono prevalentemente funzioni di indirizzo, supporto e verifica, ma non di gestione diretta. In altre parole, si è cercato di inserire nel governo del complesso sistema trapianti, elementi di stabilità, qualità e garanzia che assicurino, nel pieno rispetto dei ruoli, un'adeguata professionalità all'intero processo donazione-prelievo-trapianto-follow-up.

Bibliografia

1. Legge 1° aprile 1999, n. 91. Disposizioni in materia di prelievi e trapianti di organi e di tessuti. G.U. 15 aprile n. 87
2. Conferenza Stato-Regioni. Accordo del 21 marzo 2002. Individuazione del bacino di utenza minimo riferito alla popolazione per l'istituzione dei Centri Interregionali per i Trapianti

Compiti e funzioni dei Centri Interregionali Trapianti

22

L. Ridolfi, G. Zaza

Analogamente ad altre realtà europee [1], l'Italia ha maturato nel corso degli anni l'esigenza di garantire fluidità al processo di allocazione degli organi donati per trapianto, eliminando gli inconvenienti dei cosiddetti programmi locali, gestiti a livello di ristrette aree geografiche o di singole realtà ospedaliere. Pertanto, lo sforzo collettivo degli operatori del settore è stato diretto fondamentalmente all'articolazione di un sistema ben codificato e condiviso su tutto il territorio nazionale. In particolare, lo sviluppo di tale progetto ha portato alla definizione di un modello organizzativo articolato su vari livelli, rappresentati rispettivamente dal Centro Nazionale Trapianti (CNT), dai Centri Interregionali di Riferimento (CIR), dai Centri Regionali (CRT) e dai Coordinamenti Locali [2]. In questo contesto, i CIR rivestono un ruolo di fondamentale importanza essendo deputati all'ottimale, etica e trasparente distribuzione degli organi sul territorio nazionale. In Italia, il primo abbozzo di organizzazione interregionale dedicata allo sviluppo delle donazioni e al coordinamento delle procedure a esse connesse, risale al 1976, quando, grazie all'iniziativa di Pietro Confortini, la regione Veneto stipulò una convenzione con l'ospedale Maggiore di Milano creando le basi per la nascita del primo CIR riconosciuto dal Ministero della Sanità. Successivamente, con l'adesione a questo programma della Provincia Autonoma di Trento, del Friuli Venezia Giulia, della Liguria e delle Marche, si costituì ufficialmente il *Nord Italia Transplant program* (*NITp*). Da allora sono sorte sul territorio nazionale altre aggregazioni interregionali a supporto dei prelievi e dei trapianti: il coordinamento Centro Sud Trapianti (CCST) fondato nel 1987, l'Associazione Inter Regionale Trapianti (AIRT) e il Sud Italia Transplant (SIT) costituiti nel 1989. Nell'ottobre 1998, gran parte delle regioni che avevano aderito al CCST e al SIT confluirono in un'unica organizzazione, l'attuale Organizzazione Centro Sud Trapianti (OCST). Tali organizzazioni, nel corso degli anni, hanno subìto rimodulazioni e adeguamenti strutturali costituendo l'asse portante del network trapiantologico nazionale [3]. Attualmente, il NITp serve un'area di poco più di 18 milioni di abitanti, ha il Centro Interregionale di Riferimento presso il Policlinico di Milano, gestisce le liste di attesa, riceve le segnalazioni dei po-

L. Ridolfi (✉)
Centro Riferimento Trapianti. Emilia-Romagna, Policlinico S. Orsola, Bologna

tenziali donatori, esegue le indagini immunologiche pre-trapianto e assegna gli organi da trapiantare. L'AIRT, attraverso un progetto di collaborazione che coinvolge il Piemonte, la Valle d'Aosta, l'Emilia Romagna, la Toscana, la Provincia Autonoma di Bolzano e la Puglia, copre un'area di 16,5 milioni di abitanti e presenta 4 centri di riferimento (Torino, Bologna, Firenze e Bari) che assumono, a turni triennali, il ruolo di CIR e come tali ne svolgono le funzioni in ambito AIRT [4]. L'OCST comprende gran parte delle regioni centro-meridionali: Umbria, Lazio, Abruzzo, Molise, Campania, Basilicata, Calabria, Sardegna e Sicilia, per un totale di 23 milioni di abitanti. Il CIR dell'OCST ha sede a Roma e, dall'aprile 2005, svolge anche le funzioni di *Italian Gate to Europe* (IGE) per coordinare lo scambio di organi con gli altri Paesi europei. Il coordinamento direttivo dell'IGE e la rappresentanza internazionale sono esercitati in modo congiunto dal CNT e dal CIR-OCST. Operativamente, i CIR gestiscono una serie di programmi, definiti nazionali, poiché condivisi da tutta la rete; uno di questi è relativo alle richieste in urgenza degli organi fegato e cuore. Per svolgere al meglio tale funzione, i CIR italiani tengono un registro aggiornato quotidianamente di tali urgenze attive nel nostro Paese e coordinano conseguentemente, collaborando tra loro, l'assegnazione degli organi donati verso tali pazienti. Le richieste di priorità di allocazione, denominate invece *anticipi*, poiché non hanno le caratteristiche cliniche condivise dell'urgenza, non hanno carattere vincolante, diversamente dalle urgenze, ma la rete valuta se evaderle o meno, nell'ambito del *gentlemen agreement* tra i Centri Trapianto. Ogni organo ceduto per urgenza/anticipo deve essere restituito all'area che l'ha donato, funzione anche questa coordinata dai CIR, così come i rapporti volti alla razionalizzazione delle attività. I CIR, in collaborazione con il CNT, sono deputati all'attuazione del programma nazionale pediatrico, poiché nel nostro Paese tutti gli organi donati in età pediatrica vanno trapiantati ai riceventi pediatrici che sono iscritti in un'unica lista nazionale. I CIR intervengono anche nelle offerte alla rete delle eccedenze regionali, raccolgono i dati relativi alle donazioni e ai trapianti avvenuti nella propria area di competenza, registrano le liste d'attesa e analizzano i dati di follow-up dei pazienti trapiantati. Comunque, ognuna di queste organizzazioni, pur avendo caratteristiche costitutive e operative diverse, ha l'obiettivo di fornire una risposta adeguata alle necessità dei pazienti in lista d'attesa in termini di qualità e quantità delle prestazioni. Tali standard di efficienza sono stati raggiunti attraverso l'attuazione di alcuni dei principi sanciti dalla legge 91 del 1° aprile 1999 *Disposizioni in materia di prelievi e di trapianti di organi e tessuti* e dall'attuazione di una complessa rete di accordi sottoscritti tra le amministrazioni regionali, organi giuridici e amministrativi delle regioni sede dei CIR, il CNT e il Ministero della Salute.

Bibliografia

1. Hors J, Romano PH, Kocon S et al (1993) France transplant. Transplantation 5:51-72
2. Cardillo M, Scalamogna M, Pizzi C et al (2000) Trapianti d'organo: risultati e prospettive. Ann. Ist Superiore di Sanità 36(2):151-162
3. Curtotti ES (2000) Le reti collaborative per i trapianti. Ann. Ist Superiore di Sanità 36(2):163-171
4. Report AIRT 2008 (2009) Editrice Compositori, Bologna

V. Sparacino

I trapianti rivestono una funzione ad alta valenza sociale: lo sviluppo e il potenziamento di questa pratica terapeutica possono, infatti, garantire prospettive di vita e di recupero della salute a un gran numero di persone, con rilevante riduzione dei costi economici e sociali derivanti dalle più comuni insufficienze terminali di organo. L'insufficiente numero di organi disponibili per il trapianto è oggi il principale fattore limitante l'adozione di questa pratica terapeutica, ogni qualvolta ne sussista la necessità. Sul tema della donazione e del trapianto s'intrecciano problematiche di ordine etico, culturale, giuridico, tecnico-scientifico e organizzativo di grande complessità e interconnesse tra loro, per cui è indispensabile promuovere e gestire un programma articolato all'interno del quadro di riferimento regionale, per conferire organicità agli interventi in tale settore. In Sicilia, in base ai dati disponibili sui pazienti in lista di attesa (al 30 aprile 2009: 440 per il rene, 207 per il fegato, 45 per il cuore), il fabbisogno annuo si può stimare intorno a 300 trapianti di rene, 150 trapianti di fegato e 30 trapianti di cuore. A fronte di tale fabbisogno, nel 2008 sono stati eseguiti 130 trapianti di rene, 72 trapianti di fegato e 19 di cuore. Il CRT costituisce lo strumento tecnico di connessione operativa delle istituzioni regionali di governo della sanità e i centri di prelievo e trapianto di organi e tessuti (Legge 1 aprile 1999 n° 91, artt. 10 e 11). Il Governo regionale siciliano ha adottato (delibera del 5 maggio 2006) un progetto di riorganizzazione del Centro Regionale Trapianti, la cui realizzazione è iniziata con il trasferimento della sede operativa presso l'ARNAS Civico di Palermo, il 31 marzo 2006. Il modello gestionale adottato, per molti versi innovativo anche in confronto con il pur variegato panorama nazionale, prevede che il CRT:

- assicuri il coordinamento operativo delle attività di prelievo e trapianto, avvalendosi per le indagini di immunogenetica connesse con tale attività di un laboratorio convenzionato. Tale convenzione è stata stipulata dal CRT con l'Azienda Ospedaliera Cervello;
- provveda alla specifica formazione del personale coinvolto nelle attività di prelievo e trapianto di organi attraverso la realizzazione di appositi corsi ed eventi formativi;

V. Sparacino (✉)
Centro Regionale per i Trapianti, Regione Siciliana, Palermo

Il neuroleso grave. Sergio Pintaudi, Lucia Rizzato (a cura di)
© Springer-Verlag Italia 2010

- curi la realizzazione di un'efficace campagna di comunicazione volta a ridurre il tasso di opposizione alla donazione della popolazione generale;
- collabori alla creazione di una rete operativa, incentrata sulla figura del coordinatore locale per i trapianti, idonea a incrementare il *procurement* di organi e tessuti (D.A. 8922 del 25 ottobre 2006);
- effettui la raccolta, elaborazione e pubblicazione dei dati relativi ai pazienti in attesa di trapianto e ai trapianti effettuati;
- mantenga tutti i necessari collegamenti con le istituzioni nazionali e internazionali di prelievo e trapianto di organi.

Per lo svolgimento di questi compiti è stata assegnata al Centro una dotazione economica annuale (art. 1 DA 7972 del 26 maggio 2006), erogata all'ARNAS Civico, con vincolo di destinazione a favore del CRT e con l'indicazione di individuare il Coordinatore Regionale quale funzionario delegato per l'adozione di tutti gli atti necessari al funzionamento del Centro (art 4 DA 7972 del 26 maggio 2006). Per quanto attiene le risorse umane, in questi tre anni il funzionamento del CRT è stato assicurato:

- con la stipula di contratti a tempo determinato a un limitato contingente di personale (un biologo, due medici, due assistenti di segreteria, un infermiere) che presta servizio esclusivo e a tempo pieno per il CRT e che è stato selezionato con procedure di evidenza pubblica;
- con contratti di collaborazione a progetto con professionisti selezionati in base alla valutazione dei curriculum;
- attraverso apposite convenzioni stipulate con enti del Servizio Sanitario Regionale (Croce Rossa, Ismett, ARNAS Civico, Azienda Ospedaliera Cervello) per specifiche funzioni: laboratorio di immunogenetica, coordinamento operativo dei prelievi e trapianti, unità mobili per l'accertamento della morte cerebrale e il prelievo di organi, trasporto di materiale ed équipes, ecc.

L'acquisizione di beni, servizi e prestazioni professionali occasionali è stata ottenuta seguendo le modalità proprie della pubblica amministrazione, in particolare applicando le procedure poste in essere dall'ARNAS Civico per le medesime finalità. Tutta l'attività amministrativa è stata assicurata dal personale della segreteria del CRT e da Uffici e personale dell'ARNAS Civico, come da specifica disposizione della Direzione dell'ARNAS Civico. È evidente che il *procurement* di organi è il risultato di un processo complesso attivato in modo intermittente, che richiede una perfetta organizzazione e uno sforzo supplementare – e quindi, risorse aggiuntive – rispetto alla ordinaria attività ospedaliera. È per questi motivi che in tutte le regioni d'Italia, anche sulla spinta di formali indirizzi emanati dalla Conferenza Stato Regioni (Conferenza Stato Regioni, Accordo 21 Marzo 2002), sono stati adottati provvedimenti che, in varia forma, hanno supportato l'attività di *procurement* nelle aziende ospedaliere e hanno assicurato ai coordinatori locali per i trapianti le risorse necessarie per svolgere il loro compito. In Sicilia, nel 2001, il governo regionale ha attivato meccanismi d'incentivazione del personale sanitario impegnato nel *procurement* e, nel 2003, ha disposto l'assegnazione alle Aziende Ospedaliere di € 25.000 per ciascun prelievo multi-organo (DA n° 00176 del 18 febbraio 2003 e DA n° 2036 del 7 novembre 2003), da utilizzare sia per la copertura dei costi aggiuntivi sostenuti dalle aziende per gli interventi di prelievo sia per la remunerazione aggiuntiva del personale medico e infermieristico. Questi interventi, insieme alla riorganizzazione del Centro Re-

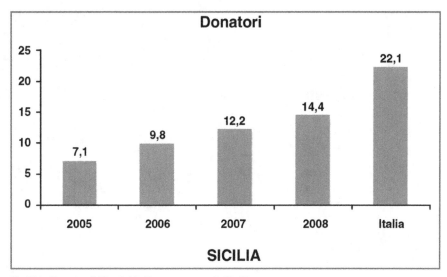

Fig. 23.1 Crescita dell'attività di *procurement* in Sicilia

gionale trapianti, hanno prodotto una notevole crescita dell'attività di *procurement* che ha avvicinato significativamente la Sicilia alla media nazionale: siamo oggi a 14,4 donatori/milione di abitante contro i 2,6 del 2000 (Fig. 23.1).

Appare evidente che l'investimento economico effettuato dalla Regione Siciliana ha trovato ampio riscontro nei risultati ottenuti e nei vantaggi economici diretti, conseguenti alla sottrazione di centinaia di pazienti al trattamento dialitico o a costose cure intensive, e in quelli indiretti derivanti dalla loro restituzione alle normali relazioni sociali e all'attività lavorativa. I soli trapianti di rene effettuati in un anno consentono un risparmio netto rispetto al trattamento dialitico di 20.000 Euro/anno/paziente e coprono ampiamente i costi dell'intero sistema trapianti. Questi risultati sono stati ottenuti affiancando al sistema ospedaliero del *procurement* (rianimazioni, direzioni sanitarie, laboratori, servizi di diagnostica) un centro regionale efficiente. Alla luce dell'esperienza sin qui maturata, riteniamo che si debbano mettere in evidenza alcuni punti deboli della rete trapiantologica e proporre alcuni correttivi. In linea generale, il CRT ha in atto una contraddizione interna: per la sua definizione data dalla legge 91/99, esso si configura come un organo tecnico della Regione Siciliana, è organizzato e gestito come entità autonoma, ma non avendo personalità giuridica propria, è *appoggiato* all'ARNAS Civico. Ciò provoca un'oggettiva instabilità dell'assetto funzionale e gestionale. Non è una peculiarità del CRT Sicilia: il problema è sentito anche a livello nazionale, tanto che il Centro Nazionale Trapianti ha istituito un gruppo di lavoro per studiare e proporre correttivi alla legge 91/99, idonei a conferire ai centri regionali un profilo giuridico coerente con i compiti assegnati. Il network nazionale dei trapianti è cresciuto enormemente in questi dieci anni. Oggi è necessario fare un ulteriore passo e trasformarlo in una struttura solida, stabile e organica al sistema sanitario nazionale.

Individuazione e identificazione del potenziale donatore di organi

24

P.P. Donadio

24.1
Introduzione

I trapianti di organi sono una terapia consolidata ed efficace per trattare e guarire l'uremia cronica e le insufficienze d'organo terminali e non esistono attualmente altre valide alternative terapeutiche. Né la miniaturizzazione di organi artificiali totalmente impiantabili, né la medicina rigenerativa con cellule staminali hanno, infatti, prospettive cliniche di breve periodo.

La discrepanza tra il fabbisogno e la disponibilità di organi trapiantabili è un fenomeno presente in tutto il mondo, anche nei Paesi a più alto numero di donatori. Il fabbisogno cresce rapidamente perché il miglioramento delle tecniche e dei risultati estende l'indicazione a un numero di pazienti via via maggiore, mentre il numero di donatori resta sostanzialmente stabile; le liste di attesa si allungano e con esse cresce il numero di pazienti che muoiono aspettando un organo. Per queste ragioni, individuare e identificare tutti i potenziali donatori di organi rappresenta un imperativo categorico al quale nessun sanitario può sottrarsi. Ogni singolo donatore è una risorsa indispensabile e ogni potenziale donatore perduto rappresenta una perdita che non è in alcun modo rimpiazzabile, sostituibile o indennizzabile. Senza donatori non si fanno trapianti [1].

24.2
Donatori di organi e tessuti

I donatori di organi possono essere di due tipi: viventi o cadaveri. Il donatore vivente è una persona disponibile a donare un proprio organo o tessuto a un'altra persona che ne

P.P. Donadio (✉)
S.C.D.O. Anestesia Rianimazione 9, AOU S. Giovanni Battista di Torino Molinette

Il neuroleso grave. Sergio Pintaudi, Lucia Rizzato (a cura di)
© Springer-Verlag Italia 2010

ha bisogno e alla quale è congiunto da vincoli di parentela o comunque affettivi. Possono essere donati organi pari (come il rene), parti di un organo (come un lobo del fegato) o tessuti rigenerabili (midollo osseo). Il limitato numero di organi prelevabili da vivente, i problemi di compatibilità e la necessità di prevenire il commercio rendono la donazione da vivente una realtà utilissima e molto apprezzabile se frutto di vera generosità, ma esigua dal punto di vista quantitativo rispetto al fabbisogno totale di organi. Il cadavere, proprio perché cadavere e non più persona, non pone alcuna limitazione rispetto agli organi e ai tessuti prelevabili; inoltre la donazione ex cadavere non richiede né il rapporto affettivo presente nella donazione da vivente, né un particolare sacrificio. È quindi possibile, anzi doveroso, partire dall'idea che qualunque cadavere sia un potenziale donatore di organi e tessuti, a meno che la persona non abbia espresso in vita contrarietà alla donazione. Da un cadavere freddo, a cuore fermo, sono prelevabili molti tessuti, mentre dal cadavere in morte encefalica sono prelevabili anche gli organi; in un'esigua minoranza di soggetti, e con tecniche non ancora diventate di routine, è possibile il prelievo di organi anche a cuore fermo (*Non Heart Beating Donors, NHBD*).

24.3
Individuazione dei potenziali donatori cadaverici

Individuazione e identificazione sono termini abbastanza simili e le due attività in parte si sovrappongono e sono spesso compito della stessa persona, il coordinatore. Sembra comunque opportuno precisare meglio le differenze, partendo da un esempio. Due fuggitivi ricercati vengono individuati all'interno di un grande magazzino, perché sono stati filmati mentre entravano e non mentre uscivano. Averli individuati significa sapere che si trovano lì. In quell'edificio, tuttavia, ci sono molte altre persone: identificare i due che stiamo cercando significa distinguerli in modo preciso in mezzo a tutti gli altri. L'attività di individuazione dei potenziali donatori consiste in un attento e preciso monitoraggio dell'evento morte all'interno dell'area di competenza; essa non deve essere necessariamente soltanto l'ospedale, anche se è chiaro che è qui che l'evento ci concentra, ma anche il territorio. Partendo dalla mortalità della popolazione, occorrerà sapere quanti decessi avvengano al domicilio e quanti in ospedale, e rintracciare se e quali dei decessi domiciliari riguardino soggetti ricoverati dimessi nell'imminenza dell'exitus. Occorre quindi conoscere quali siano le strutture ospedaliere e quale tipologia di pazienti vi acceda e vi deceda. A livello di ogni singolo ospedale, è necessario censire tutti i decessi e conoscere in quali reparti muoiano quali pazienti. Se è relativamente semplice individuare i decessi in arresto cardiorespiratorio, che non possono sfuggire a qualche forma di registrazione, un'attenzione tutta particolare deve essere dedicata all'individuazione dei decessi in morte encefalica, sui quali esiste una grande discrepanza tra i dati derivanti dall'epidemiologia e le reali individuazioni. La ragione della difficoltà risiede nel fatto, ben noto a tutti gli addetti ai lavori, che la morte encefalica non individuata, identificata, accertata e mantenuta si trasforma da sé, in poche ore, in una morte cardiaca; basta non vederla o non volerla vedere e la morte encefalica non esiste. Occorre quindi focalizzare l'attenzione sui decessi che avvengono in terapia intensiva per individuare i potenziali donatori di organi attraverso due vie diverse, ma complementari: la prima, retrospettiva, è data dai cosiddetti programmi qualità; la seconda, prospettica, si sviluppa su due canali, quello assistenziale e quello amministrativo. La via retrospettiva consiste nel censire tutti i decessi di tutte le terapie intensive al fine di individuare, attraverso un'analisi delle cartelle cliniche o dei record che compongono i file di registrazione dei singoli reparti (ad esempio, Margherita 2 del GiViTi), i soggetti deceduti che erano entrati con una neurolesione compatibile con l'evoluzione in morte encefalica. Di questi soggetti, si valuta quanti sono effettivamente deceduti in morte encefalica e quanti no e si compara il rapporto tra le due evoluzioni con quello degli altri centri, per rendersi conto se si è in linea o meno con i dati generali. Nel caso le morti encefaliche siano significativamente meno del *benchmark* (cioè del miglior risultato di riferimento), i casi sono due: o in quel reparto i pazienti accettati per neurolesione si complicano più che altrove, andando incontro a morte cardiaca e allora si evidenzierà un problema di qualità clinica, oppure le morti encefaliche avvengono, ma nessuno se ne accorge o vuole accorgersene e allora si ha un problema di individuazione. Ovviamente un programma di qualità retrospettivo non giunge a individuare il singolo caso sfuggito, ma indica con chiarezza dove i potenziali donatori vengono individuati e dove no ed equipara, selezionando i neurolesi all'ingresso, popolazioni di pazienti diversi, facendo giustizia sia delle rianimazioni ingiustamente accusate di non procurare donatori e che veramente non hanno casistica, sia di quelle dove, essendoci un buon numero di donatori, nessuno si cura di appurare se potrebbero essercene di più. Le dimensioni dei campioni analizzati sono solitamente piccole e quindi i dati vanno presi con ogni prudenza; tuttavia i dati aggregati per regioni, e nei singoli ospedali per periodi più lunghi, offrono indicazioni molto attendibili. La via prospettica, che non mira a valutare il passato, ma a individuare *qui e ora* i potenziali donatori, è percorsa dai coordinatori locali e degli anestesisti rianimatori, coadiuvati dai propri infermieri. Essa si sviluppa sul canale assistenziale e su quello amministrativo. Il canale assistenziale consiste nella visita quotidiana del coordinatore a tutti i reparti ospedalieri nei quali sia possibile una morte encefalica (quindi tutti i reparti dotati di ventilatori meccanici) e nell'avviso al coordinatore da parte di chi lavora in tali reparti, siano essi medici o infermieri, della presenza di soggetti potenzialmente in morte encefalica. Inoltre essa è a carico del lavoro assistenziale del coordinatore stesso, quando questo sia un sanitario che opera in tali reparti e non una figura esterna all'attività assistenziale. Il canale amministrativo, meno importante, ma comunque utile, consiste nella verifica quotidiana delle liste di pazienti ricoverati per neurolesione per poterne seguire l'evoluzione, cioè per indirizzare il coordinatore a visitare i reparti dove si trovano questi pazienti. Infine, quali che siano i sistemi adottati, tutti o solo alcuni di quelli sopra descritti, occorre ci siano una o più persone direttamente incaricate e responsabili del reperimento dei potenziali donatori, ben introdotte nei reparti clinici e percepite positivamente dagli operatori.

24.4
Identificazione dei potenziali donatori

Il risultato di un buon lavoro d'individuazione consiste nel fatto che il coordinatore, e con lui quanti più operatori sanitari possibile, sappiano quanti decessi avvengono, in quali reparti, quanti di questi in terapia intensiva, secondo quali modalità, e quindi sappiano su quali aree dell'ospedale rivolgere la propria attenzione, su quali esercitare un'azione di formazione, di sorveglianza, di aiuto, a seconda dei casi, e dove aspettarsi i potenziali donatori, sia di organi che di tessuti. Tuttavia, dopo tutto ciò, occorre che nel percorso assistenziale del paziente neuroleso qualcuno si accorga che proprio quel soggetto è diventato un potenziale donatore, che lo identifichi e che avvii il processo di donazione vera e propria. L'identificazione del potenziale donatore di organi si fonda sul riscontro dello stato di morte encefalica. Pur rimandando agli specifici capitoli sulla diagnosi e sull'accertamento di morte encefalica per una descrizione più dettagliata, pare opportuno qui menzionare alcune caratteristiche dei soggetti in tale stato, con particolare riferimento alla loro genesi. Il luogo dell'identificazione del potenziale donatore di organi non può che essere un reparto di terapia intensiva, dotato di ventilatori meccanici, poiché una delle caratteristiche della morte encefalica è l'apnea. In margine a questa osservazione, giova far notare come anche altri reparti, segnatamente la neurologia e il pronto soccorso, possano accogliere soggetti morenti per neurolesione che, se tempestivamente trasferiti in rianimazione, possono evolvere attraverso la morte encefalica. Le patologie che possono evolvere verso la morte encefalica sono i traumatismi cranio-encefalici, gli accidenti cerebrovascolari, i tumori del sistema nervoso centrale e l'encefalopatia postanossica; oltre il 95% delle morti encefaliche derivano da queste quattro classi. Mentre negli anni '90 l'età media dei donatori di organi era piuttosto bassa, intorno ai 30 anni, e la causa più frequente di morte era il trauma, col tempo l'età media dei donatori è raddoppiata e oggi si colloca intorno ai 55-60 anni e la causa di morte più frequente, che rappresenta circa la metà dei casi, è l'accidente cerebrovascolare acuto. È importante sottolineare che non esiste limite di età per la donazione [2], e che ogni donatore viene valutato seguendo criteri funzionali e non anagrafici. Occorre quindi sorvegliare l'evoluzione clinica di tutti i pazienti neurolesi, indipendentemente dalla loro età. Inoltre i criteri di idoneità sono in continua evoluzione e il ricorso a donatori sub ottimali, che ancora in anni recenti venivano scartati, è sempre più frequente [3-5]. Dunque non esiste ragione per ritenere a priori che un neuroleso grave che evolve in morte encefalica non possa avere organi idonei alla donazione per ragioni di età. Anche dal punto di vista funzionale, non esiste mai la certezza a priori che gli organi non siano idonei; organi non perfetti (fegati steatosici) e addirittura non funzionanti (reni in necrosi tubulare acuta di soggetti anurici) possono essere utilizzati con buoni risultati. Anche dal punto di vista dell'idoneità del donatore in toto, legata alla prevenzione del rischio di trasmissione di malattia infettiva o neoplastica da donatore a ricevente, i criteri sono in continua evoluzione. Sono state definite diverse classi di rischio di trasmissione di malattia infettiva e per ciascuna di esse sono stati parimenti definiti i criteri di urgenza o di compatibilità sierologica che rendono possibile l'utilizzo di organi provenienti da donatori positivi per virus dell'epatite B e C. Le uniche due controindicazioni assolute restano la positività HIV e la presenza contemporanea di sieropositività HCV + virus delta. Spesso un'anamnesi positiva per neoplasia non comporta la non idoneità assoluta del donatore e altrettanto spesso un approfondimento anamnestico mirato sulle cartelle cliniche di ricoveri precedenti permette di considerare idoneo il potenziale donatore di cui è stata riferita la neoplasia. Ciò non significa, ovviamente, che non esistano donatori non idonei per controindicazione clinica, sia infettivologica che neoplastica, ma che l'idoneità o la non idoneità sia degli organi che dei donatori vengono stabilite da più soggetti, dei quali il rianimatore è uno soltanto. La segnalazione della morte encefalica al centro regionale di riferimento avvia un processo di valutazione che coinvolge, oltre ai rianimatori, il centro regionale, i trapiantatori, e se ritenuto opportuno, la *second opinion* nazionale oncologica e infettivologica. Così come può accadere che nel corso del processo di valutazione si determini la non idoneità di un potenziale donatore inizialmente ritenuto idoneo, allo stesso modo può accadere, e accade, il contrario, e cioè che un donatore ritenuto non idoneo in toto, o privo di organi idonei utilizzabili, sia invece idoneo e i suoi organi vengano prelevati e trapiantati con successo. Per le ragioni di cui sopra, occorre considerare potenziali donatori, e quindi identificare, tutti i soggetti in morte encefalica, indipendentemente dall'età e dalle patologie concomitanti con quella neurologica. Si ritiene opportuno sorvegliare con particolare attenzione tutti i neurolesi gravi che presentino un punteggio di *Glasgow Coma Scale* inferiore a 7; certamente una quota di questi andrà incontro a morte encefalica [6].

24.5
Il contributo dell'infermiere di area critica

Quale che sia il modello di coordinamento adottato dal singolo ospedale, il ruolo dell'infermiere di area critica è cruciale per l'individuazione e ancora più per l'identificazione del donatore. Per quanto riguarda l'individuazione, anche per l'infermiere deve valere l'idea di fondo che ogni cadavere è un potenziale donatore, almeno di tessuti, e che qualunque neurolesione può diventare l'evento che genera un potenziale donatore di organi. Ciascun infermiere deve quindi essere in grado di comprendere, nella sua postazione di lavoro, quali siano i pazienti che possano utilmente essere sottoposti all'attenzione del coordinatore, secondo i canali di individuazione sopra descritti. A partire dal territorio, dove sulle ambulanze l'infermiere incontra, con o senza il medico, il soggetto neuroleso al momento del primo soccorso, seguendo poi tutto il percorso assistenziale attraverso il pronto soccorso e i reparti di destinazione, l'infermiere può svolgere un ruolo importante nel segnalare al coordinamento locale l'esistenza di soggetti potenzialmente idonei a diventare donatori. Mentre i deceduti in area critica sono sempre affidati anche a un medico, spesso i decessi nei reparti, magari previsti e attesi, avvengono in assenza di medici e in presenza di soli infermieri, viene soltanto avvisato un medico di guardia interdivisionale per espletare le formalità burocratiche connesse col decesso. In questi casi, l'individuazione di potenziali donatori di tessuti grava completamente sugli infermieri presenti. È quindi opportuno e necessario che ogni infermiere conosca attraverso quali vie il coordinamento locale, svolto da un singolo coordinatore o da un gruppo, agisce per individuare i potenziali donatori, e che attivi un canale di comunicazione con coloro che si occupano di *procurement*, così come è necessario che i coordinatori costruiscano intorno a loro una rete infermieristica che li coadiuvi. La peculiarità dell'infermiere, che lo rende cruciale in questo processo, è la sua costante presenza assistenziale; il coordinatore la deve saper utilizzare e l'infermiere deve saperla mettere a disposizione del coordinamento, nei modi e nelle forme concordate e opportune. Resta fermo il fatto che, di fronte alla scarsità di donatori, qualunque azione di segnalazione di potenziali donatori, anche ridondante o infondata, è preferibile alla mancata individuazione. Tutti gli operatori sanitari coinvolti nel processo di cura del neuroleso grave devono avere presente la possibile evoluzione in morte encefalica e saperla riconoscere. La diagnosi di morte encefalica è eminentemente clinica e, se il suo accertamento richiede una pluralità di specialisti e una conferma strumentale, la sua identificazione in prima battuta deve essere alla portata di tutti i sanitari che assistono il paziente, medici e infermieri: essa si fonda sulla presenza di uno stato di coma, sull'assenza di respiro spontaneo e di tutti i riflessi del tronco encefalico. La sua comparsa è talvolta preceduta dalla cosiddetta tempesta neurovegetativa, estrema reazione dei centri bulbari alla mancata perfusione ematica. Chiunque assista questi pazienti è in grado di cogliere i segni che indirizzano a un sospetto diagnostico: midriasi prima assente, scomparsa della tosse quando si effettuano le broncoaspirazioni, instabilità cardiocircolatoria non altrimenti spiegabile, comparsa di una poliuria massiccia, abbassamento della temperatura corporea, assenza di reazioni allo stimolo doloroso portato sul viso, venir meno di qualunque attività respiratoria che costringe a passare da una forma di ventilazione assistita alla ventilazione controllata. Anche se la diagnosi e l'accertamento della morte encefalica sono di competenza medica specialistica, il ruolo dell'infermiere nell'identificazione del potenziale donatore è cruciale, poiché sono gli infermieri a sorvegliare in continuità assistenziale i pazienti critici e sono quindi essi che possono cogliere per primi i segni della morte cerebrale. Se l'infermiere è attento e formato, sarà egli stesso ad accorgersi che il suo paziente presenta dei segni compatibili con la morte encefalica che prima non c'erano, a darne segnalazione e a richiederne al medico una conferma, passando, senza soluzione di continuità, dalla cura di un paziente vivo al mantenimento di un donatore *cadavere a cuore battente* [7].

24.6
Questioni etiche connesse all'individuazione e all'identificazione dei donatori

Il processo di individuazione, identificazione, segnalazione, accertamento, mantenimento, prelievo e trapianto di organi presenta molteplici snodi con importanti valenze etiche e bioetiche. Il punto più importante, sul quale occorre dare una risposta di assoluta garanzia, è la cosiddetta *dead donor rule*, letteralmente *regola del donatore morto* [8, 9]. Essa presuppone che un donatore definito cadavere sia veramente e inequivocabilmente morto, non moribondo, né morente, né in stato di coma irreversibile o in nessuna altra condizione, sia pure minimale, di vita. Ciò implica il massimo rigore nell'accertamento della morte encefalica, che deve essere la cessazione irreversibile di tutte le funzioni dell'encefalo, cioè *whole brain death*, morte degli emisferi e morte del tronco. La legge italiana in materia, come d'altronde quelle di tutti i Paesi a eccezione del Regno Unito, è assolutamente garantista e restrittiva. Un secondo punto di estrema rilevanza è la trasparenza nei criteri di allocazione degli organi prelevati; essi devono essere pubblici, condivisi, e periodicamente rivisti allo scopo di non creare popolazioni svantaggiate. Un terzo punto chiave è la gratuità della donazione e l'esecuzione dei trapianti solo in strutture pubbliche, che garantiscano l'equità e la pari accessibilità. Un punto etico non abbastanza sottolineato riguarda l'obbligo di individuare, identificare e segnalare tutti i potenziali donatori. È ben vero che la legge rende obbligatoria la segnalazione della morte encefalica alla direzione sanitaria e obbliga a sua volta la direzione a nominare la commissione di accertamento della morte. Tuttavia la legge non può impedire che un medico o un infermiere non identifichino una morte encefalica e il numero di donatori così diverso da regione a regione e da paese a paese sta lì a dimostrare questa impotenza. Anche se non sanzionata da una legge, la mancata individuazione e identificazione dei potenziali donatori rappresenta un'omissione inaccettabile dal punto di vista etico; avere le liste di attesa che non vengono smaltite e non essere in grado di individuare e identificare i potenziali donatori, o peggio non volerlo fare con mille scuse diverse, rappresenta una grave responsabilità morale. Se non impedire un evento che si può impedire equivale a causarlo (e questo è un concetto addirittura giurisprudenziale, non solo etico), ogni volta che si omette di individuare e identificare un donatore si causa come minimo un grave ritardo nella cura di numerosi pazienti, quando non se ne provoca la morte; dal punto di vista etico questa omissione è gravissima. La stessa donazione da vivente, che può essere vista come un diritto del donatore di favorire un proprio caro, se letta come rimedio alla carenza di donatori cadaverici che potrebbero essere individuati la cui identificazione viene omessa, appare come un'ulteriore conseguenza negativa della mancata attività di *procurement*, e la responsabilità della mutilazione del donatore vivente ricade su tutti quelli che omettono di trasformare tutti i potenziali donatori in donatori effettivi.

24.7
Un'etica generale

La cosiddetta relazione di aiuto con le famiglie e i congiunti dei potenziali donatori rappresenta un elemento fondamentale nel processo di donazione degli organi, in quanto solo attraverso un dialogo accogliente e consolante con i congiunti è possibile ottenere la non opposizione alla donazione. Mano a mano che si viene a costituire un sapere orientato a questa relazione, talvolta insegnato da esperti, altre volte imparato sul campo, fatto di gesti, atteggiamenti, ambienti, parole, silenzi e quant'altro, inevitabilmente lo stesso stile relazionale si estende a tutte le famiglie con le quali si viene in contatto, indipendentemente dalla potenzialità donativa del paziente. Una volta che si è imparato a consolare (porsi accanto alla solitudine di qualcuno), a confortare (trasmettere la propria forza), a comunicare (che è assai più che informare), a condividere, lo si fa con tutti, non solo con chi ha un congiunto potenziale donatore. Avviene così per la relazione lo stesso fenomeno che tante volte è avvenuto per le risorse tecnologiche e umane e per le abilità che sono entrate negli ospedali per via del prelievo e del trapianto di organi e il cui uso si è esteso a tutti i pazienti; da un elettroencefalografo a una TAC, da un professionista reperibile a un mezzo di trasporto, a una nuova tecnica chirurgica. Tutto ciò che viene acquisito per un primo scopo limitato diventa, ben presto, una risorsa per chiunque ne abbia necessità. Le ricadute che il processo donazione-trapianto hanno sulla relazione col pubblico non sono meno importanti di quelle tecniche. Rappresentano un indubbio progresso verso un ospedale più accogliente e più umano e in questo senso hanno una forte e positiva valenza etica generale.

Bibliografia

1. Escalantte Cobo JL (2004) Individuazione ed identificazione del donatore di organi e tessuti. In: Manuale del Corso Nazionale per coordinatori alla donazione e prelievo di organi e tessuti, V edizione. Editrice Compositori Bologna, pp 48-62
2. Verzaro R, Minervini M, Gridelli B (2008) Toward "no age limit" for liver transplant donors. Transplantation 85(12):1869-1870
3. Gastaca M (2009) Extended criteria donors in liver transplantation: adapting donor quality and recipient. Transplant Proc 41(3):975-979
4. Merion RM (2005) Expanded criteria donors for kidney transplantation. Transplant Proc 37(9):3655-3657
5. Botha P (2009) Extended donor criteria in lung transplantation. Curr Opin Organ Transplant 14(2):206-210
6. Soifer B, Gelb AW (1989) Management. Ann Intern Med 110(10):814-823
7. Day L (2001) How nurses shift from care of a brain-injured patient to maintenance of a brain-dead organ donor. Am J Crit Care 10(5):306-312
8. Truog RD, Miller FG (2008) The dead donor rule and organ transplantation. N Engl J Med 359(7):674-675
9. McCartney JJ (2003) The theoretical and practical importance of the dead donor rule. Am J Bioeth 3(1):15-16

Ruolo del coordinatore nell'identificazione

A. Saviozzi, G. Bozzi

25.1
Introduzione

Il trapianto di organi e tessuti rappresenta, al momento, l'unica terapia indispensabile alla sopravvivenza o al netto miglioramento della qualità di vita del paziente in lista d'attesa [1, 2]. Tuttavia la scarsità di organi e tessuti fa sì che il rapporto tra domanda e offerta risulti sbilanciato, con il conseguente aumento dei tempi di permanenza nella lista medesima e quindi maggiore probabilità di decesso prima di arrivare al trapianto. Riteniamo ormai, concetto ampiamente condiviso, che la donazione di organi e tessuti non sia solo o prevalentemente legata all'aspetto *procurement strictu sensu*, ma in modo maggiore alla buona organizzazione, allo studio dell'epidemiologia dei decessi nosocomiali e alla statistica sanitaria applicata. In quest'ottica, un importante ausilio al riequilibrio del rapporto tra domanda e offerta terapeutica trapiantologica potrebbe essere rappresentato dalla più marcata definizione di metodologie organizzative mirate all'ottimizzazione dell'efficacia della fase d'identificazione/segnalazione dei potenziali donatori di organi. Infatti, è ormai scientificamente e statisticamente assodato come, di tutti i potenziali donatori individuati e segnalati, almeno il 50% divenga donatore effettivo [3-6]. Pertanto, in questo capitolo descriveremo una metodologia organizzativo-procedurale, finalizzata al raggiungimento dell'obiettivo sopra menzionato e cercheremo di analizzare il ruolo rivestito dal professionista infermiere in questo importante ambito.

A. Saviozzi (✉)
Sezione Interna Medicina della Donazione di Organi e Tessuti – Coordinamento Locale, Pisa

Il neuroleso grave. Sergio Pintaudi, Lucia Rizzato (a cura di)
© Springer-Verlag Italia 2010

25.2
Identificazione del potenziale donatore: analisi conoscitiva

Allo scopo di poter definire le modalità organizzativo-procedurali secondo le quali si svolge la fase di identificazione/segnalazione dei potenziali donatori, riteniamo necessario procedere con un'analisi conoscitiva del contesto in cui il processo che vogliamo gestire si sviluppa. Eseguire un'analisi conoscitiva significa, in pratica e in prima istanza, valutare una serie di elementi interdipendenti tra i quali emergono quelli relativi al quadro normativo di riferimento che traccia, in modo inequivocabile, la via secondo la quale dovrà snodarsi il processo all'interno delle singole strutture sanitarie. I riferimenti normativi da considerare sono quelli che disciplinano tutte le attività di donazione di organi e tessuti: quelli specifici li troviamo emanati sotto forma di Linee Guida del Centro Nazionale Trapianti, mentre riferimenti generici li possiamo ritrovare nelle normative che regolamentano le attività sanitarie sia mediche che infermieristiche. Per quanto concerne le modalità per l'accertamento e la certificazione di morte, i riferimenti sono la Legge n. 578 del 1993, il D.M.S. del 11/04/2008 che ha aggiornato il D.M. n° 582 del 22 Agosto 1994. Per quanto riguarda invece l'identificazione e segnalazione dei potenziali donatori di organi e tessuti, il D.M.S. 11 Aprile 2008 all'art. 2 impone al medico della struttura sanitaria, in caso di soggetto con lesione encefalica sottoposto a trattamento rianimatorio, di comunicare immediatamente alla Direzione Sanitaria la presenza di un soggetto in condizioni cliniche di morte cerebrale. La Legge 12 Agosto 1993, n. 301 all'art. 2 comma 3 richiede al medico che dichiara la morte per arresto cardiaco irreversibile di darne immediata comunicazione per il prelievo del tessuto corneale. L'attività di donazione/trapianto è invece regolamentata dalla legge n° 91 del 1° Aprile 1999 *Disposizioni in materia di prelievi e di trapianti di organi e tessuti* ed è proprio da questa norma che prendono origine importanti sviluppi professionali che ancora oggi devono trovare compimento, specie per il professionista infermiere. È a tutti noto che la legge di cui sopra individua nel ruolo del Coordinatore Locale per le attività di donazione un medico esperto in trapianti e che tale funzione di norma viene assegnata dal Direttore Generale dell'Azienda, come *funzione singola* e non come *funzione di struttura*. La medesima legge, inoltre, prevede che il Coordinatore Locale Medico, nell'esercizio dei propri compiti possa avvalersi di personale sanitario e amministrativo [7]. Successivamente, però, la Conferenza Stato Regioni del 21 Marzo 2002, nell'ottica di uniformare le attività di coordinamento sul territorio nazionale, ha auspicato che le attività di donazione di organi e tessuti, a seconda della complessità aziendale, venissero svolte all'interno di una specifica struttura o funzione che prevedesse anche la figura infermieristica. In questi casi siamo, quindi, di fronte a una *responsabilità di coordinamento*, che vede la presenza sia della figura medica sia di quella infermieristica, in modo da assicurare, tra l'altro, un regolare monitoraggio dei potenziali donatori sia a cuore fermo che a cuore battente, la rilevazione costante di dati statistico-epidemiologici sui decessi nosocomiali e un'organizzazione quotidiana delle attività di *procurement* dei tessuti [8]. Questo inserimento, solo apparentemente poco incisivo, ha mutato profondamente il ruolo infermieristico in questo settore specifico della sanità poiché è andato a sommarsi ai cambiamenti dello status professionale mediante i quali, adesso, l'infermiere non agisce più secondo un mansionario, ma si assume le proprie responsabilità, secondo competenza, al pari degli altri professionisti [9]. Peraltro, il concetto di competenza, che è importante nello svolgimento di qualsiasi attività, diviene fondamentale in un settore ad alta complessità come quello della donazione di organi e tessuti. Proprio nell'ottica di *attribuire la responsabilità a chi ne ha la competenza*, un passaggio basilare l'ha compiuto il CNT attraverso l'emanazione di appositi bandi per la certificazione della competenza del personale che, a vario titolo, opera nel settore donazione. La certificazione è stata rilasciata a cura di un'apposita Commissione Nazionale, che ha valutato i requisiti formativi ed esperienziali maturati dal candidato richiedente, in ossequio a quanto il CNT ha più volte ricordato nell'ambito delle linee guida inerenti la gestione del processo di valutazione del potenziale donatore di organi e di tessuti. Alla luce di quanto emerso dall'analisi conoscitiva di cui sopra, sembra delinearsi abbastanza chiaramente un modello organizzativo con il quale le Aziende Sanitarie e Ospedaliere dovrebbero dare risposte concrete le più esaustive possibili alle problematiche comunque connesse al processo di donazione. Si dovrebbe poter prevedere, secondo la complessità operativa, una funzione/struttura di coordinamento, con competenze medica e infermieristica (meglio se certificate) a tempo pieno o parziale e, attraverso la loro integrazione, soddisfare tutti gli aspetti, normativi, gestionali e operativi dell'intero processo. È in questo contesto organizzativo aziendale, e in particolare nella fase di identificazione/segnalazione del potenziale donatore, che l'integrazione tra medico e infermiere può trovare il suo acme. Per quanto concerne l'identificazione dei potenziali donatori a cuore battente (HBD), i luoghi da presidiare sono essenzialmente le rianimazioni e la reciprocità professionale è ovviamente molto elevata, mentre per quelli a cuore non battente (NHBD), i luoghi da presidiare sono gli obitori e l'infermiere assume un'autonomia e una responsabilità professionale maggiore. Relativamente a quest'ultima tipologia di donatori è importante, nell'ambito di una definizione procedurale, valutare l'organizzazione della struttura obitoriale, eventualmente presente, in modo da definire esattamente la fonte della segnalazione: obitorio o reparto di degenza? È necessario considerare, sul piano organizzativo-procedurale, anche tutte le altre strutture che in ogni modo prendono o potrebbero prendere parte al processo di individuazione (ad esempio, direzione sanitaria, medicina legale, neurologia, laboratorio, centro trasfusionale, ecc.). Una volta acquisite sufficienti informazioni, si dovrebbe procedere all'elaborazione di uno specifico algoritmo, seguendo il quale sarà più semplice gestire il processo d'identificazione del potenziale donatore ed evidenziare il ruolo che ciascuno, compreso il professionista infermiere, andrà ad assumere ai vari livelli di responsabilità.

25.3
Identificazione del potenziale donatore: definizione organizzativo-procedurale

Definire una procedura per la gestione di un processo è sempre una responsabilità non da poco, ma in questo caso riveste un'importanza cruciale. Una buona e ampia esplicitazione organizzativo-procedurale, a livello della rete della donazione aziendale, può portare al raggiungimento contestuale di almeno tre importanti obiettivi: la sensibilizzazione, la rassicurazione, la chiarezza operativa. Il lavoro informativo svolto preliminarmente per raggiungere la condivisione con gli operatori della rete è indispensabilmente propedeutico alla successiva elaborazione della procedura e consente di individuare le modalità e di riconoscere le responsabilità secondo le quali il processo dovrà snodarsi. Rendere partecipe il personale degli atti normativi, delle finalità operative nonché degli obiettivi aziendali, regionali e nazionali, aumenta la partecipazione attiva, accresce la motivazione e aumenta l'aderenza al programma. La partecipazione attiva risponde anche al bisogno di rassicurazione da parte degli operatori e attenua l'ansia dovuta all'incertezza operativa; una buona definizione della procedura aiuta a pensare che, dopo l'identificazione e segnalazione del potenziale donatore, niente sarà lasciato al caso. Da questa breve disquisizione sulle modalità informative e di coinvolgimento degli operatori è emerso, almeno in parte, il ruolo del coordinamento locale e quindi dell'infermiere del coordinamento, come una funzione/struttura trasversale di riferimento per l'organizzazione aziendale che vede concentrata su di sé la responsabilità della fluidità e della snellezza del processo senza intaccare minimamente gli aspetti connessi con la sicurezza operativa. Resta ora da elaborare l'algoritmo di sviluppo dei due processi d'identificazione/segnalazione, HBD e NHBD e le relative ipotetiche *Linear Responsibility Chart*. Ovviamente, sia l'algoritmo che le *Linear Responsibility Chart* dovranno fare riferimento a documentazione di dettaglio, della quale riporteremo solo uno stralcio a titolo esemplificativo, rispetto alle modalità di svolgimento di determinate azioni. Il processo di identificazione/segnalazione del potenziale donatore di organi e tessuti (HBD) origina con il ricovero di un paziente con lesione cerebrale in UTI e in particolare con il monitoraggio delle sue condizioni cliniche e neurologiche (Fig. 25.1).

Il ruolo che l'infermiere di rianimazione ricopre, in questa fase, è assai rilevante poiché l'accurato monitoraggio emodinamico del paziente consente non solo l'ottimale erogazione delle cure, ma anche l'individuazione di tutti quei segni che possono indicare un'evoluzione verso la morte encefalica e quindi consentire al medico rianimatore l'elaborazione di una diagnosi precoce. Per le medesime motivazioni, l'infermiere assume un ruolo altrettanto importante in tutte le fasi del mantenimento del potenziale donatore, compresa quella, molto critica, del trasporto in sala operatoria [10]. Ovviamente le responsabilità nello svolgimento delle attività previste nel processo d'identificazione/segnalazione sono ripartite, secondo competenza, tra medico rianimatore e infermiere di rianimazione, ma entrambi hanno la responsabilità di scambiarsi le informazioni circa l'evoluzione del processo (Fig. 25.2). Per lo svolgimento delle funzioni assegnate si potrà trovare il supporto in appositi documenti concordati che forniscono indicazioni circa le modalità con le quali svolgere le singole attività e dei quali riportiamo un esempio nella Figura 25.3.

Come già accennato, molto ampi sono gli spazi di autonomia e responsabilità che l'infermiere assume nella gestione del processo di donazione da donatore NHBD dove, eccetto che per la competenza assegnata per legge al profilo medico, vale a dire l'accertamento di morte, il professionista infermiere gestisce autonomamente e con responsabilità tutte le altre fasi del processo che conducono al prelievo dei tessuti. Nelle figure che seguono, riportiamo la documentazione elaborata, seguendo la stessa metodologia descritta per il potenziale donatore HBD, per la gestione del processo di identificazione del potenziale donatore NHBD (Figg. 25.4, 25.5, 25.6).

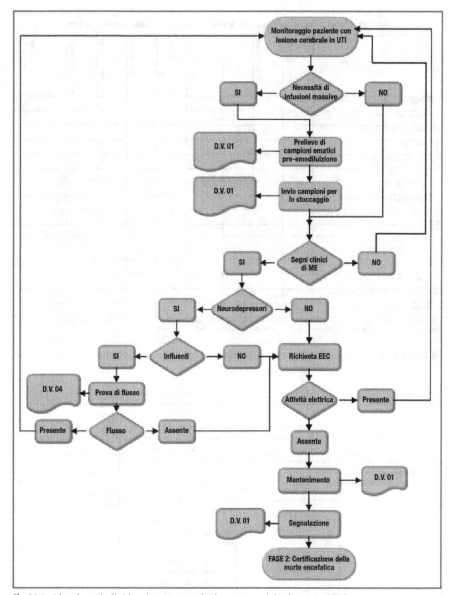

Fig. 25.1 Algoritmo individuazione e segnalazione potenziale donatore HBD

LINEAR RESPONSIBILITY CHART INDIVIDUAZIONE E SEGNALAZIONE DEL POTENZIALE DONATORE HBD									
AZIONE	RIANIMATORE[1]	INFERMIERE[2]	TRASPORTI[3]	CENTRO TRASF.[4]	NEURORADIOLO-GIA[5]	TECNICO EEG[6]	NEUROLOGIA[7]	COORDINAMENTO[8]	DOCUMENTI DI RIFERIMENTO
Monitoraggio condizioni clinico emodinamiche	I	R							
Mantenimento condizioni emodinamiche	R	I							
Monitoraggio condizioni neurologiche	R	I							
Richiesta di prelievo campioni pre – emodiluizione	R	I							D.V./01
Prelievo e invio, dei campioni pre – emodiluizione, al C.T.	I	R							D.V./01
Trasporto dei campioni al C.T.			R	I					D.V./01
Ricevimento e stoccaggio campioni	I	I		R					D.V./01
Eventuale richiesta del flusso cerebrale	R	I					I		DV/04
Esecuzione e refertazione prova di flusso in urgenza	I	I			R				DV/04
Richiesta EEG	R	I					I	I	
Effettuazione EEG urgente						R	I	I	D.V./01
Refertazione EEG urgente	I	I				I	R	I	
Rilevazione dei segni clinico-strumentali di ME	R	I							
Segnalazione della M.E. alla Direzione Sanitaria.	R	I							D.V./01
Segnalazione della M.E. al Coordinamento Locale	R	I							D.V./01
Segnalazione della M.E. al Coordinamento Regionale	I	I						R	D.V./01

[1]Rianimatore di turno, [2]Infermiere di turno, [3]Addetto ai trasporti interni di turno, [4]Dirigente o Tecnico accettante i campioni, [5]Neuroradiologo di turno o reperibile, [6]Tecnico di turno o reperibile, [7]Neurologo di turno o reperibile, [8]Coordinatore medico o infermiere

Fig. 25.2 *Linear Responsibility Chart* individuazione e segnalazione del potenziale donatore HBD

DOCUMENTO DI RIFERIMENTO: DV/01

PRELIEVO DI CAMPIONI EMATICI PRE-EMODILUIZIONE

CANDIDATI AL PRELIEVO	TIPOLOGIA DI PRELIEVO	MODALITA' DI CONFEZIONAMENTO E INVIO CAMPIONI	TEMPI DI STOCCAGGIO
Pazienti con lesione cerebrale a rischio di evolutività prima di infusioni massive di emoderivati e/o espansori plasmatici	n° 3 provette con gel separatore e K2 EDTA n° 2 provette in gel separatore con attivatore della coagulazione	Provette etichettate con le generalità del paziente, data e ora del prelievo e firma del prelevatore. Inviate in transbag accompagnate dal modulo ...., compilato in ogni sua parte, sul quale dovrà essere scritto in alto a mano "trattasi di prelievo pre - emodiluizione": — dalle ore h. 8 alle h. 20 dei giorni feriali (inteso come orario presunto di arrivo delle provette) inviare i campioni presso Centro Trasfusionale — Dalle h 20 alle h 8 di e dalle h 8 alle h 20 dei giorni festivi attivare la reperibilità	I campioni non utilizzati saranno automaticamente smaltiti dopo 30 giorni dalla data di prelievo mentre quelli esaminati verranno inviati all'Archivio Biologico Regionale

SEGNALAZIONE DELLA MORTE ENCEFALICA

- Medico della Direzione Sanitaria:dalle 08,00 alle 14,00 Tel............, dalle 14,00 alle 08,00 Tel......
- Coordinatore Locale Medico e/o Infermiere per la donazione di organi e tessuti: h24 Tel........ oppure Tel..........
- Centro Regionale: Tel ....

Fig. 25.3 Documento di riferimento DV/01

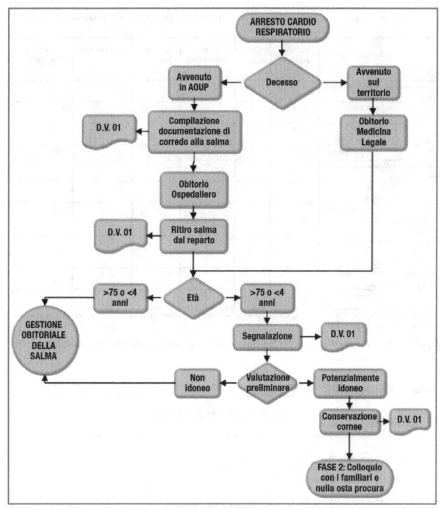

Fig. 25.4 Algoritmo individuazione e segnalazione potenziale donatore NHBD

AZIONE	MEDICO REPARTO[1]	INFERMIERE REPARTO[2]	OBITORIO OSPEDALIERO[3]	OBITORIO MED. LEGALE[4]	COORDINAMENTO[5]	DOCUMENTI DI RIFERIMENTO
LINEAR RESPONSIBILITY CHART INDIVIDUAZIONE E SEGNALAZIONE DEL POTENZIALE DONATORE NHBD						
Compilazione documentazione di corredo alla salma	R	I	I			D.V.01
Segnalazione obitoriale di avvenuto decesso	I	R	I			D.V.01
Verifica della completezza della documentazione di corredo alla salma	I	I	R			D.V.01
Identificazione e ritiro salma dal reparto	I	I	R			D.V.01
Individuazione della famiglia e invito a recarsi in obitorio	I	I	R			
Segnalazione, dei decessi nosocomiali <75 aa e >4 aa, al coordinamento			R		I	D.V.01
Segnalazione, delle salme accettate presso la Medicina Legale <75 aa e >4 aa, al coordinamento				R	I	D.V.01
Valutazione preliminare del potenziale donatore			I	I	R	T.01 ISTAT D/004
Registrazione, informatizzata e cartacea, dei dati relativi alla salma			R		I	
Crioconservazione del tessuto corneale			R		I	D.V.01

[1]Medico che constata il decesso, [2]Infermiere di turno, [3]Operatore di turno ai servizi obitoriali ospedalieri, [4]Operatore che accetta la salma presso la struttura di Medicina Legale, [5]Coordinatore medico o infermiere

Fig. 25.5 *Linear Responsibility Chart* individuazione e segnalazione del potenziale donatore NHBD

DOCUMENTO DI RIFERIMENTO: DV/01

DOCUMENTAZIONE DI CORREDO ALLA SALMA

- modello ISTAT, debitamente compilato
- richiesta/rinuncia al riscontro diagnostico oppure, nei casi di morte violenta, modulo per la comunicazione all'Autorità Giudiziaria
- cartellino anagrafico
- scheda comunicazione contenente i dati clinico-anamnestici (T01)
- tanatogramma refertato come piatto e firmato dal medico che constata il decesso
- eventuale scheda per il calcolo dell'emodiluizione (SR/002)

SEGNALAZIONE AI SERVIZI OBITORIALI

- Servizi Obitoriali: Tel ....

SEGNALAZIONE AL COORDINAMENTO LOCALE PER LA DONAZIONE DI ORGANI E TESSUTI

- Coordinatore Medico: Tel..........
- Coordinatore Infermiere: Tel.............

SEGNALAZIONE AL CENTRO REGIONALE

- Centro regionale: Tel ....

CONSERVAZIONE DEL POTENZIALE DONATORE DI SOLO TESSUTO CORNEALE

- Chiusura delle palpebre
- Applicazione di collirio antibiotico/soluzione fisiologica e di benda ghiacciata sugli occhi

CONSERVAZIONE DEL POTENZIALE DONATORE DI TESSUTO OSSEO E/O CUTANEO E/O HOMOGRAFTS

Previo accertamento di morte e prelievo dei campioni ematici di cui al paragrafo 2, conservazione in cella frigo a +4°C, (compatibilmente con la disponibilità di celle frigo libere c/o di Medicina Legale) se:

- entro le sei ore dal decesso e consenso/non opposizione alla donazione,
- nulla osta della Procura (nei casi di salma a disposizione A.G.)
- necessario estendere i tempi per il prelievo

Fig. 25.6 Documento di riferimento DV/01

25.4
Misurazione dell'efficacia del processo di identificazione/segnalazione dei potenziali donatori

Il passo successivo alla definizione organizzativo-procedurale di un processo è quello di andarne a misurare l'efficacia. Allo scopo risulta preliminarmente necessaria la determinazione di un *debito informativo* [11, 12] e della modalità secondo la quale sarà rilevato. Quest'ultima potrà variare secondo il contesto aziendale (ad esempio, informatizzata, cartacea, dal reparto, dall'obitorio, ecc.). La quantità di informazioni da acquisire potrà essere più o meno ampia, ma sufficiente a consentire al Coordinamento il calcolo degli indicatori che misurino la fase in questione. Peraltro la misurazione dell'efficacia del processo di donazione rientra tra i compiti che la Conferenza Stato Regioni 21 Marzo 2002 assegna al Coordinamento Locale mediante il monitoraggio dei decessi nosocomiali e di quelli con lesioni cerebrali nelle strutture di rianimazione. Infatti, attraverso il monitoraggio e la registrazione di specifiche informazioni relative a tutti i decessi che pervengono all'obitorio ospedaliero, sarà possibile ottenere una serie di dati che consentiranno di calcolare indicatori utili alla misurazione della qualità del processo di individuazione e segnalazione dei potenziali donatori.

Definendo, ad esempio, *debiti informativi obitoriali minimali* l'età del paziente deceduto, le cause di morte trascritte dal medico che costata il decesso nel modello ISTAT, il reparto dove si è verificato il decesso, si potranno ottenere una serie di informazioni che una volta elaborate consentiranno il raggiungimento di una serie di obiettivi, quali l'effettuazione di un'analisi epidemiologica che, tenuto conto dell'età e/o della patologia evincibile dalle cause di morte ISTAT, possa evidenziare il numero di decessi ospedalieri a priori inidonei alla donazione di tessuti; la definizione della potenzialità generatrice di donatori di almeno un tessuto; la rilevazione del numero di decessi nelle strutture di rianimazione e, in particolare, di quelli con lesioni cerebrali evincibili anch'essi dalle cause di morte ISTAT; la definizione della potenzialità generatrice di donatori di organi; la verifica della qualità del monitoraggio messo in atto; la misurazione dell'efficacia del processo di identificazione/segnalazione dei potenziali donatori HBD e NHBD; la misurazione complessiva dell'efficacia del processo di donazione. Per la misurazione di quanto sopra elencato, si farà ricorso a determinati indicatori validati su scala Nazionale/Internazionale quali, ad esempio:

- *numero dei decessi con lesioni Cerebrali in UTI* il cui benchmark è stato individuato dal Centro Nazionale Trapianti in *150 pmp* (misura della qualità della metodica utilizzata per il monitoraggio delle Rianimazioni);
- *numero di Morti Encefaliche segnalate pmp,* il cui benchmark individuato è *75*;
- il rapporto *Morti Encefaliche Segnalate/Decessi con lesioni cerebrali in UTI* che dovrebbe essere >*50%* (misura la qualità del processo di identificazione/segnalazione del potenziale donatore HBD);
- *numero di decessi ospedalieri segnalati/numero di decessi in età per poter essere donatori di tessuti* che dovrebbe essere =*100%* (verifica della qualità del processo di identificazione/segnalazione del potenziale donatore NHBD).

Il lavoro di monitoraggio ed elaborazione dei dati raccolti è uno strumento indispensabile non solo per misurare l'efficacia di un processo, ma anche per individuare nuovi indicatori che consentano maggiore specificità e precisione [13]. Anche in questo ambito di ricerca, il ruolo infermieristico trova ampi spazi di autonomia professionale.

25.5
Conclusioni

Per concludere, si ritiene di poter affermare che il processo della donazione di organi e tessuti vede oggi nell'infermiere un professionista che si inserisce a pieno titolo ai vari livelli operativi e che gestisce in autonomia professionale molte attività. Nello specifico, nella fase iniziale del processo del *procurement*, quella d'identificazione/segnalazione dei potenziali donatori HBD e NHBD, l'infermiere svolge diverse funzioni e assume differenti responsabilità, dirette o integrate, secondo la realtà in cui opera:

• clinico-assistenziale nell'ambito delle strutture di terapia tntensiva;
• formativo, informativo, organizzativo, relazionale, di monitoraggio, statistico-epidemiologico e clinico a livello del coordinamento locale.

In un sistema multifasico-multidisciplinare, che diviene sempre più impegnativo e complesso nella gestione, che coinvolge un elevato numero di professionisti che devono necessariamente raccordarsi in tempi brevi e il più possibile in forma coordinata e integrata tra loro, bene s'inserisce, a nostro avviso, l'infermiere che con la sua formazione e le sue peculiarità professionali può portare un contributo importante alla migliore soluzione delle problematiche da affrontare.

Bibliografia

1. Bozzi G, Matesanz R, Saviozzi A, Rossi Ferrini PL (2004) Summary: the quality improvement program in organ donation of the Tuscany region. Transplantation Proceedings 36:424-425
2. Filipponi F, De Simone P, Saviozzi A, Bozzi G (2008) Tissue Procurement and Transplantation: A Tuscany Perspective Transplantation Proceedings 40:1811-1813
3. Navarro A (1996) Brain death epidemiology: the Madrid study. Transplantation Proceedings 28:103-104
4. Procaccio F, Barbacini S, Meroni M et al (2001) Deaths with acute cerebral lesion and heart-beating potential organ donors in the Veneto region. Minerva Anestesiol 67:71-78
5. Pugliese MR, Degli Esposti D, Dormi A et al (2002) Donor Action program in the Emilia Romagna Region of Italy. Prog Transplant 12:275-279
6. Ghirardini A, Mattucci DA, Ricci A et al (2006) Valutazione del processo di donazione e trapianto. In: Procaccio F, Manyalich M, Venettoni S, Nanni Costa A (eds) Manuale del corso nazionale per coordinatori alla donazione e prelievo di organi e tessuti. Editrice compositori, Bologna, pp 96-111
7. Legge 1° aprile 1999 n. 91 Disposizioni in materia di prelievi e di trapianti di organi e di tessuti. Gazzetta Ufficiale n. 87
8. Conferenza Stato Regioni seduta del 21 marzo 2002. Linee guida per le attività di coordinamento per il reperimento di organi e di tessuti in ambito nazionale ai fini di trapianto. Presidenza del Consiglio dei Ministri. http://www.governo.it/backoffice/allegati/15813-771.pdf. Accessed 28 June 2009

9. Federazione Nazionale Collegi Infermieri (2009) Il codice deontologico dell'Infermiere. http://www.ipasvi.it/professione/content.asp?ID=19. Accessed 28 June 2009
10. Lopez-Navidad A, Caballero F, Guirado L, Sola R (2002) The medical-nursing team specialized in the maintenance of the brain-dead heart-beating organ donor exclusively dedicated to caring for the donor reduces donor loss from asystolia to zero. Transplantation Proceedings 34:20-22
11. Procaccio F, Pugliese MR, Rizzato L, Ghirardini A (2006) Registro Nazionale dei cerebrolesi deceduti nelle Terapie Intensive italiane. In: Procaccio F, Manyalich M, Venettoni S, Nanni Costa A (eds) Manuale del corso nazionale per coordinatori alla donazione e prelievo di organi e tessuti. Editrice compositori, Bologna, pp 114-117
12. Bozzi G, Saviozzi A, De Simone P, Filipponi F (2008) The quality assurance program of organ donation in Tuscany. Transplantation Proceedings 40:1816-1817
13. Saviozzi A, Bozzi G, De Simone P, Filipponi F (2009) The Epidemiology of Brain Death in Tuscany: Is There Need for Novel Indicators? Transplantation Proceedings 41:1090-1091

Mantenimento del potenziale donatore di organi

26

P.G. Fabbri, A. Corrado, R. Vaglica

26.1 Introduzione

La richiesta di organi da trapiantare supera l'offerta e un numero, ancora troppo alto, di pazienti non riceverà il trapianto nei tempi auspicabili o non lo riceverà mai perché morirà in lista di attesa; questo nonostante sia aumentato il pool di organi disponibili per la revisione di alcuni criteri un tempo limitanti, come l'età, o per l'utilizzo di organi prima ritenuti non idonei. Organi trapiantabili, tuttavia, possono andare perduti per difetto nell'individuazione del potenziale donatore, per l'opposizione dei familiari al prelievo o per la non idoneità legata all'inappropriato mantenimento del donatore: si stima che il 24% degli organi siano compromessi durante il mantenimento. Con la diagnosi di morte, infatti, dovrebbe essere attuata una serie di interventi, volti a garantire e/o ripristinare la funzione degli organi nella prospettiva del trapianto, che termineranno con il clampaggio della cava inferiore e la perfusione fredda in corso di prelievo. La perfusione e l'ossigenazione degli organi da prelevare divengono quindi il fine ultimo e il trattamento aggressivo, con l'uso di protocolli standardizzati, ha ridotto la perdita di organi ottimizzandone la funzione e migliorando la qualità di vita del ricevente.

26.2 Fisiopatologia

L'ischemia del tronco, conseguenza del deterioramento rostro caudale, è causa del rilascio massiccio di amine vasoattive, responsabile della cosiddetta *tempesta vegetativa*. L'iperincrezione ormonale finalizzata al ripristino della perfusione cerebrale (riflesso di Cushing)

P.G. Fabbri (✉)
Anestesia e Rianimazione, 3^ Neurorianimazione, ARNAS Civico, Palermo

Il neuroleso grave. Sergio Pintaudi, Lucia Rizzato (a cura di)
© Springer-Verlag Italia 2010

determina l'aumento delle resistenze vascolari, dell'inotropismo, della frequenza cardiaca e della pressione arteriosa. Esaurita la risposta adrenergica, segue un crollo delle resistenze periferiche con aumento della capacitanza vascolare, ipotensione, aumento della permeabilità dell'endotelio vascolare sistemico e polmonare, viraggio del metabolismo verso l'anaerobiosi e l'acidosi, laddove la ventilazione viene mantenuta artificialmente. In seguito alla necrosi dell'asse ipotalamo-ipofisario, cessa la produzione di ormoni ipotalamici, s'instaura ipotermia, diabete insipido, depressione miocardica e turbe della coagulazione. Il risultato è un progressivo deficit di trasporto ed estrazione tissutale di ossigeno che, se non trattata, conduce al deterioramento delle funzioni di cuore, rene, fegato, polmoni, pancreas e intestino: alla necrosi dell'encefalo si associa l'insufficienza e quindi la morte biologica degli organi. Le principali alterazioni che conducono alla perdita degli organi sono:

- ipotensione 68-81%;
- aritmia 27%;
- edema polmonare 30-52%;
- diabete insipido 30-52%;
- ipotermia 41%;
- coagulopatia 28-42%.

Le percentuali di idoneità secondo l'*International Society for Heart and Lung Transplantation* (ISHLT) sono: polmoni 15%, reni e fegato 88%, cuore 30%.

26.3
Mantenimento emodinamico

Il 24% degli organi è perso durante il mantenimento e l'80% dei donatori richiede supporto inotropo. Le cause dell'insufficienza cardiovascolare possono essere:

- ipovolemia assoluta;
- ipovolemia relativa;
- insufficienza di pompa.

Il volume circolante può essere ridotto per *pooling* periferico da vasoplegia (ipovolemia relativa), per emorragia o per gravi disidratazione (ipovolemia assoluta); il deficit idrico può inoltre essere determinato da poliuria secondaria a diabete insipido, glicosuria o può essere il risultato di terapie depletive mal condotte. Il difetto di pompa, con riduzione dell'inotropismo, è causato da deficit ormonale di catecolamine e/o da deficit di ossigenazione del miocardio. Il monitoraggio cardiovascolare, con l'individuazione e la correzione delle cause, consente il ripristino e il mantenimento emodinamico. Tale monitoraggio comprende: la pressione venosa centrale, la pressione arteriosa invasiva e, in alcuni casi, la pressione polmonare e l'ecocardiografia. Si raccomanda l'uso del catetere polmonare quando la frazione di eiezione all'eco bidimensionale è inferiore al 40%, la dopamina è infusa a dosi superiori a 10 µg/kg/min e/o il supporto vasopressorio è in costante aumento.

26.3.1
Complicanze emodinamiche

Sono descritte le seguenti complicanze:
- ipertensione;
- ipotensione:
  - da ipovolemia (PVC < 5 cmH_2O);
  - da deficit di pompa (PVC > 5-10 cmH_2O);
- aritmie;
- arresto cardiaco.

L'*ipertensione* (definita da una PAM>90 mmHg) è di norma causata da riflessi vegetativi o è di natura iatrogena e il trattamento può essere effettuato con Esmololo (bolo
100-500mg; infusione 200 gamma/kg/min) o Nitroprussiato (0.5-5.0 μg/kg min), dopo aver
individuato e corretto la noxa etiologica.

L'*ipotensione con PVC < 5 cmH2O* è causata da deplezione del volume circolante per
emorragia, diuresi osmotica, diabete insipido, vasoplegia centrale, shock midollare. Il trattamento si basa sul reintegro del volume con emazie concentrate se si tratta di ipotensione secondaria a emorragie con l'obiettivo di mantenere: Hb = 10 gr%; Hct = 30%. Se l'i-
potensione è causata da diuresi osmotica (precedenti terapie/iperglicemia), il trattamento
consiste nell'eliminazione della causa e nel reintegro con glucosata 5% ed elettroliti, sulla base degli elettroliti sierici con i seguenti obiettivi: PVC compresa tra 5 e 10 cmH_2O;
diuresi >100 ml/h. In caso di diabete insipido (diuresi > 7 ml/kg/h, peso specifico <1.005
ed osmolarità plasmatica >295) il trattamento consiste:
- se la diuresi < 300 ml/h: reintegro con gluc 5% + elettroliti;
- se la diuresi > 300 ml/h: Minirin® ed infusioni ipotoniche con apporto di potassio secondo la potassiemia.

Con l'obiettivo di mantenere la PVC compresa tra 5 e 10 cmH_2O e la diuresi tra 100
e 300 ml/h. Infine, se si tratta di un'ipotensione causata da vasoplegia centrale e shock
midollare, il trattamento consiste nella somministrazione di vasopressina, dopamina e\o
adrenalina, noradrenalina con l'obiettivo di mantenere: PVC compresa tra 5 e 10 cmH_2O,
PAS > 80 mmHg e PWCP = 12-15 mmHhg.

L'*ipotensione con PVC > 5-10 cmH2O* può essere dovuta a deplezione di catecolamine o difetto di pompa e il trattamento consiste nella somministrazione di vasopressina
(0.04 U/min), dopamina (10 gamma/kg/min), e/o dobutamina (10 gamma/kg/min), e/o
adrenalina (0.1 gamma/kg/min) con l'obiettivo di mantenere: PVC inferiore a 15 cmH_2O,
PAS > 100 mmHg, PWCP = 6-10 mmHg, Indice cardiaco >2.4 L/m/m^2, Resistenze vascolari sistemiche (SVR): 800–1200 dynes/s-cm^5, Lavoro ventricolare sinistro (LVSWI)
> 15 g/kg-minute.

Le aritmie, che comprendono bradicardia, tachicardia, extrasistoli ventricolari fino a
fibrillazione ventricolare, sono generalmente causate da riflessi vegetativi, ipotermia, ipocalcemia, iper/ipopotassiemia, ipossia, ipercapnia. La *bradicardia* non risponde mai al-
l'atropina (nel paziente in Morte Encefalica (ME) si ha la necrosi del nucleo del vago)
e il trattamento consiste nell'isoproterenolo (1 fiala da 0,2 mg è diluita in 10 cc di soluzione
fisiologica e si eseguono boli successivi di 2 cc; oppure in drip a 0.026 gamma/kg/min)
con l'obiettivo di raggiungere una frequenza cardiaca superiore a 45 battiti/min. Se è

presente invece *tachicardia*, prima di procedere al trattamento con l'obiettivo di mantenere la frequenza cardiaca <150 battiti\min e la PAM > 65 mmHg, dobbiamo individuarne il tipo:

- *tachicardia compensatoria*: secondaria a ipovolemia, ipossia, ecc., il trattamento consiste nel rimuovere la causa;
- *tachicardia sopraventricolare*: il trattamento consiste nella somministrazione di cordarone, bolo 150 mg in 10 cc di fisiologica e successivamente in drip a 10 gamma/kg/min;
- *tachicardia ventricolare*: occorre somministrare lidocaina, bolo 1 mg/kg ev e poi drip 40 gamma\kg\min; oppure è possibile effettuare una defibrillazione sincrona;
- *extrasistoli ventricolari*: lidocaina, bolo 1mg/kg ev e drip 40 gamma/kg/min. Se sono secondarie a ipokaliemia: KCl 30-80 mEq/h.

Se in corso di mantenimento si verifica un *arresto cardiaco* (a causa di bradicardia, necrosi miocardica, ipo-iperkaliemia, ipo/ipercalcemia, embolia polmonare, farmaci, ipossia, ipotermia), il trattamento si basa sulla rimozione della causa e sul trattamento convenzionale dell'arresto cardiaco:

- massaggio cardiaco esterno con $FiO_2 = 100\%$;
- adrenalina 1mg, anche per via endotracheale, da ripetere in caso di mancata ripresa;
- defibrillazione, se fibrillazione ventricolare: da ripetere in caso di mancata ripresa;
- bicarbonato di sodio (con dosaggio calcolato con le seguenti formule:
  mEq = 0.30 × kg × B.E; mEq = (min.arresto × kg)/2; con l'obiettivo di mantenere il ph >7.30 e le BE tra 0 e ±5.

Se dopo 15 minuti non si assiste ancora alla ripresa del ritmo, si dovrebbe praticare un by pass femoro-femorale con circolazione extracorporea e incannulazione transfemorale dell'aorta con cannula per perfusione con soluzione u.w. (Belzer) fredda delle arterie renali e trasferimento urgente nella sala operatoria per il prelievo.

26.4
Mantenimento respiratorio

Secondo l'*International Society for Heart and Lung Transplantation* (ISHLT) i polmoni sono prelevati solo dal 15% dei donatori e la sopravvivenza del trapiantato è: 83% a 3 mesi, 73% a 1 anno, 45% a 5 anni, 23% a 10 anni. Questi dati sono certamente indicativi di una peculiare vulnerabilità dell'organo polmone, dovuta alle complicanze che si presentano prima e dopo la morte del donatore. La disfunzione del polmone è, in effetti, dovuta agli effetti negativi della ventilazione meccanica cui si aggiungono quelli dovuti alla morte cerebrale:

a) La tempesta catecolaminica che determina vasocostrizione anche nel circolo polmonare.
b) Il rilascio dal SNC di mediatori pro-infiammatori (citokine, proteasi, leucotrieni e chemoattrattivi) nella circolazione sistemica, con precoce flogosi alveolare.

Più del 30% dei polmoni teoricamente idonei non sono utilizzati a causa dell'aumentata risposta infiammatoria sistemica nei potenziali donatori (*preclinical lung injury*) che comporta severa ipossiemia e reperti radiografici patologici. La maggior parte dei lavori clinici e sperimentali che cercano di analizzarne i meccanismi profondi sono stati svolti dal gruppo di Newcastle. Fisher e collaboratori hanno trovato che la concentrazione di neutrofili e i livelli nel BAL (lavaggio bronco alveolare) di IL-8 era significativamente aumentata e correlata nei potenziali donatori se paragonata con gli altri soggetti ventilati di controllo. Inoltre questi livelli di IL-8 correlavano con l'insufficienza precoce d'organo e la mortalità dopo il trapianto di polmone. Ne consegue che dopo la morte il polmone vada considerato potenzialmente malato (ALI, ARDS) e richieda particolari attenzioni nei modelli di ventilazione e nel trattamento per il mantenimento e il ripristino di funzione. Uno studio osservazionale multicentrico condotto in 15 TI italiane riferisce che dopo la conferma della morte cerebrale non è stato effettuato alcun cambiamento nei settaggi del ventilatore né manovre reclutanti.

26.5
Mantenimento del polmone

La necrosi dell'encefalo con la distruzione dei centri del respiro del tronco e un improprio settaggio del ventilatore meccanico sono responsabili di una serie di conseguenze: apnea, tempesta neurovegetativa, risposta infiammatoria, baro- e volo-trauma. Alla luce di quanto premesso, la ventilazione meccanica dovrà essere regolata per raggiungere i seguenti obiettivi:

- PaO_2 compresa tra 100 mmHg e 200 mmHg;
- FIO_2 settata per mantenere la SaO_2 > 95% per un'adeguata ossigenazione periferica (ricordiamo che una FIO_2 > 0,4 controindica il trapianto di polmone);
- $PaCO_2$ compresa tra 35 e 40 mmHg: indice di ventilazione adeguata, eviterà variazioni drastiche nell'equilibrio acido-base del paziente. Comunque le variazioni consentite della $PaCO_2$ senza danno per il mantenimento del donatore sono abbastanza ampie. Una caduta della $PaCO_2$ è indice di eccessiva ventilazione alveolare; incrementi repentini possono indicare complicanze severe (pneumotorace, ostruzioni delle vie aeree);
- pressione di picco inspiratorio < 30 cmH_2O;
- pressione di fine espirazione = 5 cmH_2O.

La letteratura più recente concorda sull'approccio multifattoriale, che articoleremo in 4 punti:

1) *Assistenza respiratoria aggressiva* con rimozione delle secrezioni, cambio di decubito, fisioterapia, frequenti aspirazioni.

2) *Attento management dei liquidi* limitando l'uso di cristalloidi ed eseguendo bilanci accurati con lo scopo di minimizzare il rischio di edema polmonare.

3) *Accurato settaggio del ventilatore.* In un lavoro ormai classico è stato dimostrato, e recentemente confermato, che la cosiddetta ventilazione protettiva (Ventilazione a bassi volumi con Pressioni di Plateau < 30 cm H_2O e PEEP < 7.5 cmH_2O) nei pazienti con ARDS resta lo standard assistenziale poiché unico metodo di ventilazione che riduce la percentuale di mortalità nel trapiantato. Quindi si consiglia la seguente *modalità di ventilazione:*
   - ventilazione assistita-controllata (*volume targeted, constant flow*);
   - VT = 6-8 ml/kg;

- PEEP = 8-10 cmH_2O;
- FR per $PaCO_2$ = 40-45 mmHg;
- FIO_2 per PaO_2 90 mmHg;

con aspirazione tracheale a intervalli secondo protocollo, con sistema a circuito chiuso, effettuando manovre di reclutamento, dopo ogni broncoscopia o deconnessione dal ventilatore, con 10 respiri a TV doppio. Si raccomanda inoltre di eseguire il test apnea senza scollegare il donatore dal ventilatore, utilizzando la modalità CPAP, con la PEEP già applicata durante la ventilazione e la FiO_2 innalzata a 1. Una strategia ventilatoria con alti *tidal* inoltre è potenzialmente dannosa e può esacerbare la lesione del polmone del donatore già innescata dalla risposta infiammatoria sistemica, mentre una strategia ventilatoria dinamica e sistematizzata dal punto di vista del settaggio del ventilatore ottimizza l'ossigenazione e, contrastando le complicanze reversibili (atelectasia), aumenta realmente il reperimento di polmoni idonei.

4) *Intervento sul processo infiammatorio*. La somministrazione di steroidi ai donatori comporterebbe un miglioramento della funzione e una maggiore disponibilità di organi trapiantabili (ad esempio, methylprednisolone 14.5 mg/kg). Diversi studi indicano inoltre un effetto protettivo esercitato da instillazioni di surfattante esogeno nei polmoni del donatore prima del prelievo sulla funzione dell'organo trapiantato.

26.6
Mantenimento idroelettrolitico

Il cadavere a cuore battente subisce gli esiti di una terapia depletiva, volta al trattamento dell'ipertensione intracranica, della necrosi del diencefalo e di un'incongrua fluidoterapia. Il risultato è un'alterazione importante dell'equilibrio idro-elettrolitico e acido base con:

1) *Iponatriemia (Na+ <130 mEq/l)* causata da: incongruo apporto idrico, *Cerebral Salt Wasting Syndrome* (CSWS), sindrome da inappropriata secrezione di ADH. Il trattamento consiste in: restrizione idrica, somministrazione di ipertoniche, reintegro delle perdite con l'obiettivo di mantenere il Na+ compreso tra 130 e 150 mEq/l, la PVC compresa tra 5 e 10 cmH_2O e la diuresi compresa tra 100 ml/h e 300 ml/h.

2) *Ipernatriemia (Na+ >150 mEq/l)* causata da terapie depletive e diabete insipido:
   a. Se accompagnato da diabete insipido:
      Diuresi <300 ml/h: reintegro con gluc5% + elettroliti;
      Diuresi >300 ml/hr Minirin® e infusioni ipotoniche con apporto di K+ secondo potassiemia.
   b. Se secondaria a terapie depletive, si dovrà attuare il reintegro delle perdite.
      L'obiettivo è di mantenere il Na+ compreso tra 130 e 150 mEq/l, la PVC compresa tra 5 e 10 cmH_2O e la diuresi compresa tra 100 ml/h e 300 ml/h.

3) *Ipokaliemia (K+ <3 mEq/l)*: secondaria a ridotto apporto, eccessive perdite, shift extra-intracellulare. In caso di ipokaliemia moderata si somministrerà KCl 60 mEq/l/h, se invece si tratta di ipokaliemia severa (con segni ECG) si somministreranno 80 mEq/l/h attraverso un vaso centrale con fluidi a concentrazioni di K+ superiori a 20 mEq/l; obiettivo è ottenere una potassiemia superiore a 3 mEq/l.

4) *Iperkaliemia (K+ >5 mEq/l)* per insufficienza renale pre-renale e grave acidosi meta-bolica da trattare con reintegro volemico, furosemide, correzione dell'acidosi con bi-carbonato, insulina rapida al fine di ottenere K+ <5 mEq/l.

5) *Ipocalcemia Ca^{2+} <7 mEq/l* causata da ripetute trasfusioni (in citrato), ripetute in-fusioni di bicarbonato, ripetute infusioni di albumina. Il trattamento si basa sulla som-ministrazione in bolo di Ca gluconato 100-200 mg ev, seguito da infusione in drip (1-2 mg/kg/6 ore) con l'obiettivo di ottenere Ca^{2+} <7 mEq/l.

26.7
Mantenimento della temperatura

A causa della distruzione del centro termoregolatore, il potenziale donatore può andare incontro a ipotermia (temperatura corporea <35°C). Il trattamento si avvale di materasso a scambio termico, sistemi di riscaldamento ad aria, soluzioni endovenose riscaldate, umidificatore del ventilatore, teli isolanti, coperte termiche. L'obiettivo è il mantenimento della temperatura centrale superiore a 35°C, rilevata attraverso una sonda faringea, vescicale, rettale.

26.8
Mantenimento dell'emoglobina

Il valore minimo accettabile di emoglobina è di 9-10 g/l, da ottenere anche con trasfusio-ni di emazie e/o sangue intero. Tutti i prelievi per la sierologia dovrebbero essere fatti pri-ma di trasfusioni massive per minimizzare i rischi di falsi risultati dovuti alla diluizione.

26.9
Mantenimento dell'assetto coagulativo

Le alterazioni della coagulazione nel potenziale donatore, secondarie a liberazione di at-tivatori del plasminogeno, a diluizione dei fattori della coagulazione e a ipotermia, pos-sono essere controllate con plasma fresco e/o concentrati di piastrine per ottenere un tem-po di emorragia <8 min.

26.10
Mantenimento ormonale

È dimostrato che la necrosi dell'asse ipotalamo ipofisario conduce a un'insufficienza ormonale che contribuisce all'instabilità cardiovascolare e metabolica del donatore.

La progressiva riduzione dei livelli sierici ormonali, infatti, si ripercuote sulla contrattilità miocardica, sul bilancio idro-elettrolitico e sulla volemia. La terapia ormonale sostitutiva prevede la somministrazione in bolo o in infusione di: Triiodiotironina, Tiroxina, Metilprednisolone, Vasopressina, Insulina.

L'ipotensione è presente nel 20% dei donatori nonostante il supporto di amine vasoattive: la vasopressina rappresenterebbe un'alternativa valida nell'ipotensione, evitando la somministrazione di alte dosi di agenti alfa-adrenergici. Recentemente, la terapia ormonale ha dimostrato una diminuzione di richieste per terapia vasoattiva nel 100% dei donatori instabili e l'abolizione di tali necessità nel 53% di questi donatori. Un'analisi retrospettiva di oltre 10.000 donatori ha evidenziato un sostanziale incremento del numero degli organi trapiantati nei donatori supportati con terapia sostitutiva ormonale. Le linee guida canadesi suggeriscono di riservare la terapia ormonale di rimpiazzo ai donatori instabili che richiedono dopamina a una dose maggiore di 10 microg/Kg/min o con una frazione di eiezione inferiore al 45%.

26.10.1
Diabete insipido

Il diabete insipido è conseguenza dell'assenza di vasopressina (ormone antidiuretico – ADH – dopo la distruzione della ghiandola pituitaria e si manifesta con poliuria, ipostenuria (diuresi 4-7 ml/hg/ con peso specifico delle urine <1005) e ipernatremia; esso contribuisce all'iperosmolarità, all'instabilità emodinamica e agli squilibri elettrolitici a causa dell'eccessiva perdita di acqua libera. È necessario innanzitutto fare diagnosi differenziale fra diabete insipido e poliuria indotta da mannitolo, iperglicemia o agenti diuretici. Alti valori di diuresi richiedono il trattamento con o arginina-vasopressina o 1-desamino-8-d-arginina-vasopressina. L'arginina-vasopressina agisce sui recettori V1 e V2 per produrre vasocostrizione ed effetti antidiuretici ed è somministrato in infusione continua. La 1-desamino-8-d-arginina-vasopressina è specifica per il recettore V2 e ha prevalentemente effetti antidiuretici. Essa può essere somministrata sottocute, intramuscolo, endovena o intranasale e ha una durata estesa di azione (6-20 h). L'arginina-vasopressina a basse dosi diminuisce l'osmolarità plasmatica e i livelli di sodio, mantiene la pressione sanguigna e riduce la necessità di farmaci vasoattivi nel potenziale donatore, con nessun effetto a medio e lungo termine sulla funzione del rene donato nel ricevente.

26.11
Mantenimento nutrizionale

Devono essere somministrate di routine infusioni di glucosio e.v.; la nutrizione enterale deve essere iniziata e proseguita, se ben tollerata, fino al trasporto in S.O. Non iniziare nutrizione parenterale, continuarla se già in corso.

26.12
Mantenimento in sala operatoria

L'intervento chirurgico è uno dei momenti a più elevato rischio di perdita degli organi e rappresenta la fase finale del mantenimento. Particolare cura va posta nella continuità terapeutica e di monitoraggio durante il trasporto e durante l'atto chirurgico del prelievo: si tratta, infatti, di un intervento di chirurgia maggiore, in particolare per lo *split liver* in situ.

1. *Prima del trasferimento*: sospendere tutti i trattamenti non necessari; verificare il funzionamento delle vie venose e del catetere arterioso; richiedere 4-6 sacche di sangue; praticare ventilazione con FIO_2 a 1 per 20-30 min; somministrare bloccanti neuromuscolari per evitare riflessi spiacevoli.

2. *Durante il trasporto*: monitorare ECG, pressione arteriosa cruenta, SpO_2 e mantenere l'omeostasi termica.

3. *Anestesia*: nel cadavere a cuore battente, le stimolazioni dolorose elicitano riflessi vegetativi e motori. L'atto chirurgico causa rilascio di catecolamine che danneggia gli organi da prelevare e l'inibizione del dolore con oppioidi riduce o abolisce tale risposta (ad esempio, fentanyl in drip e/o boli ripetuti). Anche i riflessi spinali motori sono integri e pertanto è indicato l'uso di bloccanti neuro-muscolari. Prima dell'incannulamento dei vasi per la perfusione fredda, al fine di prevenire la formazione di trombi nelle cannule, si somministra eparina. Infine, il monitoraggio in sala operatoria consiste in: ECG, PVC, PA cruenta, diuresi, temperatura, capnografia, pulsossimetria.

Letture consigliate

Ali Salim MD, Matthew Martin MD, Carlos Brown et al (2006) The Effect of a Protocol of Aggressive Donor Management: Implications for the National Organ Donor Shortage. J Trauma 61:429-435

Barber K, Falvey S, Hamilton S et al (2006) Audit of intensive care records. Potential for organ donation in the United Kingdom BMJ 332:1124-1127

Burton DR (1984) Clinical phisiology of acid-base and electrolyte disorders. McGraw Hill Book Company, New York

CNT (2005) Linee guida per la valutazione di idoneità del donatore e protocolli specifici (1 marzo 2005)

Fisher AJ, Donnelly SC, Hirani N et al (1999) Enhanced pulmonary inflammation in organ donors following fatal non-traumatic brain injury. Lancet 353:1412-1413

Fisher AJ, Donnelly SC, Hirani N et al (2001) Elevated levels of interleukin-8 in donor lungs is associated with early graft failure after lung transplantation. Am J Respir Crit Care Med 163:259-265

Follette DM, Rudich SM, Babcock WD (1998) Improved oxygenation and increased lung donor recovery with high-dose steroid administration after brain death. J Heart Lung Transplant 17(4):423-429

Giral M, Bertola JP, Foucher Y et al (2007) Effect of Brain-Dead Donor Resuscitation on Delayed Graft Function: Results of a Monocentric Analysis. Transplantation 83(9):1174-1181

Goarin JP, Cohen S, Riou B et al (1996) The Effects of Triiodothyronine on Hemodynamic Status and Cardiac Function in Potential Heart Donors. Anesth Analg 83:41-47

Hunt SA, Baldwin J, Baumgartner W et al (1996) Cardiovascular management of a potential heart donor: a statement from the Transplantation Committee of the American College of Cardiology. Crit Care Med 24(9):1599-1601

Mascia L, Bosma K, Pasero D, Galli T et al (2006) Ventilatory and hemodynamic management of potential organ donors: An observational survey. Crit Care Med 34(2):321-327

Mascia L, Mastromauro I, Viberti S et al (2009) Management to optimize organ procurement in brain dead donors. Minerva Anestesiol 75:125-133

Matuschak GM (2006) Optimizing ventilatory support of the potential organ donor during evolving brain death: Maximizing lung availability for transplantation. Critical Care Medicine 34:548-549

McGiffin DC, Savunen T, Kirklin JK et al (1995) A multivariable analysis of pretransplantation risk factors for disease development and morbid events. J Thorac Cardiovasc Surg 109(6):1081-1089

Nanni Costa A, Grossi P, Gianelli Castiglione A, Grigioni FW (2008) Quality and Safety in the Italian Donor Evaluation Process. Transplantation 85:S52-S56

Novitzky D (1997) Detrimental effects of brain death on the potential organ donor. Transplant Proc 29:3770-3772

Richardson DW, Robinson AG (1985) Desmopressin. Ann Intern Med 103(2):228-239

Rosendale JD, Kauffman HM, McBride MA et al (2004) Hormonal resuscitation associated with more transplanted organs with no sacrifice in survival. Transplantation 78(2):1-17

Shemie SD, Ross H, Pagliarello J et al (2006) Organ donor management in Canada: recommendations of the forum on Medical Management to Optimize Donor Organ Potential. CMAJ 174(6):S13-S32

Shivalkar B, Van Loon J, Wieland W et al (1993) Variable effects of explosive or gradual increase of intracranial pressure on myocardial structure and function. Circulation 87(1):230-239

Smith M (2004) Physiologic changes During Brain Stem Death. Lessons for Management of the Organ Donor. J Heart Lung Transplant 23(9):S217-S222

Strüber M, Fischer S, Niedermeyer J (2007) Effects of exogenous surfactant instillation in clinical lung transplantation: a prospective, randomized trial. J Thorac Cardiovasc Surg 133(6):1620-1625

The Acute Respiratory Distress Syndrome Network (2000) Ventilation with lower tidal volumes as compared with traditional tidal volumes for acute lung injury and the acute respiratory distress syndrome. N Engl J Med 342(18):1301-1308

Timothy GD, Gordon BR (2007) Mechanical Ventilation in ARDS: A State of the Art Review Chest 131(3):921-929

Totsuka E, Dodson F, Urakami A et al (1999) Influence of high donor serum sodium levels on early postoperative graft function in human liver transplantation: effect of correction of donor hypernatremia. Liver Transpl Surg 5(5):421-428

Ullah S, Zabala L, Watkins B, Schmitz ML (2006) Cardiac organ donor management. Perfusion 21:93-98

Van Raemdonck D, Neyrinck A, Verleden GM et al (2009) Lung Donor Selection and Management. The Proceedings of the American Thoracic Society 6:28-38

Venkateswarana RV, Bonsera RS, Steedsb RP (2005) The echocardiographic assessment of donor heart function prior to cardiac transplantation. Eur J Echocardiography 6:260-263

Wheeldon DR, Potter CD, Oduro A et al (1995) Transforming the "unacceptable" donor: outcomes from the adoption of a standardized donor management technique. J Heart Lung Transplant 14(4):734-742

Wood K, Coursin DB (2007) Intensivists and organ donor management. Curr opin anaesthesiol 20:97-99

Wood KE, Becker BN, McCartney J G et al (2004) Current Concepts: Care of the potenzial Organ
    Donor. The New England Journal of Medicine 351:2730-2739
Zaroff JG, Rosengard BR, Armstrong WF et al (2002) Consensus Conference Report Maximi-
    zing Use of Organs Recovered From the Cadaver Donor: Cardiac Recommendations. Circula-
    tion 106:836-841

G. Tropea

Il trapianto d'organo a scopo terapeutico è una pratica ormai consolidata e rappresenta l'ultima fase di un processo integrato, complesso e multidisciplinare.

L'infezione del donatore è stata a lungo considerata una controindicazione al prelievo di organi, sia per il rischio potenziale di trasmissione dell'infezione (virale, batterica o fungina) al paziente ricevente, sia per la possibile grave compromissione della funzionalità dell'organo trapiantato. Nel processo di identificazione del potenziale donatore, uno dei compiti più sensibili è quindi rappresentato dalla valutazione dell'idoneità del soggetto deceduto e dalla definizione dei fattori di rischio.

Qualsiasi organo prelevato a scopo di trapianto deve avere una qualità accettabile e non deve esporre il ricevente a rischi inaccettabili, considerando che il rischio di trasmissione di patologie infettive è sempre presente. A tale scopo sono state redatte a cura del Centro Nazionale Trapianti le linee guida sulla sicurezza del donatore d'organi [1, 2] che stabiliscono le modalità operative del processo di valutazione del rischio e definiscono i livelli di rischio accettabili/non accettabili per l'utilizzo degli organi.

La valutazione dell'idoneità del donatore si deve basare, in tutti i casi, su:

- anamnesi;
- esame obiettivo;
- esami strumentali e di laboratorio (comprese indagini biomolecolari supplementari nel caso di dubbi);
- esami istopatologici e/o autoptici eventualmente suggeriti dai tre precedenti livelli di valutazione.

Successivamente è possibile attribuire il donatore a uno dei seguenti cinque *livelli di rischio*:

1° *Rischio standard*, in cui non sono emersi, nel donatore, fattori di rischio per patologie trasmissibili.

2° *Rischio calcolato*, quando sono stati evidenziati nel donatore agenti specifici o stati sierologici e in cui i riceventi presentino lo stesso pattern. Esempi: donatori HbsAg+

G. Tropea (✉)
Dipartimento Emergenza, Rianimazione "Antonella Caruso", Ospedale Garibaldi, Catania

e riceventi con lo stesso quadro sierologico; donatori con meningite in trattamento antibiotico mirato da almeno 24 ore. Per tutti sono previsti protocolli specifici di follow up [3-5].

3° *Rischio aumentato ma accettabile*, in cui la valutazione evidenzia la presenza di agenti patogeni trasmissibili, non presenti nel ricevente, ma in cui l'utilizzo degli organi è giustificato dalla gravità delle condizioni cliniche dei riceventi.

4° *Rischio inaccettabile*, quando il processo di valutazione evidenzia la presenza di fattori di rischio inaccettabili, ad esempio neoplasie maligne metastatizzanti in atto, infezioni provocate da germi multiresistenti, SARS, o virus West Nile, infezioni da HIV, epatite HbsAg + e Delta + contemporaneamente, malattie da prioni accertate.

5° *Rischio non valutabile*, in cui, ad esempio, non sia possibile effettuare l'anamnesi.

La degenza in un'area a elevata contaminazione quale l'ICU (a volte la lungodegenza), l'utilizzo di *devices* medici (tubi endotracheali, cateteri intravascolari, cateteri urinari, ecc.), la ventilazione artificiale, i traumatismi estesi, l'età avanzata, le alterazioni emodinamiche prolungate, la scarsa sterilità nell'eseguire manovre invasive, la ridotta attenzione agli aspetti nutrizionali e immunologici nei pazienti con grave compromissione cerebrale possono favorire l'insorgenza di infezioni nel donatore [6-9]. D'altra parte, innumerevoli fattori predispongono il ricevente all'insorgenza delle infezioni quali il grado di immunosoppressione, la localizzazione anatomica e il tipo di organo trapiantato, l'intensità di esposizione a particolari patogeni, le coinfezioni che predispongono a infezioni batteriche o fungine, il diabete mellito, l'insufficienza renale e la malnutrizione [10]. La polmonite batterica è la maggiore causa di morbidità e mortalità nei pazienti trapiantati: il rischio di polmonite da Gram positivi e Gram negativi è minore del 10% nei trapianti di fegato e cuore e del 15% nei trapianti di polmone e di cellule staminali emopoietiche (HSCT). La polmonite virale è la seconda più comune causa di infezioni nel trapianto di polmone (23-31%) e, in particolare, l'infezione da citomegalovirus (CMV) è considerata la più importante affezione patogena nei trapiantati. L'incidenza d'infezione fungina varia da 5 a 50%: la colonizzazione da *Candida* è frequente nel periodo precoce post-trapianto, ma raramente causa polmonite; l'infezione da *Aspergillus* ha un'incidenza del 18-22% e la malattia invasiva è associata a mortalità del 50-100% [10].

Alcuni studi riportano un'incidenza di batteriemia del 5% nei donatori senza particolare incidenza di alterazioni funzionali dell'organo trapiantato o complicanze immunologiche o problematiche chirurgiche nel ricevente [6, 11]. In uno studio recente, viene riportata una casistica secondo la quale sono stati riscontrati 232 su 481 donatori di fegato totali positivi a uno o più esami colturali (*Candida albicans, Staphylococcus aureus e non, Enterococchi, Escherichia coli*) tra gennaio 1998 e ottobre 2001. La sopravvivenza del paziente e dell'organo trapiantato non sono risultate compromesse e la trasmissione dell'infezione da donatore a ricevente si è verificata raramente. Gli Autori hanno concluso che l'utilizzazione degli organi può essere effettuata in sicurezza con adeguato controllo microbiologico e tempestiva terapia antibiotica. In caso di pazienti settici, però, la mortalità e l'insufficienza epatica sono state molto elevate (specie Gram+ e funghi). Comunque l'elevata contaminazione dei campioni necessita di maggiore sterilità nelle procedure in rianimazione e nella fase di prelievo con rivalutazione del trattamento antibiotico [7].

Nel mantenimento di un donatore è bene adottare, quindi, misure per la prevenzione delle infezioni: toilette del cavo orale, aspirazione gastrica, tamponamento farmacologico dell'acidità gastrica per ridurre il rischio di aspirazione, variazioni periodiche della postura, broncoaspirazioni e broncoscopia, sterilità nelle manovre di nursing e nelle procedure chirurgiche nonché tempestiva segnalazione di infezioni nel tratto respiratorio, urinario o in altre sedi e sorveglianza microbiologica [1, 2].

La profilassi farmacologica è stata a lungo dibattuta [12]: è utile valutare gli esami colturali precedenti (le colture inviate durante il periodo di osservazione non sono utili in questa fase, ma sono indispensabili per la condotta terapeutica nel ricevente) e l'epidemiologia del reparto. Si consiglia l'associazione tra Cefalosporine III – IV e Carbapenemico o Tazobactam e Glicopeptide. In caso di lungodegenza è utile aggiungere un antimicotico.

Concludendo, un'anamnesi accurata, l'esame obiettivo e alcuni esami di laboratorio e strumentali, permettono una corretta valutazione della maggior parte dei donatori: l'idoneità dei singoli organi e tessuti si basa su specifici criteri morfo-funzionali, la segnalazione di tutti i potenziali donatori al CIR e l'adozione di linee guida permettono di ottimizzarne il reperimento, mantenendo un livello accettabile di sicurezza. Un adeguato mantenimento del donatore con attenta sorveglianza microbiologica e trattamento farmacologico, specie nel donatore anziano, può limitare la trasmissione di infezioni. È possibile comunque affermare che non esiste donazione senza alcun rischio.

Bibliografia

1. Manuale TPM (Transplant Procurement Management) (2003) Criteri generali per la valutazione d'idoneità del donatore. Versione approvata il 30 settembre, ed V, pp 66-77
2. Grossi PA (2003) Prevenzione della trasmissione di malattie infettive. Manuale TPM (Transplant Procurement Management) pp 80-92
3. Mawhorter SD, Avery RK (2006) Can donors with prior hepatitis be safety used for heart transplantation? J Heart Lung Transplant 7:805-813
4. De Feo TM, Poli F, Mozzi F et al (2005) Risk of transmission of hepatitis B virus from anti-HBC positive cadaveric organ donors: a collaborative study. Transplant Proc Mar 37(2):1238-1239
5. Angelis M, Cooper JT, Freeman RB (2003) Impact of donor infections on outcome of orthotopic liver transplantation. Liver Transpl 9(5):451-462
6. Lumbreras C, Sanz F, Gonzalez A et al (2001) Clinical significance of Donor-unrecognized bacteremia in the outcome of solid-organ transplant recipient Clinical Infectious Disease 33:722-726
7. Cerutti E, Stratta C, Schellino MM et al (2003) Alcune considerazioni sulla gestione del donatore di fegato. Minerva Anestesiol 69:365-370
8. Schaffner A (2001) Pretransplant evalutation for infections in donors and recipients of solid organs. Clinical infectious diseases 33(Suppl 1):S9-S12
9. Cerutti E, Stratta C, Romagnoli R et al (2006) Bacterial and fungal-positive cultures in organ donors: clinical impact in liver transplantation. Torino Liver Transplantation 12(8):1253-1259
10. Duncan M, Wilkes D (2005) Transplant-related immunosuppression. A review of immunosuppression and Pulmonary Infections. Proc Am Thorac Soc 2:449-455
11. Freeman RB, Giatras I, Falagas ME et al (1999) Outcome of transplantation of organs procured from bacteriemic donors. Transplantation 68:1107-1111
12. Avery RK (2004) Prophylactic strategies before solid-organ transplantations. Cur Opin Infect Dis 17(4):353-356

M. Bonaccorsi, G. Bufalino, S. Cefalù

28.1
Premessa

L'ultima fase dell'articolato processo di donazione, terminata l'osservazione nel reparto di rianimazione, si svolge in sala operatoria dove verrà effettuato il prelievo degli organi a scopo di trapianto. Tale fase è preceduta dal trasporto del donatore in una sala operatoria che a volte si trova allocata in un luogo distante dalla rianimazione, e ciò implica una serie di importanti accorgimenti volti a preservare la stabilità di tutti i parametri come quelli emodinamici, respiratori ed emogasanalitici onde evitare pericolosi deficit ossigenativi agli organi che dovranno essere prelevati. In quest'ambito, un importante ruolo viene svolto dall'infermiere che deve coadiuvare il medico anestesista rianimatore in tutte le manovre necessarie al mantenimento del *cadavere a cuore battente* che, essendo privato del controllo da parte dei centri nervosi, si trova in un delicato e precario equilibrio.

28.2
Trasporto del donatore in sala operatoria

In questa fase, il donatore di organi esce da un ambiente protetto per essere accompagnato presso il complesso operatorio in cui si svolgerà il prelievo. Il trasferimento avverrà in un periodo di tempo più o meno lungo, in quanto spesso la sala non si trova nelle immediate vicinanze del reparto, dovendo percorrere non solo corridoi, ma utilizzare anche ascensori o addirittura l'ambulanza. È necessario quindi continuare durante il trasporto il trattamento ventilatorio, infusionale e farmacologico, incluso il mantenimento e il controllo della temperatura corporea, nonché il monitoraggio praticato nel reparto di rianimazione.

M. Bonaccorsi (✉)
Dipartimento Emergenza, Rianimazione "Antonella Caruso", Ospedale Garibaldi, Catania

Il neuroleso grave. Sergio Pintaudi, Lucia Rizzato (a cura di)
© Springer-Verlag Italia 2010

L'anestesista rianimatore incaricato della gestione del donatore insieme all'infermiere, deve assicurare durante il trasporto quella continuità assistenziale che veniva assicurata in reparto.

All'infermiere spetta il compito di preparare la barella (barella attrezzata o letto) assicurandosi che il ventilatore portatile sia perfettamente funzionante e completo di dotazione dedicata, con la batteria carica e con i corretti limiti di allarme impostati, che sia connesso alla bombola e che questa garantisca un'autonomia sufficiente. In ogni caso si prepara una bombola di scorta nel ripiano porta oggetti della barella; viene inoltre preparato un monitor da trasporto, anch'esso con la batteria carica e i cavi per il monitoraggio richiesto (ECG, SpO$_2$, ETCO$_2$, frequenza respiratoria, frequenza cardiaca, monitoraggio PAS, PAD, PVC, temperatura corporea, diuresi oraria) nonché tutti i dispositivi per la ventilazione manuale del paziente (AMBU, va e vieni, cannule di Guedel), l'aspiratore e il defibrillatore. L'infermiere prepara inoltre alcuni farmaci (ad esempio, adrenalina), diluiti in siringa per le urgenze e, se già disponibili, eventuali sacche di emoderivati, che saranno sempre a disposizione per tutto il periodo di trasporto e successivamente anche in sala operatoria. Sono inoltre indispensabili sistemi di riscaldamento attivi (liquidi caldi) e passivi (metallina termica, coperte) per fronteggiare l'ipotermia che spesso s'intensifica durante il trasporto.

Prima di effettuare il trasporto del donatore occorre verificare:

- la protesi tracheale (tubo o cannula tracheotomica): il suo corretto posizionamento e fissaggio, la sua pervietà (con eventuale broncoaspirazione) e il grado di tenuta della cuffia (con il manometro);
- le vie venose periferiche e centrali: il loro fissaggio alla cute e i dispositivi *luer lock* (per evitare eventuali disconnessioni);
- la via arteriosa: l'azzeramento del trasduttore e la giusta posizione;
- il SNG e il sondino per la misurazione della temperatura corporea centrale (sonda esofagea, vescicale o rettale);
- il catetere vescicale (urinometro con diuresi oraria);
- le pompe siringa e volumetriche per infusione di liquidi – farmaci (dopamina, noradrenalina): la loro compatibilità, la velocità, i dosaggi, la scelta del lume di infusione.

Il trasporto va effettuato inoltre aumentando la FiO$_2$ almeno del 20-30% per garantire l'ossigenazione in questa delicata fase, iniziando almeno 20-30 minuti prima del trasferimento del donatore in sala operatoria.

In ultimo, ma non meno importante, occorre accertarsi che tutta la necessaria documentazione (sia quella concernente il paziente in vita, sia quella relativa alla fase di osservazione) sia inserita in cartella e che quest'ultima segua il donatore in sala operatoria per essere messa a disposizione dei chirurghi prelevatori.

Giunti in sala operatoria, l'infermiere collaborerà con il personale di sala per il trasferimento del donatore sul lettino, per il ripristino dei monitoraggi, il controllo delle vie di infusione e per la migliore disposizione logistica di tutti i presidi, garantendo la massima continuità assistenziale: verranno date tutte le informazioni relative al mantenimento degli organi, alla disponibilità degli emocomponenti e alle problematiche riscontrate durante il periodo di osservazione. L'infermiere di sala operatoria controllerà che il cadavere a cuore battente giunga con la propria cartella clinica [1-4].

28.3
Gestione del donatore in sala operatoria

In sala operatoria si deve realizzare la collaborazione di più figure professionali, provenienti anche da altre strutture ospedaliere, per garantire un servizio efficace, efficiente e sicuro.

Pertanto l'équipe infermieristica di sala operatoria assicurarerà:

• una sala operatoria attrezzata ad accogliere il donatore e a gestire l'evento nella sua complessità organizzativa;
• una precisa e scrupolosa conservazione degli organi prelevati;
• il rispetto e la ricomposizione della salma.

Protocolli e linee guida operative orienteranno il personale nelle seguenti procedure:

1. Controllo e rifornimento di materiale nella zona filtro dove accedono le diverse équipe chirurgiche.
2. Preparazione della SO (tavolo madre, carrelli servitori, elettrobisturi, aspiratori doppi, asta per flebo, circuiti respiratori, cateteri di mount, filtri antibatterici, laringoscopio, tubi endotracheali, siringhe per pompe siringhe e relative prolunghe, ecc.); dei farmaci (curaro, noradrenalina, adrenalina, dopamina, eparina, ecc.); del ghiaccio sterile, e non, per la conservazione degli organi.
3. Preparazione dello strumentario necessario: il prelievo multiorgano prevede l'asportazione di cuore, polmoni, fegato, reni, pancreas e pertanto i set chirurgici impiegati in questo intervento sono:
   • set addominale;
   • set vascolare;
   • divaricatore di bracci, di finocchietto;
   • sternotomo a batteria (se non disponibile, quello manuale);
   • martello (per frantumazione ghiaccio sterile);
   • set torace (per poter intervenire sugli organi toracici come cuore e polmoni).
4. Assistenza alle diverse fasi dell'intervento chirurgico.
5. Assistenza alla conservazione e all'imballaggio degli organi.
6. Ricomposizione della salma e invio in obitorio.

Per quel che riguarda in particolare il donatore, presso la sala operatoria deve essere possibile continuare le terapie e il monitoraggio praticati nel reparto di rianimazione e durante il trasporto fra i due ambienti con l'obiettivo di mantenere una buona perfusione e ossigenazione degli organi da prelevare. L'anestesista rianimatore deve quindi porsi come scopo il mantenimento dei principali parametri funzionali, che vengono riassunti nella cosiddetta *regola del 100*: PAS > 100 mm/Hg; PaO_2 > 100 mm/Hg; Hb > 100 g/dl; Diuresi > 100 ml/h (1,5 ml/Kg/h).

Nel corso del prelievo si deve inoltre assicurare:

• il blocco della risposta adrenergica (per riflessi neurovegetativi midollari sudorazione, tachiaritmia, ipertensione arteriosa, ecc.) mediante oppioidi (ad esempio, boli ripetuti di fentanyl), betabloccanti a breve azione (se presente ipertensione arteriosa) o antiaritmici;
• il blocco dei riflessi spinali motori (movimenti muscolari degli arti e contratture della muscolatura addominale, che possono disturbare l'attività del chirurgo) con curaro;

- il mantenimento della volemia fino al momento della cardioplegia: è importante la rapida valutazione delle perdite intraoperatorie onde procedere all'immediato compenso, sotto guida della PVC (pressione venosa centrale) e dell'esito dei controlli ematici (ad esempio, esame emocromocitometrico, elettroliti, ecc.);
- il controllo della temperatura corporea (materassino termico posto sotto il donatore, riscaldamento dei liquidi infusi e dei gas inspirati, riscaldamento ambientale della sala operatoria, 22°C ca).

Le cornee devono essere preservate fino al prelievo mediante chiusura delle palpebre e umidificazione con fisiologica sterile a 4°C.

Al termine del prelievo chirurgico, estrema importanza riveste il rispetto della salma, anche per il prelievo dei tessuti, e di conseguenza la sua corretta ricomposizione.

Si ricorda infine che l'anestesista rianimatore, la direzione sanitaria, il coordinatore locale del prelievo e i chirurghi prelevatori sono responsabili degli adempimenti medico-legali previsti dalla normativa vigente (presenza e corretta compilazione di documenti, verbali, referti, ecc.) [1, 5].

28.4
Conclusioni

Il prelievo d'organi a scopo di trapianto, per l'impatto emotivo che suscita l'aprire il cavo toracico e addominale a cuore battente e poi bloccare il battito cardiaco con la cardioplegia, non è da considerare un intervento come tutti gli altri. Ogni tipo di difficoltà che si può presentare durante questo processo, comprese remore di ordine etico, non devono far perdere di vista la liceità e l'eticità dell'atto che si sta compiendo, cioè il prelievo di organi da un individuo ormai morto, ma necessari a restituire vita a chi è in attesa di trapianto. Il compito degli operatori di area critica è quello di far funzionare al meglio tutto il processo, preservando il donatore da tutte le criticità affinché gli organi che saranno prelevati e poi trapiantati siano al meglio della loro funzionalità.

Bibliografia

1. Martini C, Lusenti F, De Angelis C (2008) Il trattamento durante il prelievo. In: TPM. Manuale per coordinatori alla donazione e prelievo di organi e tessuti. Ed Compositori, Bologna, pp 294-297
2. [No authors listed] Il trattamento durante l'osservazione e il prelievo. In: I quaderni per una decisione condivisa. Seminario formativo per operatori sanitari. Centro Regionale di Riferimento Regione Lombardia, Milano, pp 23-25
3. Baggioli S (2007) Il ruolo dell'infermiere. In: I quaderni per una decisione condivisa. Seminario formativo per operatori sanitari. Centro Regionale di Riferimento Regione Lombardia, Milano, p 5

4. Boni D, Ricchi AM. Il potenziale donatore: ruolo dell'infermiere in Rianimazione. http://www.riaonweb.it/documenti/didattica/potenziale_donatore_ruolo_inf_icu.pdf. Accessed 10/07/09 (data pubblicazione non indicata)
5. Fabbri L, Visentini A (2007) Il ruolo degli infermieri di sala operatoria nel prelievo multiorgano. In: I Quaderni n 19 del 2007. Supplemento de l'Infermiere n. 2/07 Ed. Federazione Nazionale dei Collegi Ipasvi, Roma, pp 20-21

M.C. Ragonese, M. Fichera, C. Ventura

La gestione di un processo di donazione e trapianto di organi coinvolge numerose figure professionali aventi diverse competenze (cliniche, chirurgiche, immunologiche, tecniche e logistiche), che devono integrarsi le une alle altre in perfetta sintonia.

Il processo inizia con l'individuazione del potenziale donatore, seguono la diagnosi e l'accertamento di morte encefalica, il trattamento mirato al mantenimento del donatore e della funzionalità degli organi, la valutazione dell'idoneità al prelievo, l'allocazione degli organi e il trapianto. È un processo che si svolge attraverso fasi cliniche, assistenziali e sociali diverse, spesso distanti tra loro, che richiede l'adozione di modelli organizzativi e procedure operative efficaci per tutte le fasi del processo, ma l'elemento principale, cui fa riferimento tutta l'organizzazione della trapiantologia, è rappresentato dalla donazione. L'incremento di ogni attività trapiantologica è in funzione soprattutto della disponibilità di organi e tessuti da trapiantare e, in secondo luogo, della presenza di un'adeguata struttura organizzativa che assicuri il delicato e complesso processo di donazione e di trapianto. In Italia, l'organizzazione dei trapianti, ha ricevuto un forte impulso grazie alla normativa del 99 (Legge 91), fissando come obiettivo primario quello di incrementare il numero dei prelievi d'organo e di tessuti e di eliminare gli squilibri esistenti tra il Nord e il Sud.

La Legge dell'1 aprile n° 91/99, oltre a istituzionalizzare l'organizzazione dei trapianti, inserisce un aspetto innovativo e fondamentale che è *la tematica del consenso*: afferma innanzitutto che le attività di trapianto di organi e tessuti e il coordinamento delle stesse costituiscono obiettivi del Sistema Sanitario Nazionale; istituisce i Coordinamenti Regionali per i Trapianti come strutture di competenza Regionale, dotati di propria autonomia decisionale, coordinati da un Dirigente Medico con esperienza nel settore trapianti; istituisce inoltre la figura del Coordinatore Locale alla donazione con precise competenze e responsabilità al fine di pianificare e organizzare i programmi di donazione di organi e tessuti in ambito ospedaliero. Il Coordinatore Locale è responsabile di tutto il processo che porta al prelievo di organi e tessuti, dalla corretta identificazione all'ottimale trattamento di tutti i soggetti che evolvono in morte encefalica, elemento fondamentale per un incremento significativo

M.C. Ragonese (✉)
Dipartimento Emergenza, Rianimazione "Antonella Caruso", Ospedale Garibaldi, Catania

dei soggetti potenziali donatori di organi; altro compito, non meno importante, del Coordinatore Locale è la formazione del personale coinvolto nel processo di donazione, l'informazione della popolazione, l'assistenza alle famiglie dei donatori e l'espletamento di tutte le pratiche amministrative legate all'attività di donazione e prelievo di organi e tessuti.

Con l'aziendalizzazione delle strutture sanitarie, i livelli di efficienza di ogni singola azienda, misurati in termini di produttività, vengono estesi a tutti i settori, incluso quello delicato dei trapianti dove il numero di donatori individuati e utilizzati, rispetto al numero massimo di donatori individuabili e utilizzabili, rappresenta uno dei più rilevanti *indicatori clinico-organizzativi di qualità* di un ospedale. L'obiettivo è rappresentato dall'evoluzione dell'efficienza e dell'efficacia globale di tutte le strutture sanitarie che partecipano all'erogazione di prestazioni assistenziali di grande importanza sociale, come quello dei trapianti d'organo e tessuti, dove la domanda di salute è in costante crescita e per cui è indispensabile adeguare la quantità delle prestazioni [1].

Nell'ambito del Programma Nazionale di *Qualità del processo di donazione*, il gruppo di lavoro istituito dalla Consulta Nazionale Trapianti, ha realizzato un *Registro di tutti i deceduti nelle terapie intensive italiane affetti da lesioni encefaliche e sottoposti a misure rianimatore (DLC)*, allo scopo di analizzare l'efficienza nel processo d'identificazione del potenziale donatore.

Il Registro consente di rilevare in modo prospettico l'epidemiologia clinica dei decessi in rianimazione dei pazienti affetti da lesione cerebrale acuta e l'effettuazione o meno della diagnosi e dell'accertamento di morte con criteri neurologici e di descrivere i principali fattori che possano influire sull'operato dei rianimatori (età, diagnosi, fattori di esclusione assoluti e relativi, diniego dei familiari, difficoltà organizzative) e interrompere il processo d'identificazione con la conseguente mancata segnalazione al coordinamento locale o regionale [2]. L'inserimento e la trasmissione dei dati nel Registro avvengono direttamente *on-line* attraverso un apposito *sito web*. Gi utenti abilitati all'uso del sistema (rianimatori, coordinatori locali, regionali e interregionali) vi accedono dopo aver digitato il nome dell'utente, la propria password e il PIN, comparirà una pagina in cui scegliere il collegamento *Registro Cerebrolesi* (Fig. 29.1).

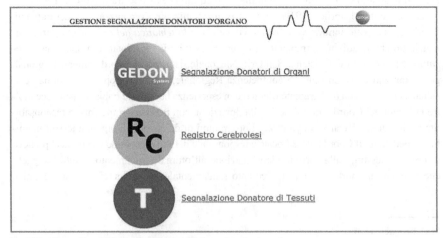

Fig. 29.1 *Home Page* [2]. Immagine riprodotta con autorizzazione

Gli utenti possono selezionare l'elenco dei pazienti da visualizzare e inserire un nuovo paziente (Fig. 29.2).

Il rianimatore ha la possibilità di vedere i pazienti del proprio centro di rianimazione, il coordinatore regionale può vedere i pazienti inseriti dai centri di rianimazione della regione di sua competenza, mentre il coordinatore interregionale può visualizzare tutti i pazienti (Fig. 29.3).

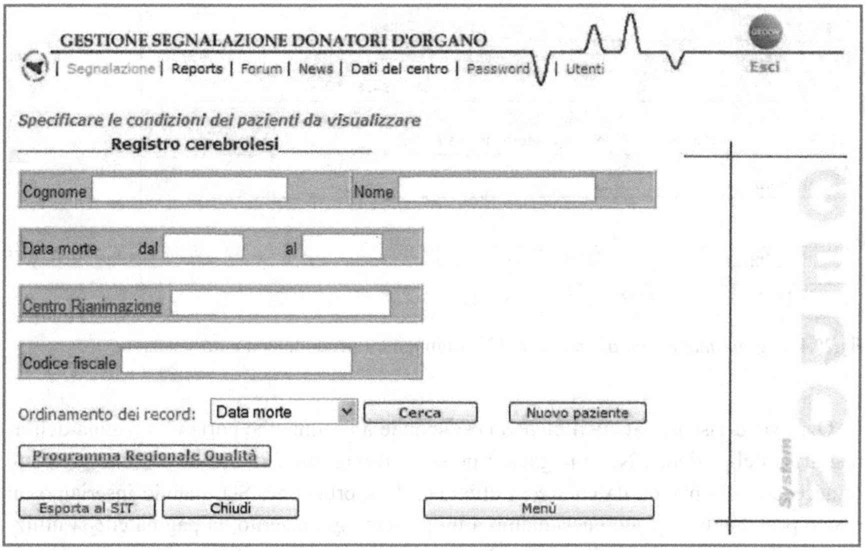

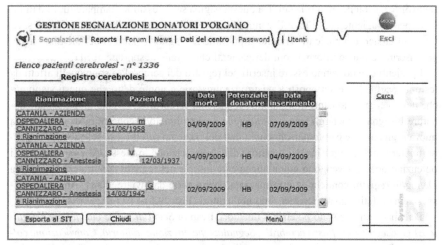

Fig. 29.2 *Pagina per la segnalazione di un nuovo paziente* [2]. Immagine riprodotta con autorizzazione

Fig. 29.3 *Pagina con l'elenco dei pazienti cerebrolesi* [2]. Immagine riprodotta con autorizzazione

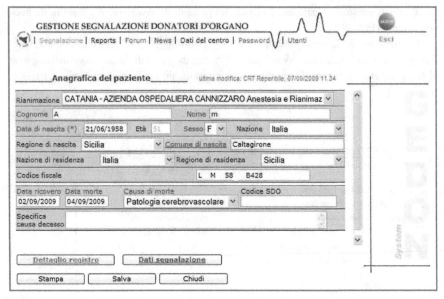

Fig. 29.4 *Pagina anagrafica del paziente* [2]. Immagine riprodotta con autorizzazione

Ogni voce visualizzata nell'elenco corrisponde a un link che porta alla pagina dell'anagrafica del paziente. Nella pagina, è presente il pulsante *Esporta al SIT* che permette di accedere alla pagina da cui verrà effettuata l'esportazione. Sia quando inseriamo un nuovo paziente che quando accediamo a un paziente già inserito, la pagina che si utilizza è quella che compare nella Figura 29.4.

I dati segnati in rosso sono obbligatori: poiché si tratta di un registro di pazienti deceduti, sono obbligatorie la data e la causa morte e non si possono inserire nel programma tutti i pazienti ricoverati nella rianimazione. Dopo avere inserito i dati, utilizzando il pulsante *Salva*, saranno memorizzati. Da questa pagina sarà possibile stampare tutti i dati inseriti per il paziente corrente utilizzando il pulsante *Stampa*. Con il pulsante *Chiudi* si ritorna all'elenco dei pazienti. Tramite il pulsante *Dettaglio registro* si accede alla pagina per inserire le nuove informazioni dei pazienti che saranno esportate al SIT.

I pazienti che dovranno essere inseriti nel registro dei cerebrolesi sono quelli affetti da lesioni encefaliche e sottoposti a misure rianimatorie e non è detto che questi siano anche dei potenziali donatori d'organo. Se il paziente cerebroleso diventa un potenziale donatore bisogna associargli *una segnalazione*, questa funzione consentirà di inserire una nuova segnalazione e automaticamente i dati del paziente cerebroleso selezionato verranno trasferiti nell'anagrafica del donatore della segnalazione immessa. Al contrario, tutti i potenziali donatori vengono automaticamente inseriti nel registro cerebrolesi. La pagina *Dettaglio registro* contiene le informazioni obbligatorie da inviare al SIT. Anche in questa pagina i dati segnati in rosso sono obbligatori (Fig. 29.5).

Per i pazienti che sono potenziali donatori, i campi *Segni di morte encefalica, Eseguito EEG, Eseguito test flusso cerebrale, Segnalazione direzione sanitaria, Convocazione collegio medico* e *Accertamento morte del collegio medico* hanno come valore *Sì* e non possono

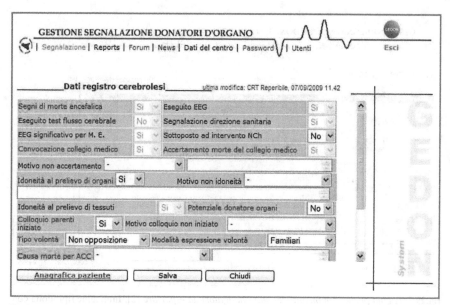

Fig. 29.5 *Pagina dettaglio registro* [2]. Immagine riprodotta con autorizzazione

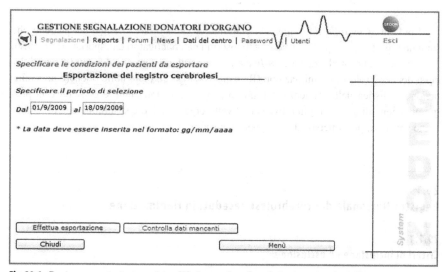

Fig. 29.6 *Pagina esportazione registro* [2]. Immagine riprodotta con autorizzazione

essere modificati. Questi valori vengono impostati automaticamente dal programma. Inoltre i campi *Tipo volontà* e *Modalità espressione volontà* vengono impostati automaticamente quando sono stati già definiti nell'anagrafica del potenziale donatore. Da questa pagina è possibile avviare la funzione *Effettua esportazione* che consente di creare un file di testo contenente l'elenco dei pazienti deceduti nell'intervallo specificato (Fig. 29.6).

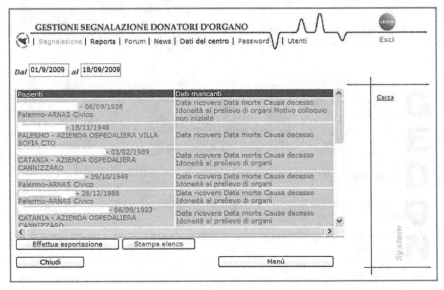

Fig. 29.7 *Pagina pazienti mancanti dei dati obbligatori da esportare* [2]. Immagine riprodotta con autorizzazione

Il pulsante *Controlla dati mancanti* consente di visualizzare l'elenco dei pazienti che saranno esportati per i quali non sono stati inseriti i dati obbligatori da esportare (Fig. 29.7).

Attraverso la centralizzazione *on-line* e il monitoraggio continuo dei dati inerenti i decessi dei cerebrolesi in rianimazione (Registro Nazionale), è possibile ottenere una valutazione realistica dell'efficienza dell'intero processo di donazione e consentire la programmazione di azioni migliorative sia a livello organizzativo e strutturale che di formazione specifica per il personale che opera nel settore.

29.1
Registro Nazionale dei cerebrolesi deceduti in rianimazione

29.1.1
Criteri di inclusione ed esclusione

Vengono inseriti tutti i soggetti deceduti in rianimazione/terapia intensiva in cui una lesione cerebrale acuta è causa diretta o concausa della morte, compreso l'edema cerebrale massivo postanossico, tossico e infettivo.

Vengono *inclusi* anche i soggetti in cui la lesione cerebrale (postanossica, ictus, meningite, ecc.) si è sviluppata come complicanza durante la degenza per altra patologia.

Patologie subacute o croniche come i tumori cerebrali sono considerati quando il decesso avviene in rianimazione per ipertensione intracranica, emorragia o edema cerebrale, come conseguenza della storia naturale o come complicanza di un intervento neuro-chirurgico. L'età non è un criterio di esclusione dal Registro. *Vengono esclusi i neonati che non hanno raggiunto l'età indicata dalla legge per essere donatori di organi.*

Vengono *esclusi* i pazienti politraumatizzati deceduti senza la presenza di alterazioni cerebrali evidenti (alterazione della coscienza e/o lesione cerebrale alla TAC).

Vengono quindi escluse tutte le patologie che non potrebbero, neppure potenzialmente, essere causa di morte encefalica (patologia cerebrale degenerativa, stati vegetativi cronicizzati).

29.1.2
Elenco campi per ogni singolo decesso in reparti di terapia intensiva di un soggetto affetto da lesioni encefaliche sottoposto a misure rianimatorie

1 Codice identificativo (preferibilmente codice fiscale o codice ad hoc).

2 Data di nascita.

3 Età.

4 Sesso.

5 Data di ricovero in terapia intensiva.

6 Data di morte.

7 Causa decesso.

8 Segni clinici di morte encefalica.

9 Elettroencefalogramma privo di attività elettrica alle massime amplificazioni.

10 Effettuazione test di assenza di flusso cerebrale.

11 Convocazione Collegio Medico.

12 Accertamento di morte da parte del Collegio Medico.

13 Presenza di causa assoluta di non idoneità clinica alla donazione di organi.

14 Potenziale donatore di organi.

15 Determinazione di volontà e non opposizione dei familiari.

16 Causa di morte se arresto cardiocircolatorio.

17 Segnalazione coordinamento regionale/interregionale.

18 Donatore effettivo di organi.

19 Prelievo di tessuti.

20 Note.[3]

Bibliografia

1. Procaccio F, Rizzato L, Ricci A et al (2004) Il Registro Nazionale dei Decessi con lesione cerebrale acuta in Rianimazione. In: Procaccio F et al (eds) Manuale del Corso per Coordinatori alla Donazione e Prelievo di Organi e Tessuti. Ed Compositori, Bologna, pp 131-134
2. Organizzazione Centro Sud Trapianti (OCST). Manuale D'Uso Gedon System (2005) www. Gedon.it/Gedon
3. Linea-guida per uniformare le attività di coordinamento in ambito nazionale. Allegato A Conferenza Stato-Regioni, 21 marzo 2002, punto 3.0, 7. Coordinamenti locali

Coordinamento delle attività e allocazione degli organi

30

A. Butera

In Italia, l'organizzazione dei trapianti si basa su un Centro Nazionale che ha sede presso l'Istituto Superiore di Sanità, su tre Centri interregionali (CIR), che sono il Nord Italia Transplant (NITp), l'Associazione Interregionale Trapianti (AIRT) e l'Organizzazione Centro-Sud Trapianti (OCST), e sui Centri Regionali Trapianti (CRT), presenti in numero di uno per Regione.

La legge [1] e le linee guida nazionali [2] rivolte ai Centri Regionali e Interregionali descrivono in modo analitico le funzioni svolte da ogni Centro Regionale per i Trapianti (CRT) che sono principalmente:

- coordinamento della raccolta dei dati delle persone in attesa di trapianto;
- coordinamento delle attività di prelievo nei reparti di rianimazione;
- assegnazione degli organi;
- esecuzione dei *test* di compatibilità immunologica nei programmi di trapianto nel territorio di competenza;
- coordinamento del trasporto dei campioni biologici, delle équipe sanitarie e degli organi e dei tessuti nel territorio di competenza.

Il processo di donazione e trapianto non è un evento programmabile ed è multifasico, multifattoriale e interdisciplinare: quest'attività è svolta dal CRT nell'ambito delle 24h per 365 giorni/anno (Fig. 30.1). Quando un donatore si rende disponibile in ambito regionale o nazionale, il CRT assicura la trasmissione dei dati del donatore mediante il sistema informatico GEDON e scheda cartacea, da rianimazione a centro trapianti, nel rispetto dei criteri di idoneità del donatore e sulla base dell'iter diagnostico riportato sulla scheda ufficiale di segnalazione del donatore, applicando le linee guida del CNT per stabilire il livello di rischio del donatore [2] che viene comunicato ai Centri Trapianti coinvolti. Le notizie dettagliate da raccogliere e trasmettere con la scheda di segnalazione sono quelle ottenute dalla prima valutazione di idoneità (Fig. 30.2). È indispensabile avere già disponibili, all'atto della segnalazione, la causa di morte, l'età, il gruppo sanguigno del donatore (copia del referto originale) e i principali dati di

A. Butera (✉)
Coordinamento Operativo, CRT Sicilia, Palermo

Il neuroleso grave. Sergio Pintaudi, Lucia Rizzato (a cura di)
© Springer-Verlag Italia 2010

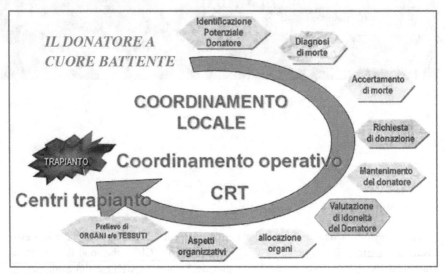

Fig. 30.1 Il processo di donazione

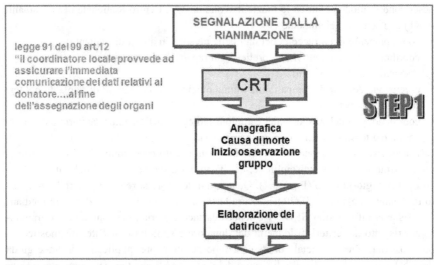

Fig. 30.2 Coordinamento. Fase iniziale

laboratorio, compresa la sierologia (quest'ultima con copia del referto originale e doppia firma). È importante conoscere anche l'inizio del periodo di osservazione e se il soggetto è a disposizione dell'autorità giudiziaria; a seguire, anamnesi dettagliata, esame obiettivo, esami strumentali, esami colturali, valutazione biochimica e sierologica. Ogni qualvolta l'applicazione delle linee guida non consenta un'adeguata valutazione del livello di rischio o per i casi in cui le linee guida non possano essere adeguatamente applicate,

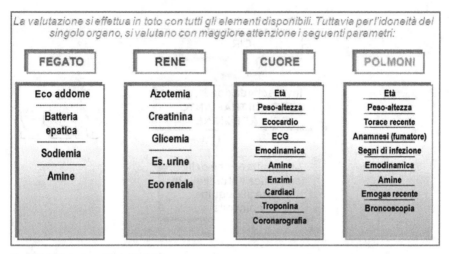

Fig. 30.3 Valutazione idoneità dell'organo

possono essere contattati gli esperti nazionali (*second opinion*) in ambito anatomo-patologico, microbiologico, medico-legale, rianimatorio, reperibili 365 gg/h 24, ai quali si pone il caso clinico e si richiede una consulenza per vie brevi, confermata, successivamente, per iscritto [3].

L'idoneità al trapianto dei singoli organi è di pertinenza del singolo Centro Trapianti. I sanitari coinvolti nelle operazioni di prelievo e trapianto dovranno eseguire l'ispezione finale del donatore e dei singoli organi (Fig. 30.3).

Qualora gli organi non vengano allocati in regione, vengono offerti al CIR di competenza che provvederà a girare l'offerta agli altri CRT, secondo uno schema di rotazione a striscia continua. Gli organi che non saranno allocati su territorio interregionale OCST saranno offerti agli altri CIR [4].

Se in ambito nazionale vi sono richieste di organi (fegato e cuore pediatrico) in urgenza o anticipo, l'organo richiesto sarà assegnato al centro trapianti che ne ha fatto richiesta e il centro trapianti che cede l'organo di cui è titolare acquisirà un credito (Fig. 30.4) [5].

Il CRT, individuate le équipe chirurgiche coinvolte nel prelievo degli organi, coordina con il CIR e con i Centri Trapianto i trasporti dei sanitari, degli organi e dei campioni biologici avvalendosi, se necessario, dell'apporto logistico della Croce Rossa e del 118 elisoccorso (Fig. 30.5).

Il Centro Regionale ha anche il compito di effettuare, presso il laboratorio di riferimento, sia la tipizzazione HLA completa del potenziale donatore allo scopo di stabilire il grado di istocompatibilità tra donatore e possibili riceventi, sia il cross-match tra i campioni di siero dei pazienti in attesa di trapianto e i linfociti del donatore, per evidenziare eventuali situazioni di iper-immunizzazione anti-HLA specifica nei confronti del donatore. Queste indagini immunologiche vengono eseguite sui campioni biologici del poten-

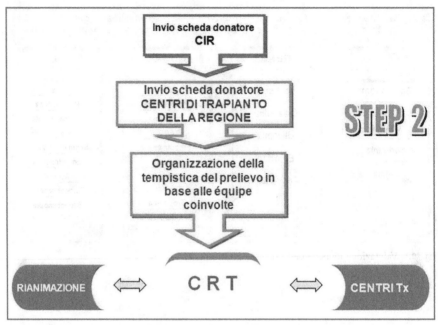

Fig. 30.4 Coordinamento. Fase intermedia

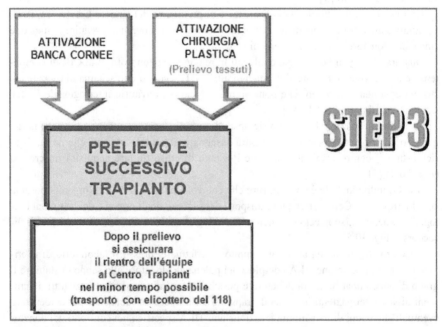

Fig. 30.5 Coordinamento e logistica. Fase conclusiva

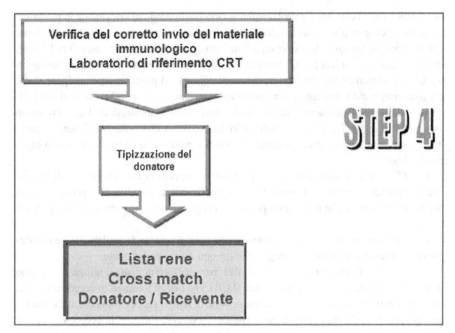

Fig. 30.6 Coordinamento. Fase conclusiva

ziale donatore (linfonodi, milza e sangue) che vengono inviati dalle Rianimazioni al Centro Regionale (Fig. 30.6).

Il CRT, a questo punto, procede all'allocazione degli organi sulla base di criteri equi e obiettivi, a pazienti iscritti in lista d'attesa idonei al trapianto. Per l'allocazione di organi, diversi dal rene, si tiene conto della compatibilità donatore-ricevente per peso e altezza, status (1, urgenza, pazienti ricoverati presso il centro trapianti; 2a, anticipo; 2b, pazienti in lista ordinaria) e condizione clinica al momento della chiamata per trapianto [6].

In Sicilia, ad esempio, ai fini del prelievo e dell'assegnazione di reni prelevati da donatori deceduti negli ospedali siciliani, il territorio geografico della regione viene suddiviso in due macro-aree alle quali afferiscono rispettivamente la lista di attesa del Centro Trapianti del Policlinico di Catania (macro area A) e la lista di attesa unificata dei Centri trapianto del Civico di Palermo, del Policlinico di Palermo e dell'Ismett (macro area B); nella macro area A ricadono gli Ospedali delle province di Catania, Siracusa, Ragusa, Enna e Messina, mentre nella macro area B ricadono gli Ospedali delle province di Palermo, Agrigento, Trapani, Caltanissetta.

Il primo rene (in genere il sinistro) sarà assegnato a pazienti della lista alla cui macro area afferisce l'Ospedale in cui avviene la donazione; il secondo rene (in genere il destro) sarà assegnato a pazienti della lista di attesa della seconda macro-area. In caso di unico rene disponibile, viene assegnato all'area che ha prodotto il donatore. I reni prelevati in Ospedali sedi di Centro Trapianti vengono entrambi assegnati a pazienti afferenti alla lista della rispettiva macro-area. Il CRT compila le liste di priorità utilizzando un programma informatico LURTO (Lista Unica Trapianti d'Organo) in grado di selezionare in modo automatico i riceventi più idonei ai quali viene assegnato un punteggio sulla base di alcuni criteri di tipo biologico e clinico: compatibilità isogruppo ABO (fa eccezione il *full-house*, cioè un'identità completa per gli antigeni HLA); compatibilità HLA (vengono assegnati 6 punti per ogni antigene DR in comune con il donatore, 4 punti per ogni antigene B e 2 per ogni antigene A); pazienti iperimmuni (vengono assegnati 4 punti ai pazienti che hanno positività >60% nei sieri utilizzati per il *cross-match*); anzianità di dialisi (vengono assegnati 0,1 per ogni due mesi completati in dialisi, fino a un massimo di 3 punti); scarto di età tra donatore e ricevente (vengono assegnati 4 punti, se lo scarto è inferiore o superiore a 5 anni).

Il CRT, infine, trasmette ai Centri Trapianti interessati le liste di priorità definitive che comprendono soltanto i pazienti selezionati risultati negativi alla prova crociata donatore/ricevente e che non hanno positività pregresse nei confronti degli antigeni del donatore.

I Centri Trapianti sono tenuti ad attenersi alla lista di priorità formulata dal Centro Regionale o a motivare eventuali deroghe che devono essere verbalizzate.

Se un Centro Trapianti non ha la possibilità, per qualsiasi motivo, di utilizzare l'organo di sua competenza, avrà cura di informare il CRT che offrirà l'organo in eccedenza prima agli altri Centri Trapianti della regione (se si tratta di reni) e successivamente al Centro Interregionale (OCST). Se nessun Centro Trapianti utilizzerà l'organo in eccedenza, questo verrà smaltito tramite i servizi di anatomia patologica. Alla fine del servizio, espletate tutte le procedure stabilite, il CRT si accerta che tutti gli organi allocati siano stati trapiantati.

Il CRT ha anche il compito di allocare gli organi offerti in eccedenza dal CIR OCST. I Centri Trapianti competenti devono accettare o rifiutare gli organi offerti entro tempi stabiliti dal CIR (30'). Per quanto riguarda i reni offerti in eccedenza, questi saranno allocati, utilizzando gli stessi criteri immunologici e clinici riportati precedentemente, ai pazienti più compatibili afferenti alle liste dei Centri che hanno accettato l'organo.

Inoltre, il CRT funge da tramite tra i Centri Trapianti e OCST per la gestione delle richieste di organi sia in regime di anticipo sia di urgenza e, di conseguenza, delle restituzioni degli organi stessi.

Bibliografia

1. Legge 1 aprile 1999 n. 91. Disposizioni in materia di prelievi e trapianti di organi e tessuti. Gazzetta ufficiale del 15/04/1999 n. 87
2. Centro Nazionale Trapianti. Linee guida per la valutazione di idoneità del donatore. 9 giugno 2008
3. Centro Nazionale Trapianti (2005) Protocollo sulle procedure di attivazione della rete di sicurezza in ambito nazionale
4. OCST. Regolamento operativo. Rev. 15 gennaio 2009
5. Centro Nazionale trapianti (2007) Protocollo scambio di organi in urgenza
6. Regolamento operativo per la distribuzione di reni tra i Centri di Trapianto della Regione Sicilia. 11 ottobre 2007 rev. 16 novembre 2008

Donazione di tessuti

31

A. Paolin, S. Mascarin

La presenza del paziente neuroleso in terapia intensiva, quando questo evolve in un quadro clinico di progressiva gravità, porta gli operatori sanitari a intravedere un possibile percorso legato alla donazione degli organi e dei tessuti. Spesso l'evento morte encefalica avviene come processo atteso e annunciato da precisi segni clinici, quali l'assenza di riflessi del tronco encefalico e l'assenza di respiro spontaneo. In alcuni casi, questo processo può avere la durata anche di alcuni giorni. La prolungata permanenza in terapia intensiva può comportare un rischio infettivo che controindica l'idoneità alla donazione dei tessuti. È importante che in ciascun reparto siano noti i criteri di selezione assoluti indicati dalle Linee Guida Nazionali [1] e conosciuti i criteri applicati dalle singole banche operanti nel territorio. Quando gli operatori sanitari, nelle singole terapie intensive, avviano un servizio di reperimento strutturato all'identificazione del potenziale donatore multitessuto, si devono dotare di procedure che applichino le modulistiche specifiche e facilitino l'operatività.

31.1
Linee Guida del 19 giugno 2007

Le seguenti condizioni costituiscono una causa di esclusione assoluta alla donazione di tessuti:
- *per il donatore cadavere, causa di morte sconosciuta (il tessuto può essere utilizzato per il trapianto solo qualora una autopsia abbia chiarito la causa della morte ed escluso le condizioni di cui ai punti successivi);*
- *malattia a eziologia sconosciuta;*
- *storia, evidenza clinica o di laboratorio di infezione in atto da HIV, HBV o HCV o ittero di eziologia sconosciuta;*

A. Paolin (✉)
Banca Tessuti Treviso, ULSS 9 Presidio Ospedaliero di Treviso

Il neuroleso grave. Sergio Pintaudi, Lucia Rizzato (a cura di)
© Springer-Verlag Italia 2010

- *soggetti con fattori di rischio per HIV, HBV o HCV:*
  - *soggetti con comportamenti sessuali a rischio negli ultimi 12 mesi;*
  - *prostituzione negli ultimi 12 mesi;*
  - *uso e.v, i.m. o s.c. di droghe negli ultimi 12 mesi;*
  - *soggetti emofilici sottoposti a infusione di fattori della coagulazione di origine umana;*
  - *esposizione percutanea o attraverso ferite aperte o mucose a sangue potenzialmente infetto da HIV, HBV o HCV nei 12 mesi precedenti;*
  - *soggetti in emodialisi cronica da insufficienza renale cronica da più di un mese;*
  - *soggetti che hanno trascorso un periodo di detenzione carceraria negli ultimi 12 mesi;*
  - *malattie veneree diagnosticate o trattate negli ultimi 12 mesi;*
  - *tatuaggi, piercing o agopuntura negli ultimi 12 mesi, se non eseguiti con materiale sterile, monouso;*
  - *partners di soggetti con rischio di infezione da HIV, HBV o HCV, come precedentemente definito, negli ultimi 12 mesi;*
- *infezioni sistemiche che non siano state controllate al momento della donazione, comprese malattie batteriche e infezioni sistemiche virali, fungine e parassitarie o gravi infezioni locali dei tessuti e delle cellule destinati a donazioni. I donatori affetti da setticemia batterica possono essere valutati e presi in considerazione per la donazione dei tessuti oculari solo qualora questi siano destinati alla conservazione mediante coltura degli organi, al fine di consentire l'individuazione di eventuali contaminazioni del tessuto;*
- *soggetti con fattori di rischio per malattie da prioni:*
  - *soggetto o familiare con m. di Creutzfeldt-Jakob;*
  - *presenza di demenza o malattie croniche degenerative centrali ad eziologia sconosciuta (m. di Alzheimer, sclerosi multipla, sclerosi laterale amiotrofica, panencefalite acuta sclerosante, m. di Parkinson, leucoencefalite multifocale progressiva);*
  - *soggetti che hanno utilizzato ormoni di derivazione ipofisaria, o allotrapianto di dura madre o siano stati sottoposti ad interventi intracranici non specificati;*
  - *soggetti sottoposti ad intervento chirurgico o trasfusione di sangue o emoderivati in Gran Bretagna negli anni dal 1984 al 1996;*
- *sindrome di Reye;*
- *neoplasia maligna in atto o precedente – fanno eccezione:*
  - *il carcinoma basocellulare;*
  - *il carcinoma in situ della cervice uterina;*
  - *il carcinoma in situ delle corde vocali;*
  - *il carcinoma in situ della vescica;*
- *per i donatori di sole cornee le neoplasie maligne non costituiscono criterio di esclusione, salvo che nel caso di:*
  - *neoplasie maligne di origine ematopoietica;*
  - *neoplasie maligne del bulbo oculare;*
- *soggetti sottoposti a trapianto di organo, tessuti oculari o xenotrapianto;*
- *ingestione o esposizione a sostanza tossica che può essere trasmessa in dose nociva (p.es. cianuro, piombo, mercurio, oro);*
- *storia di trattamenti farmacologici a scopo immunosoppressivo;*

- *chemioterapia o terapia radiante, tranne che per i donatori di cornea;*
- *malattie autoimmuni comprese le malattie del collagene, che possano pregiudicare la qualità dei tessuti da prelevare;*
- *vaccinazione con virus vivo attenuato (morbillo, rosolia, parotite, varicella, febbre gialla e vaiolo) nelle quattro settimane antecedenti alla donazione;*
- *rischio di trasmissione di patologia infettiva legato a viaggi in zone endemiche o esposizione ad agente infettivo, non escludibile con esami di approfondimento;*
- *malattie emopoietiche quali: gammopatie monoclonali, mielodisplasia, policitemia.*

Oltre ai criteri generali applicabili a ciascun potenziale donatore, vanno tenuti presenti i criteri specifici per i singoli tessuti; le medesime Linee Guida stabiliscono:

Criteri di esclusione specifici per i diversi tessuti

Cornea:
- *infiammazioni e infezioni oculari in atto;*
- *malattie congenite o acquisite dell'occhio che possano pregiudicare il risultato del trapianto;*
- *chirurgia laser e rifrattiva e altri interventi chirurgici sulla cornea.*
  Tessuto muscoloscheletrico:
- *osteoporosi significativa per la donazione di grandi segmenti scheletrici per sostegno strutturale;*
- *malattie quali acromegalia, iperparatiroidismo che comportano alterazioni strutturali della matrice ossea;*
- *età inferiore ai 15 anni per i segmenti metafisari e epifisari per supporto meccanico;*
- *età superiore ai 55 anni per cartilagine vitale o allotrapianti osteocondrali o di menisco;*
- *età superiore ai 65 anni per tendini e fascia lata.*

Valvole:
- *epilessia accertata e in terapia;*
- *anoressia e bulimia;*
- *sindrome di Down, di Marfan o di Noonan;*
- *assideramento con temperature inferiori o uguali a 0°C;*
- *alcoolismo cronico;*
- *valvulopatia cardiaca a carico delle valvole aortica e polmonare, con incontinenza da moderata a severa;*
- *precedenti interventi cardiochirurgici a carico delle valvole cardiache o dei segmenti vascolari che si intendono prelevare;*
- *dissecazione aortica;*
- *traumi diretti e massivi nella zona di prelievo;*
- *polmonite nei 30 giorni precedenti senza evidenza di risoluzione;*
- *età superiore ai 65 anni.*

Vasi:

- *epilessia accertata e in terapia;*
- *anoressia e bulimia;*
- *sindrome di Down, di Marfan o di Noonan;*
- *assideramento con temperature inferiori o uguali a 0°C;*
- *alcoolismo cronico;*
- *arteriopatia ostruttiva cronica periferica (claudicatio intermittens);*
- *arteriti;*
- *patologia aneurismatica;*
- *diabete mellito insulinodipendente (esclusione del prelievo del distretto femoro-popliteo-tibiale);*
- *terapia corticosteroidea protratta e/o con derivati dell'ormone somatotropo;*
- *precedenti interventi di chirurgia vascolare;*
- *lesioni aterosclerotiche maggiori (placche aterosclerotiche calcificate, ulcerate o emorragiche);*
- *traumi del vaso;*
- *dissecazioni arteriose;*
- *trombosi venosa profonda e superficiale;*
- *insufficienza venosa cronica;*
- *precedenti interventi di chirurgia vascolare flebologica;*
- *varici essenziali;*
- *incontinenza della crosse safeno-femorale;*
- *età superiore ai 60 anni.*

Cute:

- *abrasioni, ustioni acute estese;*
- *nevi clinicamente sospetti, nevi multipli se >100;*
- *presenza di malattie sistemiche con compromissione cutanea;*
- *infezioni cutanee, dermatiti, patologie cutanee infiammatorie a carattere locale, ectoparassitosi, età < a 14 anni e > 75 anni.*

Ciascuna singola banca può applicare ulteriori criteri di esclusione e aggiornarli in rapporto all'organizzazione che la caratterizza. È opportuno che la collaborazione tra il reparto di segnalazione, il Centro Regionale di riferimento e le sedi delle banche sia puntuale e strutturata per un'organizzazione che rispetti criteri di selezione, noti a tutti, e opportuna gestione del potenziale donatore. Oltre all'applicazione dei criteri di esclusione, verificabili dalla cartella clinica e dalla raccolta anamnestica, determinante per l'inclusione alla donazione dei tessuti è la sierologia. Anche in questo caso, le Linee Guida sono molto chiare e recitano:

I potenziali donatori devono essere testati in relazione a malattie trasmissibili in conformità con il presente documento. Devono essere effettuati i test su campioni di sangue del donatore.

Nel caso di donazione da cadavere, tutti i campioni di sangue devono essere ottenuti quanto più tempestivamente possibile, preferibilmente entro 12 ore dalla morte del donatore e non oltre comunque le 24 ore, allo scopo di ridurre il grado di emolisi del campione. Se il donatore è stato sottoposto a trasfusioni di sangue, emocomponenti o infusione di plasma-expanders nelle 48 ore precedenti il prelievo del campione ematico e non è possibile effettuare i test su di un prelievo precedente alle infusioni, i risultati devono essere valutati tenendo conto della diluizione: se la diluizione è superiore al 50% il risultato non è attendibile ed il donatore è da considerarsi quindi non idoneo. Nella documentazione di accompagnamento dei tessuti deve essere specificato che il campione non supera i livelli di diluizione indicati, o devono essere comunicati tutti i parametri necessari per calcolare tale dato. Alla Banca deve essere trasmesso, insieme al referto dei test o al prelievo per l'esecuzione di tali test, dichiarazione che non sussistono le condizioni di emodiluizione.

Anche per gli aspetti legati alla sierologia, che nel donatore multi tessuto è fondamentale per confermare i criteri di idoneità, l'organizzazione tra reparto, Centro regionale e banche è determinante poiché nelle diverse regioni gli accordi sono differenti. In alcune regioni, la sierologia è gestita dal Centro Regionale, in altre dalle banche. È riconosciuto in campo internazionale che il prelievo dei tessuti debba avvenire in un tempo più ravvicinato al decesso, questo per garantire tessuti il più possibile vitali.

Il prelievo dei tessuti deve essere eseguito il più presto possibile dopo la morte (o arresto circolatorio se si tratta di donatore multiorgano). Per tessuto muscoloscheletrico, cute, vasi e valvole il prelievo deve essere effettuato entro 12 ore dal decesso. Se il corpo viene refrigerato nelle prime 6 ore dalla morte, il prelievo può essere effettuato entro 24 ore dalla morte, prolungabili a 30 ore per il tessuto muscoloscheletrico. Per i tessuti oculari il limite massimo per il prelievo è posto a 24 ore dal decesso [1].

31.2
Prelievo di tessuti

Quando l'organizzazione garantisce l'applicazione dei criteri citati, la salma può passare dal reparto in sala operatoria per il prelievo. Prima di procedere al prelievo, il medico prelevatore verifica la documentazione riguardante la dichiarazione di volontà, i criteri d'idoneità, la sierologia e la cartella clinica. Una volta accertata la completezza e la correttezza della documentazione, il potenziale donatore deve essere preparato con opportuna tricotomia. La tricotomia trova ragione di essere nel fatto che peli e capelli sono fonte d'infezione, possono ostacolare una chiara e completa visualizzazione della zona da incidere e successivamente interferire con la sutura.

Sono preferibili rasoi monouso ed è importante che questa fase avvenga in luogo attiguo alla sala operatoria (non in sala). La tricotomia della salma preposta al prelievo multitessuto deve essere eseguita in maniera totale, partendo dal torace e scendendo verso gli arti inferiori. Vari studi epidemiologici hanno dimostrato un chiaro rapporto tra la flora microbica cutanea della salma e le contaminazioni dei segmenti prelevati. È quindi opportuno ridurre la carica microbica su tutta la superficie del corpo, piuttosto che solo sulla zona d'incisione.

Si raccomanda di porre particolare attenzione ai donatori deceduti per cause violente (politraumi della strada) poiché possono essere venuti a contatto con materiale inquinante (fango, oli combustibili, ecc.). Le differenti équipe di prelievo sono responsabili della fase di estrazione e di ricostruzione e si attengono agli accordi stretti nelle singole aree di pertinenza. Dove l'équipe è unica, i tempi di prelievo si riducono e l'organizzazione è più agile, specie per il personale che dai reparti dirige l'attività di prelievo. Una buona conoscenza delle fasi del prelievo serve al personale che identifica il potenziale donatore di tessuti per una corretta comunicazione interna e rivolta alla famiglia. Assistere alle fasi di ricostruzione permette al personale di vedere il rispetto della salma e allontanare eventuali fantasie di profanazione. Sicuramente il prelievo multi tessuto può essere demolitivo, ma le banche italiane hanno affinato tecniche di ricostruzione importanti e attente alla ricostruzione del cadavere. Molte banche, in casi di donatori giovani e idonei, effettuano prelievi specifici di parti esposte. Questo avviene in assoluto accordo con il reparto e in trasparenza con la famiglia.

La Tabella 31.1 indica in dettaglio le modalità di donazione per le tipologie di donatori HB e NHB.

Tabella 31.1 Modalità di donazione per la tipologia di donatori HB e NHB

Tipo di donatori	Iter burocratico donazione	Tipo donatore	Iter burocratico donazione
HB	Accertamento di morte (criteri neurologici), consenso informato, anamnesi patologica e sociale, prelievo di sangue per test sierologici e sieroteca	NHB	Accertamento di morte (ECG per 20'), consenso informato, anamnesi patologica e sociale, prelievo di sangue per test sierologici e sieroteca
Test sierologici obbligatori	Antigene di superficie del virus dell'epatite B (HBsAg); anticorpi anti virus dell'epatite C (HCV); anticorpi anti virus HIV 1 e 2; TPHA o altro test che rilevi gli anticorpi anti treponema. Ricerca anticorpi anti antigene c dell'epatite B (HBcAb): se il risultato è positivo, in assenza di HBsAg, deve essere eseguita la ricerca degli anticorpi anti antigene s dell'epatite B (HBsAb). Se HBsAb è positivo, il donatore è idoneo. Se HBsAb è negativo, deve essere effettuata la ricerca di HBV DNA. Se questa risulta negativa con un test in grado di rilevare almeno 50 UI/ml, i tessuti possono essere utilizzati per trapianto		
Test sierologici supplementari per specifici tessuti	Toxo IgM per membrana amniotica; CMV IgM per cute, valvole cardiache e vasi e membrana amniotica; se positivo si deve eseguire ricerca di CMV DNA (su acido nucleico di polimorfonucleati). CMV IgG per la cute: in caso di positività il risultato deve essere comunicato al centro che ha fatto richiesta del tessuto. Nel caso in cui venissero eseguiti, in aggiunta alle sierologie obbligatorie, anche indagini NAT per HIV, HBV e HCV, il periodo finestra da considerare per i fattori di rischio può essere ridotto a 6 mesi		

La Tabella 31.2 indica i tessuti omologhi che attualmente sono conservati in gran maggioranza nelle banche di tessuti, ricordando che, con il termine domino, s'intendono quei
pazienti che hanno ricevuto un cuore nel corso di un trapianto e che donano il loro per la
preparazione delle valvole.

La Tabella 31.3 indica le tipologie di tessuto alle varie temperature di stoccaggio,
tenendo presente che, quando i tessuti vengono conservati in azoto liquido, viene utilizzata una soluzione di crioconservazione contenente un crioprotettore, il dimetili-
solfossido (DMSO) o il gliceroro, e che per ischemia fredda s'intende il tempo intercorso tra l'immersione del tessuto nel liquido di trasporto e la sua successiva fase di
trattamento.

Tabella 31.2 Tessuti omologhi attualmente conservati nelle banche di tessuti

Tipo di tessuti	Provenienza donatori	Descrizione
Valvole cardiache	HB-NHB-domino	Valvola aortica, polmonare, mitrale e relativi condotti
Pericardio	HB-NHB	–
Segmenti arteriosi	HB-NHB	Tratto aorto-bisiliaco (carrefour), aorta toracica, aorta addominale, arterie femorali, tratti iliaci
Segmenti venosi	HB-NHB-viventi (safenectomia)	Vene safene, vene femorali, vene cave, con calibro > 4 mm
Segmenti osteo-tendinei	HB-NHB-viventi (coxartrosi trauma)	Femore, tibia, perone, bacino, omero, gomito, radio, cartilagine, fascia lata, tendine, menisco, teste femorali, opercoli ossei
Cute	HB-NHB	Cheratinociti
Cornee	HB-NHB	Cornee, sclere, lenticoli

Tabella 31.3 Tipologie di tessuto e varie temperature di stoccaggio

Tipo di conservazione	Ischemia fredda	Tipo di tessuti
Stoccaggio a –80°C	<12h	osso per riempimento e grossi segmenti ossei
Stoccaggio a –146°C in vapori di azoto liquido	<24h	osso vitale, condrociti, epatociti, cheratinociti, tessuti cardiaci, segmenti venosi e arteriosi

Bibliografia

1. Documento tecnico della Consulta Permanente e del Centro Nazionale Trapianti (19/06/2007). Linee Guida per il prelievo, la processazione e la distribuzione di tessuti a scopo di trapianto

Aspetti relazionali in area critica

32

M.A. Falzone

32.1
Premessa

L'infermiere di *area critica* è un operatore che, quotidianamente, si trova ad affrontare problemi esistenziali che sul piano umano richiedono risorse personali, elevate capacità relazionali e grande professionalità. Oggi, nessun operatore sanitario può prescindere da una relazione attenta e consapevole a tutti gli aspetti della persona malata e l'infermiere, per le sue specifiche competenze, svolge il ruolo che meglio si presta a questo processo di sostegno: è il passaggio da una visione centrata sull'aspetto manuale e materiale dell'assistenza, a una relazione basata sulla *personalizzazione dell'assistenza.* È un impegno più alto, ma qualitativamente migliore per il paziente e la sua famiglia, perché curare non può significare soltanto applicare progredite tecniche chirurgiche o sofisticate terapie chimiche e dimenticare che, *oltre la malattia,* c'è una persona col suo mondo, il proprio ruolo familiare e sociale, le sue caratteristiche di età e storia personale, la sua vita e il suo dolore. È il modo *umano* di fare assistenza contro il rischio di una tecnicizzazione spinta, di una medicina *dei protocolli*; è la qualità dell'assistenza e della cura che, nel contesto dei servizi alla persona, significa innanzitutto: *personalizzazione e umanizzazione.*

Alla base di tutto ciò non può che esserci un'attenta e professionale relazione medico-infermiere-paziente, la capacità di comunicare in modo empatico, l'ascolto, l'alleanza terapeutica.

Il Counselling rappresenta, oggi, un importante strumento relazionale nell'ambito dell'attività clinica che presuppone il superamento del normale rapporto infermiere-paziente, ricorrendo a una tecnica comunicativa e relazionale più strutturata e perfezionata. Il Counseling, secondo la dicitura USA (prima metà del '900, *American Psychological Association*) o Counselling, secondo la dicitura proveniente dalla lingua anglo-

M.A. Falzone (✉)
Servizio Sociale Aziendale, Ospedale Garibaldi Nesima, Catania

Il neuroleso grave. Sergio Pintaudi, Lucia Rizzato (a cura di)
© Springer-Verlag Italia 2010

sassone, approda in Europa negli anni '70 come servizio di orientamento pedagogico e come strumento di supporto nei servizi sociali e nel volontariato (British Association for Counselling, BAC, 1976; European Association for Counseling, EAC, 1994). Il Counselling non è psicoterapia, non opera una ristrutturazione profonda del funzionamento intrapsichico, ma opera con persone psicologicamente sane che si trovano a dover affrontare un momento particolarmente difficile; lavora sul presente, non scava nel passato della persona, è un intervento breve, opera un cambiamento adattivo e non strutturale. Dal punto di vista sanitario, esso costituisce un'attività professionale importante nella relazione di aiuto, che consiste nel dare informazioni e nel verificarne la comprensione, ai fini della prevenzione e di funzionali strategie di *coping* (adattamento) rispetto alle malattie fisiche e ai disturbi psichici. Il Counselling, come afferma la British Association for Counselling, è un uso della relazione basato su abilità e principi comunicativi che sviluppano l'autoconsapevolezza, l'accettazione, la crescita delle emozioni e delle risorse personali; quindi, in un clima *facilitante*, orienta l'individuo a scegliere le possibilità evolutive migliori per lui, in quel contesto e in quel momento contingente [1].

Il Counselling è *etica e democrazia della relazione*: questo significa riconoscere gli altri, la loro unicità, la loro diversità, il loro *modo di essere*; significa ancora promozione dell'assunzione di responsabilità verso la propria vita.

32.2
Counselling: regole e tecniche

Il Counselling possiede regole e tecniche specifiche sia nella determinazione degli obiettivi, sia nelle sue modalità di attuazione; nell'approccio rogersiano, le condizioni essenziali per una relazione di aiuto centrata sulla persona, sono essenzialmente tre:

1. *La Congruenza* del terapeuta *(essere vero in maniera trasparente)* o genuinità, cioè il lasciar conoscere all'altro *dove siete emotivamente*, la vera capacità di relazione con l'altro, senza rigide facciate professionali. Congruenza significa essere consapevole delle proprie emozioni e non averne paura, in modo che il paziente sia in relazione non con una persona in camice bianco, non con una facciata, ma con una persona reale e veramente onesta: *essere autenticamente se stessi per essere efficaci con gli altri* [2].

2. *L'Empatia*, cioè percepire lo schema di riferimento interiore di un altro con accuratezza e con le componenti emozionali e di significato a esso pertinenti, come se la persona fosse solo una ma senza mai perdere di vista questa condizione di *come se* [3]. Significa perciò sentire la ferita o il piacere di un altro come lui lo sente, significa verificare frequentemente con la persona l'accuratezza delle vostre percezioni e lasciarvi guidare dalle risposte che ricevete. Se questa qualità di *come se* manca, allora lo stato è di identificazione [4]. Il modo empatico di essere con un'altra persona ha molte angolature; comporta una sensibilità, istante dopo istante, verso i mutevoli significati percepiti che fluiscono in quest'altra persona, dalla paura al furore, alla tenerezza o alla confusione, o qualunque altra cosa essa stia sperimentando [5]. Essere con un altro,

in questo modo, significa che, per il tempo in cui ci si trova con lui, si mettono da parte le nostre concezioni, i nostri valori personali per entrare nel mondo dell'altro, senza pregiudizi. Attraverso la comprensione empatica si riesce a cogliere l'esperienza vissuta dall'altro, senza sovrapporre interpretazioni indebite e senza cadere nel rischio dell'identificazione.

3. *La Considerazione positiva incondizionata* o accoglienza calorosa e non giudicante dell'altro: ha la funzione di creare un clima psicologico di sicurezza incrementando l'autoaccettazione e l'autostima. L'atteggiamento di considerazione positiva, di rispetto profondo, di non giudizio sulla persona comunica fiducia, valore intrinseco, interesse profondo, disponibilità a un percorso insieme, espressione delle proprie potenzialità.

Ulteriori e determinanti aspetti per la *qualità della relazione umana* sono:

1. *L'uso consapevole della comunicazione,* intesa come scambio di sapere, di emozioni tra due persone o tra gruppi di persone che avviene in un determinato contesto. La comunicazione è un processo circolare, uno scambio di informazioni medico-infermiere-paziente-famiglia che comprende tre aspetti fondamentali: la trasmissione di informazioni, l'attenzione alle emozioni e il perseguimento di un obiettivo terapeutico [6]. La comunicazione è una competenza che si apprende e si matura con il superamento di molti ostacoli, non solo cognitivi, ma anche emotivi. In uno scambio comunicativo, assumono particolare importanza gli effetti *pragmatici,* cioè gli effetti *comportamentali della comunicazione*; i termini comunicazione e comportamento sono praticamente sinonimi perché i dati della pragmatica non sono solo le parole, il loro significato, ma anche i fatti non verbali come il *linguaggio del corpo*. A questo bisogna aggiungere il contesto in cui ha luogo la comunicazione. Pertanto *tutto il comportamento è comunicazione e tutta la comunicazione influenza il comportamento*; l'attività o l'inattività, le parole o il silenzio hanno tutti valore di messaggio [7]. La comunicazione è costituita dai movimenti del corpo (55%), dall'aspetto vocale (volume, tono, ritmo) (38%) e infine, solo in minima parte, dall'aspetto verbale (7%) [9]. Il linguaggio *analogico/non verbale* è il mezzo principale per comunicare emozioni, è una *comunicazione nella comunicazione*. Il paziente osserva sempre l'espressione del viso, la mobilità dello sguardo, la mimica del volto, le inflessioni della voce, le pause, i gesti; pertanto la comunicazione di qualità esige un coerente atteggiamento del corpo, che invece sfugge al controllo poiché condizionato dai sentimenti e dalle emozioni. Fa parte della comunicazione non verbale anche *l'aptica o contatto fisico* (stretta di mano, bacio, abbraccio) e il *silenzio* che, quando siamo presenti, ha una voce e permette un contatto profondo con l'altro.

2. *L'ascolto attivo,* inteso come sforzo consapevole nel decodificare i segnali dell'altro, richiede sensibilità, grande apertura e disponibilità; è un'abilità comunicativa che si basa sull'empatia e sull'accettazione, sulla creazione di un rapporto positivo e di un clima non giudicante. Ascolto è osservazione di ciò che dice l'altro (verbale), di ciò che non dice (silenzio), di come lo dice (paraverbale), di come si presenta e si muove (non verbale): va oltre il contenuto del messaggio perché sa riconoscere l'intenzione e i sentimenti del messaggio e apprezza *i messaggi silenziosi di chi parla*. Un attento ascoltatore dimostra sempre all'emittente, attraverso messaggi verbali e non verbali, l'attenzione a ciò che egli dice.

32.3
Conclusioni

Il perseguimento di un obiettivo terapeutico è la dimensione centrale in medicina e nel processo comunicativo; è un punto di riferimento per definire i limiti in cui la trasmissione di informazioni e l'attenzione alle emozioni si devono situare. In conclusione, l'infermiere può davvero, nei servizi sovraffollati di oggi, trovare le parole che consentano al malato e alla sua famiglia di comprendere razionalmente la propria situazione e contenere le reazioni emotive a essa associate?

Non è facile, ma è sicuramente possibile e diventa, quindi, importante:

* *migliorare* la formazione universitaria e culturale sotto l'aspetto della comunicazione-relazione infermiere-paziente;
* *promuovere* una formazione permanente in ambito lavorativo che comprenda, attraverso lavori di gruppo, momenti di verifica e di condivisione del carico emotivo;
* *favorire* la messa in rete di professionalità diverse: l'interdisciplinarietà, infatti, è lo strumento attraverso il quale è possibile utilizzare un insieme di conoscenze e attuare interventi coordinati per rispondere in modo ottimale e globale ai bisogni del malato e della sua famiglia.

Bibliografia

1. Rogers CR (1957) Le condizioni essenziali di una relazione terapeutica facilitante. Da Persona a Persona. Rivista di Studi Rogersiani ACP, Novembre, p 7
2. Bellani ML, Morasso G, Amadori D et al (1992) Psiconcologia. Ed Masson, Milano 2002, p 796
3. Rogers C (1959) A Theory of Therapy, Personality and Interpersonal Relationships as Developed in the Client-centered Framework. In: S Koch (ed), Psychology: A Study of a Science. Vol 3: Formulations of the Person and the Social Context. McGraw Hill, New York
4. Sanders P (2003) Counselling Consapevole. La Meridiana Editore, Molfetta (Bari), p 121
5. Rogers CR (1993) Un modo d'essere. Martinelli & C. s.a.s., Firenze, p 123
6. Tomamichel M (1999) Un modello individualizzato per migliorare la comunicazione in oncologia. Giornale Italiano di Psiconcologia. Vol 1, p 11
7. Mehrabian A (1956) Nonverbal Communication, Psycological Review, 63:129-138
8. Watzlawich P, Beavin J, Jackson D (1997) Pragmatica della Comunicazione Umana. Astrolabio, Roma

33.1
Introduzione

La relazione con i familiari dei potenziali donatori e il colloquio di donazione sono certamente tra gli aspetti più critici e complessi del processo di *procurement*. Il buon esito di quest'attività non è certo valutabile in termini di numero di consensi ottenuti, ma soprattutto in termini della capacità di condurre i familiari attraverso le vicende della perdita e della donazione.

L'obiettivo principale è quello di realizzare un buon accompagnamento delle persone coinvolte nell'esperienza di perdita ed evitare che le emozioni negative che caratterizzano il lutto vadano a inquinare l'esperienza di donazione. Le vicende che portano al prelievo degli organi, infatti, hanno spesso le caratteristiche dell'urgenza e della violenza, oltre che della drammaticità, e per questo gli operatori sanitari devono essere preparati a organizzare un adeguato supporto in un'esperienza umana soggettivamente traumatica, per quanto universale e inevitabile. Il raggiungimento di tale obiettivo è spesso funzionale anche all'adesione alla proposta di donazione, almeno per i casi in cui non è disponibile una dichiarazione di volontà espressa in vita; è constatazione frequente, infatti, che laddove non vi siano una precisa comprensione, un'accettazione seppur parziale e un'iniziale elaborazione emotiva della notizia di morte, sia impossibile anche la disponibilità al prelievo.

L'obiettivo secondario è quello di guidare la famiglia lungo il percorso decisionale che porta a esprimersi al posto di chi non c'è più, chiarendo cosa si intenda per donazione, incoraggiando l'espressione di domande e dubbi, fornendo informazioni, favorendo il confronto e la mediazione tra posizioni diverse e aiutando a riflettere. I sanitari coinvolti nella proposta di donazione devono ricordare che in queste fasi è richiesto loro un ruolo attivo, finalizzato a verificare con accuratezza che la decisione finale sia libera, basata su

A. Feltrin (✉)
Coordinamento Regionale Trapianti del Veneto, Azienda Ospedaliera di Padova

un'informazione accurata e condivisa tra tutti i familiari. Solo se verranno rispettati questi criteri, infatti, l'eventuale donazione potrà essere vissuta e riferita da chi resta come un'esperienza positiva, al di là delle difficoltà decisionali, e soprattutto indipendentemente dal suo esito.

Per questo motivo, la Legge 91/99 [1] ha affidato ai Coordinatori locali il compito di *curare i rapporti con le famiglie dei donatori*, quasi a sottolineare esplicitamente un compito assistenziale molto particolare e decisamente insolito per un provvedimento legislativo, ma centrale e critico per le persone coinvolte nella perdita e per la stessa causa della donazione. È evidente tuttavia che la realizzazione di questo compito richiede spazi, tempi e modi adeguati; pertanto è necessaria una formazione specifica alla comunicazione di cattive notizie e alla relazione con le persone che affrontano una condizione di stress psicoemotivo. Come qualsiasi atto terapeutico, infatti, anche la comunicazione e la relazione non si improvvisano e, pur risentendo di specifiche attitudini personali, hanno a che fare col rispetto di un metodo, con l'esercizio e con il lavoro in équipe.

In questo modo sarà possibile anche governare le inevitabili e temibili conseguenze sul piano emotivo che derivano agli operatori sanitari dal coinvolgimento nelle vicende umane dei loro assistiti, ed evitare che uno degli obiettivi assistenziali fondamentali della professione medica e infermieristica diventi fonte di disagio e sofferenza, anziché motivo di soddisfazione e gratificazione professionale.

33.2
Accompagnamento nella perdita

Dolore e perdita sono esperienze inevitabili e necessarie nella vita di ciascun individuo. Sono fondanti la struttura e l'organizzazione psichica di ogni essere umano, al pari della capacità di strutturare legami d'affetto e di mantenere relazioni interpersonali equilibrate e stabili.

Gran parte della psicologia concorda sul fatto che lo sviluppo individuale passa attraverso esperienze progressive di separazione e individuazione; in altri termini, la possibilità di vivere esperienze di separazione e perdita e di superarle senza traumi è *conditio sine qua non* alla nascita e allo sviluppo dell'individualità autonoma ed equilibrata, mentre al fallimento delle esperienze di separazione e perdita – non solo precoci ma anche in età adulta – è riconducibile gran parte della psicopatologia [2, 3].

Di certo, anche alla luce di queste considerazioni, il Codice Deontologico della professione infermieristica [4] si sofferma a rilevare il sostegno che deve essere prestato ai congiunti nel momento della perdita e dell'elaborazione del lutto.

Come si realizza questo obiettivo assistenziale nel nostro tempo, in cui la morte è negata o rimossa [5], allontanata alla vista dei vivi e relegata con *zelo igienista* ai confini delle strutture sanitarie [6], dove viene vissuta come un accidente, un evento inatteso e inaccettabile, spesso un errore e come tale motivo di ribellione o colpa, passibile di punizione o castigo [7], in grado di rendere i superstiti eroi o martiri? I sanitari, ultimi delegati ormai del mondo degli affetti e delle relazioni di chi muore, devono evitare di colludere con questo tipo di atteggiamento e ricordare, loro per primi, che la morte è inevitabile. Si impara ad affrontare la morte accettando l'impotenza e il limite, l'ineludibile necessità di lasciar andare e il vuoto che ne deriva e, in questo modo, si insegna a viverla con dignità e coraggio.

L'esperienza del lutto e le sue modalità di elaborazione sono diverse per ogni persona. La suddivisione del processo in tappe [3, 8, 9] e la distinzione fra il lutto normale e le varie forme di lutto patologico non vogliono ridurre l'enorme complessità e variabilità delle possibili reazioni a uno schema precostituito, ma costituiscono unicamente uno strumento utile a comprendere il vissuto delle persone colpite da una perdita e a distinguere quando le reazioni osservate rappresentano una fase *normale* del lento e doloroso processo necessario all'elaborazione della perdita e quando, invece, possono essere lette e interpretate come sintomo di una difficoltà più grave.

Generalmente gli operatori sanitari incontrano la famiglia nelle fasi di shock, confusione e rifiuto della morte, quando alla graduale comprensione e assimilazione della notizia del decesso si accompagna la manifestazione d'intense reazioni emotive, che vanno dalla disperazione alla rabbia, dalla colpa allo smarrimento. Occuparsi di queste persone significa, prima di tutto, avere cura dei sentimenti e delle emozioni che investono le famiglie, individuare e mettere a disposizione un tempo e un posto per esprimere il dolore che stanno vivendo, contenere le loro reazioni con atteggiamento rispettoso e non giudicante e offrire la disponibilità a un ascolto partecipe.

Le persone che subiscono una perdita hanno bisogno di essere aiutate a comprendere e ad accettare quello che sta succedendo. La negazione della morte, infatti, è una reazione naturale che va compresa, ma contrastata con delicatezza e decisione, per facilitare nei congiunti l'adattamento alla separazione e salvaguardare la possibilità di accomiatarsi e dire addio. La capacità di lasciare andare, centrale nell'elaborazione della perdita, richiede che i familiari siano rassicurati sul fatto che è stato fatto tutto il possibile per la salvezza del loro caro, perché nel periodo successivo quest'aspetto sarà motivo di ripensamento e, in alcuni casi, potrà alimentare un senso di colpa che rende difficile rassegnarsi alla perdita. Nelle settimane e nei mesi successivi, il lavoro del lutto implica il riuscire a contrastare la tendenza a lasciarsi andare allo struggimento, alla perdita d'interesse per sé e il mondo esterno, al desiderio di ricongiungersi a chi non c'è più e a trovare la forza per sciogliere quel legame e ritornare gradualmente alla vita.

Il lutto è un processo fisiologico normale che implica un doloroso lavoro interiore di accettazione della perdita e della sua irreversibilità e richiede tempo ed energie. In alcuni casi, il lutto provoca una fragilità psichica che, in presenza di specifici tratti di personalità, preesistenti ma silenti fino al momento della perdita, può portare a un disturbo mentale grave che è necessario saper riconoscere e trattare in modo specialistico. Guarire dal lutto significa poter pensare a quello che abbiamo perduto senza sentirci noi stessi perduti; senza provare quel senso di catastrofe emozionale ed esistenziale che caratterizza le fasi precedenti. Significa dare un significato alla perdita che ci permetta di continuare a vivere e a creare legami affettivi nuovi.

Tutto ciò corrisponde in qualche misura col trovare il senso del nostro essere finiti e del nostro essere uomini. Sostenere questo delicato processo ha a che fare col ruolo di cura ed è sostanzialmente terapeutico, perché l'incapacità di vivere e superare la perdita è destruente al pari e forse di più che vivere in totale abbandono e solitudine [10].

33.3
Proposta di donazione

I correlati emotivi della perdita costituiscono il contesto meno adatto per inserire la proposta di donazione. Tuttavia, nella grande maggioranza dei casi, la famiglia si trova a dover prendere una decisione proprio in questa fase, in mancanza di un'espressione di volontà in vita.

Nonostante molto sia stato fatto sul piano delle campagne di comunicazione per sensibilizzare la popolazione al dono, resta ancora minima la percentuale di persone che ha depositato la propria volontà in merito alla donazione (sono meno di 100.000 le dichiarazioni di volontà registrate nel Sistema Informativo per i Trapianti al 31/12/2008, 87,6% delle quali sono positive), a dimostrazione di come il dettato presente nella Legge 91/99 si scontri con resistenze di carattere psicologico e comportamentale. Esprimersi in merito alla donazione degli organi di qualcun altro è sicuramente ancora più difficile, quasi impossibile se dobbiamo farlo contestualmente alla notizia della perdita. Infatti, è esperienza comune che, qualora vi sia un'indicazione espressa in vita, il compito per la famiglia e, di conseguenza, per i sanitari sia infinitamente più semplice, anche se alcune indagini dimostrano che una certa quota di famiglie si opporrebbe comunque al prelievo degli organi di un congiunto che si fosse dichiarato in precedenza a favore della donazione [11].

Per ovviare a tali difficoltà, le regole della comunicazione suggeriscono di riservare colloqui separati e distinti per la comunicazione della morte e per la proposta di donazione. Inoltre è opportuno verificare accuratamente che il messaggio di morte sia stato compreso prima di suggerire l'idea del prelievo degli organi. Non dimentichiamo, infatti, che la morte diagnosticata con criteri neurologici ha caratteristiche tali da risultare più difficile da comprendere, poiché nel senso comune l'idea del *cadavere a cuore battente* è ancora inusuale ed evoca immagini e paure irrazionali. È necessario ribadire il messaggio più volte e spiegare ai familiari quello che percettivamente sembra contraddittorio e genera confusione. Anche l'uso dei termini è un aspetto critico: non sempre è facile esprimere concetti specialistici con parole semplici e accessibili e a volte si corre il rischio di evocare immagini cruente nella mente dei nostri interlocutori. Una recente indagine ha dimostrato, per esempio, che quando il termine *morte* viene sostituito con *morte cerebrale* il consenso alla donazione scende del 20% e, più in generale, è assodato che le famiglie che acconsentono alla donazione degli organi di un proprio caro dimostrano in genere una migliore comprensione della diagnosi di morte [12-15]. Sarà opportuno, soprattutto per l'operatore inesperto, scegliere accuratamente le parole, costruire preventivamente il discorso nelle sue articolazioni, immaginare anticipatamente le possibili obiezioni dei familiari per preparare le risposte più corrette.

Un colloquio non è tale se non si lascia spazio all'ascolto e, soprattutto in queste circostanze, il silenzio ha un valore insostituibile nel comunicare emozioni e nell'esprimere cordoglio e rispetto. L'uso dell'ascolto attivo è fondamentale anche per permettere l'emergere di dubbi, perplessità e domande, fondamentale per permettere una chiarificazione di aspetti specifici e critici rispetto alla decisione di donare. Le preoccupazioni riguardo all'effetto estetico del prelievo multiorgano, i timori sull'uso che verrà fatto degli organi da parte delle strutture e dei riceventi, le fantasie sulla possibilità di conoscere i trapiantati, sono tutte questioni che le famiglie pongono e rispetto alle quali devono trovare rassicurazioni precise, puntuali e credibili.

Non è di secondaria importanza incoraggiare i familiari a raccontare alcuni episodi salienti della vita del loro caro, nel tentativo di far emergere il suo modo di essere, per ricostruire così i valori in cui credeva, le convinzioni e gli atteggiamenti manifestati in vita, che possano essere utili a ricostruire la sua volontà rispetto alla donazione. Sarà opportuno inoltre incoraggiare i presenti a esprimere la loro personale posizione sulla tematica e, nel caso di pareri discordanti, stimolare un confronto che porti ad una decisione condivisa. È ovvio che la predisposizione all'ascolto e l'atteggiamento non giudicante sono un prerequisito indispensabile in queste fasi, poiché la preoccupazione di essere valutati per la decisione che si sta prendendo e del giudizio altrui rispetto alla capacità del momento di essere *altruisti e generosi* potrebbe inibire la libera espressione di ciascuno e vanificare lo sforzo compiuto fino a quel momento per dimostrare partecipazione empatica.

È stato abbondantemente dimostrato ed è esperienza comune, che la qualità della relazione con i familiari dei potenziali donatori è centrale e critica rispetto alla decisione di donare [16]. È altrettanto evidente però che se l'attenzione per gli aspetti comunicativi e relazionali è limitata al momento del colloquio di donazione e non è parte integrante dello stile di lavoro del reparto, risulterà poco credibile, opportunistica e del tutto disfunzionale. Il Coordinatore Locale ha pertanto il compito di potenziare le abilità relazionali del personale coinvolto nel processo, proponendo iniziative di formazione specifiche e rendendo accessibili quelle esistenti. Sarà sua cura inoltre supervisionare le strategie comunicative in uso nelle Terapie Intensive, con particolare riferimento alle situazioni che porteranno alla proposta di donazione.

33.4
Assistenza alle famiglie dopo la donazione

L'articolo 18 della Legge 91/99 [1] vincola il personale sanitario e amministrativo impegnato nelle attività di prelievo e di trapianto a garantire l'anonimato dei dati riguardanti il donatore e il ricevente. Oltre alle norme sulla privacy, anche ragioni di opportunità inducono allo stretto rispetto di questo vincolo: la gravità e l'intensità degli affetti in gioco sia da un lato che dall'altro, infatti, rischierebbero di gravare come una sorta di ipoteca sulla vita e sul futuro dei singoli individui. L'idea che la propria vita derivi dalla morte di un altro individuo è sempre, per il ricevente, motivo di ambivalenza rispetto all'organo trapiantato e a volte di angoscioso senso di colpa, che ostacola il necessario lavoro di integrazione dell'organo nello schema corporeo [17]. Questo è inevitabile qualora il trapiantato venga a conoscenza delle vicende che hanno condotto alla donazione ed entri in contatto con le implicazioni emotive di quanti sopravvivono alla perdita o partecipi al loro lutto. Per i familiari del donatore, l'illusione che una parte del loro congiunto continui a vivere può interferire con il lavoro di separazione che caratterizza il lutto, ostacolando lo scioglimento del legame affettivo e determinando un semplice spostamento dell'investimento dal donatore al ricevente. Tale investimento è destinato però a essere frustrato perché, ancorché irreale, non può avere le caratteristiche del legame originario e finisce col causare al familiare in lutto ulteriore dolore, derivatogli dalla sensazione che qualcun altro stia godendo di ciò che a lui è stato ingiustamente sottratto.

È faticoso e difficile, per chi opera in quest'ambito, comprendere le ragioni di tale limite perchè a volte si scivola nella fantasia di riequilibrare magicamente le sorti di chi dona e di chi riceve, quasi a poter lenire con la gioia del secondo il dolore dei primi. Per gli organi d'informazione sembra quasi impossibile far rispettare tale divieto, con conseguenze a volte drammatiche per i familiari, che per ragioni tutt'altro che altruistiche vedono acriticamente legittimata o peggio ancora autorizzata la richiesta di sapere e di conoscere l'uso che viene fatto del loro *dono*. Tale richiesta appare tuttavia legittima; sarà preciso dovere terapeutico dei sanitari coinvolti nel processo assicurare la possibilità di ricevere informazioni, nei termini previsti dalla legge, e far sì che la comunicazione sia rispettosa del bisogno di sapere, ma sappia anche aiutare a comprendere i necessari limiti e accettarne le ragioni. Fin dalle fasi del congedo della famiglia, sarà necessario dare la massima disponibilità a fornire informazioni sull'esito della donazione, ma anche chiarire in maniera precisa e definitiva le aspettative rispetto a ciò che i familiari potranno conoscere e portare le motivazioni affinché capiscano che tali limitazioni hanno una valenza protettiva.

Alle famiglie che manifestano il desiderio di ricevere una restituzione sull'esito del processo di prelievo e trapianto, la comunicazione deve essere garantita dal personale sanitario che governa il *procurement*, ne ha la responsabilità ed è in possesso delle informazioni, evitando ulteriori trasferimenti di notizie che richiederebbero specifiche autorizzazioni da parte dei familiari (in rispetto alle norme sulla privacy) con l'esito di complicare ulteriormente la comunicazione.

A fronte delle troppo frequenti notizie di carattere equivoco o negativo che si diffondono anche rispetto all'attività trapiantologica, è importante, infatti, che le famiglie possano verificare i loro dubbi e ricevere informazioni precise e tempestive, al fine di contrastare reazioni a sfondo persecutorio e paranoide, che sono in parte una naturale conseguenza dell'emotività che caratterizza il lutto. È opportuno pertanto offrire in ogni caso ai familiari (e non solo a quelli che hanno acconsentito al prelievo) la possibilità di un colloquio insieme a chi ha gestito la comunicazione, a distanza di un mese circa dalla data del decesso, allo scopo di puntualizzare le informazioni, chiarire dubbi e idee erronee, verificare la comprensione dei concetti (morte con criteri neurologici) e degli eventi (prelievo, allocazione, identità dei riceventi) e valutare il rischio di lutto patologico [10].

È uso comune, nella maggior parte delle realtà del nostro Paese, esprimere alle famiglie dei donatori un riconoscimento sociale, attraverso una lettera o un'attestazione che esprima rispetto e gratitudine per il consenso alla donazione. Il modello concettuale in uso nell'ambito dei trapianti, che si rifà alla logica del dono [18-20] richiede infatti, se non una reciprocità, una manifestazione di gratitudine e di riconoscimento, che rinforza positivamente l'esperienza della donazione e contribuisce a evitare che i naturali sentimenti di vuoto e solitudine causati dalla perdita, contaminino l'esperienza della donazione e si traducano in un vissuto di abbandono da parte dell'équipe e dell'istituzione sanitaria in genere.

33.5
Considerazioni sul metodo

L'attività di *procurement* è influenzata in modo determinante dall'atteggiamento degli operatori sanitari in merito alla donazione e al trapianto. Questi, infatti, rivestono un ruolo chiave nel riconoscere e mantenere i potenziali donatori, nella formulazione della proposta di donazione e nell'accompagnamento dei familiari verso una presa di decisione libera e consapevole. L'orientamento che i familiari del potenziale donatore assumono di fronte alla proposta di donazione può essere, di conseguenza, sensibilmente influenzato oltre che dalle personali disposizioni degli operatori coinvolti, anche da fattori strettamente correlati ai processi comunicativi e alle dinamiche relazionali in gioco nella Terapia Intensiva, quali:

- chiarezza e completezza dell'informazione ricevuta sulle condizioni cliniche del paziente, cause del decesso, concetto di morte cerebrale, processo della donazione;
- qualità delle comunicazioni tra i vari protagonisti del processo, in modo particolare tra i familiari e le figure medico-infermieristiche e, più in generale, disponibilità a instaurare una relazione autentica tra i sanitari e i familiari, basata sulla possibilità di fidarsi e affidarsi.

In tale contesto, risultano significativi alcuni dati di ricerca che dimostrano chiaramente gli ostacoli alla comunicazione che derivano soprattutto dagli atteggiamenti del personale sanitario, rispetto al tema donazione e trapianto. Una ricerca condotta nelle Terapie Intensive del Veneto nel 2001, ha evidenziato che una buona quota del personale (15,6%) nutre dei dubbi sul concetto della morte diagnosticata con criteri neurologici e sul processo di donazione degli organi e un'indagine successiva [21] dimostra che uscendo dalle Rianimazioni tale percentuale aumenta sensibilmente. Più di recente, interpellando personale sanitario coinvolto in attività di donazione e trapianto, si è trovato che la maggioranza del campione si dichiara favorevole alla donazione di organi e tessuti, giudicato un gesto di solidarietà e una valida opportunità terapeutica, mentre un 15% esprime un atteggiamento incerto o contrario. La motivazione è attribuita ai numerosi dubbi che gli interpellati sentono di avere sugli aspetti legali e su quelli tecnici, clinici e procedurali su cui si basa la diagnosi di morte con criteri neurologici, rispetto ai quali dichiarano di non avere informazioni sufficienti, ma che comunque giudicano non del tutto affidabili. In conseguenza di ciò gli operatori mostrano la tendenza ad assumere un atteggiamento passivo nella proposta di donazione, ritenendo più opportuno attendere un'esplicita richiesta da parte dei familiari [22].

In sintesi, la mancanza di informazioni certe e la conseguente incapacità di affrontare un tema percepito come particolarmente complesso e delicato, possono essere motivo di disagio e imbarazzo nel personale sanitario al momento della richiesta di donazione di organi e, in alcuni casi, portare ad atteggiamenti rinunciatari o a comportamenti di evitamento. L'azione sulla cultura e sull'atteggiamento degli operatori sanitari riguardo alle problematiche connesse con la pratica dei trapianti risulta quindi prioritaria, in vista di un incremento dei tassi di donazione. Presupposto imprescindibile diviene l'adeguata formazione professionale di coloro che si trovano a contatto con la realtà della pratica del trapianto e del *procurement*. I referenti principali sono, naturalmente, gli operatori coinvolti nel processo di *procurement*, nei quali la formazione deve rispondere a un duplice bisogno: da un lato, di aggiornamento tecnico scientifico su tutti gli aspetti di cui è costituita la pratica del trapianto e che maggiormente intervengono nel processo di donazione e, dall'altro, di supporto motivazionale rispetto a una pratica che presenta caratteristiche di impegno emotivo e relazionale.

C'è di più. La necessità di lavorare quotidianamente accanto alla morte implica un confronto continuo con le proprie esperienze di perdita e i sentimenti, le fantasie, le paure che ne conseguono. La morte di un paziente provoca l'attivazione di rappresentazioni profonde che toccano gli operatori sia a livello personale, tramite l'identificazione con il dolore dei familiari, sia a livello professionale, a causa dell'inevitabile anche se irrazionale senso di fallimento che la morte di un paziente suscita. I bisogni e le richieste che le famiglie riversano sugli operatori, spesso in modo anche invasivo, sono molteplici e talvolta contraddittori: bisogno di informazioni, di chiarezza, semplicità e sincerità; bisogno di appoggio, di un contenitore che permetta e accolga l'espressione del proprio dolore e della propria confusione; bisogno di un ascolto empatico da parte di qualcuno che, avendo conosciuto il loro familiare ed essendosi preso cura di lui, fa parte della loro *storia* e rappresenta un punto di contatto fra un prima, in cui il familiare era presente, e un dopo di cui si avverte dolorosamente il vuoto; bisogno di un oggetto esterno da attaccare e svalutare, che permetta di sfogare la rabbia e dare un significato alla morte tramite l'attribuzione di colpe e responsabilità esterne.

È davvero possibile svolgere compiti tanto delicati e complessi in mancanza di una conoscenza precisa e dettagliata di quello che stiamo facendo? In assenza di una convinzione intima sulla correttezza, non solo procedurale ma anche etica e morale, di quello che stiamo contribuendo a realizzare? In mancanza di un'accettazione serena e consapevole di quello che si compie davanti ai nostri occhi?

Le vicende che si realizzano nei contesti sanitari che si occupano di urgenza ed emergenza, le storie che si vivono, ogni singolo gesto che si compie, hanno a che fare direttamente con la vita e con la morte e implicano una presa di posizione rispetto a esse. Ci investono come persone e come esseri umani, ci costringono a riflettere perché ci interrogano sul senso di quello che stiamo facendo. Se non abbiamo una risposta valida, ancorché parziale, provvisoria e perfettibile, rischiamo di vivere lo stesso sgomento dei nostri assistiti, di confonderci con loro e di perdere il nostro ruolo. Di fronte alla paura dell'inadeguatezza resta la chiusura, la fuga, l'evitamento o l'agito difensivo.

Se queste domande e le risposte conseguenti non sono condivise o messe in comune, attraverso una comunicazione aperta e continua, che possa portare alla crescita della mentalità di un gruppo di lavoro, rischiano di produrre tensioni nell'operare quotidiano e quindi nelle relazioni tra gli operatori, poiché inevitabilmente emergono nelle modalità con cui gli atteggiamenti e le opinioni si declinano nei gesti di ciascun individuo.

L'attenzione agli aspetti comunicativi e relazionali non può limitarsi pertanto alle dinamiche tra operatori e utenti ma deve principalmente trovare espressione e applicazione nell'ambito del lavoro di équipe, attraverso la condivisione delle strategie operative, la discussione sui casi clinici e la messa in comune dei risvolti emotivi ed etici della prassi clinica.

Bibliografia

1. Legge 1 aprile 1999, n° 91. Disposizioni in materia di prelievi e trapianti di organi e di tessuti. Gazzetta Ufficiale n. 101 del 3 maggio 1999
2. Mahler M (1978) La nascita psicologica del bambino. Bollati Boringhieri, Torino
3. Bowlby J (1982) Costruzione e rottura dei legami affettivi. Raffaello Cortina, Milano
4. Federazione Nazionale Collegi IPASVI (2009) Codice deontologico dell'infermiere. http://www.ipasvi.it/professione/content.asp?ID=19. Accessed 10/07/09
5. Aries P (1978) Storia della morte in occidente. Bur, Milano
6. Elias N (1985) La solitudine del morente. il Mulino, Bologna
7. Heath I (2008) Modi di morire. Bollati Boringhieri, Torino
8. Kübler Ross E (1976) La morte e il morire. Cittadella Editrice, Assisi
9. Campione F (1990) Il deserto e la speranza. Armando Editore, Roma
10. Feltrin A, Sommacampagna M (2008) La relazione d'aiuto alle famiglie dei donatori: una modalità operativa. In: Gianelli Castiglione A et al (a cura di) Manuale del corso nazionale per coordinatori alla donazione e al prelievo di organi e tessuti (VI edizione). Editrice Compositori, Bologna, pp 245-251
11. Barcellos FC, Araujo CL, da Costa JD (2005) Organ donation: a population based study. Clinical Transplantation 19(1):33-37
12. Long T, Sque M, Addington-Hall J (2008) What does a diagnosis of brain death mean to family members approached about organ donation? A review of literature. Progress in Transplantation 18(2):118-125
13. Burroughs TE, Hong BA, Kappel DF, Freedman BK (1998) The stability of family decision to consent or refuse organ donation: would you do it again? Psychosomatic Medicine 60(2):156-162
14. Siminoff LA, Mercer MB, Arnold R (2003) Families' understanding of brain death. Progress in Transplantation 13(3):218-224
15. Tessmer CS, da Silva AR, Barcellos FC et al (2007) Do people accept brain death as death? Progress in Transplantation 17(1):63-67
16. Siminoff LA, Gordon N, Hewlett J, Arnold R (2001) Factors influencing families' consent for donation of solid organs for transplantation. JAMA 286(1):71-77
17. Rupolo GP, Poznansky C (1999) Psicologia e psichiatria del trapianto d'organi. Biblioteca Masson, Milano
18. Godbout JT (1993) Lo spirito del dono. Bollati Boringhieri, Torino
19. Godbout JT (1998) Il linguaggio del dono. Bollati Boringhieri, Torino
20. Mauss M (2002) Saggio sul dono. Piccola biblioteca Einaudi, Torino
21. Trabucco G, Verlato G (a cura di) (2005) Condividere la vita. Edizioni Cortina, Verona
22. Feltrin A, Olivieri C (2005) Il programma veneto di formazione-informazione degli operatori sanitari. In: Trabucco G, Verlato G (a cura di). Condividere la vita. Edizioni Cortina, Verona, pp 241-245

M. Menarini, E. Bigi

Negli ultimi anni, anche in Italia si è prestata attenzione ai rischi connessi all'esercizio delle professioni sanitarie e alle conseguenze di interventi non idonei ed errati e questo ha portato allo sviluppo del settore del *risk management* e del *risk assessment*, il cui obiettivo è la riduzione delle conseguenze dannose per i pazienti [1]. Nel settore dell'emergenza, in relazione all'esigenza di operare in tempi ristretti e in condizioni non sempre ottimali, la percentuale di trattamenti inappropriati è particolarmente elevata. L'analisi della qualità del trattamento sanitario in campo traumatologico considera, tra l'altro, la *mortalità evitabile*. Più in dettaglio si possono identificare tre categorie di mortalità da trauma [2]:

a) *morti non evitabili* dovute a lesioni singole o multiple di gravità tale da non consentire la sopravvivenza della persona, indipendentemente dalla qualità del trattamento ricevuto;

b) *morti potenzialmente inevitabili* causate da lesioni gravi, che potrebbero essere trattate con terapie aggressive in condizioni di assistenza e organizzazione ottimali;

c) *morti evitabili* causate da lesioni di modesta entità e semplice trattamento la cui evoluzione sfavorevole è dovuta a una cattiva (errata) gestione sanitaria.

Dal lavoro di Chiara e collaboratori [2], condotto su pazienti morti per trauma nell'area urbana di Milano, si possono riportare le seguenti conclusioni: *La maggior parte delle morti evitabili interessano pazienti con lesioni trattabili del SNC combinate a emorragie o ipossia. Noi riteniamo che un trattamento precoce e aggressivo delle vie aeree e dell'emorragia da parte di personale addestrato ed esperto che opera nella fase preospedaliera possa ridurre in modo consistente questa mortalità.* E ancora: *L'elevata percentuale di morti evitabili dei pazienti che arrivano vivi in ospedale è dovuta principalmente a errori medici, che comprendono il misconoscimento di lesioni così come ritardi o insufficienze di trattamento. Queste osservazioni supportano la necessità che lo staff ospedaliero sia specificamente addestrato al trattamento di emergenza del politraumatizzato.*

Ai fini della trattazione successiva, è utile riportare alcune definizioni utilizzate nell'ambito del *risk management*:

M. Menarini (✉)
Dipartimento Emergenza, U.O.C. Rianimazione – 118, Ospedale Maggiore, AUSL di Bologna, Bologna

- *errore*: fallimento nella pianificazione e/o nell'esecuzione di una sequenza di azioni che determina il mancato raggiungimento, non attribuibile al caso, dell'obiettivo desiderato;
- *danno*: alterazione temporanea o permanente di una parte del corpo o di una funzione psichica (compresa la percezione del dolore);
- *evento*: accadimento che ha dato, o aveva la potenzialità di dare, origine a un danno non intenzionale e/o non necessario nei riguardi di un paziente;
- *evento avverso*: evento inatteso, correlato al processo assistenziale, che comporta un danno al paziente, non intenzionale e indesiderabile. Gli eventi avversi possono essere prevenibili o non prevenibili. Un evento avverso attribuibile a un errore è un *evento avverso prevenibile*
- *evento evitato (near miss)*: errore che ha la potenzialità di causare un evento avverso che non si verifica per caso fortuito o perché intercettato o perché non ha conseguenze avverse per il paziente;
- *evento sentinella*: evento avverso di particolare gravità, potenzialmente indicativo di malfunzionamento del sistema, che può comportare o meno la morte o grave danno al paziente e che determina una perdita di fiducia dei cittadini nei confronti del sistema sanitario;
- *rischio clinico*: possibilità che un paziente subisca un danno o disagio involontario imputabile alle cure sanitarie, che causa un prolungamento del periodo di degenza, un peggioramento delle condizioni di salute o la morte.

Un obiettivo primario dei sistemi sanitari (e quindi anche dei sistemi dedicati all'emergenza sanitaria) è la promozione della cultura della sicurezza. Ciò non si traduce semplicemente in una mera dichiarazione di intenti, ma nella pianificazione di una strategia formativa che, dalle criticità emerse, comprenda l'azione volta a migliorare singole fasi del processo sanitario così come del percorso complessivo. In un recente lavoro, vengono indicate le caratteristiche della cultura della sicurezza [3]. Innanzitutto viene data rilevanza alla *competenza* nel senso della conoscenza da parte degli operatori sanitari dei fattori tecnici, organizzativi, ambientali e umani che concorrono a determinare gli errori. Unitamente a questo, l'equità è altro elemento centrale: si tratta di creare un clima di fiducia nel quale sia favorita la segnalazione degli errori e dei quasi-errori rilevati dagli operatori, anche qualora l'evento non comporti conseguenze al paziente. Le segnalazioni devono trovare una ricaduta nel miglioramento dei processi clinici, diagnostici e terapeutici, con il coinvolgimento diretto degli operatori stessi. A questo punto, è possibile affrontare alcuni aspetti pratici. Se leggiamo la seguente parola: *ERORRE,* siamo tutti convinti che la parola è scritta in modo sbagliato. La prima considerazione che viene in mente al lettore è che chi ha scritto la parola ha sbagliato ed è responsabile dell'errore (il termine responsabile, in questa sede, non assume il significato del diritto in merito a una responsabilità penale e civile). In realtà si tratta di una semplificazione eccessiva, poiché in tal modo si valuta soltanto una parte del problema (la conseguenza) senza indagare sul perché di questo errore. Calando la tematica in campo sanitario, il concetto può essere espresso in modo più chiaro. Ad esempio, si consideri il seguente titolo di un articolo di stampa: *Sala operatoria, un giovane medico inietta un farmaco sbagliato e il paziente muore.*

Anche in questo caso, siamo probabilmente portati a considerare che l'operatore, poco esperto e non adeguatamente addestrato che si è trovato a intervenire in un ambiente complesso come la sala operatoria, abbia sbagliato. Si tratta di un approccio parziale, basato sulla persona, che non comprende una valutazione complessiva della situazione che ha portato all'errore. Un esempio per tutti: se il medico non era adeguatamente preparato, come mai si trovava in sala operatoria? Era a conoscenza dei protocolli di intervento specifici per quella sala operatoria? Questa modalità di approccio è senza dubbio più semplice, *facile*. L'operatore ha sbagliato e quindi se ne dovranno valutare e applicare le conseguenze: disciplinari, legali e formative. Nel caso di una carenza conoscitiva o di abilità manuale, la soluzione è nella formazione del singolo operatore che ha evidenziato la carenza. D'altra parte, l'istituzione in questo caso non si carica di responsabilità, ma attribuisce al singolo la responsabilità dell'errore. Ma è necessaria una riflessione più complessiva. Lo stesso evento può essere descritto con altri termini: *Sala operatoria, l'errata somministrazione di un farmaco causa la morte del paziente*. In questo caso viene dato risalto al fatto, ma non si individua il singolo responsabile. Un approccio basato sul sistema va a ricercare le condizioni che hanno portato all'errore. Quest'analisi consente di comprendere perché, nelle medesime circostanze, si possono verificare errori simili, indipendentemente dalla competenza e dall'esperienza dell'operatore sanitario. L'analisi di incidenti che avvengono in un ambiente ad alta tecnologia come, per esempio, l'aviazione civile dimostra come spesso anche le persone considerate più precise ed efficienti possano commettere gli errori peggiori in uno specifico set di condizioni. Un approccio di sistema prevede che vi sia l'analisi dell'organizzazione e del sistema in toto, tenendo sempre presente che gli uomini sbagliano. Indubbiamente, un approccio di sistema è più complesso, ma l'individuazione delle criticità permette di eliminarle in modo più efficace e di assicurare un miglioramento complessivo del sistema. L'analisi degli errori consente di evidenziare diverse tipologie di errore. Per ricordarne alcune:

- *errori di esecuzione*: viene eseguita in modo scorretto una manovra;
- *errori di pianificazione*: viene sbagliata la sequenza degli interventi (ad esempio, in un paziente emorragico traumatizzato all'addome, si esegue prima una radiologia per frattura di un arto, rispetto all'ecografia FAST);
- *errore da violazione di procedura*: non viene seguita la procedura, anticipando od omettendo un intervento oppure aggiungendo un intervento;
- *errore di lavoro del team:* scarsa integrazione dei membri del team o difetti di comunicazione.

In un sistema di emergenza, errori possono verificarsi nelle diverse fasi: fase preospedaliera, fase dell'*emergency room*, fase della terapia intensiva, fase della sala operatoria e postoperatoria. Solo a titolo di esempio, consideriamo la fase preospedaliera. L'attività di soccorso preospedaliero viene svolta in ambiente difficile, non protetto, spesso in condizioni di tempo-dipendenza. Ancora troppo spesso, vi è la mancanza di procedure precise e condivise, che comportano modalità di intervento difformi e spesso non efficaci, con team eterogenei e non perfettamente integrati. In particolare, l'analisi degli errori commessi in ambito preospedaliero evidenzia due grandi categorie:

- inappropriatezza della performance sulla scena;
- inappropriatezza della diagnosi.

Ad esempio, nello specifico della gestione delle vie aeree:

- mancato riconoscimento della necessità di intubazione;
- mancata ossigenazione del paziente fra i tentativi di intubazione;
- mancata preparazione del materiale necessario;

- mancato riconoscimento delle difficoltà di intubazione;
- errata scelta della tecnica di gestione delle vie aeree;
- mancata conferma del posizionamento del tubo;
- mancato riconoscimento dell'intubazione esofagea;
- mancato riconoscimento della dislocazione del tubo;
- errore nell'uso di *devices* e tecniche *rescue*.

È evidente che in ognuna di queste tipologie di errore si possono individuare condizioni favorenti non sempre legate al singolo operatore: un esempio per tutti, la mancanza nella dotazione di presidi *rescue*.

Per concludere, occorre rimarcare l'importanza di non limitare l'analisi dell'errore alla ricerca del singolo colpevole, ma di ricercare in modo complessivo le condizioni che possono avere predisposto all'evento. Il miglioramento organizzativo, la definizione di procedure e protocolli semplici e condivisi, l'analisi degli eventi e dei quasi-eventi si pongono come obiettivo l'appropriatezza e l'efficacia del trattamento sanitario. L'errore è proprio della natura umana, ma un'attenzione specifica da parte di tutti gli attori del sistema sanitario può ridurre la frequenza e la gravità delle complicanze.

Bibliografia

1. Vincent C (2001) Adverse events in British hospitals: preliminary retrospective record review. BMJ 322:517-519
2. Chiara O, Scott JD, Cimbanassi S (2002) Trauma deaths in an Italian urban area: an audit of pre-hospital and in-hospital trauma care. Injury 33:553-562
3. Reason J (2002) Human errors: models and management. BMJ 320:768-770

35.1
Cenni normativi

35.1.1
DPR 27/03/1992

Il complesso sistema operativo di emergenza-urgenza è stato attivato e regolato in Italia attraverso una pluralità di interventi normativi che hanno preso l'avvio con l'emanazione del DPR 23/03/1992. Il suddetto Decreto Presidenziale, costituisce l'*Atto di indirizzo e coordinamento alle Regioni per la determinazione dei livelli di assistenza sanitaria di emergenza*, individuando le condizioni per assicurare questa attività uniformemente su tutto il territorio nazionale. All'art. 3, sono istituite le centrali operative alle quali fa riferimento il numero unico telefonico nazionale 118.

35.1.2
DM 15/05/1992

Successivamente, in attuazione a quanto sancito dal DPR 23/03/1992, è stato emanato il DM 15/05/1992 attraverso il quale il Ministro della Sanità ha stabilito i criteri e i requisiti per la codificazione e classificazione degli interventi di emergenza, anche al fine di documentare le attività svolte e i soggetti interessati.

C. Pulvirenti (✉)
Specialista Medicina Legale e delle Assicurazioni, Catania

35.1.3
Linee guida n° 1/1996

Infine, nel solco dei due precedenti interventi normativi, è stato emanato l'Atto di intesa Stato-Regioni contenente le Linee Guida recanti l'*Atto di indirizzo e coordinamento alle Regioni per la determinazione dei livelli di emergenza sanitaria*. In tale Atto, sono state fornite le indicazioni sui requisiti organizzativi e funzionali, individuando i tre elementi costitutivi del sistema di emergenza sanitaria: 1) sistema di allarme sanitario (assicurato dalla Centrale Operativa 118); 2) sistema territoriale di soccorso; 3) rete di servizi e presidi.

35.1.4
Profili penalistici e deontologici

L'attività di soccorritore presenta risvolti anche sotto il profilo strettamente penalistico. Infatti, ai sensi dell'art. 358 CP, un Operatore Sanitario dipendente, che svolge un'attività tecnica su incarico di un'Azienda Sanitaria, al fine di soddisfare i bisogni dei cittadini, svolge le mansioni di un *incaricato di pubblico servizio*. Un Operatore Sanitario con funzioni direttive, secondo quanto disposto in seno all'art. 357 CP, ricopre, invece, le funzioni proprie di un Pubblico Ufficiale. Infine, nello svolgimento dell'attività in qualità di libero professionista, abilitato e autorizzato, alla cui opera ricorrono clienti privati, viene in rilievo il dettato dell'art. 359 CP che individua l'esercizio di un *servizio di pubblica necessità*. Esaminati brevemente i profili penalistici dell'attività, occorre adesso soffermarsi con attenzione sugli aspetti deontologici che sistematicamente coinvolgono l'attività del soccorritore nella pluralità dei ruoli dallo stesso ricoperti.

Infatti, il *soccorritore sanitario*, ai sensi dell'art. 7 codice deontologico, nell'espletamento delle proprie funzioni, ha il dovere giuridico di intervenire anche al di fuori della propria attività. Ove ricoprisse il ruolo di *soccorritore volontario* (incaricato di pubblico servizio), lo stesso ha l'obbligo di prestare soccorso per non incorrere, ai sensi dell'art. 328 CP, nel reato di Omissione di atti d'ufficio, provvedendo, inoltre, ai sensi dell'art. 331 CP, a effettuare la relativa denuncia all'Autorità Giudiziaria, nel caso in cui venisse a conoscenza di un reato nell'esercizio del servizio. Infine, il *soccorritore*, può astenersi dal prestare soccorso se la situazione può mettere a repentaglio la propria vita o sicurezza oppure perché non ha la capacità d'agire (ad esempio, scarsa conoscenza di manovre e tecniche). In tali situazioni, i codici penale e comportamentale impongono all'operatore di avvertire le autorità competenti anche formulando i seguenti numeri telefonici: 118, 113, 112, 115, 117.

Per completezza esaminiamo, dandone le relative definizioni, le situazioni di urgenza ed emergenza:
- *urgenza* è la situazione ove esiste un margine esiguo di differibilità dell'intervento;
- *emergenza* è, invece, il momento clinico di allarme ove una o più persone si trovano in pericolo immediato e richiedono un'azione terapeutica immediata per evitare la morte o gravissime lesioni.

35.2
Triage nell'emergenza sanitaria e riferimenti normativi

Nell'Ottobre 2001 è stato siglato l'accordo Stato-Regioni e Province Autonome sul documento Linee Guida sul Sistema di Emergenza Sanitaria concernente il "Triage Intraospedaliero". Il documento analizza specificatamente gli aspetti organizzativi e strutturali del triage. Con la conferenza Stato Regioni del 22/05/2003 sono state approvate le linee guida sulla formazione permanente e addestramento del personale operante nel sistema di emergenza-urgenza al fine di garantire l'uniformità dei percorsi formativi dalle varie realtà regionali. Attraverso tali interventi normativi si è voluta evidenziare l'importanza di ricorrere a un efficace processo di valutazione degli infortunati derivante dalla necessità di razionalizzare e ottimizzare l'intervento medico, al fine di assicurare un'adeguata selezione dei pazienti in attesa, in relazione all'urgenza e all'assistenza necessarie. Il sistema più efficace di selezione è, quindi, stato individuato nel triage praticato nelle situazioni in cui occorre effettuare delle scelte di priorità attraverso: 1) la raccolta dei dati anamnestici; 2) il rapido accertamento delle condizioni cliniche del richiedente; 3) il pronto giudizio sulla gravità clinica.

Il triage fornisce il parere sul grado di urgenza dell'intervento sanitario dando una modulazione della tempistica e stabilisce le modalità d'intervento in relazione alle priorità. L'esercizio del triage non è, tuttavia, immune da eventuali errori commessi nell'espletamento delle funzioni sanitarie. Tali errori possono sussistere ove venga sottostimata la gravità delle condizioni cliniche (errata assegnazione dei codici), si dia un errato orientamento diagnostico, si commetta un errore nella compilazione dell'eventuale cartella clinica o, infine, manchi la sorveglianza clinica nel periodo di attesa.

35.3
Consenso informato

Prima di eseguire qualunque attività sanitaria sul paziente, è necessario fornire tutte le informazioni attinenti le modalità di esecuzione dell'assistenza; gli eventuali effetti collaterali che potrebbero verificarsi come conseguenza del trattamento sanitario nonché le finalità che si intendono raggiungere. Tutte le suddette informazioni devono essere fornite al paziente in modo completo, chiaro e, soprattutto, facilmente comprensibile. In tale ottica, occorre ottenere dal paziente il *consenso alla prestazione*. Infatti, un soggetto può sempre rifiutare di esser sottoposto a trattamento di primo soccorso, purché sia capace di intendere e di volere. Se l'infortunato dovesse trovarsi, invece, in una situazione di danno grave, si potrà intervenire anche senza il suo consenso (ad esempio, soggetto in coma o suicida, ecc.). I riferimenti normativi che coinvolgono direttamente le situazioni sopra descritte sono rinvenibili: nella Costituzione Italiana, che all'art. 13 espressamente sancisce: *"la libertà personale è inviolabile"*; nell'art. 50 del CP; in seno all'art. 1325 CC (l'accordo tra le parti nel contratto); nella Convenzione del Consiglio d'Europa e nel Codice Deontologico (artt. 30 e succ.). Un operatore che non informa il paziente sull'assistenza da lui prestata può incorrere nelle conseguenze giuridiche previste dal disposto dell'art. 328 CP, potendosi configurare a suo carico il reato di *omissione di atti d'ufficio*.

35.4
Modalità comportamentali

In alcune situazioni, caratterizzate dall'estrema gravità delle circostanze, il soccorritore può essere esentato dall'iniziare un intervento di primo soccorso nel caso in cui si trovi in condizioni di pericolo per la sua incolumità (pericolo di crollo, incendio, ecc.). In altre ipotesi, invece, l'operatore dovrà immediatamente iniziare le operazioni di primo intervento sanitario sull'infortunato, anche se apparentemente inanimato, fino all'arrivo del soccorso medico cui compete l'eventuale dichiarazione di morte. Alla luce di quanto sopra, il soccorritore non medico ha la possibilità di accertare la morte di un individuo solo ed esclusivamente nel caso in cui constati la decapitazione dello stesso, ovvero la presenza di evidenti fenomeni cadaverici. Nel caso specifico della rianimazione cardiopolmonare, la stessa dovrà protrarsi fino all'arrivo del soccorso medico e, comunque, fino all'esaurimento fisico del soccorritore. Un altro importante esempio comportamentale per il soccorritore attiene alla pratica della defibrillazione elettrica cardiaca: mentre la defibrillazione cardiaca manuale è esclusivamente un atto medico non delegabile, la defibrillazione cardiaca semiautomatica è delegabile ai soccorritori adeguatamente formati e addestrati. Orbene, nell'esercizio della professione, che per modalità e contingenze di esecuzione rientra tra quelle definite giuridicamente *pericolose*, il soccorritore potrebbe incorrere, ai sensi degli artt. 589 e 590 CP, nei reati di *lesioni personali colpose* o di *omicidio colposo*. Vi è la probabilità che un paziente rimanga vittima di un danno da imputare a manovre errate di primo soccorso che causino un peggioramento delle condizioni cliniche o, addirittura, la morte. In tali ipotesi, il comportamento tenuto dall'operatore verrà sottoposto a un giudizio attinente le dinamiche del soccorso sanitario prestato. Tale giudizio comporterà l'accertamento di eventuali negligenze, imperizie, imprudenze o inosservanze di norme e regolamenti comportamentali. Appare, pertanto, necessario definire giuridicamente i comportamenti sopra descritti.

L'*imperizia* attiene alla sfera del non sapere e non saper far disattendere le regole tecniche proprie della professione; l'*imprudenza* concerne le capacità di saper prevedere complicanze e/o aggravamenti; la *negligenza* riguarda casi di omissione di comportamenti doverosi (disattenzione, distrazione); infine, l'*inosservanza di norme e/o regolamenti* (norme legali, deontologiche ordini verbali o scritti ecc.) comporta sanzioni disciplinari e un addebito di colpa professionale specifica penalmente previsto e sancito dall'art. 43 CP. L'*errore* è dunque una valutazione impropria di situazioni oggettive per le quali la scienza medica ha già stabilito regole e protocolli precisi. Nella complessità degli interventi prestati, l'*insuccesso* trova una fisiologica allocazione e, tuttavia, non deve essere equiparato all'errore. Abbiamo più volte detto che l'emergenza sanitaria è un sistema complesso e articolato, in essa l'attività di intervento svolge un ruolo di primo piano in cui aspetto fondamentale, per evitare di incorrere in errori e/o insuccessi, è la scrupolosa registrazione delle azioni svolte.

35.5
Esimenti

Se da un lato l'operatore sanitario, nell'esercizio delle proprie mansioni, può incorrere in responsabilità personale, esistono altre fattispecie, espressamente codificate, esimenti dalle predette imputabilità. Una tipica situazione esimente si configura nei casi in cui vi sia uno *stato di necessità*; in tali ipotesi, viene in considerazione il disposto degli artt. 52 e 54 CP: *Non è punibile chi ha commesso il fatto per esservi stato costretto dalla necessità di salvare sé o altri dal pericolo attuale di un danno grave alla persona, pericolo da lui non volontariamente causato, né altrimenti evitabile, sempre che il fatto sia proporzionale al pericolo....*

L'elemento della necessità elimina la volontà del comportamento posto in essere, configurando il concetto di inesigibilità. Eliminata la volontarietà del comportamento, conseguentemente, si esclude la sussistenza della colpevolezza. Si osserva, infatti, che il soggetto per cause indipendenti dalla propria volontà, si trova nell'impossibilità assoluta di ottemperare alla relativa normativa. Tuttavia, l'intervento dovrà sempre essere proporzionale al pericolo. Se, infatti, l'infortunato dovesse trovarsi effettivamente in una situazione di grave pericolo e non fosse possibile agire altrimenti, anche un soccorso maldestro o un tentativo di soccorso sarebbero preferibili piuttosto che lasciare l'infortunato in balia di se stesso. E ancora, altre fattispecie possono configurare situazioni in cui l'azione del sanitario eccede i limiti imposti dalla legge o dalla necessità, per avere lo stesso agito con negligenza, imprudenza o imperizia. In tali ipotesi non si estenderanno ulteriormente le esimenti sopra menzionate, integrandosi invece, ai sensi dell'art. 55 CP, un *eccesso colposo*. Sicuramente, non opereranno le esimenti giuridiche ove, ai sensi dell'art. 593 CP, si dovesse configurare il reato di **omissione di soccorso**: *chiunque trovando un corpo che sia o sembri inanimato, ovvero, una persona ferita o altrimenti in pericolo, omette di prestare l'assistenza occorrente o di darne avviso alle Autorità [...] incorre in sanzioni penali.*

35.6
Abuso della professione sanitaria

I limiti entro cui può operare e agire l'infermiere, nell'esercizio del servizio, sono strettamente sanciti dall'art. 348 CP: *solo un medico può somministrare farmaci o eseguire prestazioni sanitarie che richiedono giusti titoli.*

35.7
Gestione delle salme nelle maxi-emergenze

Si riscontrano, una pluralità di contingenze nelle quali il soccorritore si attiverà per la gestione delle salme in occasione delle *maxi-emergenze*. Trovandosi in tali situazioni, l'operatore provvederà: 1) a individuare un'area dedicata, attrezzata e fruibile dai mezzi di trasporto; 2) a ricostruire anatomicamente il cadavere; 3) a procedere all'identificazione del cadavere; 4) a provvedere al trasporto per eventuali accertamenti disposti dall'autorità Giudiziaria (autopsia, ecc.); 5) a organizzare un punto d'informazione.

35.8
Segreto professionale

Nello svolgimento degli interventi di soccorso ci si attiene scrupolosamente, ai sensi dell'art. 326 CP, al *segreto professionale*. In proposito si osserva che il soccorritore deve serbare il segreto su tutto ciò che l'infortunato gli ha confidato o che ha visto e sentito in ragione del proprio stato.

La rivelazione del segreto è consentita solo in alcune ipotesi espressamente codificate: 1) giusta causa (autorizzazione del magistrato, referti, denunce); 2) se autorizzato dal paziente; 3) su richiesta del genitore di minore.

35.9
Miglioramento nella qualità dell'assistenza sanitaria

Al fine di ottimizzare risultati e operare nel modo più efficiente, si è provveduto a schematizzare alcune regole comportamentali alle quali l'operatore sanitario dovrà scrupolosamente attenersi. Preliminarmente, si procederà al cosiddetto *debriefing*, ossia a effettuare il rapporto verbale sulla conduzione di un intervento in emergenza; si dovrà riferire operando una revisione critica-analitica sia degli interventi conclusi con successo, sia di quelli relativi a eventi fallimentari. Il *debriefing* ha come destinatari tutti i membri dell'équipe e dovrà essere eseguito con la tempistica più breve possibile dopo l'evento. L'*audit clinico* è l'analisi della casistica clinica attraverso cui lo stesso operatore dovrà valutare i risultati in relazione agli obiettivi prefissati. E ancora, l'*incident reporting* è il sistema attraverso il quale gli operatori sanitari utilizzano modalità standardizzate per la segnalazione di eventi avversi (lesioni o danni), determinati dalla gestione del paziente. Il *risk management* è, invece, la gestione del rischio di un danno attraverso l'identificazione delle criticità (monitoraggio degli eventi avversi con identificazione dei dati) e attraverso l'attuazione di un piano di mitigazione delle stesse.

Nel suddetto quadro operativo, s'inserisce la segnalazione spontanea dell'errore (*incident*) o del quasi errore (*near-miss*) da parte dell'operatore; obiettivo primario di tali rigide procedure e protocolli è il raggiungimento di un costante miglioramento nella qualità dell'assistenza sanitaria. A tal fine, la modalità adottata è quella di approcciare l'errore, in relazione all'obiettivo sopra specificato, prescindendo da inutili e controproducenti colpevolizzazioni.

Letture consigliate

Adamo M, Barni M, Bargagna M et al (1989) Manuale di Medicina Legale e delle Assicurazioni. Monduzzi Editori, Bologna
Avecone P (1981) La responsabilità del medico. Vallardi Ed, Milano
Introna F (1995) La responsabilità Professionale dell'Esercizio delle Arti Sanitarie. Cedam, Padova
Santusuosso A (1996) Il Consenso Informato. Cortina, Milano

Dichiarazione e certificazione di morte

36

A. Gianelli Castiglione

36.1
Introduzione

Dai tempi della redazione dei criteri di *Harvard* [1] fino alla Legge 644/1975 [2], che regolava le attività di prelievo e trapianto in Italia, tutti i Paesi del mondo hanno gradualmente adottato la metodologia di accertamento della morte con criteri neurologici.

La Legge 644 del 1975 segnava, in Italia, l'adozione di una normativa per l'accertamento della morte legata all'attività di prelievo di organi; gli articoli 3, 4 e 5 della stessa Legge indicavano i criteri di accertamento nei soggetti affetti da lesioni cerebrali *primitive e sottoposti a misure rianimatorie* per i quali era previsto il prelievo di organi.

La lettura degli articoli indicava, senza equivoco, che l'accertamento era possibile solo *quando il corpo di una persona viene destinato a operazioni di prelievo* di organi, cosa che imponeva di escludere l'inizio dell'accertamento di morte nei soggetti non idonei alla donazione; peggio ancora, nel caso in cui, per un soggetto ritenuto idoneo alla donazione, fosse espressa opposizione al prelievo da parte degli allora aventi diritto, la commissione di accertamento della morte avrebbe dovuto interrompere l'osservazione.

Si è dovuto attendere fino al 1993 [3] per vedere realizzato il progetto di legge lungamente preparato e il successivo decreto applicativo nel 1994 [4].

Da alcune difficoltà applicative, rilevate nel corso degli anni, è emersa la necessità di apportare alcune modifiche al Decreto ed è così nato, nel 2007, il gruppo di lavoro, in seno alla Consulta Tecnica Trapianti, che ha radunato esperti designati dalle società scientifiche coinvolte e cioè anestesia-rianimazione, neurofisiopatologia, medicina legale, neuroradiologia.

Dalle riunioni è stato prodotto il nuovo Decreto, pubblicato, sulla Gazzetta Ufficiale del 12 Giugno 2008, n. 136 [5], che contiene alcune significative modifiche, in gran par-

A. Gianelli Castiglione (✉)
U.O.S. Medicina Legale, Coordinamento Trapianti, A.O.U. San Martino, Genova

Il neuroleso grave. Sergio Pintaudi, Lucia Rizzato (a cura di)
© Springer-Verlag Italia 2010

te improntate dall'esigenza di meglio chiarire, anche sotto un profilo lessicale, alcuni concetti fondamentali già espressi nel vecchio Decreto.

In altri punti, il testo è stato rivisto per operare semplificazioni della condotta dei sanitari ispirate dall'esperienza maturata in questi 14 anni di applicazione della vecchia normativa.

36.2
Normativa sull'accertamento di morte in Italia

Esaminiamo nei dettagli, le due leggi:
- Legge 29 Dicembre 1993 n. 578, *Norme sull'accertamento e certificazione della morte*.
- Decreto 11 aprile 2008. Aggiornamento del Decreto 22 agosto 1994 n. 582 1994, *Regolamento recante le modalità per l'accertamento e la certificazione della morte* (G.U. 12/6/2008).

36.2.1
Legge 29 dicembre 1993 n. 578

Come prima ricordato, l'elemento profondamente innovativo di questa Legge è quello di non avere alcuna attinenza con l'attività di prelievo di organi o tessuti. La grande novità metodologica è stata, invece, l'introduzione di una definizione del momento della morte della persona e della necessità di accertarla con criteri clinico-strumentali:

Art. 1
La morte si identifica con la cessazione irreversibile di tutte le funzioni dell'encefalo.

Art. 2
1. *La morte per arresto cardiaco si intende avvenuta quando la respirazione e la circolazione sono cessate per un intervallo di tempo tale da comportare la perdita irreversibile di tutte le funzioni dell'encefalo e può essere accertata con le modalità clinico-strumentali definite con decreto emanato dal Ministero della Sanità.*
2. *La morte nei soggetti affetti da lesioni encefaliche e sottoposti a misure rianimatorie si intende avvenuta quando si verifica la cessazione irreversibile di tutte le funzioni dell'encefalo ed è accertata con le modalità clinico-strumentali definite con decreto del Ministero della Sanità.*

La definizione data è quella della morte *panencefalica*, contrapposta a quella adottata da altre legislazioni (ad esempio, quella della Gran Bretagna) della morte come perdita irreversibile delle funzioni del tronco encefalico e appare quindi la più *garantista*. L'articolo 2 riconduce in maniera inequivocabile la morte per arresto cardiaco o respiratorio alla perdita irreversibile delle funzioni dell'encefalo, chiarendo che la morte è comunque un'entità unica mentre possono essere differenti i criteri di diagnosi e accertamento. La decisione di affidare a un decreto successivo i dettagli tecnici della legge è comune nella nostra legislazione e corrisponde ovviamente a un'esigenza di maggior flessibilità nelle modifiche per aggiornamento.

3. *Il decreto del Ministero della sanità di cui al comma 1 e 2 è emanato entro quattro mesi [...] previo parere obbligatorio vincolante del Consiglio Superiore della
Sanità, che deve esprimersi dopo avere sentito le società medico-scientifiche competenti nella materia. I successivi eventuali aggiornamenti e modifiche del citato
decreto sono disposti con medesima modalità.*

4. *Il decreto del Ministero della Sanità di cui al comma 2 definisce le condizioni la
cui presenza simultanea determina il momento della morte e definisce il periodo di
osservazione durante il quale deve verificarsi il perdurare di tali condizioni, periodo che non può essere inferiore alle sei ore.*

Come è noto, l'attività di accertamento non è affidata a un singolo medico, ma a un
collegio, concetto presente in molte attività di tipo medico-legale, in particolare in quelle
di valutazione diagnostica in campo assicurativo sociale.

5. *L'accertamento della morte dei soggetti affetti da lesioni encefaliche e sottoposti a
misure rianimatorie è effettuato da un collegio medico nominato dalla Direzione
Sanitaria, composto da un medico legale o, in mancanza, da un medico della Direzione Sanitaria o da un anatomo-patologo, da un medico specialista in anestesia
e rianimazione e da un medico neurofisiopatologo o, in mancanza, da un neurologo o neurochirurgo esperti in elettroencefalografia. I componenti del collegio medico sono dipendenti di strutture sanitarie pubbliche.*

6. *In ogni struttura sanitaria pubblica la direzione sanitaria nomina uno o più collegi medici per l'accertamento della morte [...] Ciascun singolo caso deve essere seguito dallo stesso collegio medico.*

7. *Il collegio medico è tenuto ad esercitare le sue funzioni anche in strutture sanitarie diverse da quella di appartenenza. Le case di cura private devono avvalersi [...]
dei collegi medici costituiti nelle strutture sanitarie pubbliche.*

8. *La partecipazione al collegio medico è obbligatoria e rientra nei doveri d'ufficio
del nominato.*

9. *Il collegio medico deve esprimere un giudizio unanime sul momento della morte.*

Le norme contenute in questi commi appaiono chiare ed evidenziano l'importanza attribuita all'attività della commissione e alle possibilità che vengono date alle strutture sanitarie, qualora non siano in grado di dotarsi di una commissione autonoma, prevedendo
figure sostitutive e possibilità di spostamenti presso altre strutture.

La necessità che lo stesso collegio segua il singolo caso e debba esprimere parere unanime rafforza l'importanza di questo accertamento e la specificità delle singole competenze specialistiche.

L'obbligatorietà dell'attività di accertamento di morte è sancita senza equivoci dall'articolo 3 che affida al rianimatore la responsabilità di segnalare alla Direzione Sanitaria
ogni paziente che presenti le condizioni di cessazione di attività cerebrale.

Art. 3
*Quando il medico della struttura sanitaria ritiene che sussistano le condizioni defini-
te dal decreto del Ministero della sanità [...] deve darne immediata comunicazione alla direzione sanitaria, che è tenuta a convocare prontamente il collegio medico [...]*

L'articolo 4 ricorda invece la necessità del periodo di osservazione di 24 ore per tutti i cadaveri per i quali non è eseguito l'accertamento di cui si tratta. Infine la previsione di sanzioni, di cui all'articolo 5, ancorché solo amministrative, conferisce valore cogente a questa legge.

Art. 5

Sanzioni: *Le regioni e le provincie autonome di Trento e Bolzano, qualora accertino la violazione alle disposizioni di cui all'articolo 2, commi 6, 7, 8, e all'articolo 4, irrogano la sanzione amministrativa pecuniaria da lire cinquecentomila a lire tremilioni [...]*

36.2.2
Decreto Ministero Salute 11 Aprile 2008

Il decreto, uscito dopo i lavori del gruppo di cui si è detto nell'introduzione, conferma in gran parte le norme presenti nel vecchio decreto con alcune significative modifiche.

Tra le principali semplificazioni vi è quella della possibilità di effettuare la registrazione su supporto digitale, oltre che cartaceo, sia per l'ECG che per l'EEG (*Art. 1 e paragrafo 3 Allegato 1*), elemento che risponde all'esigenza di adeguamento agli standard tecnologici degli apparecchi più moderni:

Art. 1

[...] l'accertamento della morte per arresto cardiaco può essere effettuato da un medico con il rilievo grafico continuo dell'elettrocardiogramma protratto per non meno di 20 minuti primi registrato su supporto cartaceo o digitale.

Altra innovazione è l'aver previsto, all'articolo 2, comma 3, le già esistenti *Linee Guida per l'applicazione di indagini strumentali di flusso ematico cerebrale in situazioni particolari, ai fini della diagnosi di morte in soggetti affetti da lesioni encefaliche* per la scelta delle metodiche diagnostiche finalizzate allo studio del flusso ematico cerebrale.

È mantenuta, nel suo impianto, la netta distinzione tra la fase della diagnosi di morte e quella dell'accertamento.

La diagnosi della morte è affidata al medico rianimatore. L'articolo 2 indica quali sono le condizioni, in presenza delle quali il rianimatore *deve* iniziare l'accertamento, dando immediata comunicazione alla direzione sanitaria.

Art. 2

Requisiti clinico strumentali per l'accertamento della morte nei soggetti affetti da lesioni encefaliche e sottoposti a trattamento rianimatorio.

1. *[...] impongono al medico della struttura sanitaria di dare immediata comunicazione alla direzione sanitaria [...]*

    a) *assenza dello stato di vigilanza e di coscienza, dei riflessi del tronco encefalico e del respiro spontaneo*

    b) *assenza di attività elettrica cerebrale*

    c) *assenza di flusso ematico encefalico, nelle situazioni particolari previste al comma 2.*

La fase certamente più delicata dell'intero processo è proprio quella della diagnosi che deve tenere conto non solo della certezza della diagnosi etiopatogenetica, ma anche dell'esclusione di possibili situazioni che possano in qualche modo interferire con la diagnosi stessa.

L'iter diagnostico deve comprendere la certezza della diagnosi etiopatogenetica della lesione encefalica e l'assenza di alterazioni dell'omeostasi termica, cardiocircolatoria, respiratoria, endocrino metabolica, di grado tale da interferire sul quadro clinico strumentale complessivo.

Viene riformulato, al comma 2 in modo più chiaro, l'elenco delle condizioni che impongono l'esecuzione degli accertamenti di flusso:

a) *bambini di età inferiore ad 1 anno;*

b) *presenza di farmaci depressori del sistema nervoso di grado tale da interferire sul quadro clinico-strumentale complessivo; in alternativa al rilievo del flusso ematico cerebrale, l'iter può essere procrastinato sino ad escludere la possibile interferenza dei suddetti farmaci sul quadro clinico-strumentale complessivo;*

c) *situazioni cliniche che non consentono una diagnosi eziopatogenetica certa o che impediscono l'esecuzione dei riflessi del tronco encefalico, del test di apnea o la registrazione dell'attività elettrica cerebrale.*

L'articolo sembra completare i dubbi emersi nel corso degli anni, proprio su queste delicate fasi, ribadendo comunque il concetto che non è la Commissione di Accertamento Morte a dover decidere se effettuare o meno le eventuali indagini di flusso, ma il rianimatore. Alla Commissione spetta ovviamente il controllo, attraverso l'esame della documentazione clinica, dell'iter diagnostico.

Il dosaggio di farmaci depressori del Sistema Nervoso Centrale, che deve richiedere l'esame di flusso, è spesso stato oggetto di controversie non ancora completamente chiarite.

Circa gli esami di flusso, non specificati né dalla legge né dal decreto, essi devono comunque fornire un risultato obiettivabile e quindi possono includere gli esami angiografici o scintigrafici che esplorino per intero il circolo cerebrale.

Su questi argomenti, si rimanda alle *Linee guida per l'applicazione di indagini strumentali di flusso ematico cerebrale in situazioni particolari, ai fini della diagnosi di morte in soggetti affetti da lesioni encefaliche* del 2003, la cui ultima versione è del febbraio 2009 [6], delle quali si dirà brevemente alla fine del presente capitolo.

4. *Nel caso in cui il flusso ematico cerebrale, valutato per i motivi di cui al precedente comma, risulti assente il medico della struttura sanitaria è tenuto a darne immediata comunicazione alla Direzione sanitaria ai sensi dell'art. 3 della legge 29 dicembre 1993 n. 578.*

Per quanto attiene alla metodica dell'accertamento, nell'*articolo 3*, viene inserito l'accertamento dell'assenza dello stato di vigilanza, oltre a quello già previsto della coscienza; viene inoltre prevista l'assenza della risposta motoria nel territorio del facciale allo stimolo doloroso ovunque applicato e l'assenza del riflesso faringeo, non previsti precedentemente.

Quindi il compito della Commissione nella fase dell'accertamento della morte che viene descritto all'articolo 3 diventa più semplice ancorché sempre rigoroso.

36.2.2.1
Art. 3
Accertamento della morte nei soggetti affetti da lesioni encefaliche e sottoposti a trattamento rianimatorio

1. Nei soggetti di cui all'art. 2, la morte è accertata quando sia riscontrata, per il periodo di osservazione previsto dall'art. 4, la contemporanea presenza delle seguenti condizioni:

a) assenza dello stato di vigilanza e di coscienza;

b) assenza dei riflessi del tronco encefalico:

Riflesso fotomotore,

Riflesso corneale,

Reazioni a stimoli dolorifici portati nel territorio d'innervazione del trigemino,

Risposta motoria nel territorio del facciale allo stimolo doloroso ovunque applicato,

Riflesso oculo vestibolare,

Riflesso faringeo,

Riflesso carenale;

c) assenza di respiro spontaneo con valori documentati di CO_2 arteriosa non inferiore a 60 mmHg e pH ematico non superiore a 7,40, in assenza di ventilazione artificiale;

d) assenza di attività elettrica cerebrale, documentata da EEG eseguito secondo le modalità tecniche riportate nell'allegato 1 al presente decreto, di cui costituisce parte integrante;

e) assenza di flusso ematico encefalico preventivamente documentata nelle situazioni particolari previste dall'art. 2, comma 2.

Come si vede, sono state apportate piccole modifiche nelle procedure come ad esempio l'aver aggiunto il riflesso faringeo e tolto l'oculocefalico e migliorata la descrizione dell'assenza di risposta allo stimolo dolorifico.

La Commissione dovrà quindi, al momento della riunione presso la terapia intensiva, prima ancora di iniziare l'esame clinico, controllare la documentazione clinica, con particolare riferimento ai seguenti dati:
• causa del coma (vascolare, trauma, neoplasia, post-anossico);
• somministrazione farmaci depressori del SNC (farmaco, dosaggio, durata della terapia, via di somministrazione);
• condizioni emodinamiche (PA >90-100 mmHg);
• temperatura corporea (>35°C);
• alterazioni dell'omeostasi respiratoria, endocrino-metabolica;
• eventuali esami di flusso ematico cerebrale.

Una volta effettuati i controlli, eseguito l'esame clinico e presa visione del tracciato EEG, la Commissione stabilirà se coesistono le condizioni previste dall'articolo 3 e, in caso di risposta affermativa, stabilirà l'ora di inizio del periodo di osservazione.

Questo è il momento in cui il rianimatore dovrà dare alla famiglia del paziente la *comunicazione di morte*. La conferma della diagnosi rende, infatti, ormai certa la morte del paziente e la prosecuzione del periodo di osservazione è solo finalizzata alla redazione del certificato di morte.

Sono ormai definitivamente superati i problemi relativi all'esecuzione del test d'apnea che può essere sostituito, in caso di grave difficoltà, dall'esecuzione del test di flusso.

Così come sembrano ormai superate le difficoltà incontrate nel riconoscimento degli artefatti spesso presenti ai valori di sensibilità richiesti dall'allegato 1, giacché anche in questo caso è raccomandato l'utilizzo di test di flusso per confermare la loro natura *artificiale*.

Sempre fondamentale è il riconoscimento dei riflessi spinali, spesso presenti in questi soggetti, che la legge riconosce come irrilevanti ai fini dell'accertamento della morte. È importante ovviamente che sia accertata la natura dei riflessi presenti e soprattutto che venga data un'adeguata informazione su questi fenomeni ai familiari che si avvicinano al letto del congiunto e al personale della terapia intensiva.

2. *L'attività spinale spontanea o provocata, non ha alcuna rilevanza ai fini dell'accertamento della morte, essendo compatibili con la condizione di cessazione irreversibile di tutte le funzioni encefaliche.*

36.2.2.2
Periodo di osservazione

L'articolo 4 contiene la modifica più innovativa del nuovo decreto determinando il periodo di osservazione a 6 ore per tutti i soggetti indipendentemente dall'età.

Nello stesso articolo 4, nei casi di coma post-anossico, mantenendo le 24 ore di attesa per l'inizio dell'accertamento, è previsto che l'esecuzione di un esame di flusso ematico cerebrale possa far abbreviare il periodo di attesa, permettendo così una maggiore agilità della procedura.

È inoltre stato ridotto, sempre nello stesso articolo 4, a due il numero di accertamenti clinici e strumentali da eseguire nel corso delle 6 ore di osservazione, all'inizio e alla fine, escludendo quello che era eseguito a metà di detto periodo.

1. *Ai fini dell'accertamento della morte la durata del periodo di osservazione deve essere non inferiore a 6 ore.*

2. *In tutti i casi di danno cerebrale anossico il periodo di osservazione non può iniziare prima di 24 ore dal momento dell'insulto anossico, ad eccezione del caso in cui sia stata evidenziata l'assenza del flusso ematico encefalico. In tale condizione, il periodo di osservazione può iniziare anche prima di 24 ore dal momento dell'insulto anossico, di seguito alla documentazione dell'assenza del flusso ematico encefalico.*

3. *La simultaneità delle condizioni necessarie ai fini dell'accertamento deve essere rilevata dal collegio medico per almeno due volte, all'inizio e alla fine del periodo di osservazione. La verifica di assenza di flusso non va ripetuta.*

4. *Il momento della morte coincide con l'inizio dell'esistenza simultanea delle condizioni di cui all'art. 3, comma 1.*

36.2.2.3
L'elettroencefalogramma (EEG)

L'allegato 1, parte integrante del Decreto, contiene le specifiche tecniche per l'esecuzione dell'EEG e porta novità soprattutto per quanto attiene alla metodica digitale. I parametri di registrazione, soprattutto quello dell'amplificazione a 2 microvolts, rimangono invariati.

Una precisazione, rispetto al precedente Decreto, è quella relativa all'utilizzo, in caso di artefatti muscolari, di *farmaci ad attività ultrabreve che bloccano la funzionalità della placca neuromuscolare.*

Nel paragrafo delle osservazioni, sono invece introdotte due novità: il ricorso all'esecuzione di indagini di flusso, in caso di fenomeni artefattuali non eliminabili nella registrazione, e l'esecuzione di potenziali evocati somato-sensoriali e acustici a breve latenza nella fase di diagnosi di morte, quale complemento dell'EEG, specie in presenza di fattori concomitanti di grado tale da interferire sul quadro clinico complessivo, con la precisazione che non costituiscono una valutazione alternativa al rilievo del flusso ematico cerebrale.

36.2.2.4
La certificazione

Altrettanto chiare sono le norme relative alla certificazione che prevedono, nell'ambito della Commissione, che il medico legale rediga il certificato necroscopico immediatamente alla fine dell'accertamento e non dopo 15 ore come nei casi di morte per arresto cardiaco. La semplice introduzione dell'articolo 1, oltre ai 3 e 4, nel comma 2 dello stesso articolo, parifica la possibilità di redigere il certificato necroscopico immediatamente dopo l'accertamento di morte tramite ECG.

Art. 6
Certificazione di morte.
1. *Le modalità relative alla visita del medico necroscopo e la connessa certificazione di morte in caso di arresto cardiaco accertato secondo quanto previsto dall'art. 1, seguono le disposizioni contenute negli articoli 4, 8 e 9 del regolamento di polizia mortuaria [...] Nel caso nel quale il rilievo elettrocardiografico sia stato eseguito dal medico necroscopo egli provvederà direttamente alla compilazione del certificato di morte.*
2. *L'accertamento della morte eseguito con le modalità indicate negli articoli 1, 3 e 4 esclude ogni ulteriore accertamento previsto dall'art. 141 del RD 9/7/39 n. 1238, sull'ordinamento dello stato civile e dagli art. 4, 8 e 9 del regolamento di polizia mortuaria ...*
3. *L'obbligo della compilazione del certificato di morte previsto dall'art. 141 del RD 9/7/39 n. 1238 [...] compete, in qualità di medico necroscopo, al componente medico legale o, in mancanza di chi lo sostituisce, nel collegio [...].*

L'attività di accertamento della morte deve ovviamente essere documentata in cartella clinica e deve inoltre essere redatto verbale che farà parte della documentazione del paziente e sarà inviato, in caso di prelievo di organi, insieme ai verbali previsti dalla Legge 91/99, agli enti preposti dalla stessa legge.

Il materiale cartaceo o digitale, relativo alle registrazioni EEG o ECG, sarà conservato con la cartella clinica secondo la normativa vigente in materia.

Al rianimatore spetterà, come per tutti gli altri decessi, la compilazione della scheda ISTAT con la causa di morte nella quale dovrà ovviamente essere evitata la dizione *arresto cardio-circolatorio* che sarà sostituita da quella di *arresto funzioni encefaliche in soggetto sottoposto a trattamento rianimatorio*.

Non appare neppure il caso di specificare che, sebbene non sia esplicitamente previsto dalla normativa, dopo la fine dell'accertamento sarà sospeso il supporto rianimatorio e il cadavere sarà inviato, senza ritardo, all'obitorio.

Nei casi nei quali si eseguirà il prelievo di organi, il cadavere sarà mantenuto in rianimazione per il tempo necessario allo svolgimento del processo di donazione.

È fondamentale includere questi dati nelle informazioni alla famiglia del defunto, specie nel caso in cui sia stato dato il consenso alla donazione.

In particolare, sarà compito dei sanitari coinvolti informare compiutamente delle procedure riguardanti il prelievo, con specifica attenzione all'eventuale ritardo che l'organizzazione dell'intervento può talvolta comportare e alle procedure di ricomposizione della salma.

36.3
Linee guida sull'applicazione delle indagini strumentali di flusso ematico cerebrale

A conclusione del capitolo, appare indispensabile fare almeno un cenno sulle linee guida uscite nella loro ultima versione nel febbraio 2009 [6], che introducono l'importante novità dell'angioTAC quale metodica validata per la determinazione del flusso nei casi indicati dal DM 11 aprile 2008, in aggiunta a quelle già previste dalla prima versione.

Oltre all'elencazione delle singole metodiche e delle specifiche tecniche per l'esecuzione e la refertazione, cui si rimanda integralmente, nella prima parte sono stati precisati alcuni elementi relativi ai fattori che possono interferire in fase di diagnosi di morte e che sono elencati nel Decreto 11/4/2008 sull'accertamento di morte.

In particolare, per quanto riguarda l'ipotermia è stata data indicazione di non procedere a diagnosi se la temperatura corporea è inferiore a 35°C, così come, in presenza di alterazioni endocrino-metaboliche non correggibili o che rappresentino la causa del coma, sia necessario ricorrere alle indagini di flusso ematico cerebrale.

Altra indicazione chiarificatrice è data a proposito dei farmaci depressori del SNC. Si dice, infatti, che non è sufficiente la mera nozione di una somministrazione di farmaci precedente all'accertamento per impedire la diagnosi di morte, ma solo la persistente azione neurodepressiva di grado tale da interferire sul quadro clinico complessivo che deve indurre alla prudenza. Si dice inoltre, sempre rispetto ai farmaci neurodepressivi, che, anche nel caso di uso prolungato di tali farmaci ad alti dosaggi, non solo è suggerito di far ricorso agli antidoti specifici, ma anche di fare una valutazione complessiva che tenga conto della farmacocinetica del farmaco, della durata dell'infusione e del tempo di sospensione del farmaco stesso.

Per quanto attiene alla registrazione dell'EEG, è infine consigliato di far ricorso alle indagini strumentali di flusso nei casi nei quali la valutazione del tracciato sia resa complessa da artefatti documentati e ineliminabili, al fine di rendere più agevole la comprensione e l'inquadramento degli stessi artefatti da parte del neurofisiopatologo.

Come detto, l'elencazione e l'aggiornamento delle metodiche di flusso hanno portato a includere l'angioTAC come indagine strumentale validata ai fini dell'accertamento di morte, in considerazione dell'esame della letteratura scientifica che ha confermato la sussistenza dei criteri di sicurezza e affidabilità confermata dall'adozione della stessa metodica anche in altri Paesi.

L'elaborato si chiude con alcune osservazioni tra le quali quella di indicare allo specialista che si accinge a eseguire la metodica che, nel referto, deve essere indicata non solo la mera descrizione morfologica, ma anche la diagnosi di *presenza* o *assenza* di flusso ematico cerebrale, elemento indispensabile data la complessità della lettura di alcune di queste metodiche (angiografia o doppler transcranico, per esempio).

Le raccomandazioni finali riguardano l'opportunità che ogni struttura sanitaria adotti procedure operative, derivate dalle Linee Guida, sia per la determinazione dei livelli di farmaci neurodepressori che per l'esecuzione dei test di flusso ematico cerebrale, così come è sottolineata la necessità di una continua formazione degli operatori coinvolti nel processo di diagnosi e accertamento di morte.

36.4
Considerazioni finali

Come abbiamo visto, l'accertamento e Certificazione di morte ha subito un'evoluzione normativa che ha fatto seguito ai progressi tecnico-scientifici e in particolare a quelli che riguardano la possibilità di vicariare le funzioni vitali in assenza di attività cerebrale per morte dell'encefalo. Alla fine quindi del periodo di osservazione per la dichiarazione e certificazione di morte, il cadavere andrà condotto in obitorio, ovvero in sala operatoria, se in vita lo stesso abbia espresso la volontà di donare i propri organi o, non avendo espresso alcuna volontà, non vi sia opposizione scritta da parte degli aventi diritto al prelievo degli organi a scopo di trapianto. Orbene, trattandosi di una metodica che prevede pratiche e procedure ben definite dalla Legge, è opportuno che ogni struttura si doti di procedure interne per lo svolgimento delle attività che devono essere svolte durante l'accertamento di morte encefalica (Fig. 36.1).

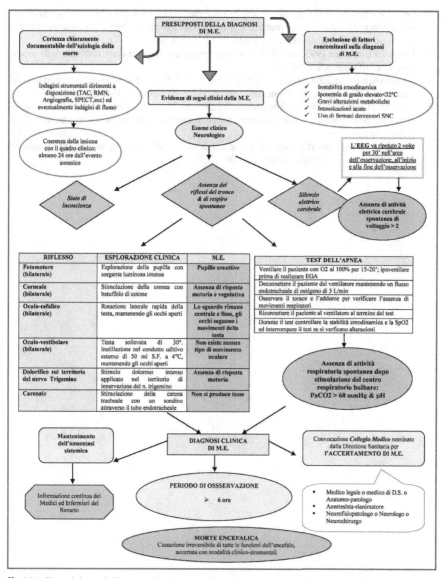

Fig. 36.1 Descrizione delle procedure interne (Flowchart) per lo svolgimento delle attività durante l'accertamento di morte encefalica (M.E.)

Bibliografia

1. [No authors listed] (1968) A definition of irreversible coma. Report of the Ad Hoc committee of the Harvard Medical School to examine the definition of Brain Death. JAMA 205(6):337-340

2. Legge 2 dicembre 1975, n. 644 Disciplina dei prelievi di parti di cadavere a scopo di trapianto terapeutico e norme sul prelievo dell'ipofisi da cadavere a scopo di produzione di estratti per uso terapeutico. Gazzetta Ufficiale 19/12/1975 n. 334

3. Legge 29 dicembre 1993, n. 578. Norme per l'accertamento e la certificazione della morte. Gazzetta Ufficiale 8/1/1994 n. 5

4. Decreto Ministero della Sanità 22 agosto 1994, n. 582. Regolamento recante le modalità per l'accertamento e la certificazione della morte. Gazzetta Ufficiale 19/10/1994 n. 245

5. Decreto 11 aprile 2008. Aggiornamento del decreto 22 agosto 1994 n. 582 1994. Regolamento recante le modalità per l'accertamento e la certificazione della morte. Gazzetta Ufficiale 12/6/2008

6. Gruppo di lavoro Consulta Trapianti. Linee Guida sull'Applicazione delle indagini strumentali di flusso ematico cerebrale. Febbraio 2009

Legislazione, linee guida e protocolli

37

C. Rago

È evidente che nell'esercitare la medicina si vengano a ledere dei beni personali che sono protetti da norme giuridiche, etiche, sociali. Per questa ragione, nel bagaglio culturale di ogni sanitario, non possono mancare nozioni che attengano ai diritti del malato, agli aspetti della tutela individuale e collettiva della salute, ai fondamenti che regolano l'esercizio della professione sanitaria. Fra i molti argomenti, di centrale importanza sono quelli riguardanti le conoscenze che rendono lecito il trattamento medico-chirurgico. È imperativo avere consapevolezza della liceità dell'atto sanitario e dei suoi limiti, poiché questo implica abitualmente un'aggressione della sfera personale del soggetto (in particolare alla sua libertà, dignità e integrità), configurando condotte altrimenti giuridicamente rilevanti. Paradigmatici esempi sono il reato di lesione personale ogni qual volta s'incida la cute, la violenza privata in corso di un esame obiettivo, il sequestro di persona, fino allo stato di incapacità procurato se si effettua un trattamento narcotico: *Chiunque, mediante suggestione ipnotica o in veglia, o mediante somministrazione di sostanze alcooliche o stupefacenti, o con qualsiasi altro mezzo, pone una persona, senza il suo consenso, in stato d'incapacità di intendere o di volere (artt. 85, 86), è punito [...]* (Art. 613 codice penale (cp) Stato di incapacità procurato mediante violenza).

Il concetto di trattamento medico-chirurgico, in relazione al fondamento e ai limiti della sua liceità, non si limita alle sole attività terapeutiche, ma si estende anche a quelle non terapeutiche: sperimentazione sulla persona umana, interventi a favore di terzi come nel trapianto di organi da viventi, indagini strumentali relativamente cruente per accertare l'idoneità sportiva, trattamenti plastici per rimodellare i lineamenti del corpo. Rimandando a letture più specifiche, in questa sede appare sufficiente ricordare che la dottrina, di volta in volta, ha variamente individuato il fondamento della legittimità dell'agire sanitario: 1) nell'*adeguatezza sociale,* ovvero considerando i vantaggi derivanti dalle cure maggiori dei possibili danni; 2) nell'assoluta *carenza dell'elemento soggettivo* in capo al soggetto agente (il medico opera con l'unico scopo di arrecare un vantaggio alla salute del malato); 3) nelle cause di *giustificazione codificate* ex art. 50 cp: *Non è punibile chi lede o pone*

C. Rago (✉)
Direttore Operativo del Coordinamento Regionale Trapianti Veneto, Regione Veneto

Il neuroleso grave. Sergio Pintaudi, Lucia Rizzato (a cura di)
© Springer-Verlag Italia 2010

in pericolo un diritto, col consenso della persona che può validamente disporne (Art. 50
cp. Consenso dell'avente diritto), ovvero all'esercizio di un diritto o nell'adempimento di
un dovere a mente dell'art. 51 cp: *L'esercizio di un diritto o l'adempimento di un dovere
imposto da una norma giuridica o da un ordine legittimo della pubblica autorità, esclude la punibilità. Se un fatto costituente reato è commesso per ordine dell'autorità, del
reato risponde sempre il pubblico ufficiale che ha dato l'ordine. Risponde del reato altresì chi ha eseguito l'ordine, salvo che, per errore di fatto abbia ritenuto di obbedire a
un ordine legittimo. Non è punibile chi esegue l'ordine illegittimo, quando la legge non
gli consente alcun sindacato sulla legittimità dell'ordine* (art. 51 cp. Esercizio di un diritto o adempimento di un dovere); 4) nella più nota scriminante prevista dall'art. 54 cp
del così detto *stato di necessità*: *Non è punibile chi ha commesso il fatto per esservi stato costretto dalla necessità di salvare sé od altri dal pericolo attuale di un danno grave
alla persona, pericolo da lui non volontariamente causato, né altrimenti evitabile, sempre che il fatto sia proporzionato al pericolo. Questa disposizione non si applica a chi ha
un particolare dovere giuridico di esporsi al pericolo. La disposizione della prima parte
di questo articolo si applica anche se lo stato di necessità è determinato dall'altrui mi-
naccia; ma, in tal caso, del fatto commesso dalla persona minacciata risponde chi l'ha
costretta a commetterlo* (art. 54 cp. Stato di necessità).

Delle teorie sopraesposte la dottrina più attuale, rilevando come se si dovesse riconoscere quale causa di giustificazione all'atto medico il solo consenso dell'avente diritto (art.
50 cp), il margine di autonomia del paziente (e quindi del medico) sarebbe comunque limitato in forza dell'art. 5 codice civile (cc): *Gli atti di disposizione del proprio corpo sono vietati quando cagionino una diminuzione permanente della integrità fisica, o quando
siano altrimenti contrari alla legge, all'ordine pubblico o al buon costume* il quale, come
è noto, vieta gli atti di disposizione del proprio corpo che provochino una diminuzione permanente dell'integrità fisica. Parimenti non ammissibile, e comunque improprio, sarebbe
attribuire al solo medico la titolarità di una sorta di generico *diritto/dovere alle cure* (ex
artt. 51, 52, 54 cp). Si è così trovata una sintesi riconoscendo al sanitario la potestà di curare tutte quelle situazioni in cui l'esercizio della sua professione necessiti, per estrinse-
carsi, non solo del libero, manifesto, personale, consapevole e attuale consenso del paziente,
ma anche di regole di buona pratica clinica. Il riferimento alla diligenza, alla prudenza e
alla perizia basato su indicatori certi e misurabili, che ha portato all'elaborazione e all'applicazione di standard largamente condivisi necessari alla progettazione, alla conduzione,
alla registrazione dell'atto medico, consente il richiamo di alcuni concetti che attengono ai
così detti parametri di riferimento della condotta medica. Non vi è dubbio che il progresso tecnico e la tumultuosa crescita delle conoscenze scientifiche abbiano posto i medici di
fronte a un pluralismo di offerte terapeutiche da rendere necessaria una loro selezione su
base di documentate evidenze. Per definire gli standard assistenziali e verificare l'appropriatezza dell'assistenza erogata, nonché suggerire ai medici le modalità di trattamento più
idonee da adottare al caso clinico, nel recente passato, si sono elaborati documenti dove
sintetizzare e schematizzare indirizzi diagnostici e terapeutici relativi a molti settori o sub
settori delle discipline mediche. Tali indicazioni sono diversamente indicate: linee-guida,
protocolli, percorsi, *consensus conferences*, ecc. Tali termini, però, sono spesso usati im-
propriamente quasi fossero sinonimi. È opportuno quindi fare chiarezza su questo punto.
Per *linee-guida (L-G)* si deve intendere la sintesi di un'analisi sistematica dei metodi dia-

gnostici e terapeutici disponibili allo scopo di assistere i medici e i pazienti nel decidere quali siano le modalità di assistenza più appropriate al caso e forniscono indicazioni flessibili per definizione. Il *protocollo* è l'insieme logico e sequenziale di atti, manovre e indagini finalizzati a raggiungere un determinato obiettivo e nell'interpretazione giuridica ha valore vincolante (*mandatory*) per i professionisti. Le espressioni *Percorsi, Percorsi assistenziali e/o diagnostici e/o terapeutici* rappresentano un approccio integrato alle soluzioni dei problemi offerti in sequenza al cittadino, accompagnato da una valutazione dei costi più o meno aggregata. Per *consensus conference*, secondo le indicazioni proposte dall'Istituto Superiore di Sanità e dell'Agenzia per i Servizi Sanitari Regionali, si deve intendere *la stesura di raccomandazioni da parte di una giuria al termine di una presentazione e consultazione di esperti che sintetizzano le conoscenze scientifiche su un dato argomento.* Poiché risulta di maggior interesse medico-legale comprendere il diverso significato che viene assunto dai termini linea guida e protocollo, le sottostanti considerazioni saranno limitate a queste due categorizzazioni. Come sopra accennato, mentre le L-G sono procedure relativamente flessibili, ovvero raccomandazioni di comportamento clinico [1] perché rappresentano il risultato di un percorso metodologico nel quale si integrano le conoscenze scientifiche disponibili, l'esperienza clinica e l'opinione di altre figure coinvolte nella gestione della salute (pazienti, familiari, amministratori, politici, ecc.), i protocolli hanno un significato più coercitivo perché indicano un ben preciso schema di comportamento che determinati soggetti devono seguire in una specifica situazione. Il differente significato dei due termini comporta distinte ripercussioni in ambito medico-legale. Sul piano semantico, il termine *protocollo* si differenzia dalle L-G, in quanto il primo assume la configurazione di una legge, le seconde rappresentano invece consigli operativi su specifiche problematiche [2]. Da un punto di vista strettamente giuridico, quindi, i protocolli possono assumere il significato di atti normativi interni o di regolamenti di servizio. Nel caso di violazione, senza giustificato motivo, il responsabile può assumere provvedimenti disciplinari nei confronti del collaboratore inadempiente o, se l'inosservanza del protocollo stesso causa un evento dannoso, si configura la così detta *colpa specifica*. Per contro le L-G, le quali hanno un ovvio significato più generale, consentono una maggior discrezionalità da parte dell'utilizzatore. A dimostrazione che le L-G non possano fungere da termine di paragone assoluto o essere considerati mezzi per garantire risultati inevitabilmente positivi, una verifica di 1004 sentenze per complicanze dell'anestesia effettuata da un'apposita commissione dell'*American Society of Anesthesiologists* ha dimostrato che il danno si era verificato nell'82% dei casi dei trattamenti inferiori allo standard; ma anche nel 42% dei casi di trattamento corrispondente allo standard; più in particolare, su 1004 casi giunti a sentenza, in 400 il trattamento corrispondeva allo standard. Vi è altresì da chiedersi se l'adozione delle L-G costituisca non solo una maggiore garanzia di sicurezza, ma anche una maggiore garanzia per il medico contro il rischio di accuse di *malpractice*. Garrik ha contestato che 1) le *guidelines* sono utili per evitare accuse; 2) tuttavia esse sono utili anche agli avvocati per cercarvi ciò che nel singolo caso non è stato fatto dai medici; 3) fino al 1991, 29 società scientifiche mediche avevano messo a punto circa 700 *guidelines* e altre 150 erano in preparazione; 4) il rapido progresso scientifico rende difficile il continuo aggiornamento delle *guidelines*; 5) poiché le *guidelines* non possono avere un significato imperativo, può accadere e accade che non pochi medici deroghino a esse nel caso concreto sulla base delle proprie personali esperienze e statistiche [3].

Il significato, in medicina legale, delle L-G è dunque quello di un autorevole punto di riferimento per verificare e valutare il comportamento professionale del sanitario, ben sapendo che il singolo caso clinico può giustificare anche un significativo scostamento dalle L-G stesse in rispetto ai principi di discrezionalità delle professioni intellettuali e a quello relativo alla peculiarità dell'interazione fra realtà biologica individuale e abilità del sanitario che vi si confronta. Anche per quanto riguarda i protocolli, benché a valenza mandataria, il loro utilizzo non può prescindere dal principio della discrezionalità e della specificità del caso, propri della medicina. Infatti, se per una determinata patologia la scienza medica ha stabilito il percorso diagnostico-terapeutico più utile da adottare, in realtà a parità di patologia nel senso nosografico esiste una variabilità individuale fra malati diversi. Ne consegue che neppure un protocollo, ancorché ben strutturato, può prevedere e comprendere tutte le diverse eventualità che possono verificarsi nel singolo caso concreto. Inevitabilmente anche un protocollo, che si consolida sulla base di ciò che normalmente accade, lascia scoperto il non prevedibile che si manifesta in modo imprevisto. Per finire, se L-G e protocolli, pur con il loro diverso peso mandatario, nascono con l'obiettivo di assistere i sanitari nello scegliere i percorsi più appropriati, ciò non dimeno non possono imprigionarlo in un comportamento standardizzato e omologato, ovvero determinare la perdita del giudizio clinico, dell'iniziativa d'intervento, della professionalità che è propria dell'arte medica tesa a tutelare la salute del cittadino. Passando agli aspetti più specifici che riguardano il trapianto di organi e tessuti, la Legge 91/99 *Disposizioni in materia di prelievi e di trapianti di organi e di tessuti*, con particolare riguardo all'art. 14, comma 5, prevede che lo stesso Ministero, sentita la Consulta, possa emanare, con proprio decreto, i criteri e le modalità per la certificazione dell'idoneità dell'organo prelevato al trapianto e che fra le funzioni delegate al Centro Nazionale Trapianti (art 8, comma 6, lettera c) vi è quella di individuare i criteri per la definizione di protocolli operativi utili all'assegnazione degli organi e dei tessuti. In conformità a questi presupposti normativi, il Centro Nazionale Trapianti ha sviluppato numerose L-G e protocolli tesi a uniformare le attività di prelievo e di trapianto, a precisare procedure ai fini della diagnosi di morte in soggetti affetti da lesioni encefaliche, a verificare l'idoneità del donatore, a escludere condizioni cliniche, quali la presenza di neoplasie o infezioni, che rendono il trapianto non praticabile ovvero con lo scopo di minimizzare i possibili fattori di rischio connessi con il trapianto o, quantomeno, per poterli meglio valutare ed eventualmente controllare nonché uniformare il prelievo, la processazione e la distribuzione di cellule e tessuti sempre a scopo di trapianto. Questo insieme di numerosi atti (per la cui lettura si rimanda al sito web del Centro Nazionale Trapianti) legittima l'approfondimento tematico sopra esposto e costituisce motivo per alimentare una più ampia ed esaustiva riflessione collegiale.

Bibliografia

1. A Fiori (1999) Medicina Legale della responsabilità medica. Giuffrè Editore, Milano
2. Nardi R, Cipolla D'Abruzzo C (1996) La responsabilità del Medico in Medicina d'Urgenza e Pronto Soccorso. Centro Scientifico Editore, Torino
3. Introna F, Rago C, Regazzo A (1997) Il Giudice ed il coraggio del dubbio. Riv It Med Leg XIX(2):447-474

Riflessioni etiche

38

S. Pintaudi

38.1
Medicina dell'area critica

Il neuroleso grave è un paziente che, prima di trovarsi coinvolto nell'accidente traumatico o vascolare, si trovava per lo più in pieno stato di benessere. La situazione di emergenza sanitaria che si genera è quindi di notevole concentrazione stressogena e vede coinvolti, oltre al paziente, i suoi parenti e gli operatori della sanità. Tutti attori che, ciascuno per la propria parte, in una concentrazione temporale estrema devono: capire, accettare, agire. Il familiare deve *capire* ciò che è successo al proprio caro, *accettare* una situazione in cui la propria opera è marginale, *agire* nell'affidarsi alla struttura che lo ha accolto o richiedere l'intervento di altri. L'operatore sanitario deve *capire* la patologia, *accettare* la diffidenza, *agire* al massimo delle proprie capacità professionali e delle strutture disponibili per un paziente che non ha avuto possibilità di scelta.

In queste condizioni, termini come *responsabilità* e *prendersi cura* rivestono il valore della concretezza e prendere decisioni dai risvolti anche etici può apparire fuori luogo, perché la decisione potrebbe interferire con i tempi critici dell'emergenza, ma occorre rimarcare che gli atti sanitari non possono essere avulsi dai comportamenti etici. Nella gestione dell'emergenza sanitaria, occorre sempre ricercare un equilibrio tra le esigenze del paziente – sempre prioritarie – e quelle dei familiari, che richiedono tempo e attenzioni. L'operatore dell'emergenza sanitaria deve essere dotato non solo di preparazione ed esperienza professionale, ma anche di solide basi etiche che lo guidino nell'agire secondo principi di correttezza morale.

In questo contesto occorre che l'azione, per definirsi etica, si avvalga di principi morali seguendo regole che conducono a decisioni specifiche. Ad esempio, per il principio della sacralità della vita, l'azione *giusta* è quella di salvare un paziente affetto da cancro in fase terminale e quindi sarebbe lecito l'uso di mezzi straordinari di cura quali l'intu-

S. Pintaudi (✉)
Dipartimento Emergenza, Rianimazione "Antonella Caruso", Ospedale Garibaldi, Catania

Il neuroleso grave. Sergio Pintaudi, Lucia Rizzato (a cura di)
© Springer-Verlag Italia 2010

Tabella 38.1 I principi della bioetica

Principi	Obblighi
Autonomia	Rispettare la libertà di ogni persona di decidere per sé e su di sé
Non maleficenza	Non fare del male
Beneficenza	Fare con gli altri ciò che ognuno ritiene un bene per sé
Giustizia	Non discriminare e trattamento di uguaglianza

bazione e la ventilazione meccanica. Per il principio di benevolenza (uno dei fondamenti della bioetica), invece, occorre che l'azione sanitaria si limiti ad alleviare le sofferenze poiché gli interventi invasivi (intubazione, ventilazione meccanica) procurerebbero solo una sofferenza aggiuntiva, non finalizzata a salvare la vita del paziente, ma semmai a determinare il prolungamento della fase agonica (Tabella 38.1).

Il paziente neuroleso grave non ha capacità di autodeterminarsi o, se ce l'ha, è solo nei primi momenti della fase acuta sino a quando non si instaura il danno encefalico. In queste condizioni chi decide per lui, tradizionalmente, è il parente più prossimo che esercita un diritto di potestà affettiva. Ora occorre sottolineare come l'etica sia intimamente connessa con lo sviluppo della democrazia e del riconoscimento dei diritti dell'uomo, mentre l'etica sanitaria si è mantenuta allo status quo, seguendo il principio secondo il quale il malato è individuo non responsabile. Dalla seconda metà del XX secolo, i concetti di autonomia, responsabilità, libertà si sono concentrati anche sulla figura dell'uomo malato al quale viene oggi riconosciuto il diritto all'autodeterminazione, che nel suo evolversi ha anche sviluppato il principio giuridico del decisore sostituto, nell'eventualità di incapacità [1]. Chi debba essere il sostituto, le varie legislazioni si sono o si stanno attrezzando per indicarlo. Per quanto ci riguarda, occorre affermare che, chi prende decisioni al posto del paziente, deve conoscerlo bene e deve avere un'idea solida dei trattamenti che egli preferirebbe. Oltre alla tematica dell'autodeterminazione, la medicina d'emergenza deve affrontare altri temi di natura bioetica quali il consenso informato, la discrezione (o privacy), l'uso di linee guida aggiornate, l'accoglienza del paziente, l'allocazione delle risorse disponibili, la qualità delle cure e della formazione. Nell'affrontare queste tematiche, l'agire secondo i principi sanciti dalla bioetica rappresenta l'equilibrio tra gli interessi del paziente e l'arte medica.

38.2
Trapiantologia

La medicina dei trapianti ha sempre comportato una serie di problematiche di natura morale: dalla liceità di compiere interventi chirurgici ad altissimo rischio a quella dei prelievi di organi a scopo di trapianto, dal reperimento degli organi alla loro assegnazione, dalla certezza della morte al traffico e al commercio degli organi, dai costi sostenuti all'effettivo beneficio che ne deriva. Dal sorgere di tutte queste tematiche, si sono sviluppati

Tabella 38.2 Cause di mancata donazione

Resistenze alla donazione	Cause
Certezza della propria morte	Timore del prelievo mentre si è ancora in vita
Timore che i propri organi possano essere venduti	Commercio degli organi
Sospetto circa le cure ricevute	Sfiducia nel Sistema Sanitario
Dovere di pietà verso il cadavere	Culto del cadavere, alterata concezione del culto dei morti

ampi dibattiti e varie linee di pensiero molti dei quali sono ancora in pieno svolgimento e, sebbene tutte le tematiche poste dalla trapiantologia occupino ampi spazi nelle legislazioni di molti paesi, la regolazione giuridica connessa alla trapiantologia non riesce a tenere il passo con l'evoluzione scientifica. Nell'ambito della concezione del rapporto medico-paziente, inoltre, non v'è dubbio che la medicina dei trapianti abbia introdotto un terzo elemento: il donatore, i cui organi, riflettendo in maniera estensiva, divengono medicina. Medicina per l'uomo sofferente o morente, e allora è medicina salvavita, concretizzando così il più alto gesto di solidarietà umana [2]. Un dato è certo e inconfutabile, senza prelievo di organi non vi può essere alcun trapianto e siccome la donazione non può che derivare da un atto volontario e libero, dalla considerazione che i dati relativi alle donazioni, nel mondo, mostrano un andamento a macchia di leopardo, non può che derivarne la constatazione che le resistenze alla donazione sono ancora molto elevate [3]. Altro elemento determinante è la complessa organizzazione necessaria per portare a termine il processo di donazione, per la quale occorre un collaudato ed efficiente sistema organizzativo, anche se occorre considerare che una buona struttura sanitaria, efficientemente organizzata è in grado di sostenere un congruo numero di prelievi l'anno. In effetti, se consideriamo che per effettuare un prelievo di organi occorre che l'ospedale sia in grado di dare risposte efficienti e immediate in termini di laboratorio di analisi, radiologia, consulenze internistiche e chirurgiche, trasporti e collegamenti, ci si rende conto di come il prelievo di organi e tessuti a scopo di trapianto possa essere considerato un indicatore della buona funzionalità dell'ospedale e l'intero processo donazione-trapianto altro non sia che l'indicatore di efficienza del sistema sanitario di una regione, di una nazione, di un'intera società civile. Le resistenze alla donazione degli organi possono trovare quindi varie cause, non ultima quella della fiducia che i cittadini ripongono nel proprio sistema sanitario (Tabella 38.2).

38.3
Conclusioni

L'agire dell'uomo è connesso anche all'evoluzione e ai progressi scientifici e, per essere considerato lecito, deve riferirsi a principi etici che ne definiscano la correttezza morale. I principi che legittimano l'azione del medico, oggi estendibili all'operatore della sanità, hanno subito anch'essi un'evoluzione col riconoscimento dei diritti dell'uomo malato e in particolare dell'autodeterminazione; si passa da una sanità paternalistica, per la quale l'uomo malato non ha capacità, a una sanità partecipata. Il che rende più complessa l'azione sanitaria, in particolare nella gestione dell'emergenza. Ricercare l'equilibrio tra gli interessi del paziente e l'arte medica è fondamento della liceità e legittimità dell'odierna azione medica.

Queste brevi note di etica medica, lungi dall'essere esaustive circa la complessità connessa all'agire medico, descrivono per grandi linee i punti di criticità nelle situazioni di emergenza-urgenza e nel mondo dei prelievi di organi e tessuti a scopo di trapianto, ponendo l'accento sui diritti dell'uomo malato che oggi, a pieno titolo, rientra in possesso del suo potere decisorio circa le cure e i trattamenti che intende siano attuati su di sé. Conoscere i principi che legittimano e guidano l'azione sanitaria, le disposizioni di legge e le norme che riguardano il potere decisorio, il processo decisionale e il consenso, è di base per consentire all'operatore sanitario e al suo paziente di risolvere molte situazioni che altrimenti sono destinate a entrare nel tunnel dell'incomprensione e della conflittualità.

Bibliografia

1. Allison LG (2001) Etica. In: Medicina d'Emergenza. Antonio Delfino Editore, Roma, vol IV, pp 1702-1706
2. Verlato R (2004) Storia del Coordinamento in Italia. In: Manuale del Corso Nazionale per Coordinatori alla donazione e prelievo di organi e tessuti, V ed. Editrice Compositori s.r.l., Bologna, pp 24
3. Aramini M, Di Nauta S (1998) Etica dei Trapianti di Organi. Paoline Editoriale libri, Milano, pp 39

A1.1
Emergenza

DPR 27 Marzo 1992

**Atto di indirizzo e coordinamento alle Regioni
per la determinazione dei livelli di assistenza sanitaria di emergenza**
(Pubblicato sulla G.U. n. 76 del 31/3/92 – Serie Generale)

IL PRESIDENTE DELLA REPUBBLICA

Visto l'art. 4 della legge 30 dicembre 1991, n. 412, che detta norme in materia di assistenza sanitaria per l'anno 1992;

Visto il comma 1 della richiamata norma che autorizza il Governo ad emanare un atto di indirizzo e di coordinamento per la determinazione dei livelli di assistenza sanitaria da assicurare in condizioni di uniformità sul territorio nazionale sulla base dei limiti e principi di cui alle successive lettere a), b), c), d) ed e);

Vista la deliberazione del CIPE in data 3 agosto 1990 che ha disciplinato, su conforme parere della Conferenza permanente per i rapporti tra lo Stato, le regioni e le province autonome, le priorità degli interventi relativi all'emergenza-urgenza sanitaria ed al rischio anestesiologico anche utilizzando con vincolo di destinazione le risorse in conto capitale del Fondo sanitario nazionale;

Visto l'art. 22 dell'accordo collettivo nazionale per la regolamentazione dei rapporti con i medici addetti al servizio di guardia medica e di emergenza territoriale, reso esecutivo con decreto del Presidente della Repubblica 25 gennaio 1991, n. 41;

Visto il documento tecnico di intesa approvato dalla Conferenza Stato-regioni nella seduta del 14 gennaio 1992;

Visto il parere espresso dal Consiglio superiore di sanità in data 12 febbraio 1992;

Ritenuto che, nelle more della definizione degli standard organizzativi e dei costi unitari dei livelli di assistenza uniformi di cui all'art. 4 della legge 30 dicembre 1991, n. 412, la Conferenza Stato-regioni in data 7 febbraio 1992 ha definito l'intesa sul livello uniforme di assistenza del sistema dell'emergenza sanitaria;

Ritenuto che le spese in conto capitale per l'organizzazione del livello assistenziale fanno carico agli stanziamenti di cui all'art. 20 della legge 11 marzo 1988, n. 67, nonché agli stanziamenti in conto capitale del Fondo sanitario nazionale, mentre quelle correnti fanno carico al Fondo sanitario nazionale di parte corrente di cui all'art. 51 della legge 23 dicembre 1978, n. 833, nella misura che sarà determinata ai sensi del combinato disposto della norma di cui ai commi 1 e 16 dell'art. 4 della legge 30 dicembre 1991, n. 412;

Vista la deliberazione del Consiglio dei Ministri, adottata nella riunione del 13 marzo 1992, su proposta del Ministro della sanità, di concerto con il Ministro per le riforme istituzionali e gli affari regionali;

decreta:

È approvato il seguente atto di indirizzo e coordinamento delle attività delle regioni e delle province autonome di Trento e di Bolzano, in materia di emergenza sanitaria.

Art. 1
Il livello assistenziale di emergenza sanitaria

1. Ai sensi del comma 1 dell'art. 4 della legge 30 dicembre 1991, n. 412, il livello assistenziale di emergenza sanitaria da assicurare con carattere di uniformità in tutto il territorio nazionale è costituito dal complesso dei servizi e delle prestazioni di cui agli articoli successivi.

Art. 2
Il sistema di emergenza sanitaria

1. Le regioni e le province autonome di Trento e di Bolzano organizzano le attività di urgenza e di emergenza sanitaria articolate su:
   a) il sistema di allarme sanitario;
   b) il sistema di accettazione e di emergenza sanitaria.

Art. 3
Il sistema di allarme sanitario

1. Il sistema di allarme sanitario è assicurato dalla centrale operativa, cui fa riferimento il numero unico telefonico nazionale "118". Alla centrale operativa affluiscono tutte le richieste di intervento per emergenza sanitaria. La centrale operativa garantisce il coordinamento di tutti gli interventi nell'ambito territoriale di riferimento.
2. Le centrali operative della rete regionale devono essere compatibili tra loro e con quelle delle altre regioni e delle province autonome di Trento e di Bolzano in termini di standard telefonici di comunicazione e di servizi per consentire la gestione del traffico interregionale. Con decreto del Ministro della sanità, di concerto con il Ministro delle poste e delle telecomunicazioni, entro sessanta giorni dalla data di pubblicazione del presente atto nella Gazzetta Ufficiale della Repubblica, sono definiti gli standard di comunicazione e di servizio.
3. L'attivazione della centrale operativa comporta il superamento degli altri numeri di emergenza sanitaria di enti, associazioni e servizi delle unità sanitarie locali nell'ambito territoriale di riferimento, anche mediante convogliamento automatico delle chiamate sulla centrale operativa del "118".
4. Le centrali operative sono organizzate, di norma su base provinciale. In ogni caso nelle aree metropolitane dove possono all'occorrenza sussistere più centrali operative, è necessario assicurare il coordinamento tra di esse.
5. Le centrali operative assicurano i radiocollegamenti con le autoambulanze e gli altri mezzi di soccorso coordinati e con i servizi sanitari del sistema di emergenza sanitaria del territorio di riferimento, su frequenze dedicate e riservate al servizio sanitario nazionale, definite con il decreto di cui al comma 2.
6. Il dimensionamento e i contenuti tecnologici delle centrali operative sono definiti sulla base del documento approvato dalla Conferenza Stato-regioni in data 14 gennaio 1992, che viene allegato al presente atto.

Art. 4
Competenze e responsabilità nelle centrali operative

1. La responsabilità medico-organizzativa della centrale operativa è attribuita nominativamente, anche a rotazione, a un medico ospedaliero con qualifica non inferiore ad aiuto corresponsabile, preferibilmente anestesista, in possesso di documentata esperienza ed operante nella medesima area dell'emergenza.

2. La centrale operativa è attiva per 24 ore al giorno e si avvale di personale infermieristico adeguatamente addestrato, nonché di competenze mediche di appoggio. Queste devono essere immediatamente consultabili e sono assicurate nominativamente anche a rotazione, da medici dipendenti con esperienza nel settore dell'urgenza ed emergenza e da medici del servizio di guardia medica di cui all'art. 22 dell'accordo collettivo nazionale per la regolamentazione dei rapporti con i medici addetti al servizio di guardia medica e di emergenza territoriale, reso esecutivo con decreto del Presidente della Repubblica 25 gennaio 1991, n. 41. La responsabilità operativa è affidata al personale infermieristico professionale della centrale, nell'ambito dei protocolli decisi dal medico responsabile della centrale operativa.

Art. 5
Disciplina delle attività

1. Gli interventi di emergenza sono classificati con appositi codici. Il Ministro della sanità, con proprio decreto da emanarsi entro sessanta giorni dalla data di pubblicazione del presente atto nella Gazzetta Ufficiale della Repubblica, stabilisce criteri e requisiti cui debbono attenersi le regioni e le province autonome di Trento e di Bolzano nella definizione di tale codificazione, anche ai fini delle registrazioni necessarie per documentare le attività svolte e i soggetti interessati
2. L'attività di soccorso sanitario costituisce competenza esclusiva del Servizio sanitario nazionale. Il Governo determina gli standard tipologici e di dotazione dei mezzi di soccorso ed i requisiti professionali del personale di bordo, di intesa con la Conferenza Stato-regioni.
3. Ai fini dell'attività di cui al precedente comma, le regioni e le province autonome di Trento e di Bolzano possono avvalersi del concorso di enti e di associazioni pubbliche e private, in possesso dell'apposita autorizzazione sanitaria sulla base di uno schema di convenzione definito dalla Conferenza Stato-regioni, su proposta del Ministro della sanità.

Art. 6
Il sistema di accettazione e di emergenza sanitaria

1. Fermo restando quanto previsto dall'art. 14 del decreto del Presidente della Repubblica 27 marzo 1969, n. 128, in materia di accettazione sanitaria, il sistema di emergenza sanitaria assicura:
   a) il servizio di pronto soccorso;
   b) il dipartimento di emergenza.
2. Le regioni e le province autonome di Trento e di Bolzano individuano gli ospedali sedi di pronto soccorso e di dipartimento di emergenza.

Art. 7
Le funzioni di pronto soccorso

1. L'ospedale sede di pronto soccorso deve assicurare, oltre agli interventi diagnostico-terapeutici di urgenza compatibili con le specialità di cui è dotato, almeno il primo accertamento diagnostico, clinico, strumentale e di laboratorio e interventi necessari alla stabilizzazione del paziente, nonché garantire il trasporto protetto.
2. La responsabilità delle attività del pronto soccorso e il collegamento con le specialità di cui è dotato l'ospedale sono attribuiti nominativamente, anche a rotazione non inferiore a sei mesi, ad un medico con qualifica non inferiore ad aiuto, con documentata esperienza nel settore.

Art. 8
Le funzioni del dipartimento di emergenza

1. Il dipartimento di emergenza deve assicurare nell'arco delle 24 ore, anche attraverso le unità operative specialistiche di cui è dotato l'ospedale, oltre alle funzioni di pronto soccorso, anche:
   a) interventi diagnostico-terapeutici di emergenza medici, chirurgici, ortopedici, ostetrici e pediatrici;
   b) osservazione breve, assistenza cardiologica e rianimatoria.
2. Al dipartimento di emergenza sono assicurate le prestazioni analitiche, strumentali e di immunoematologia per l'arco delle 24 ore giornaliere.

3. La responsabilità delle attività del dipartimento e il coordinamento con le unità operative spe-cialistiche di cui è dotato l'ospedale sono attribuiti nominativamente, anche a rotazione non inferiore a sei mesi, ad un primario medico, chirurgo o rianimatore, con documentata espe-rienza nel settore.

Art. 9
Le funzioni regionali

1. Le regioni e le province autonome di Trento e di Bolzano, anche a stralcio del Piano sa-nitario regionale, determinano, entro centoventi giorni, dalla data di pubblicazione del pre-sente atto nella Gazzetta Ufficiale della Repubblica, la ristrutturazione del sistema di emer-genza sanitaria, con riferimento alle indicazioni del parere tecnico fornito dal Consiglio superiore di sanità, in data 12 febbraio 1991, e determinano le attribuzioni dei responsa-bili dei servizi che compongono il sistema stesso.
   Il provvedimento di cui al comma precedente determina altresì le modalità di accettazione dei ricoveri di elezione in relazione alla esigenza di garantire adeguate disponibilità di posti letto per l'emergenza. Con il medesimo provvedimento sono determinate le dotazioni di posti let-to per l'assistenza subintensiva da attribuire a singole unità operative

Art. 10
Prestazioni dal personale infermieristico

1. Il personale infermieristico professionale, nello svolgimento del servizio di emergenza, può essere autorizzato a praticare iniezioni per via endovenosa e fleboclisi, nonché a svolgere le altre attività e manovre atte a salvaguardare le funzioni vitali, previste dai protocolli decisi dal medico responsabile del servizio.

Art. 11
Onere del trasporto di emergenza

1. Gli oneri delle prestazioni di trasporto e soccorso sono a carico del servizio sanitario nazio-nale solo se il trasporto è disposto dalla centrale operativa e comporta il ricovero del pazien-te. Detti oneri sono altresì a carico del Servizio sanitario nazionale anche in mancanza di ri-covero determinata da accertamenti effettuati al pronto soccorso.

Art. 12
Attuazione

1. All'attuazione di quanto disposto dal presente atto provvedono le regioni e le province auto-nome.
2. Le spese in conto capitale per l'organizzazione del livello assistenziale fanno carico come prio-rità agli stanziamenti di cui all'art. 20 della legge 11 marzo 1988, n. 67, nonché agli stanzia-menti in conto capitale del Fondo sanitario nazionale, mentre quelle correnti fanno carico al Fondo sanitario nazionale di parte corrente di cui all'art. 51 della legge 23 dicembre 1978, n. 833, nella misura che sarà determinata ai sensi del combinato disposto delle norme di cui ai commi 1 e 16 dell'art. 4 della legge 30 dicembre 1991, n 412.
3. Entro sei mesi dalla data di pubblicazione del presente atto nella Gazzetta Ufficiale della Repubblica, la Conferenza Stato regioni verifica le iniziative assunte. Lo stato di attuazio-ne del sistema emergenza sanitaria in ciascuna regione e provincia autonoma, nonché le ri-sorse finanziarie impiegate. Allo scopo di attuare il sistema di emergenza sanitaria nelle regioni che non lo abbiano attuato, in tutto o in parte la Conferenza Stato-regioni approva uno schema tipo di accordo di programma, che, sottoscritto dal Ministro della sanità e dal Presidente della regione interessata, determina tempi, modi e risorse finanziarie per l'at-tuazione, anche avvalendosi di apposite conferenze dei servizi. L'accordo di programma può essere attivato anche prima della verifica, su richiesta della regione e provincia autonoma.
   Il presente decreto sarà pubblicato nella Gazzetta Ufficiale della Repubblica Italiana.

DM 15 Maggio 1992

Criteri e requisiti per la classificazione degli interventi di emergenza
(pubblicato sulla G.U. n. 121 del 25/5/92 – Serie Generale)

Il Ministro della Sanità
Visto l'atto di indirizzo e coordinamento alle regioni per la determinazione dei livelli di assistenza sanitaria di emergenza, approvato con decreto del Presidente della Repubblica del 27 marzo 1992, pubblicato nella Gazzetta Ufficiale n. 76 del 31 marzo 1992;
Visto l'art. 5, comma 1, del citato decreto presidenziale che demanda al Ministro della sanità il compito di stabilire i criteri e i requisiti per la codificazione degli interventi di emergenza anche ai fini delle registrazioni necessarie per documentare le attività svolte e i soggetti interessati;
Ritenuto di dover fissare gli elementi dell'intervento di emergenza da sottoporre, a cura delle regioni e delle province autonome di Trento e di Bolzano, a codificazione uniforme, fatta salva la possibilità di successivi aggiornamenti, in relazione anche allo sviluppo dei servizi di emergenza;
Vista la legge 13 marzo 1958, n. 296;

Decreta

Art. 1
Per le finalità di cui all'art. 5, comma 1, del decreto indicato in premessa, gli elementi dell'intervento di emergenza, da sottoporre ad una codifica uniforme sull'intero territorio nazionale, fatte salve successive integrazioni, sono i seguenti:
1. chiamata dell'utente alla centrale operativa "118";
2. risposta dell'operatore alla richiesta pervenuta, con particolare riguardo alla tipologia del mezzo di soccorso attivato;
3. intervento degli operatori del mezzo di soccorso;
4. esito dell'intervento di soccorso.

Art. 2
1. Il sistema di codifica per gli elementi di cui al precedente art. 1 e riportato nell'allegato 1 che forma parte integrante del presente decreto.
2. Le regioni definiscono le caratteristiche della modulistica da utilizzare per la trascrizione dei codici.

Art. 3
1. Il debito informativo delle centrali operative verso i vari livelli istituzionali e i flussi informativi ad esso connessi sono stabiliti con successivi decreti.

Art. 4
Il presente decreto sarà pubblicato nella Gazzetta Ufficiale della Repubblica Italiana ed entrerà in vigore il trentesimo giorno dalla data della sua pubblicazione.

Roma, 15 maggio 1992

Il Ministro: DE LORENZO

Allegato A

SISTEMA DI CODIFICA
1. Chiamata dell'utente
1.1 Elementi di identificazione della chiamata

a) codice di identificazione della centrale operativa
[ ][ ][ ][ ][ ]

Il codice della centrale operativa è costituito da 5 caratteri, di cui i primi tre identificano la regione, secondo il sistema di codifica in uso per le rilevazioni del Sistema Informativo Sanitario
(D.M.17/9/1986 in G.U. 15/10/1986, n. 240), il quarto e il quinto sono progressivi nell'ambito
della regione.

b) numero della chiamata

[ ][ ][ ][ ][ ][ ][ ][ ]/[ ][ ]

Il codice di chiamata è costituito da 10 caratteri, di cui i primi due identificano l'anno, dal terzo
all'ottavo identificano l'evento, gli ultimi due, dopo la barra, identificano il numero dei soggetti
colpiti dallo stesso evento

c) data e ora della chiamata

[ ][ ] [ ][ ] [ ][ ] [ ][ ]

Il codice è costituito da otto caratteri, dei quali i primi due identificano l'ora, il terzo e il quarto
i minuti, il quinto e il sesto il giorno, il settimo e l'ottavo il mese.

d) Luogo dove si è verificato l'evento
[ ][ ][ ][ ][ ][ ][ ][ ][ ][ ][ ][ ][ ][ ][ ][ ][ ][ ]
[ ][ ][ ][ ][ ][ ][ ][ ][ ][ ][ ][ ][ ][ ][ ][ ][ ][ ]
[ ][ ][ ][ ][ ][ ][ ][ ]
Il codice è costituito da 36 caratteri dei quali i primi 34 identificano il Comune attraverso la trascrizione per esteso della sua denominazione, gli ultimi due identificano la Provincia di appartenenza del Comune attraverso la sigla automobilistica.

1.2. Elementi relativi alla identificazione della tipologia del luogo dove si è verificato l'evento
[ ]
Il codice è costituito da uno solo dei seguenti caratteri:
"S": strada. Si definiscono accaduti in strada tutti gli eventi localizzabili sulla viabilità pubblica
o privata o che comunque hanno avuto origine da essa;
"P": uffici ed esercizi pubblici. Si definiscono accaduti in uffici ed esercizi pubblici tutti gli even-
ti localizzabili in porzioni di edifici adibiti in prevalenza a uffici o attività commerciali (ad es.
negozi, uffici postali, alberghi, pensioni);
"Y": impianti sportivi. Si definiscono accaduti in impianti sportivi tutti gli eventi localizzabili in
strutture prevalentemente adibite ad attività sportive, (ad es. palestre);
"K": casa. Si definiscono accaduti in casa tutti gli eventi localizzabili in edifici prevalentemente
adibiti ad abitazioni;
"L": impianti lavorativi. Si definiscono accaduti in impianti lavorativi tutti gli eventi localizzabili in sedi dove si effettuano in modo esclusivo e organizzato lavori opere (ad es. fabbriche, laboratori, cantieri);
"Q": scuole. Si definiscono accaduti in scuole tutti gli eventi localizzabili in sedi dove si effettuano prevalentemente attività prescolastiche o scolastiche organizzate per l'insegnamento di una
o più discipline, (ad es. asili nido, scuole elementari, università);
"Z": altri luoghi. Si definiscono accaduti in altri luoghi tutti gli eventi localizzabili in ambienti
diversi da quelli precedentemente definitivi.

1.3 Numero di persone coinvolte nell'evento
[ ][ ]
Il codice è costituito da due caratteri numerici indicanti il numero delle persone coinvolte nell'e-
vento segnalato attraverso la chiamata;

1.4 Ipotesi di patologia prevalente
[ ][ ]
Il codice è costituito da due caratteri. La patologia prevalente, dedotta a seguito della chiamata,
è identificata da uno solo dei seguenti codici:

"C1": patologia di origine Traumatica;
"C2": patologia di origine Cardiocircolatoria;
"C3": patologia di origine Respiratoria;
"C4": patologia di origine Neurologica;
"C5": patologia di origine Psichiatrica;
"C6": patologia di origine Neoplastica;
"C7": Intossicazione:
"C8": Altra patologia;
"C9": Patologia non identificata;
"C0": Etilista.

2. Risposta dell'operatore
2.1 Definizione della criticità dell'evento
[ ]
Ai fini di una corretta codifica della definizione della criticità dell'evento si specifica che per stabilire tale codice vanno parametrate le caratteristiche della chiamata con la risposta assistenziale teorica, ponendo attenzione al fatto che questo codice rappresenta la criticità dell'evento e non la risposta effettivamente data.
Il codice è costituito da un carattere che può assumere uno solo dei seguenti valori:
"B": bianco, non critico. Si definisce non critico un servizio che con ragionevole certezza non ha necessità di essere espletato in tempi brevi:
"V": verde, poco critico. Si definisce poco critico un intervento differibile;
"G": giallo, mediamente critico. Si definisce mediamente critico un intervento indifferibile;
"R": rosso, molto critico. Si definisce molto critico un intervento di emergenza.

2.2. Giudizio di sintesi sull'evento
[ ][ ][ ][ ]
Il codice è composto di 4 caratteri dei quali il 1° identifica il tipo di luogo dove si è verificato l'evento, riportando il codice di cui al punto 1.2; il 2° e il 3° identificano l'ipotesi di patologia prevalente, riportando il codice di cui al punto 1.4; il 4° identifica la valutazione di criticità dell'evento, riportando il codice di cui al punto 2.1.

2.3. Intervento della centrale

a) Attivazione del medico responsabile
[ ][ ]
Il codice è costituito da due caratteri e, se presente, assume il valore "D1".

b) Attivazione delle competenze mediche di appoggio
[ ][ ]
Il codice è costituito da due caratteri e, se presente, assume il valore "D2".

c) Tipologia di intervento
[ ][ ]
Il codice è costituito da due caratteri che possono assumere uno solo dei seguenti valori:
"E1" = consiglio telefonico di consultare il medico di base;
"E2" = attivazione guardia medica territoriale;
"E3" = invio mezzo di soccorso.

d) Identificazione mezzo di soccorso
[ ][ ] [ ][ ][ ][ ]
Il codice è costituito da sei caratteri, identificanti il mezzo di soccorso attivato, dei quali il 1° e il 2° carattere identificano la provincia (sigla automobilistica), i caratteri da 3 al 6 identificano l'ente di appartenenza del mezzo

– per i mezzi appartenenti alla USL:
3° e 4° carattere corrispondono al numero della Unità Sanitaria Locale proprietaria del mezzo (secondo codifica regionale);
5° e 6° carattere corrispondono al progressivo numerico del mezzo secondo l'assegnazione interna alla USL proprietaria del mezzo. Nei casi in cui il progressivo sia superiore a 99 si sostituirà al 5°carattere numerico un alfabetico seguito dal 6° carattere, che resterà numerico;

– per i mezzi appartenenti alla C.R.I.:
3° carattere è "C";
4°, 5° e 6° carattere corrispondono a quello assegnato dalla C.R.I. al mezzo

– per i mezzi appartenenti ad ente diverso:
3° e 4° carattere sono alfabetici e contraddistinguono su base provinciale l'ente, l'associazione o il privato che ha la proprietà o l'usufrutto del mezzo;
5° e 6° carattere corrispondono al progressivo numerico del mezzo secondo l'assegnazione interna all'ente, all'associazione o al privato che ha la proprietà del mezzo;

– per le eliambulanze: i caratteri dal 3° al 6° sono anch'essi alfabetici e corrispondono alla marca di immatricolazione assegnata all'aeromobile con il certificato di immatricolazione. Viene omessa la marca di nazionalità.

e) Tipologia del mezzo di soccorso
[ ][ ]
Il codice è costituito da due caratteri che possono assumere uno solo dei seguenti valori:
"E4" = Mezzo appartenente alla USL
"E5" = Mezzo appartenente alla C.R.I.
"E6" = Mezzo appartenente ad ente diverso
"E7" = Eliambulanza

f) Ora di invio del mezzo di soccorso
[ ][ ] [ ][ ]
Il codice è costituito da 4 caratteri dei quali il 1° e il 2° identificano l'ora, il 3° e il 4° carattere identificano i minuti;

3. Intervento degli operatori del mezzo di soccorso
a) ora di arrivo sul posto del mezzo di soccorso
[ ][ ] [ ][ ]
Il codice è costituito da 4 caratteri dei quali il 1° e il 2° carattere identificano l'ora, il 3° e il 4° carattere identificano i minuti;

b) sesso del paziente
[ ]
Il codice è costituito da un carattere che può assumere uno solo dei seguenti valori:
"M" = maschio
"F" = femmina.

c) età (anche apparente) del paziente
[ ][ ][ ]
Il codice è costituito da tre caratteri che possono assumere uno solo dei seguenti valori:
"H00" = 0-14 anni
"H15" = 15-60 anni
"H61" = 61-75
"H76" = > 75

d) valutazione sanitaria del paziente effettuata dal personale di soccorso giunto sul luogo dell'evento

[ ][ ]

il codice è costituito da due caratteri che possono assumere uno solo dei seguenti valori:
"10" = soggetto che non necessita di intervento
"11" = soggetto affetto da forma morbosa di grado lieve
"12" = soggetto affetto da forma morbosa grave
"13" = soggetto con compromissione delle funzioni vitali
"14" = deceduto

4. Esito dell'intervento
a) effettuazione dell'intervento

[ ][ ]

Il codice è costituito da due caratteri che possono assumere uno solo dei seguenti valori:
"N1" = soccorso non effettuato
"N2" = soccorso effettuato in loco - non necessita ricovero
"N3" = soccorso seguito da trasporto per ricovero

b) destinazione del paziente

[ ][ ]

Il codice è costituito da due caratteri che possono assumere uno solo dei seguenti valori:
"01" = paziente inviato al Pronto Soccorso più vicino
"02" = paziente inviato ad altro Pronto Soccorso

c) ora di arrivo del paziente in ospedale

[ ][ ][ ][ ]

Il codice è costituito da quattro caratteri dei quali il 1° e il 2° carattere identificano l'ora, il 3° e il 4° carattere identificano i minuti.

LINEE DI GUIDA n° 1/1996

"Atto di intesa tra Stato e regioni di approvazione delle linee guida sul sistema di emergenza sanitaria in applicazione del decreto del Presidente della Repubblica 27 marzo 1992".
(Gazzetta Ufficiale N. 114 Serie Generale del 17 maggio1996)

Visto il decreto del Presidente della Repubblica 27 marzo 1992 recante "Atto di indirizzo e coordinamento alle regioni per la determinazione dei livelli di assistenza sanitaria di emergenza";
Visto il decreto del Ministro della sanità 15 maggio 1992, recante "Criteri e requisiti per la codificazione degli interventi di emergenza";
Visto il decreto legislativo 30 dicembre 1992, n. 502, come modificato ed integrato dal decreto legislativo 7 dicembre 1993, n. 517, recante il riordino della disciplina in materia sanitaria;
Visto, in particolare, l'art. 1, comma 7, del citato decreto legislativo che prevede l'elaborazione di apposite linee guida per l'applicazione coordinata del Piano sanitario nazionale e della normativa di settore;
Visto il decreto del Presidente della Repubblica 1 marzo 1994 di approvazione del Piano sanitario nazionale per il triennio 1994-1996, recante i livelli di assistenza da assicurare, in condizioni di uniformità, a tutti i cittadini;
Visto, in particolare, il capitolo 4, paragrafo B, del Piano sanitario nazionale che individua tra le priorità di intervento del Servizio sanitario nazionale l'attivazione e l'organizzazione delle strutture e delle attività di emergenza;
Ritenuta l'opportunità di definire criteri ed indirizzi uniformi sui requisiti organizzativi e funzionali della rete dell'emergenza, tenendo conto della recente evoluzione legislativa nonché dell'esperienza fin qui maturata da numerose regioni;

Visto l'art. 12, comma 1, della legge 23 agosto 1988, n. 400;

Visto l'art. 15 della legge 7 agosto 1990, n. 241;

Lo Stato, nella persona del Ministro della sanità, e le regioni, nella persona del presidente della Conferenza dei presidenti delle regioni e delle province autonome, nel corso della seduta dell'11 aprile 1996 della Conferenza permanente per i rapporti tra lo Stato, le regioni e le province autonome di Trento e Bolzano, adottano la seguente intesa:

Sono approvate le linee guida sul sistema di emergenza sanitaria in applicazione del decreto del Presidente della Repubblica 27 marzo 1992.

SISTEMA DI EMERGENZA URGENZA
LINEE DI GUIDA N. 1/1996
(in applicazione del decreto del Presidente della Repubblica 27 marzo 1992)

Obiettivi.

Il decreto del Presidente della Repubblica 27 marzo 1992 "Atto di indirizzo e coordinamento alle Regioni per la determinazione dei livelli di assistenza sanitaria di emergenza", pubblicato nella Gazzetta Ufficiale del 31 marzo 1992, n. 76, individua le condizioni per assicurare queste attività uniformemente su tutto il territorio nazionale, attraverso un complesso di servizi e prestazioni di urgenza ed emergenza, adeguatamente articolate a livello territoriale ed ospedaliero, con il coordinamento della Centrale operativa.

Questo documento si propone di fornire indicazioni sui requisiti organizzativi e funzionali della rete dell'emergenza, tenendo conto della recente evoluzione legislativa nonché dell'esperienza fin qui maturata da numerose regioni. L'attribuzione alle regioni di maggiori competenze e responsabilità nell'ambito della pianificazione e della organizzazione dei servizi sanitari, l'avvio delle aziende unità sanitarie locali e delle aziende ospedaliere, le nuove modalità di gestione e la riorganizzazione della rete ospedaliera, impongono, anche nel sistema dell'emergenza, una rivalutazione critica dei risultati sin qui raggiunti ed un aggiornamento degli indirizzi organizzativi, in coerenza con le indicazioni dei decreti legislativi n. 502/1992 e successive modifiche ed integrazioni, con il Piano sanitario nazionale 1994-1996 e con quanto previsto nella legge n. 549 del 28 dicembre 1995, all'art. 2, comma 5. In questo contesto, devono, inoltre, essere considerate la attuale disomogeneità dell'articolazione della rete ospedaliera sul territorio nazionale e le differenze nello stato di attuazione del riordino previsto dal decreto legislativo n. 502/1992 e successive modificazioni ed integrazioni.

Obiettivo generale della riorganizzazione della rete ospedaliera è di adeguare il numero di posti letto attualmente esistenti ai parametri previsti dalla normativa vigente e di ricondurre gli ospedali per acuti alle funzioni proprie, con una più precisa definizione ed una netta separazione della funzione di assistenza a lungo termine intra ed extra ospedaliera. Questo processo, che comporterà una concentrazione in un numero minore di sedi delle attività di assistenza ospedaliera per acuti, dovrà necessariamente accompagnarsi alla istituzione di posti letto per la riabilitazione e la lungodegenza postacuzie in ambito ospedaliero, secondo i parametri previsti dalla legge n. 537/1993 (1 p.l./1000 ab). Pertanto, se da un lato appare indispensabile garantire una costante riqualificazione degli ospedali per acuti, dall'altro vi è la necessità di prevedere un nuovo assetto organizzativo per i servizi extraospedalieri. In questo contesto si pone il problema delle strutture ospedaliere riconvertite o da riconvertire in altre funzioni sanitarie.

La riorganizzazione della rete ospedaliera rappresenta il contesto ed il punto di riferimento della pianificazione della articolazione territoriale del sistema di servizi per l'emergenza-urgenza, che comporta altresì una definizione delle funzioni dei servizi territoriali, compreso il servizio di guardia medica, e dei suoi rapporti con la struttura ospedaliera. Le regioni e le province autonome, tenendo conto delle indicazioni fornite con il presente documento promuovono, nell'ambito dei propri programmi di riorganizzazione della rete ospedaliera e dei servizi di emergenza-urgenza, tutte le azioni necessarie al raggiungimento degli obiettivi concordati, finalizzati al miglioramento qualitativo e ad una maggiore omogeneità funzionale dei servizi, su base nazionale.

ORGANIZZAZIONE DEL SISTEMA DI EMERGENZA

Il sistema sanitario per l'emergenza-urgenza è costituito da:

1. un sistema di allarme sanitario, dotato di numero telefonico di accesso breve e universale in collegamento con le centrali operative;
2. un sistema territoriale di soccorso;
3. una rete di servizi e presidi ospedalieri, funzionalmente differenziati e gerarchicamente organizzati.

Le modalità di risposta all'emergenza-urgenza si articolano su quattro livelli di operatività:

1. punti di primo intervento;
2. pronto soccorso ospedaliero;
3. dipartimenti di emergenza, urgenza ed accettazione di primo livello;
4. dipartimenti di emergenza, urgenza ed accettazione di secondo livello.

L'attivazione della centrale operativa, la sua organizzazione funzionale, il suo raccordo con le strutture territoriali ed ospedaliere, con i mezzi di soccorso, con le altre centrali operative e con le istituzioni pubbliche e private che cooperano nella risposta dell'emergenza, costituiscono, insieme all'attivazione dei dipartimenti ospedalieri di emergenza-urgenza ed accettazione, il fulcro per l'organizzazione del sistema. In particolare la centrale operativa deve essere collegata con le altre centrali provinciali e sovraprovinciali, con gli altri servizi pubblici deputati all'emergenza (Vigili del fuoco, Carabinieri, Prefettura, Polizia, etc.) e con le associazioni di volontariato. Le regioni, nel procedere alla riorganizzazione della rete ospedaliera: predispongono il Piano regionale per l'emergenza, identificando le differenti esigenze delle aree territoriali regionali con particolare riguardo agli insediamenti abitativi, produttivi, alle infrastrutture, alle attività lavorative, ai flussi di traffico e turistici ed alle attività sportive; individuano le sedi idonee di Pronto soccorso ospedaliero, organizzando i dipartimenti di emergenza urgenza ed accettazione negli ospedali idonei a svolgerne le funzioni, secondo le indicazioni del presente documento; procedono alla riorganizzazione e al potenziamento dei posti letto delle unità operative di rianimazione e terapia intensiva e delle altre terapie intensive specializzate (UTIC, terapia intensiva neonatale, centri ustione, etc.). I posti letto di terapia intensiva, attualmente stimabili complessivamente attorno allo 1,5% del totale dei posti letto disponibili, dovrebbero raggiungere gradualmente il parametro tendenziale del 3% dei posti letto totali, garantendo una articolazione in due livelli, come previsto dal Piano sanitario nazionale, così da assicurare la presenza di posti letto di terapia subintensiva in numero almeno pari a quelli di terapia intensiva. Questo incremento e la relativa organizzazione permettono di affrontare in modo adeguato non solo i problemi legati all'emergenza ed urgenza, ma anche quelli derivanti dalle attività chirurgiche e di prelievo e trapianto di organi.

Questi interventi di riorganizzazione sono effettuati nelle sedi ritenute idonee e, nei diversi ambiti territoriali, privilegiando quelle che garantiscono il minor tempo medio di accesso ai pazienti del bacino di utenza interessato. A questo scopo, le regioni possono prevedere la istituzione di un Comitato regionale sanitario per l'emergenza, con compiti di programmazione ed indirizzo delle attività svolte nel sistema di emergenza. In particolare: collabora alla definizione del piano regionale per le emergenze; predispone il piano per le maxiemergenze, coordinandosi in particolare con il Dipartimento della protezione civile; definisce tipologia e dislocazione sul territorio dei mezzi di soccorso; elabora protocolli operativi per il coordinamento degli interventi tra le strutture centrali e periferiche; formula proposte per la formazione e l'aggiornamento degli operatori utilizzati nel sistema dell'emergenza-urgenza; promuove attività di verifica e valutazione del sistema regionale dell'emergenza-urgenza. Il Comitato regionale sanitario per l'emergenza, presieduto dall'assessore regionale alla sanità, ovvero da persona da questi delegata, potrebbe essere preferibilmente composto da:

1. il/i responsabili dei DEA di secondo livello;
2. i direttori sanitari delle aziende ospedaliere e degli ospedali di rilievo nazionale;
3. una rappresentanza dei responsabili delle centrali operative;
4. un rappresentante della Croce rossa italiana;
5. un rappresentante delle associazioni di volontariato operanti nel sistema di emergenza in regime convenzionale;
6. altre figure responsabili di servizi di particolare rilevanza nell'area territoriale di pertinenza;
7. un rappresentante del Comitato regionale di Protezione civile.

CENTRALE OPERATIVA

Alla Centrale operativa fanno capo tutte le richieste telefoniche di urgenza ed emergenza convogliate attraverso il numero unico 118, che a regime dovrà sostituire tutti i precedenti numeri di soccorso sanitario. Compito della Centrale operativa è di garantire il coordinamento di tutti gli interventi nell'ambito territoriale di riferimento e di attivare la risposta ospedaliera, 24 ore su 24. Il sistema di emergenza-urgenza afferente ad una Centrale operativa è stato finora organizzato di norma, anche se non obbligatoriamente, su base provinciale. L'esperienza maturata negli anni ha dimostrato che, per province di dimensioni ridotte, risulta più funzionale l'istituzione di Centrali operative sovraprovinciali o addirittura regionali. È in ogni caso opportuna una collocazione all'interno dell'area ospedaliera sede di DEA di secondo livello. Le regioni, tenendo conto delle indicazioni contenute nel presente documento, stabiliscono le modalità per il coordinamento delle varie Centrali operative istituite a livello regionale o sovraprovinciale.

FUNZIONI DELLA CENTRALE OPERATIVA

Le funzioni fondamentali della Centrale operativa comprendono:
1. ricezione delle richieste di soccorso;
2. valutazione del grado di complessità dell'intervento da attivare;
3. attivazione e coordinamento dell'intervento stesso.

Per poter assolvere a questi compiti la Centrale operativa deve essere a conoscenza della dislocazione e della tipologia dei mezzi di soccorso sul territorio, delle postazioni di guardia medica, della disponibilità dei posti letto dei DEA, con particolare riferimento a quelli relativi alle Unità operative di terapia intensiva generale e specialistica, quali quelle di cardiochirurgia, centro ustioni, neurochirurgia, chirurgia toracica e vascolare e terapia intensiva neonatale.

La Centrale operativa deve, inoltre, essere a conoscenza della disponibilità dei posti letto di terapia intensiva e di alta specialità, di cui al decreto ministeriale 29 gennaio 1992, anche se collocati al di fuori del proprio ambito territoriale.

A tal fine deve essere garantito un sistema di collegamento tra la Centrale operativa e: le altre centrali operative regionali; le postazioni dei mezzi di soccorso ed i mezzi stessi; le postazioni di guardia medica; i punti di primo intervento le componenti ospedaliere deputate all'emergenza del proprio territorio.

La Centrale operativa deve poter definire, con la massima precisione possibile il grado di criticità e complessità dell'evento accaduto, e, conseguentemente, attivare l'intervento più idoneo utilizzando tutte le risorse a disposizione. In particolare, i compiti della Centrale operativa prevedono di: fornire i consigli più appropriati, eventualmente indirizzando il paziente al proprio medico di medicina generale o al pediatra di libera scelta (nelle ore diurne, per patologie che non rivestono caratteristiche di emergenza né di urgenza) o ai servizi di guardia medica territoriale, non inserita nel sistema di emergenza-urgenza, oppure ai punti di primo soccorso territoriale, indicandone l'ubicazione; coinvolgere la guardia medica territoriale, non inserita nel sistema di emergenza urgenza; inviare mezzi di soccorso con o senza medico a bordo, organizzando l'eventuale trasporto in struttura idonea, precedentemente allertata. Alla Centrale operativa possono essere attribuite anche le seguenti funzioni: l'attività di trasporto urgente di sangue; l'attività connessa ai trapianti e prelievi d'organo. Nel caso di Centrali operative con bacino di utenza sovraprovinciale o regionale, sembra opportuno istituire delle centrali o unità di gestione mezzi per la gestione dei trasporti secondari assistiti. Alla Centrale operativa sono affidati, inoltre, il coordinamento delle competenze mediche di appoggio, in particolare del personale di guardia medica addetto all'emergenza, la formazione e l'aggiornamento del personale operante in Centrale. Per il corretto espletamento dell'attività della Centrale operativa, devono essere stabiliti protocolli operativi interni, che dovranno essere resi noti alle diverse istituzioni coinvolte nel sistema dell'emergenza-urgenza. I protocolli di valutazione di criticità dell'evento devono utilizzare codifiche e terminologie standard non suscettibili di ambiguità interpretative e devono essere sottoposti a periodica valutazione e revisione. Tali protocolli, quale il Sistema di Dispatch, sperimentato e riconosciuto a livello internazionale, dovranno essere concordati a livello regionale dai coordinatori delle varie Centrali, con l'obiettivo di rendere omogenea la risposta all'emergenza sul territorio nazionale e periodicamente aggiornati, tenendo conto della evoluzione scientifica e tecnologica e delle eventuali linee di guida elaborate dalle Società scientifiche. Tutti i protocolli di cui sopra saranno oggetto di valutazione ai fini del rispetto dei requisiti minimi di cui al D.Lgs. n. 502/92 e successive modificazioni ed integrazioni.

RISORSE TECNOLOGICHE

La Centrale operativa dovrà essere dotata di apparato di telefonia, sistema informatico e sistema di radiocollegamenti. Sistema di telefonia. La rete telefonica della Centrale operativa prevede una serie di collegamenti che consentono di: "captare" la chiamata effettuata dai normali apparecchi telefonici e "instradarla" verso le linee 118; utilizzare la rete telefonica in RFD o ISND per le comunicazioni con le strutture sanitarie della guardia medica; utilizzare linee telefoniche dedicate, per le comunicazioni con i DEA e gli altri servizi pubblici deputati alle emergenze (Vigili del Fuoco, Carabinieri, Prefettura, Polizia, etc.).

SISTEMA INFORMATIVO

La Centrale operativa dovrà essere dotata di un sistema informativo che permetta di disporre di dati aggiornati e tempestivi relativamente agli ospedali di riferimento, alla dislocazione dei punti di primo intervento, delle postazioni di guardia medica e dei mezzi disponibili, nonché di informazioni relative alle località sedi dell'evento (riferimenti cartografici e di viabilità, etc.), utili alla gestione dell'intervento. Tale sistema deve, inoltre, permettere la rilevazione delle attività svolte, anche ai fini di valutarne la qualità e l'appropriatezza rispetto ai problemi affrontati, onde consentire interventi correttivi. Appare indispensabile che venga assicurata la compatibilità tra le diverse reti regionali, anche per consentire la gestione integrata delle attività di emergenza su base sovraprovinciale. A tale proposito dovrebbe essere costituito, in sede di Conferenza Stato-regioni, un gruppo di lavoro per la verifica delle condizioni per il raggiungimento di tale compatibilità.

SISTEMA DI RADIOCOLLEGAMENTI

La rete di radiofonia deve prevedere collegamenti tra: le varie Centrali operative; Centrali operative, unità di gestione dei mezzi e gli stessi mezzi mobili di soccorso. A questo proposito, è in corso la pianificazione delle 30 coppie di frequenze, canalizzate 12,5 Khz, ricadenti sulla banda 450 Mhz (banda UHF) assegnate dal Ministero delle poste e telecomunicazioni al SSN. A tale riguardo le radiofrequenze si fa riferimento al documento elaborato dalla Facoltà di ingegneria dell'Università degli studi di Roma "La Sapienza" sui criteri per la pianificazione ed armonizzazione delle 30 coppie di frequenze su tutto il territorio nazionale, in funzione delle esigenze di traffico e coperture radio delle singole regioni. La scelta del sistema unico nazionale sarà rimandata ad un successivo atto ministeriale.

PERSONALE DELLA CENTRALE OPERATIVA

La scelta del personale e l'attribuzione delle funzioni devono essere compatibili con le indicazioni del decreto del Presidente della Repubblica 27 marzo 1992 (art. 4). A tale fine il personale medico è costituito da:

Responsabile della Centrale operativa
Il responsabile della Centrale operativa deve possedere la qualifica di dirigente medico di primo livello, o di secondo livello, preferibilmente anestesista, con comprovata esperienza nell'area dell'emergenza sanitaria, così come è stato indicato nel decreto del Presidente della Repubblica 27 marzo 1992. Al responsabile della Centrale operativa compete l'organizzazione generale per quanto attiene la definizione degli aspetti tecnici che regolano i rapporti con le altre strutture di emergenza non sanitaria e con gli enti convenzionati; la definizione dei protocolli operativi interni; la definizione e la conduzione di programmi per la verifica e la promozione della qualità dell'assistenza prestata; la gestione del personale della Centrale, inclusa la guardia medica addetta all'emergenza; il coordinamento operativo dei mezzi e la definizione di linee di indirizzo per la formazione e l'aggiornamento dello stesso. Il responsabile della Centrale operativa promuove, inoltre, la collaborazione con la guardia medica territoriale e con le altre figure professionali interessate

all'emergenza. Si ritiene che il responsabile medico della centrale, qualora abbia la qualifica di secondo livello, non possa essere contemporaneamente responsabile di una unità operativa.

Personale medico

I medici assegnati alla Centrale si distinguono in: 1) Medici dipendenti, fissi o a rotazione, provenienti dai vari settori afferenti all'area dell'emergenza, assegnati alla centrale operativa dopo un appropriato periodo di formazione sull'emergenza sanitaria. 2) Medici di guardia medica, titolari, che abbiano frequentato l'apposito corso regionale ai sensi dell'art. 22 comma 5 del decreto del Presidente della Repubblica n. 41/1991 ed i successivi programmi di formazione permanente. Nell'ambito della programmazione regionale, qualora non risulti sufficiente il personale di cui ai punti precedenti, possono essere utilizzati anche i medici di guardia medica, non titolari, che operano nei servizi di emergenza alla data di pubblicazione delle presenti linee guida, purché in possesso dei requisiti di cui al comma precedente. I medici di guardia medica non in possesso dei requisiti sopra menzionati, e quindi non utilizzati nella Centrale operativa, continuano a svolgere le funzioni previste dagli accordi convenzionali.

Operativamente, tenendo conto della disponibilità del personale medico, è possibile distinguere i medici assegnati alla Centrale in:

1. medici addetti alla Centrale operativa;
2. medici addetti all'emergenza territoriale.

I medici assegnati alla C.O. svolgono opera di supervisione dell'attività del personale infermieristico della centrale per garantire la corretta risposta alle richieste di occorso, mentre i medici addetti all'emergenza territoriale svolgono compiti assistenziali in ambito extraospedaliero. In particolare, per ammalati ad alto grado di criticità, i medici addetti all'emergenza territoriale operano la scelta dell'ospedale di destinazione, nel rispetto dei protocolli concordati tra il responsabile della Centrale operativa ed i responsabili dei DEA. Nel caso in cui nell'organizzazione regionale non sia previsto il medico addetto alla Centrale operativa, le funzioni di supervisione sono garantite dal medico di guardia dell'Unità operativa di pronto soccorso del DEA di riferimento. Le regioni, al fine di consentire il necessario scambio di informazioni tra Centrale operativa, sistema territoriale e rete ospedaliera, promuovono un più diretto coinvolgimento dei medici di medicina generale, di guardia medica e dei pediatri di libera scelta nell'organizzazione dell'intervento sanitario in emergenza e urgenza a livello extraospedaliero. Per il raggiungimento di questo obiettivo, previsto dalle convenzioni per la medicina generale e per la pediatria di libera scelta, è opportuno prevedere che una parte dell'aggiornamento obbligatorio sia dedicato all'emergenza e che venga svolto in collaborazione con i responsabili delle Centrali operative.

Personale infermieristico

È composto da infermieri professionali con esperienza nell'area critica, o che abbiano seguito corsi di formazione nel settore dell'emergenza. Al personale infermieristico è attribuita responsabilità nell'ambito dei protocolli della Centrale e svolge funzioni di ricezione, registrazione e selezione delle chiamate, determinazione dell'apparente criticità dell'evento segnalato, codificazione delle chiamate e delle risposte secondo il sistema delle codifiche definito dal decreto del Ministro della sanità del 15 maggio 1992. Contestualmente, nelle situazioni critiche, consultano il medico assegnato alla centrale, e gli forniscono gli elementi necessari ad assumere le decisioni negli interventi complessi, mantenendo i collegamenti con il personale di bordo dei mezzi di soccorso. L'organico del personale infermieristico deve essere costituito da unità in parte fisse ed in parte soggette a rotazione nell'ambito del DEA.

Altro personale

La Centrale operativa può avvalersi anche di personale appartenente alle associazioni di volontariato, ai sensi del comma 3 dell'art. 5 del decreto del Presidente della Repubblica 27 marzo 1992, che stabilisce che, ai fini dell'attività di soccorso, le regioni e le province autonome, possono avvalersi del concorso di enti e di associazioni pubbliche e private, in possesso dell'apposita autorizzazione sanitaria sulla base dello schema di convenzione già definito dalla Conferenza Stato-regioni e approvato nella seduta del 25 marzo 1993.

Aggiornamento e formazione del personale.

I programmi di aggiornamento e formazione del personale medico dipendente dal SSN, della guardia medica addetta all'emergenza e del personale medico eventualmente messo a disposizione dalle associazioni ed enti del volontariato, nonché del personale infermieristico nella Centrale, sono definiti dal responsabile della Centrale operativa, in accordo con il responsabile del dipartimento di emergenza, urgenza ed accettazione (ovvero con il referente nominato dai responsabili dei vari DEA, se in più d'uno presenti).

Tali programmi dovranno essere riferiti in particolare, alle seguenti aree:

1. attività clinico-assistenziale relativa all'emergenza/urgenza, con particolare riferimento alla preparazione in tema di primo soccorso di base, soccorso vitale avanzato, soccorso vitale avanzato traumatologico e pediatrico;
2. utilizzo di linee guida e protocolli elaborati dalla Centrale operativa per la gestione dell'emergenza/urgenza;
3. coordinamento con gli altri servizi pubblici addetti alle emergenze;
4. utilizzo degli specifici strumenti informatici, di fonia, radiocomunicazione ed orografici;
5. modalità di rapporto con l'utenza, soprattutto nei casi ad alta criticità.

Al fine di garantire a livello nazionale una fisionomia unitaria dei diversi programmi di formazione ed aggiornamento si rimanda ad un ulteriore documento che verrà successivamente predisposto. Ove la Centrale operativa non fosse attivata, i programmi di formazione previsti e i livelli di preparazione raggiunti, sono verificati ed attestati dal Direttore sanitario dell'azienda unità sanitaria locale o azienda ospedaliera di competenza. Tale verifica deve essere periodicamente ripetuta al fine di controllare il mantenimento del livello di preparazione teorico-pratica. Al fine di contribuire alla corretta, tempestiva ed efficace utilizzazione del sistema di emergenza sanitaria si ritiene inoltre opportuno avviare programmi per l'educazione alla salute dei cittadini anche mediante attività di informazione attraverso i mezzi di comunicazione di massa.

SISTEMA TERRITORIALE

Mezzi di soccorso

Fermo restando quanto previsto dal decreto ministeriale n. 553 del 17 dicembre 1987 relativo alla tipologia dei mezzi di soccorso (ambulanze di tipo A e B), ed in attesa della determinazione degli standard relativi alla dotazione ed al tipo dei mezzi di soccorso e dei requisiti professionali del personale di bordo, così come previsto dal comma 2 dell'art. 5 del decreto del Presidente della Repubblica 27 marzo 1992, si ritiene opportuno individuare le seguenti modalità di risposta, al fine di differenziare il livello di intervento in base alla tipologia di richiesta, tenendo anche conto del personale e dei mezzi a disposizione:

1. ambulanza di soccorso di base e di trasporto (tipo B ex decreto ministeriale n. 553/1987): automezzo il cui equipaggio minimo è costituito da un autista soccorritore e da un infermiere (o soccorritore/volontario) a bordo, con preparazione idonea ad operare nel sistema dell'emergenza;
2. ambulanza di soccorso, e di soccorso avanzato (tipo A ex decreto ministeriale n. 553/1987): automezzo attrezzato per il supporto vitale, di base ed avanzato, il cui equipaggio minimo è costituito da un autista soccorritore (ove possibile in grado di partecipare ad un intervento di emergenza sanitaria) ed un infermiere professionale con preparazione specifica verificata dal responsabile della Centrale operativa. La eventuale presenza del medico nelle ambulanze dislocate nei punti di primo intervento, è stabilita dalla programmazione regionale;
3. automezzo di soccorso avanzato con personale medico ed infermieristico a bordo, per il trasporto delle tecnologie necessarie al supporto vitale, condotto da una delle due figure citate. Il personale medico impegnato è indicato fra i medici assegnati alla Centrale operativa;
4. centro mobile di rianimazione (o di terapia intensiva): ambulanza attrezzata come piccolo reparto ospedaliero mobile, in cui sono previsti di norma due infermieri professionali ed un medico anestesista-rianimatore, oltre all'autista soccorritore;
5. eliambulanza: mezzo di norma integrativo delle altre forme di soccorso.

Il coordinamento del servizio di elisoccorso con il sistema dell'emergenza/urgenza è assicurato dalla Centrale operativa. La dotazione di personale sanitario è composta da un anestesista rianimatore e da un infermiere professionale con documentata esperienza e formazione, o da altro personale qualificato in particolari sedi operative da stabilire in sede regionale.

L'ubicazione della base eliportuale deve tenere conto della dislocazione degli ospedali afferenti al sistema dell'emergenza, dell'orografia, della metereologia, dei nodi stradali, degli agglomerati urbani ed industriali. Il responsabile della Centrale operativa, nell'ambito delle indicazioni regionali, definisce il numero e tipo dei mezzi di soccorso necessari per l'organizzazione del sistema, considerando che i mezzi di soccorso ai punti 3, 4 e 5 possono essere utilizzati efficacemente, in modo subordinato alla presenza delle ambulanze di tipo A e B. Le sedi di postazione dei mezzi di soccorso sono identificate nel rispetto dei tempi di percorrenza previsti, sentiti i Direttori sanitari delle aziende unità sanitarie locali e delle aziende ospedaliere presenti nel territorio di competenza, nonché i responsabili delle associazioni ed enti del volontariato. Periodicamente deve essere effettuata la verifica dei criteri di funzionalità ed operatività dei mezzi di soccorso, nonché la loro rispondenza ai requisiti stabiliti.

MODALITÀ DI RISPOSTA ALL'EMERGENZA/URGENZA

Le modalità di risposta all'emergenza-urgenza si articolano su quattro livelli che comprendono: i punti di primo intervento; i pronto soccorso ospedalieri; i dipartimenti di emergenza-urgenza ed accettazione di primo livello; i dipartimenti di emergenza-urgenza ed accettazione di secondo livello.

1. Punti di "Primo intervento".
2. Presso i punti di primo intervento è possibile effettuare il primo intervento medico in caso di problemi minori, stabilizzare il paziente in fase critica e/o attivarne il trasporto presso l'ospedale più idoneo.

Essi sono costituiti da:

1. punti di primo intervento, fissi o mobili, organizzati per esigenze stagionali in località turistiche e in occasioni di manifestazioni di massa, sportive e culturali, religiose, etc.;
2. presidi delle aziende unità sanitarie locali, che dopo l'attuazione della riorganizzazione della rete ospedaliera prevista dall'art. 4, comma 10 del D. Lgs. n. 502/1992 e successive modificazioni ed integrazioni, rientrino fra i servizi di pronto soccorso definiti dai Piani sanitari regionali.

L'orario delle attività di tali servizi è fissato articolata nell'arco delle 12/24 ore giornaliere, secondo esigenze locali.

2) Pronto soccorso ospedaliero.

I servizi di pronto soccorso e di accettazione svolgono:

1. Attività di accettazione per i casi elettivi e programmati;
2. attività di accettazione per i casi che si presentano spontaneamente e non rivestono carattere di emergenza-urgenza;
3. attività di accettazione di soggetti in condizioni di urgenza differibile;
4. attività di accettazione di soggetti in condizioni di urgenza indifferibile;
5. attività di accettazione di soggetti in condizioni di emergenza.

Nell'ambito di queste attività, le situazioni che richiedono interventi sanitari indifferibili nell'ambito delle emergenze e urgenze, sono stimate tra il 2 e il 5%. Presso tali servizi dovranno essere assicurati gli accertamenti diagnostici e gli eventuali interventi necessari per la soluzione del problema clinico presentato.

Nei casi necessari saranno garantiti gli interventi necessari alla stabilizzazione del paziente e l'eventuale trasporto ad un ospedale in grado di fornire prestazioni specializzate, sotto il coordinamento della Centrale operativa. Le strutture sede di un servizio con funzioni di pronto soccorso/accettazione, tenendo anche conto del parere del Consiglio Superiore di Sanità del 12 febbraio 1992, saranno organizzate secondo le indicazioni della programmazione ospedaliera regionale. Il personale medico operante nel Servizio può essere previsto anche a rotazione dai reparti, mentre quello infermieristico deve essere preferibilmente dedicato.

Tale personale dovrà essere adeguatamente formato per garantire la funzionalità del servizio.

Per quanto riguarda la responsabilità dei servizi di pronto soccorso si fa riferimento a quanto riportato nel decreto del Presidente della Repubblica 27 marzo 1992, articolo 7, comma 2. 3) Dipartimento di Emergenza-Urgenza e Accettazione (D.E.A.) di primo livello. Il DEA rappresenta una aggregazione funzionale di unità operative che mantengono la propria autonomia e responsabilità clinico-assistenziale, ma che riconoscono la propria interdipendenza adottando un comune codice di comportamento assistenziale, al fine di assicurare, in collegamento con le strutture operanti sul territorio, una risposta rapida e completa. A differenza dei dipartimenti tipici, costituiti da unità operative aggregate fisicamente, il dipartimento di emergenza ed accettazione comprende unità che fanno parte esclusivamente del DEA (servizi di accettazione e pronto soccorso, l'unità di osservazione e breve degenza, l'unità operativa di rianimazione con moduli di terapia intensiva e subintensiva, nonché le unità operative di medicina d'urgenza, ove previste dalla programmazione regionale) e unità che appartengono ad altri dipartimenti ed entrano a fare parte della "funzione emergenza" attraverso la condivisione di modelli operativi definiti da linee guida e da protocolli, che dovranno essere adottati da tutte le unità operative individuate come operanti nell'ambito del DEA. Sono obiettivi del DEA: a) assicurare adeguati livelli di assistenza fin dal primo intervento, anche mediante protocolli diagnostico-terapeutici, opportunamente verificati ed aggiornati; b) assicurare i collegamenti tecnico-organizzativi con gli altri ospedali sede di DEA e di pronto soccorso, situati nel territorio di riferimento; c) organizzare e gestire un sistema continuo e sistematico per la valutazione e la promozione della qualità dell'assistenza e della appropriatezza della utilizzazione delle risorse assistenziali; d) favorire, con opportuna programmazione, il più alto livello di aggiornamento del personale; e) perseguire iniziative finalizzate all'umanizzazione dell'assistenza; f) contribuire alla educazione alla salute dei cittadini per un corretto uso del sistema delle emergenze sanitarie. Il DEA di primo livello deve garantire le funzioni di pronto soccorso e accettazione, di osservazione e breve degenza, di rianimazione e, contemporaneamente, deve assicurare interventi diagnostico terapeutici di medicina generale, chirurgia generale, ortopedia e traumatologia, cardiologia con UTIC. Partecipano a tali attività le Unità operative di medicina d'urgenza, ove previste dalla programmazione regionale. Sono, inoltre assicurate le prestazioni di laboratorio di analisi chimico-cliniche e microbiologiche, di diagnostica per immagini, e trasfusionali. Presenze in guardia attiva per le 24 ore giornaliere devono essere assicurate nell'ambito delle discipline di medicina, chirurgia, rianimazione, cardiologia con UTIC, e, di norma, ortopedia. Per quanto riguarda l'ostetricia-ginecologia e la pediatria, considerati i dati epidemiologici e ferme restando le indicazioni di questo documento, gli interventi andranno comunque garantiti, anche attraverso dipartimenti interospedalieri o interaziendali. Il Capo dipartimento è scelto tra i dirigenti di secondo livello responsabili di una delle Unità operative afferenti al DEA. Ai sensi del decreto del Presidente della Repubblica 27 marzo 1992, tale incarico è rinnovabile ed aggiuntivo a quello di responsabile di unità operativa, ed attribuito per un periodo non inferiore a sei mesi, ma si ritiene che sia preferibilmente esteso a due anni. Il regolamento del dipartimento dovrà definire le funzioni del Capo dipartimento, nonché le funzioni e la composizione del Comitato di dipartimento, secondo gli indirizzi stabiliti dalle successive linee guida che saranno emanate dal Ministero della sanità. 4) Dipartimento di Emergenza-urgenza e Accettazione (D.E.A.) di secondo livello. Vengono individuati come ospedali sede di DEA di secondo livello, i presidi in grado di assicurare, oltre alle prestazioni fornite dal DEA primo livello, le funzioni di più alta qualificazione legate all'emergenza, tra cui la cardiochirurgia, la neurochirurgia, la terapia intensiva neonatale, la chirurgia vascolare, la chirurgia toracica, secondo le indicazioni stabilite dalla programmazione regionale. Altre componenti di particolare qualificazione, quali le unità per grandi ustionati, le unità spinali, ove rientranti nella programmazione regionale, devono essere collocati nei DEA di secondo livello, assicurando un'equilibrata diffusione sul territorio nazionale ed una stretta interrelazione con le centrali operative delle regioni, al fine di garantire modalità e tempi adeguati di intervento. La programmazione regionale puo' individuare DEA di secondo livello specifici per particolare settori di attività, ad esempio nell'ambito della cardiochirurgia medico-chirurgica, la neurologia medico-chirurgica, assicurando la presenza di tutte le componenti necessarie all'intervento. Deve essere in ogni caso perseguito un rapporto ottimale tra funzioni e bacino d'utenza. Nell'ambito dei reparti di medicina d'urgenza, ove previsti dalla pianificazione regionale, possono essere individuati un numero di posti letto, da valutare secondo le situazioni locali, da destinare a soggetti in condizioni cliniche bisognevoli di assistenza e terapia intensiva ma non in condizioni tali da richiedere gli interventi propri delle unità di rianimazione. I DEA di primo e secondo livello comprendono le funzioni svolte dalle Unità operative di pronto soccorso ed accettazione, osservazione e breve degenza, nonché di medicina d'urgenza, ove prevista dalla programmazione regionale. La responsabilità di tali funzioni è affidata ad un dirigente medico di secondo livello. Unità spinali. Il numero delle unità spinali, destinate ad affrontare i bisogni del soggetto mieloleso dal momento dell'evento, dovrà essere stabilito in relazione ai dati epidemiologici disponibili a livello nazionale e regionale, ed in subordine, sulla base di evidenze internazionali. L'unità spinale è da intendersi come un modello assistenziale ad alta specializzazione, espressamente destinato alla cura, alla riabilitazione ed al reinserimento della persona mielolesa, fin dal momento dell'evento lesivo, traumatico e non, che opera all'interno di un'organizzazione dipartimentale, cui afferiscono unità operative che garantiscono la interdisciplinarietà degli interventi. L'Unità spinale opera preferibilmente secondo il concetto di unipolarità, nell'ambito di un singolo complesso ospedaliero sede di DEA di secondo livello, preferibilmente dotato di eliporto. Eventuali modelli organizzativi differenti dovrebbero comunque prevedere uno stretto coordinamento fra le unità operative esistenti, per realizzare unitariamente gli obiettivi sopra indicati. Nella organizzazione della risposta assistenziale ai soggetti mielolesi, è necessario tener conto anche delle craniolesioni, parte delle quali possono beneficiare di modelli organizzativi assistenziali dedicati. Anche in questo caso, infatti, è importante garantire sin dall'inizio l'unitarietà dell'intervento e un approccio multidisciplinare che riguardi tanto la fase precoce neurochirurgica quanto quella riabilitativa. Su tale specifico problema sarà prodotto un ulteriore successivo allegato. Altre particolari specialità, sia quelle già indicate nel decreto ministeriale 29 gennaio 1992 sull'"elenco delle alte specialità", come, ad esempio, le attività dei centri ustionati, sia quelle non previste, come la microchirurgia e chirurgia della mano, ove rientranti nella programmazione regionale, vanno collocate nei DEA di secondo livello. Relativamente a questi argomenti saranno prodotti dei successivi documenti per una valutazione del numero dei centri presenti o da attivare affinché l'organizzazione di tali attività avvenga, ove necessario, con criteri interregionali.

ORGANIZZAZIONE LOGISTICA DEI SERVIZI DI GUARDIA MEDICA TERRITORIALE

Allo scopo di favorire e di incentivare il costituirsi di rapporti di collaborazione fra medici di medicina generale, medici di guardia medica e medici del Dipartimento di emergenza-urgenza ed accettazione, e rendere possibile uno scambio culturale oltreché le informazioni cliniche relative ai pazienti assistiti, appare opportuno che i presidi di guardia medica siano il più possibile accorpati o dislocati presso i Servizi di pronto soccorso o di primo intervento sanitario.
Questa soluzione faciliterebbe anche la possibilità di garantire la sicurezza del personale rispetto a possibili recenti episodi di violenza presso punti di guardia medica, eccessivamente decentrati e privi delle necessarie misure di sicurezza.

ORGANIZZAZIONE DELL'EMERGENZA PEDIATRICA

A) Ambito territoriale:
L'attività di primo intervento, non legato all'emergenza, deve essere assicurata nelle fasce orarie diurne dal pediatra di libera scelta e, nelle aree carenti, dal medico di medicina generale, come previsto dall'Accordo collettivo nazionale. Nelle ore notturne, nei giorni festivi, e per quanto non contemplato nel citato Accordo collettivo nazionale, nel pomeriggio del sabato e dei prefestivi, andranno individuati i punti di pronto soccorso o di guardia pediatrica intra e/o extraospedalieri. Differenti modalità organizzative, eventualmente individuate a livello locale, dovranno comunque tendere, nell'ambito delle attività del Dipartimento materno-infantile, al coinvolgimento dei pediatri operanti sul territorio.

B) Ambito ospedaliero:
Per quanto riguarda l'organizzazione di questo settore si fa riferimento agli articoli 1, 3 e 5 del decreto ministeriale sulle alte specialità del 29 gennaio 1992, nei quali sono elencate le attività di emergenza pediatrica. Esse debbono essere garantite presso istituzioni pediatriche a livello regionale od interregionale per bacini di utenza minimi nell'ordine di 8-10 milioni di abitanti.

Negli ospedali sede di DEA di primo e secondo livello, e, ove possibile, negli ospedali sede di pronto soccorso, il primo intervento per i pazienti in età evolutiva, salvo i casi che necessitano di rianimazione immediata, deve essere assicurato attraverso modalità operative che prevedono l'intervento di competenti professionalità ed in situazioni logisticamente idonee ed adeguatamente attrezzate. Per alcune particolari patologie e per i casi più gravi, deve essere prevista la possibilità di invio del bambino a Centri in grado di fornire cure specialistiche per le più importanti urgenze pediatriche.

A tale proposito va fatto riferimento a quanto riportato negli articoli 1, 3 e 5 del decreto ministeriale 29 gennaio 1992 "Elenco delle alte specialità e fissazione dei requisiti necessari alle strutture sanitarie per l'esercizio delle attività di alta specialità".

Tali strutture dovranno poter disporre di letti di rianimazione pediatrica con personale medico ed infermieristico specificamente preparato per l'emergenza pediatrica. Anche per questo particolare settore è prevista la stesura di un allegato successivo che comprenda l'organizzazione dell'emergenza neonatale.

MAXI EMERGENZE

La corretta gestione degli eventi complessi impone la collaborazione di tutte le strutture deputate all'emergenza sanitaria e non sanitaria, attraverso i collegamenti organizzati e diretti secondo precise linee di responsabilità prefissate. Nel caso di eventi catastrofici nell'ambito territoriale di una sola Centrale operativa, il necessario raccordo tra il 118 e gli altri enti deputati ad intervenire (Vigili del fuoco, Polizia di Stato, Esercito, CRI, etc.) è garantito dal Comitato provinciale della protezione civile, mentre le funzioni di coordinamento dell'attività di soccorso, per quanto di competenza del Servizio sanitario nazionale, sono attribuite alla Centrale operativa stessa.

Per garantire l'efficacia degli interventi dovranno essere, inoltre, avviate attività di previsione che comprendono:

1. l'archiviazione computerizzata dei dati delle risorse sanitarie nazionali sia pubbliche che private e del volontariato;
2. la formazione costante e la verifica della professionalità degli operatori e dell'efficienza dei mezzi e delle strutture;
3. la predisposizione degli strumenti amministrativi eccezionali da attivarsi al momento dell'emergenza.

Durante la fase di allarme e di emergenza, dovrà essere previsto l'intervento sul posto di unità di personale medico ed infermieristico, composte da un medico e due infermieri, che garantiscono anche i collegamenti con la Centrale operativa di riferimento. Contemporaneamente, devono essere identificati, negli ospedali entrati in allarme, tutti i pazienti ricoverati dimissibili, al fine di poter censire i posti letto disponibili ad accogliere quanti potranno essere inviati dall'area del disastro.

Se la maxiemergenza coinvolge territori più ampi, il coordinamento degli interventi sanitari dovrebbe essere affidato alla Centrale regionale di riferimento, precedentemente individuata. Nel caso di eventi che, per intensità ed estensione, devono essere fronteggiati con mezzi e poteri straordinari, gli interventi di soccorso e di assistenza alle popolazioni verranno coordinati dal Dipartimento della protezione civile (legge n. 225/1992).

Misure per l'organizzazione dell'emergenza interna degli ospedali. Anche in relazione a quanto previsto dalla legge n. 626/1994, devono essere attivate all'interno di ogni azienda USL o azienda ospedaliera, specifici programmi di valutazione dei rischi e messe in atto idonee misure di prevenzione e controllo, nonché di informazione e formazione sui possibili rischi per il personale e per gli utenti negli ambienti di lavoro.

A cura del personale del DEA devono essere predisposti piani di emergenza interna (antincendio, evacuazione, accettazione contemporanea di un elevato numero di pazienti, etc.) che specifichino anche il ruolo dell'ospedale e delle sue singole unità operative all'interno del Piano dell'emergenza regionale. Tale Piano deve essere portato a conoscenza del personale e degli utenti. Funzioni di triage.

All'interno dei DEA deve essere prevista la funzione di triage, come primo momento di accoglienza e valutazione dei pazienti in base a criteri definiti che consentano di stabilire le priorità di intervento. Tale funzione è svolta da personale infermieristico adeguatamente formato, che opera secondo protocolli prestabiliti dal dirigente del servizio.

La trasmissione delle informazioni relative ai pazienti eventualmente non identificabili sarà regolamentata da un apposito allegato. Nel caso di non identificabilità di un paziente soccorso apposita comunicazione deve essere trasmessa alle Autorità competenti, individuate dalle prefetture, da parte della Centrale operativa nel caso di interventi extraospedalieri, e del medico di guardia del pronto soccorso nel caso di prestazioni fornite in ambito ospedaliero.

FUNZIONI DI ACCETTAZIONE

Le aziende USL e le aziende ospedaliere programmano: i ricoveri di elezione richiedendo che, all'atto dell'accettazione, il paziente abbia già effettuato preliminari accertamenti diagnostici; la diversificazione organizzativa e funzionale dell'attività di accettazione dei ricoveri programmati dall'attività di pronto soccorso per non ostacolare l'adeguata risposta al bisogno di emergenza-urgenza; l'organizzazione, in sedi appropriate e distinte rispetto agli ambienti destinati al pronto soccorso, delle attività di controllo clinico e di certificazione medico-legale conseguenti alle prestazioni di pronto soccorso; una migliore utilizzazione delle attività ambulatoriali e di day hospital per la dimissione protetta e per evitare il ricorso improprio al ricovero ospedaliero, ottemperando, nell'attuale fase di riorganizzazione della rete ospedaliera, a quanto previsto dal decreto del Presidente della Repubblica 20 ottobre 1992, "Atto di indirizzo e coordinamento alle Regioni per l'attivazione dei posti di assistenza a ciclo diurno negli ospedali".

Dall'esame dei dati relativi alla scheda di dimissione ospedaliera circa le dimissioni dagli ospedali di 14 regioni italiane nel corso del 1994, si rileva che i ricoveri ordinari, in misura pari a circa il 22%, hanno una durata di degenza di 1 giorno. Appare evidente che una parte sia da riferire a ricoveri in regime di day hospital, non ancora formalizzato secondo il decreto del Presidente della Repubblica del 20 ottobre 1992, ed una parte, invece, sia da riferire a ricoveri della durata di un solo giorno nella degenza ordinaria: tali pazienti potrebbero essere accolti in unità di osservazione e breve degenza.

Pertanto, nell'ambito delle attività di emergenza-urgenza, dovranno essere garantite quelle di osservazione e breve degenza con un dimensionamento delle relative unità operative che sia rapportato alle diverse situazioni locali, in particolare a quelle delle grandi aree urbane e metropolitane. Le attività di accettazione dovranno essere svolte in modo da non ostacolare la tempestiva risposta alle situazioni di emergenza/urgenza, attraverso la diversificazione organizzativa e funzionale dell'attività di accettazione dei ricoveri programmati, dall'attività di pronto soccorso e l'organizzazione, in sedi appropriate e distinte rispetto agli ambienti destinati al pronto soccorso, delle attività di controllo clinico e di certificazione medico-legale, conseguenti alle prestazioni di pronto soccorso.

L'attività di accettazione dovrà essere volta a garantire la appropriatezza del ricovero ospedaliero in regime di degenza ordinaria, attraverso una ampia utilizzazione delle modalità di assistenza ambulatoriale, di day hospital e, dove attuata, di day surgery.

Roma, 11 aprile 1996

Il Ministro della sanità GUZZANTI
Il presidente della Conferenza delle regioni e delle province autonome BADALONI

A1.2
Trapianti

LEGGE 26 giugno 1967 n° 458

Trapianto del rene tra persone viventi
(in Gazz. Uff. 27 giugno n. 160, edizione straordinaria)

Art. 1.

In deroga al divieto di cui all'art. 5 del Codice civile, è ammesso disporre a titolo gratuito del rene al fine del trapianto tra persone viventi. La deroga è consentita ai genitori, ai figli, ai fratelli germani o non germani del paziente che siano maggiorenni, purché siano rispettate le modalità previste dalla presente legge. Solo nel caso che il paziente non abbia i consanguinei di cui al precedente comma o nessuno di essi sia idoneo o disponibile, la deroga può essere consentita anche per altri parenti o per donatori estranei.

Art. 2.

L'atto di disposizione e destinazione del rene in favore di un determinato paziente è ricevuto dal pretore del luogo in cui risiede il donatore o ha sede l'Istituto autorizzato al trapianto.

La donazione di un rene può essere autorizzata, a condizione che il donatore abbia raggiunto la maggiore età, sia in possesso della capacità di intendere e di volere, sia a conoscenza dei limiti della terapia del trapianto del rene tra viventi e sia consapevole delle conseguenze personali che il suo sacrificio comporta.

Il pretore, accertata l'esistenza delle condizioni di cui al precedente comma e accertato altresì che il donatore si è determinato all'atto della donazione di un rene liberamente e spontaneamente, cura la redazione per iscritto delle relative dichiarazioni.

L'atto, che è a titolo gratuito e non tollera l'apposizione di condizioni o di altre determinazioni accessorie di volontà, è sempre revocabile sino al momento dell'intervento chirurgico e non fa sorgere diritti di sorta del donatore nei confronti del ricevente.

Il pretore, accertata l'esistenza del giudizio tecnico favorevole al prelievo ed al trapianto del rene contenuto nel referto medico collegiale di cui all'articolo seguente, può concedere, con decreto da emettersi entro tre giorni, il nulla osta all'esecuzione del trapianto.

In caso contrario ed entro lo stesso termine, dichiara, con decreto motivato, il proprio rifiuto.

Contro tale decreto si può proporre reclamo con ricorso al Tribunale, che si pronuncia in Camera di consiglio.

Tutti gli atti del procedimento davanti al pretore e al tribunale non sono soggetti alle disposizioni di legge sulle tasse di registro e bollo.

Art. 3.

Il prelievo e il trapianto del rene possono essere effettuati in Centri per i trapianti di organi, in Istituti universitari, ed in Ospedali ritenuti idonei anche per la ricerca scientifica. I Centri, gli Istituti e gli Ospedali predetti devono disporre di sanitari particolarmente qualificati per competenza medica, chirurgica, biologica e devono essere autorizzati dal Ministro per la sanità, sentito il parere del Consiglio superiore di sanità e, per gli Istituti universitari, anche il parere della I sezione del Consiglio superiore della pubblica istruzione.

Il direttore dell'Istituto che intende eseguire un trapianto del rene, esperite e controllate tutte le indagini necessarie, riunisce in collegio medico i suoi collaboratori con la partecipazione di un medico di fiducia del donatore e provvede a redigere apposito verbale attestante l'idoneità del donatore anche sotto l'aspetto della istocompatibilità, nonché l'esistenza della indicazione clinica al trapianto nel paziente.

Tale verbale conclusivo con giudizio tecnico favorevole, viene rimesso al medico provinciale, il quale, constatata l'ottemperanza alle condizioni del precedente comma, lo trasmette, entro 24 ore, al pretore per il rilascio del nulla osta all'esecuzione del trapianto di cui all'art. 2.

Art. 4.
Il trapianto del rene legittimamente prelevato e destinato ad un determinato paziente non può aver luogo senza il consenso di questo o in assenza di uno stato di necessità.

Art. 5.
Per l'intervento chirurgico del prelievo del rene, il donatore è ammesso a godere dei benefici previsti dalle leggi vigenti per i lavoratori autonomi o subordinati in stato di infermità; è altresì assicurato contro i rischi immediati e futuri inerenti all'intervento operatorio e alla menomazione subita.

Art. 6.
Qualsiasi pattuizione privata che preveda un compenso in denaro o altra utilità in favore del donatore, per indurlo all'atto di disposizione e destinazione, è nulla e di nessun effetto.

Art. 7.
È punito con la reclusione da tre mesi ad un anno e con multa da lire 100.000 a due milioni chiunque a scopo di lucro svolge opera di mediazione nella donazione di un rene.

Art. 8.
Il Ministro per la sanità, di concerto col Ministro per il lavoro e la previdenza sociale, emanerà il regolamento di esecuzione della presente legge entro sei mesi dalla sua entrata in vigore.

LEGGE 12 AGOSTO 1993 n° 301

Norme in materia di prelievi ed innesti di cornea
(in Gazz. Uff. 17 agosto 1993, n. 192)

Art. 1
Assenso
1. La donazione delle cornee è gratuita. È consentito il prelievo delle cornee da cadavere quando si sia ottenuto l'assenso del coniuge, non legalmente separato o, in mancanza, dei figli se di età non inferiore ai 18 anni o, in mancanza di questi ultimi, dei genitori, salvo che il soggetto deceduto non abbia in vita manifestato per iscritto il rifiuto alla donazione.
2. Per gli interdetti e per i minorenni l'assenso è espresso dai rispettivi rappresentanti.

Art. 2
Accertamenti della morte mediante mezzi strumentali
1. Il prelievo di cui all'articolo 1 può essere effettuato previo accertamento della morte per arresto cardiaco irreversibile.
2. La morte per arresto cardiaco irreversibile è accertata, nelle strutture sanitarie pubbliche e private nonché a domicilio, mediante rilievo grafico continuo dell'elettrocardiogramma protratto per non meno di venti minuti primi.
3. Il medico che dichiara la morte è tenuto a darne immediata comunicazione al più vicino centro di riferimento per gli innesti corneali di cui all'articolo 4.

Art. 3
Disposizioni particolari per i prelievi e gli innesti di cornea
1. Le operazioni di prelievo della cornea sono effettuate, nel rispetto della salma, nelle strutture sanitarie pubbliche e private nonché a domicilio, da parte di personale medico.
2. Gli innesti di cornea sono effettuati nelle strutture sanitarie pubbliche e private. Per tali operazioni non è richiesta alcuna autorizzazione particolare.

Art. 4
Centri di riferimento per gli innesti corneali

1. Le regioni, singolarmente o d'intesa tra loro, provvedono all'organizzazione, al funzionamento ed al controllo dei centri di riferimento per gli innesti corneali, regionali o interregionali.
2. I centri di cui al comma 1 svolgono i seguenti compiti:
   a) informazione e propaganda sul territorio;
   b) organizzazione dei prelievi di cornea;
   c) deposito e conservazione delle cornee;
   d) esame, selezione, eventuale trattamento e consegna delle cornee;
   e) promozione degli innesti corneali;
   f) promozione della ricerca.

Art. 5 - Disposizione finale

1. È abrogata ogni disposizione in contrasto con la presente legge. La presente legge, munita di sigillo dello Stato, sarà inserita nella Raccolta ufficiale degli atti normativi della Repubblica italiana. È fatto obbligo a chiunque spetti di osservarla e di farla osservare come legge dello Stato.

LEGGE 29 dicembre 1993, n° 578

Norme per l'accertamento e la certificazione di morte
(in Gazz. Uff. 8 gennaio 1994, n. 5)

Art. 1
Definizione di morte
1. La morte si identifica con la cessazione irreversibile di tutte le funzioni dell'encefalo.

Art. 2
Accertamento di morte

1. La morte per arresto cardiaco si intende avvenuta quando la respirazione e la circolazione sono cessate per un intervallo di tempo tale da comportare la perdita irreversibile di tutte le funzioni dell'encefalo e può essere accertata con le modalità definite con decreto emanato dal ministro della Sanità.
2. La morte nei soggetti affetti da lesioni encefaliche e sottoposti a misure rianimatorie si intende avvenuta quando si verifica la cessazione irreversibile di tutte le funzioni dell'encefalo ed è accertata con le modalità clinico - strumentali definite con decreto emanato dal ministro della Sanità.
3. Il decreto del ministro della Sanità di cui ai commi 1 e 2 è emanato entro quattro mesi dalla data di entrata in vigore della presente legge, previo parere obbligatorio e vincolante del Consiglio superiore di sanità, che deve esprimersi dopo aver sentito le società medico-scientifiche competenti nella materia. I successivi eventuali aggiornamenti e modifiche del citato decreto sono disposti con la medesima procedura.
4. Il decreto del ministro della Sanità di cui al comma 2 definisce le condizioni la cui presenza simultanea determina il momento della morte e definisce il periodo di osservazione durante il quale deve verificarsi il perdurare di tali condizioni, periodo che non può essere inferiore alle sei ore. Il citato decreto deve tener conto delle peculiarità dei soggetti di età inferiore ai cinque anni.
5. L'accertamento della morte dei soggetti affetti da lesioni encefaliche e sottoposti a misure rianimatorie è effettuato da un collegio medico nominato dalla direzione sanitaria, composto da un medico legale o, in mancanza, da un medico di direzione sanitaria o da un anatomo-patologo, da un medico specialista in anestesia e rianimazione e da un medico neurofisiopatologo o, in mancanza, da un neurologo o da un neurochirurgo esperti in elettroencefalografia. I componenti del collegio medico sono dipendenti di strutture sanitarie pubbliche.
6. In ogni struttura sanitaria pubblica, la direzione sanitaria nomina uno o più collegi medici per l'accertamento della morte dei soggetti affetti da lesioni encefaliche e sottoposti a misure rianimatorie. Ciascun singolo caso deve essere seguito dallo stesso collegio medico.

7. Il collegio medico è tenuto ad esercitare le sue funzioni anche in strutture sanitarie diverse da quella di appartenenza. Le case di cura private devono avvalersi per l'accertamento della morte nel caso di cui al comma 2 dei collegi medici costituiti nelle strutture sanitarie pubbliche.
8. La partecipazione al collegio medico è obbligatoria e rientra nei doveri di ufficio del nominato.
9. Il collegio medico deve esprimere un giudizio unanime sul momento della morte.

Art. 3
Obblighi per i sanitari nei casi di cessazione di attività cerebrale

1. Quando il medico della struttura sanitaria ritiene che sussistano le condizioni definite dal decreto del Ministro della Sanità di cui all'articolo 2, comma 2, deve darne immediata comunicazione alla direzione sanitaria, che è tenuta a convocare prontamente il collegio medico di cui all'articolo 2, comma 5.

Art. 4
Periodo di osservazione dei cadaveri

1. Nei casi in cui l'accertamento di morte non viene effettuato secondo le procedure di cui all'articolo 2, nessun cadavere può essere chiuso in cassa, né essere sottoposto ad autopsia, a trattamenti conservativi, a conservazione in celle frigorifere, né essere inumato, tumulato, cremato prima che siano trascorse ventiquattro ore dal momento del decesso, salvi i casi di decapitazione o di maciullamento.

Art. 5
Sanzioni

1. Le Regioni e le Province autonome di Trento e di Bolzano, qualora accertino la violazione delle disposizioni di cui all'articolo 2, commi 6, 7 e 8 e all'articolo 4, irrogano la sanzione amministrativa pecuniaria da lire cinquecentomila a lire tremilioni, con le forme e le modalità previste dalla legge 24 novembre 1981, n. 689, senza pregiudizio per l'applicazione delle sanzioni penali qualora il fatto costituisca reato.

Art. 6
Abrogazione di norme

1. È abrogata ogni disposizione incompatibile o in contrasto con la presente legge.
2. Per quanto non specificamente menzionato nella presente legge e con essa non incompatibile o non in contrasto, rimangono in vigore le norme previste dalla legge 2 dicembre 1975, n. 644.

La presente legge, munita del sigillo dello Stato, sarà inserita nella Raccolta ufficiale degli atti normativi della Repubblica italiana.
È fatto obbligo a chiunque spetti di osservarla e di farla osservare come legge dello Stato.

NOTE

Avvertenza:
Il testo delle note qui pubblicato è stato redatto ai sensi dell'articolo 10, comma 3, del testo unico delle disposizioni sulla promulgazione delle leggi, sull'emanazione dei decreti del Presidente della Repubblica e sulle pubblicazioni ufficiali della Repubblica italiana, approvato con D.P.R. 28 dicembre 1985, n. 1092, al solo fine di facilitare la lettura delle disposizioni di legge alle quali è operato il rinvio. Restano invariati il valore e l'efficacia degli atti legislativi qui trascritti.
Nota all'articolo 5:
La legge n. 689/1981 reca: "Modifiche al sistema penale".
Note all'articolo 6:
La legge n. 644/1975 reca: "Disciplina dei prelievi di parte di cadavere a scopo di trapianto terapeutico e norme sul prelievo dell'ipofisi da cadavere a scopo di produzione di estratti per uso terapeutico".

LEGGE 1° aprile 1999, n° 91
Disposizioni in materia di prelievi e di trapianti di organi e di tessuti
pubblicata nella *Gazzetta Ufficiale* n. 87 del 15 aprile 1999

La Camera dei deputati ed il Senato della Repubblica hanno approvato;

IL PRESIDENTE DELLA REPUBBLICA

PROMULGA

la seguente legge:

Art. 1
Finalità

1. La presente legge disciplina il prelievo di organi e di tessuti da soggetto di cui sia stata accertata la morte ai sensi della legge 29 dicembre 1993, n. 578, e regolamenta le attività di prelievo e di trapianto di tessuti e di espianto e di trapianto di organi.
2. Le attività di trapianto di organi e di tessuti ed il coordinamento delle stesse costituiscono obiettivi del Servizio sanitario nazionale. Il procedimento per l'esecuzione dei trapianti è disciplinato secondo modalità tali da assicurare il rispetto dei criteri di trasparenza e di pari opportunità tra i cittadini, prevedendo criteri di accesso alle liste di attesa determinati da parametri clinici ed immunologici.

Art. 2
Promozione dell'informazione

1. Il Ministro della sanità, d'intesa con i Ministri della pubblica istruzione e dell'università e della ricerca scientifica e tecnologica, sentito il Centro nazionale per i trapianti, di cui all'articolo 8, in collaborazione con gli enti locali, le scuole, le associazioni di volontariato e quelle di interesse collettivo, le società scientifiche, le aziende unità sanitarie locali, i medici di medicina generale e le strutture sanitarie pubbliche e private, promuove, nel rispetto di una libera e consapevole scelta, iniziative di informazione dirette a diffondere tra i cittadini:
   a) la conoscenza delle disposizioni della presente legge, nonché della legge 29 dicembre 1993, n. 578, e del decreto del Ministro della sanità 22 agosto 1994, n. 582;
   b) la conoscenza di stili di vita utili a prevenire l'insorgenza di patologie che possano richiedere come terapia anche il trapianto di organi;
   c) la conoscenza delle possibilità terapeutiche e delle problematiche scientifiche collegate al trapianto di organi e di tessuti.
2. Le regioni e le aziende unità sanitarie locali, in collaborazione con i centri regionali o interregionali per i trapianti di cui all'articolo 10 e con i coordinatori locali di cui all'articolo 12, adottano iniziative volte a:
   a) diffondere tra i medici di medicina generale e tra i medici delle strutture sanitarie pubbliche e private la conoscenza delle disposizioni della presente legge, nonché della legge 29 dicembre 1993, n. 578, e del decreto del Ministro della sanità 22 agosto 1994, n. 582;
   b) diffondere tra i cittadini una corretta informazione sui trapianti di organi e di tessuti, anche avvalendosi dell'attività svolta dai medici di medicina generale;
   c) promuovere nel territorio di competenza l'educazione sanitaria e la crescita culturale in materia di prevenzione primaria, di terapie tradizionali ed alternative e di trapianti.
3. Per le finalità di cui al presente articolo è autorizzata la spesa complessiva di lire 2.000 milioni annue a decorrere dal 1999, di cui lire 1.800 milioni per l'attuazione del comma 1 e lire 200 milioni per l'attuazione del comma 2.

Capo II
DICHIARAZIONE DI VOLONTÀ IN ORDINE AL PRELIEVO DI ORGANI
E DI TESSUTI

Art. 3
Prelievo di organi e di tessuti

1. Il prelievo di organi e di tessuti è consentito secondo le modalità previste dalla presente legge ed è effettuato previo accertamento della morte ai sensi della legge 29 dicembre 1993, n. 578, e del decreto del Ministro della sanità 22 agosto 1994, n. 582.

2. All'inizio del periodo di osservazione ai fini dell'accertamento di morte ai sensi della legge 29 dicembre 1993, n. 578, e del decreto del Ministro della sanità 22 agosto 1994, n. 582, i medici delle strutture di cui all'articolo 13 forniscono informazioni sulle opportunità terapeutiche per le persone in attesa di trapianto nonché sulla natura e sulle circostanze del prelievo al coniuge non separato o al convivente *more uxorio* o, in mancanza, ai figli maggiori di età o, in mancanza di questi ultimi, ai genitori ovvero al rappresentante legale.

3. È vietato il prelievo delle gonadi e dell'encefalo.

4. La manipolazione genetica degli embrioni è vietata anche ai fini del trapianto di organo.

Art. 4
Dichiarazione di volontà in ordine alla donazione

1. Entro i termini, nelle forme e nei modi stabiliti dalla presente legge e dal decreto del Ministro della sanità di cui all'articolo 5, comma 1, i cittadini sono tenuti a dichiarare la propria libera volontà in ordine alla donazione di organi e di tessuti del proprio corpo successivamente alla morte, e sono informati che la mancata dichiarazione di volontà è considerata quale assenso alla donazione, secondo quanto stabilito dai commi 4 e 5 del presente articolo.

2. I soggetti cui non sia stata notificata la richiesta di manifestazione della propria volontà in ordine alla donazione di organi e di tessuti, secondo le modalità indicate con il decreto del Ministro della sanità di cui all'articolo 5, comma 1, sono considerati non donatori.

3. Per i minori di età la dichiarazione di volontà in ordine alla donazione è manifestata dai genitori esercenti la potestà. In caso di non accordo tra i due genitori non è possibile procedere alla manifestazione di disponibilità alla donazione. Non è consentita la manifestazione di volontà in ordine alla donazione di organi per i nascituri, per i soggetti non aventi la capacità di agire nonché per i minori affidati o ricoverati presso istituti di assistenza pubblici o privati.

4. Fatto salvo quanto previsto dal comma 5, il prelievo di organi e di tessuti successivamente alla dichiarazione di morte è consentito:

   a) nel caso in cui dai dati inseriti nel sistema informativo dei trapianti di cui all'articolo 7 ovvero dai dati registrati sui documenti sanitari personali risulti che il soggetto stesso abbia espresso in vita dichiarazione di volontà favorevole al prelievo;

   b) qualora dai dati inseriti nel sistema informativo dei trapianti di cui all'articolo 7 risulti che il soggetto sia stato informato ai sensi del decreto del Ministro della sanità di cui all'articolo 5, comma 1, e non abbia espresso alcuna volontà.

5. Nei casi previsti dal comma 4, lettera *b),* il prelievo è consentito salvo che, entro il termine corrispondente al periodo di osservazione ai fini dell'accertamento di morte, di cui all'articolo 4 del decreto del Ministro della sanità 22 agosto 1994, n. 582, sia presentata una dichiarazione autografa di volontà contraria al prelievo del soggetto di cui sia accertata la morte.

6. Il prelievo di organi e di tessuti effettuato in violazione delle disposizioni di cui al presente articolo è punito con la reclusione fino a due anni e con l'interdizione dall'esercizio della professione sanitaria fino a due anni.

Art. 5
Disposizioni di attuazione delle norme sulla dichiarazione di volontà

1. Entro novanta giorni dalla data di entrata in vigore della presente legge il Ministro della sanità, con proprio decreto, disciplina:

a) i termini, le forme e le modalità attraverso i quali le aziende unità sanitarie locali sono tenute a notificare ai propri assistiti, secondo le modalità stabilite dalla legge, la richiesta di dichiarare la propria libera volontà in ordine alla donazione di organi e di tessuti del proprio corpo successivamente alla morte, a scopo di trapianto, secondo modalità tali da garantire l'effettiva conoscenza della richiesta da parte di ciascun assistito;

b) le modalità attraverso le quali accertare se la richiesta di cui alla lettera a) sia stata effettivamente notificata;

c) le modalità attraverso le quali ciascun soggetto di cui alla lettera a) è tenuto a dichiarare la propria volontà in ordine alla donazione di organi e di tessuti successivamente alla morte, prevedendo che la dichiarazione debba essere resa entro novanta giorni dalla data di notifica della richiesta ai sensi della lettera a);

d) le modalità attraverso le quali i soggetti che non hanno dichiarato alcuna volontà in ordine alla donazione di organi e di tessuti successivamente alla morte sono sollecitati periodicamente a rendere tale dichiarazione di volontà, anche attraverso l'azione dei medici di medicina generale e degli uffici della pubblica amministrazione nei casi di richiesta dei documenti personali di identità;

e) i termini e le modalità attraverso i quali modificare la dichiarazione di volontà resa;

f) le modalità di conservazione dei dati relativi ai donatori, ai soggetti che non hanno espresso alcuna volontà e ai non donatori presso le aziende unità sanitarie locali, nonché di registrazione dei medesimi dati sui documenti sanitari personali;

g) le modalità di trasmissione dei dati relativi ai donatori, ai soggetti che non hanno espresso alcuna volontà ed ai non donatori dalle aziende unità sanitarie locali al Centro nazionale per i trapianti, ai centri regionali o interregionali per i trapianti e alle strutture per i prelievi;

h) le modalità attraverso le quali i comuni trasmettono alle aziende unità sanitarie locali i dati relativi ai residenti.

2. Alle disposizioni del presente articolo è data attuazione contestualmente alla istituzione della tessera sanitaria di cui all'articolo 59, comma 50, della legge 27 dicembre 1997, n. 449, con modalità tali da non comportare oneri aggiuntivi per il bilancio dello Stato e degli enti di cui agli articoli 25 e 27 della legge 5 agosto 1978, n. 468, e successive modificazioni, rispetto a quelli necessari per la distribuzione della predetta tessera.

3. Con il decreto di cui al comma 1 sono altresì definiti i termini e le modalità della dichiarazione di volontà in ordine alla donazione di organi e di tessuti successivamente alla morte da parte degli stranieri regolarmente presenti sul territorio nazionale nonché degli stranieri che richiedono la cittadinanza.

Art. 6
Trapianto terapeutico

1. I prelievi di organi e di tessuti disciplinati dalla presente legge sono effettuati esclusivamente a scopo di trapianto terapeutico.

Capo III
ORGANIZZAZIONE DEI PRELIEVI E DEI TRAPIANTI DI ORGANI E DI TESSUTI

Art. 7
Princìpi organizzativi

1. L'organizzazione nazionale dei prelievi e dei trapianti è costituita dal Centro nazionale per i trapianti, dalla Consulta tecnica permanente per i trapianti, dai centri regionali o interregionali per i trapianti, dalle strutture per i prelievi, dalle strutture per la conservazione dei tessuti prelevati, dalle strutture per i trapianti e dalle aziende unità sanitarie locali.

2. È istituito il sistema informativo dei trapianti nell'ambito del sistema informativo sanitario nazionale.

3. Il Ministro della sanità, entro novanta giorni dalla data di entrata in vigore della presente legge, con proprio decreto, d'intesa con la Conferenza permanente per i rapporti tra lo Stato, le regioni e le province autonome di Trento e di Bolzano, sentita l'Autorità per l'informatica nella pubblica amministrazione, stabilisce gli obiettivi, le funzioni e la struttura del sistema informativo dei trapianti, comprese le modalità del collegamento telematico tra i soggetti di cui al comma 1, nell'ambito delle risorse informatiche e telematiche disponibili per il Servizio sanitario nazionale ed in coerenza con le specifiche tecniche della rete unitaria della pubblica amministrazione.

4. Per l'istituzione del sistema informativo dei trapianti è autorizzata la spesa di lire 1.000 milioni annue a decorrere dal 1999.

Art. 8
Centro nazionale per i trapianti

1. È istituito presso l'Istituto superiore di sanità il Centro nazionale per i trapianti, di seguito denominato "Centro nazionale".

2. Il Centro nazionale è composto:
   a) dal direttore dell'Istituto superiore di sanità, con funzioni di presidente;
   b) da un rappresentante per ciascuno dei centri regionali o interregionali per i trapianti, designati dalla Conferenza permanente per i rapporti tra lo Stato, le regioni e le province autonome di Trento e di Bolzano;
   c) dal direttore generale.

3. I componenti del Centro nazionale sono nominati con decreto del Ministro della sanità.

4. Il direttore generale è scelto tra i dirigenti di ricerca dell'Istituto superiore di sanità ovvero tra i medici non dipendenti dall'Istituto in possesso di comprovata esperienza in materia di trapianti ed è assunto con contratto di diritto privato di durata quinquennale. Al rapporto contrattuale si applicano, in quanto compatibili, le disposizioni previste dall'articolo 3 del decreto legislativo 30 dicembre 1992, n. 502, e successive modificazioni.

5. Per lo svolgimento delle proprie funzioni il Centro nazionale si avvale del personale dell'Istituto superiore di sanità.

6. Il Centro nazionale svolge le seguenti funzioni:
   a) cura, attraverso il sistema informativo dei trapianti di cui all'articolo 7, la tenuta delle liste delle persone in attesa di trapianto, differenziate per tipologia di trapianto, risultanti dai dati trasmessi dai centri regionali o interregionali per i trapianti, ovvero dalle strutture per i trapianti e dalle aziende unità sanitarie locali, secondo modalità tali da assicurare la disponibilità di tali dati 24 ore su 24;
   b) definisce i parametri tecnici ed i criteri per l'inserimento dei dati relativi alle persone in attesa di trapianto allo scopo di assicurare l'omogeneità dei dati stessi, con particolare riferimento alla tipologia ed all'urgenza del trapianto richiesto, e di consentire l'individuazione dei riceventi;
   c) individua i criteri per la definizione di protocolli operativi per l'assegnazione degli organi e dei tessuti secondo parametri stabiliti esclusivamente in base alle urgenze ed alle compatibilità risultanti dai dati contenuti nelle liste di cui alla lettera a);
   d) definisce linee guida rivolte ai centri regionali o interregionali per i trapianti allo scopo di uniformare l'attività di prelievo e di trapianto sul territorio nazionale;
   e) verifica l'applicazione dei criteri e dei parametri di cui alla lettera c) e delle linee guida di cui alla lettera d);
   f) procede all'assegnazione degli organi per i casi relativi alle urgenze, per i programmi definiti a livello nazionale e per i tipi di trapianto per i quali il bacino di utenza minimo corrisponde al territorio nazionale, secondo i criteri stabiliti ai sensi della lettera c);
   g) definisce criteri omogenei per lo svolgimento dei controlli di qualità sui laboratori di immunologia coinvolti nelle attività di trapianto;
   h) individua il fabbisogno nazionale di trapianti e stabilisce la soglia minima annuale di attività per ogni struttura per i trapianti e i criteri per una equilibrata distribuzione territoriale delle medesime;

i) definisce i parametri per la verifica di qualità e di risultato delle strutture per i trapianti;

l) svolge le funzioni attribuite ai centri regionali e interregionali per i tipi di trapianto il cui bacino di utenza minimo corrisponde al territorio nazionale;

m) promuove e coordina i rapporti con le istituzioni estere di settore al fine di facilitare lo scambio di organi.

7. Per l'istituzione del Centro nazionale è autorizzata la spesa complessiva di lire 740 milioni annue a decorrere dal 1999, di cui lire 240 milioni per la copertura delle spese relative al direttore generale e lire 500 milioni per le spese di funzionamento.

Art. 9
Consulta tecnica permanente per i trapianti

1. È istituita la Consulta tecnica permanente per i trapianti, di seguito denominata "Consulta". La Consulta è composta dal direttore dell'Istituto superiore di sanità, o da un suo delegato, dal direttore generale del Centro nazionale, dai coordinatori dei centri regionali e interregionali per i trapianti, dai rappresentanti di ciascuna delle regioni che abbia istituito un centro interregionale, da tre clinici esperti in materia di trapianti di organi e di tessuti, di cui almeno uno rianimatore, e da tre esperti delle associazioni nazionali che operano nel settore dei trapianti e della promozione delle donazioni.

2. I componenti della Consulta sono nominati con decreto del Ministro della sanità per la durata di due anni, rinnovabili alla scadenza.

3. La Consulta predispone gli indirizzi tecnico-operativi per lo svolgimento delle attività di prelievo e di trapianto di organi e svolge funzioni consultive a favore del Centro nazionale.

4. Per l'istituzione della Consulta è autorizzata la spesa di lire 100 milioni annue a decorrere dal 1999.

Art. 10
Centri regionali e interregionali

1. Le regioni, qualora non abbiano già provveduto ai sensi della legge 2 dicembre 1975, n. 644, istituiscono un centro regionale per i trapianti ovvero, in associazione tra esse, un centro interregionale per i trapianti, di seguito denominati, rispettivamente, "centro regionale" e "centro interregionale".

2. Il Ministro della sanità stabilisce con proprio decreto, da emanare entro novanta giorni dalla data di entrata in vigore della presente legge, d'intesa con la Conferenza permanente per i rapporti tra lo Stato, le regioni e le province autonome di Trento e di Bolzano, il bacino di utenza minimo, riferito alla popolazione, in corrispondenza del quale le regioni provvedono all'istituzione di centri interregionali.

3. La costituzione ed il funzionamento dei centri interregionali sono disciplinati con convenzioni tra le regioni interessate.

4. Il centro regionale o interregionale ha sede presso una struttura pubblica e si avvale di uno o più laboratori di immunologia per i trapianti per l'espletamento delle attività di tipizzazione tissutale.

5. Qualora entro un anno dalla data di entrata in vigore della presente legge le regioni non abbiano promosso la costituzione dei centri regionali o interregionali il Consiglio dei ministri, su proposta del Ministro della sanità, previo invito alle regioni inadempienti a provvedere entro un termine congruo, attiva i poteri sostitutivi.

6. Il centro regionale o interregionale svolge le seguenti funzioni:

a) coordina le attività di raccolta e di trasmissione dei dati relativi alle persone in attesa di trapianto nel rispetto dei criteri stabiliti dal Centro nazionale;

b) coordina le attività di prelievo e i rapporti tra i reparti di rianimazione presenti sul territorio e le strutture per i trapianti, in collaborazione con i coordinatori locali di cui all'articolo 12;

c) assicura il controllo sull'esecuzione dei *test* immunologici necessari per il trapianto avvalendosi di uno o più laboratori di immunologia per i trapianti allo scopo di assicurare l'idoneità del donatore;

d) procede all'assegnazione degli organi in applicazione dei criteri stabiliti dal Centro nazionale, in base alle priorità risultanti dalle liste delle persone in attesa di trapianto di cui all'articolo 8, comma 6, lettera *a);*

e) assicura il controllo sull'esecuzione dei *test* di compatibilità immunologica nei programmi di trapianto nel territorio di competenza;

f) coordina il trasporto dei campioni biologici, delle *équipes* sanitarie e degli organi e dei tessuti nel territorio di competenza;

g) cura i rapporti di collaborazione con le autorità sanitarie del territorio di competenza e con le associazioni di volontariato.

7. Le regioni esercitano il controllo sulle attività dei centri regionali e interregionali sulla base di apposite linee guida emanate dal Ministro della sanità.

8. Per l'istituzione e il funzionamento dei centri regionali e interregionali è autorizzata la spesa di lire 4.200 milioni annue a decorrere dal 1999.

Art. 11
Coordinatori dei centri regionali e interregionali

1. Le attività dei centri regionali e dei centri interregionali sono coordinate da un coordinatore nominato dalla regione, o d'intesa tra le regioni interessate, per la durata di cinque anni, rinnovabili alla scadenza, tra i medici che abbiano acquisito esperienza nel settore dei trapianti.

2. Nello svolgimento dei propri compiti, il coordinatore regionale o interregionale è coadiuvato da un comitato regionale o interregionale composto dai responsabili, o loro delegati, delle strutture per i prelievi e per i trapianti presenti nell'area di competenza e da un funzionario amministrativo delle rispettive regioni.

Art. 12
Coordinatori locali

1. Le funzioni di coordinamento delle strutture per i prelievi sono svolte da un medico dell'azienda sanitaria competente per territorio che abbia maturato esperienza nel settore dei trapianti designato dal direttore generale dell'azienda per un periodo di cinque anni, rinnovabile alla scadenza.

2. I coordinatori locali provvedono, secondo le modalità stabilite dalle regioni:

a) ad assicurare l'immediata comunicazione dei dati relativi al donatore, tramite il sistema informativo dei trapianti di cui all'articolo 7, al centro regionale o interregionale competente ed al Centro nazionale, al fine dell'assegnazione degli organi;

b) a coordinare gli atti amministrativi relativi agli interventi di prelievo;

c) a curare i rapporti con le famiglie dei donatori;

d) ad organizzare attività di informazione, di educazione e di crescita culturale della popolazione in materia di trapianti nel territorio di competenza.

3. Nell'esercizio dei compiti di cui al comma 2 i coordinatori locali possono avvalersi di collaboratori scelti tra il personale sanitario ed amministrativo.

4. Per l'attuazione dell'articolo 11 e del presente articolo è autorizzata la spesa di lire 50 milioni annue a decorrere dal 1999.

Art. 13
Strutture per i prelievi

1. Il prelievo di organi è effettuato presso le strutture sanitarie accreditate dotate di reparti di rianimazione. L'attività di prelievo di tessuti da soggetto di cui sia stata accertata la morte ai sensi della legge 29 dicembre 1993, n. 578, e del decreto del Ministro della sanità 22 agosto 1994, n. 582, può essere svolta anche nelle strutture sanitarie accreditate non dotate di reparti di rianimazione.

2. Le regioni, nell'esercizio dei propri poteri di programmazione sanitaria e nell'ambito della riorganizzazione della rete ospedaliera di cui all'articolo 2 della legge 28 dicembre 1995, n. 549, come modificato dall'articolo 1 del decreto-legge 17 maggio 1996, n. 280, convertito, con modificazioni, dalla legge 18 luglio 1996, n. 382, provvedono, ove necessario, all'attivazione o

al potenziamento dei dipartimenti di urgenza e di emergenza sul territorio ed al potenziamento dei centri di rianimazione e di neurorianimazione, con particolare riguardo a quelli presso strutture pubbliche accreditate ove, accanto alla rianimazione, sia presente anche un reparto neurochirurgico.

3. I prelievi possono altresì essere eseguiti, su richiesta, presso strutture diverse da quelle di appartenenza del sanitario chiamato ad effettuarli, nel rispetto delle vigenti disposizioni sulla incompatibilità dell'esercizio dell'attività libero-professionale, a condizione che tali strutture siano idonee ad effettuare l'accertamento della morte, ai sensi della legge 29 dicembre 1993, n. 578, e del decreto del Ministro della sanità 22 agosto 1994, n. 582.

Art. 14
Prelievi

1. Il collegio medico di cui all'articolo 2, comma 5, della legge 29 dicembre 1993, n. 578, nei casi in cui si possa procedere al prelievo di organi, è tenuto alla redazione di un verbale relativo all'accertamento della morte. I sanitari che procedono al prelievo sono tenuti alla redazione di un verbale relativo alle modalità di accertamento della volontà espressa in vita dal soggetto in ordine al prelievo di organi nonché alle modalità di svolgimento del prelievo.

2. I verbali di cui al comma 1 sono trasmessi in copia, a cura del direttore sanitario, entro le settantadue ore successive alle operazioni di prelievo, alla regione nella quale ha avuto luogo il prelievo ed agli osservatori epidemiologici regionali, a fini statistici ed epidemiologici.

3. Gli originali dei verbali di cui al comma 1, con la relativa documentazione clinica, sono custoditi nella struttura sanitaria ove è stato eseguito il prelievo.

4. Il prelievo è effettuato in modo tale da evitare mutilazioni o dissezioni non necessarie. Dopo il prelievo il cadavere è ricomposto con la massima cura.

5. Il Ministro della sanità, sentita la Consulta di cui all'articolo 9, definisce, con proprio decreto, da emanare entro sessanta giorni dalla data di entrata in vigore della presente legge, i criteri e le modalità per la certificazione dell'idoneità dell'organo prelevato al trapianto.

Art. 15
Strutture per la conservazione dei tessuti prelevati

1. Le regioni, sentito il centro regionale o interregionale, individuano le strutture sanitarie pubbliche aventi il compito di conservare e distribuire i tessuti prelevati, certificandone la idoneità e la sicurezza.

2. Le strutture di cui al comma 1 sono tenute a registrare i movimenti in entrata ed in uscita dei tessuti prelevati, inclusa l'importazione, secondo le modalità definite dalle regioni.

Art. 16
Strutture per i trapianti

1. Le regioni individuano, nell'ambito della programmazione sanitaria, tra le strutture accreditate quelle idonee ad effettuare i trapianti di organi e di tessuti. Con decreto del Ministro della sanità, sentiti il Consiglio superiore di sanità ed il Centro nazionale, sono definiti i criteri e le modalità per l'individuazione delle strutture di cui al presente articolo, in base ai requisiti previsti dal decreto del Ministro della sanità 29 gennaio 1992, pubblicato nella *Gazzetta Ufficiale* n. 26 del 1° febbraio 1992, nonché gli *standard* minimi di attività per le finalità indicate dal comma 2.

2. Le regioni provvedono ogni due anni alla verifica della qualità e dei risultati delle attività di trapianto di organi e di tessuti svolte dalle strutture di cui al presente articolo revocando l'idoneità a quelle che abbiano svolto nell'arco di un biennio meno del 50 per cento dell'attività minima prevista dagli *standard* di cui al comma 1.

3. Per l'attuazione degli articoli 13 e 15, nonché del presente articolo, è autorizzata la spesa di lire 2.450 milioni annue a decorrere dal 1999.

Art. 17
Determinazione delle tariffe

1. Il Ministero della sanità, sentita la Conferenza permanente per i rapporti tra lo Stato, le regioni e le province autonome di Trento e di Bolzano, determina periodicamente la tariffa per le prestazioni di prelievo e di trapianto di organi e di tessuti, prevedendo criteri per la ripartizione della stessa tra le strutture di cui agli articoli 13 e 16, secondo modalità tali da consentire il rimborso delle spese sostenute dal centro regionale o interregionale, nonché il rimborso delle spese aggiuntive relative al trasporto del feretro nel solo ambito del territorio nazionale sostenute dalla struttura nella quale è effettuato il prelievo.
2. Per il rimborso delle spese aggiuntive relative al trasporto del feretro, nei limiti indicati dal comma 1, è autorizzata la spesa di lire 200 milioni annue a decorrere dal 1999.

Art. 18
Obblighi del personale impegnato in attività di prelievo e di trapianto

1. I medici che effettuano i prelievi e i medici che effettuano i trapianti devono essere diversi da quelli che accertano la morte.
2. Il personale sanitario ed amministrativo impegnato nelle attività di prelievo e di trapianto è tenuto a garantire l'anonimato dei dati relativi al donatore ed al ricevente.

Capo IV
ESPORTAZIONE E IMPORTAZIONE DI ORGANI E DI TESSUTI
E TRAPIANTI ALL'ESTERO

Art. 19
Esportazione e importazione di organi e di tessuti

1. L'esportazione a titolo gratuito di organi e di tessuti prelevati da soggetti di cui sia stata accertata la morte ai sensi della legge 29 dicembre 1993, n. 578, e del decreto del Ministro della sanità 22 agosto 1994, n. 582, nonché l'importazione a titolo gratuito di organi e di tessuti possono essere effettuate esclusivamente tramite le strutture di cui agli articoli 13 e 16, previa autorizzazione del rispettivo centro regionale o interregionale ovvero del Centro nazionale nei casi previsti dall'articolo 8, comma 6, lettera *l),* secondo modalità definite con decreto del Ministro della sanità, da emanare entro trenta giorni dalla data di entrata in vigore della presente legge, in base a princìpi che garantiscano la certificazione della qualità e della sicurezza dell'organo o del tessuto e la conoscenza delle generalità del donatore da parte della competente autorità sanitaria.
2. È vietata l'esportazione di organi e tessuti verso gli Stati che ne fanno libero commercio.
3. L'autorizzazione di cui al comma 1 non è richiesta per le esportazioni e le importazioni effettuate in esecuzione di convenzioni stipulate ai sensi dell'articolo 7 del decreto del Presidente della Repubblica 26 gennaio 1980, n. 197, nonché delle intese concluse ai sensi dell'accordo quadro tra la Repubblica italiana e la Repubblica d'Austria, reso esecutivo con legge 8 marzo 1995, n. 76.
4. È vietata l'importazione di tessuti e di organi a scopo di trapianto da Stati la cui legislazione prevede la possibilità di prelievo e relativa vendita di organi provenienti da cadaveri di cittadini condannati a morte.

Art. 20
Trapianti all'estero

1. Le spese di iscrizione in organizzazioni di trapianto estere e le spese di trapianto all'estero sono a carico del Servizio sanitario nazionale limitatamente al trapianto di organi e solo se la persona è stata iscritta nella lista di attesa di cui all'articolo 8, comma 6, lettera *a),* per un periodo di tempo superiore allo *standard* definito con decreto del Ministro della sanità per ciascuna tipologia di trapianto e secondo le modalità definite con il medesimo decreto.
2. Le spese di trapianto all'estero sono altresì a carico del Servizio sanitario nazionale nei casi in cui il trapianto sia ritenuto urgente secondo criteri stabiliti dal Centro nazionale.

Capo V
FORMAZIONE DEL PERSONALE

Art. 21
Formazione

1. Il Ministro della sanità, sentito il Ministro dell'università e della ricerca scientifica e tecnologica, con proprio decreto istituisce borse di studio per la formazione del personale di cui al comma 2, anche presso istituzioni straniere, e per l'incentivazione della ricerca nel campo dei prelievi e dei trapianti di organi e di tessuti.
2. Le borse di studio di cui al comma 1 sono riservate al personale delle strutture che svolgono le attività di cui alla presente legge nonché alla qualificazione del personale anche non laureato addetto all'assistenza ai donatori e alle persone sottoposte a trapianto.
3. Il numero e le modalità di assegnazione delle borse di studio sono annualmente stabiliti con il decreto di cui al comma 1 nel limite di lire 1.000 milioni annue a decorrere dal 1999.
4. Le regioni promuovono l'aggiornamento permanente degli operatori sanitari ed amministrativi coinvolti nelle attività connesse all'effettuazione dei trapianti.

Capo VI
SANZIONI

Art. 22
Sanzioni

1. Salvo che il fatto costituisca reato, chiunque viola le disposizioni degli articoli 13, 15 e 16 è punito con la sanzione amministrativa consistente nel pagamento di una somma da lire 2 milioni a lire 20 milioni.
2. La sanzione di cui al comma 1 è applicata dalle regioni con le forme e con le modalità previste dalla legge 24 novembre 1981, n. 689, e successive modificazioni.
3. Chiunque procura per scopo di lucro un organo o un tessuto prelevato da soggetto di cui sia stata accertata la morte ai sensi della legge 29 dicembre 1993, n. 578, e del decreto del Ministro della sanità 22 agosto 1994, n. 582, ovvero ne fa comunque commercio, è punito con la reclusione da due a cinque anni e con la multa da lire 20 milioni a lire 300 milioni. Se il fatto è commesso da persona che esercita una professione sanitaria, alla condanna consegue l'interdizione perpetua dall'esercizio della professione.
4. Chiunque procura, senza scopo di lucro, un organo o un tessuto prelevato abusivamente da soggetto di cui sia stata accertata la morte ai sensi della legge 29 dicembre 1993, n. 578, e del decreto del Ministro della sanità 22 agosto 1994, n. 582, è punito con la reclusione fino a due anni. Se il fatto è commesso da persona che esercita una professione sanitaria, alla condanna consegue l'interdizione temporanea fino ad un massimo di cinque anni dall'esercizio della professione.

Capo VII
DISPOSIZIONI TRANSITORIE E FINALI

Art. 23
Disposizioni transitorie

1. Fino alla data di cui all'articolo 28, comma 2, è consentito procedere al prelievo di organi e di tessuti da soggetto di cui sia stata accertata la morte ai sensi della legge 29 dicembre 1993, n. 578, e del decreto del Ministro della sanità 22 agosto 1994, n. 582, salvo che il soggetto abbia esplicitamente negato il proprio assenso.
2. Nelle ipotesi di cui al comma 1, il coniuge non separato o il convivente *more uorio* o, in mancanza, i figli maggiori di età o, in mancanza di questi ultimi, i genitori ovvero il rappresentante legale possono presentare opposizione scritta entro il termine corrispondente al periodo

di osservazione ai fini dell'accertamento di morte, di cui all'articolo 4 del decreto del Ministro della sanità 22 agosto 1994, n. 582.

3. La presentazione della opposizione scritta di cui al comma 2 non è consentita qualora dai documenti personali o dalle dichiarazioni depositate presso la azienda unità sanitaria locale di appartenenza, secondo le previsioni del decreto del Ministro della sanità di cui all'articolo 5, comma 1, risulti che il soggetto abbia espresso volontà favorevole al prelievo di organi e di tessuti, salvo il caso in cui gli stessi soggetti di cui al comma 2 presentino una successiva dichiarazione di volontà, della quale siano in possesso, contraria al prelievo.

4. Il Ministro della sanità, nel periodo che intercorre tra la data di entrata in vigore della presente legge e la data di cui all'articolo 28, comma 2, promuove una campagna straordinaria di informazione sui trapianti, secondo le modalità previste dall'articolo 2, comma 1.

5. Fino alla data di attivazione del sistema informativo dei trapianti di cui all'articolo 7, e comunque non oltre i ventiquattro mesi successivi alla data di entrata in vigore della presente legge, i centri istituiti ai sensi dell'articolo 13 della legge 2 dicembre 1975, n. 644, ovvero i centri regionali o interregionali di cui all'articolo 10 della presente legge, predispongono le liste delle persone in attesa di trapianto secondo criteri uniformi definiti con decreto del Ministro della sanità da emanare, sentito l'Istituto superiore di sanità, entro sessanta giorni dalla data di entrata in vigore della presente legge, e sono tenuti alla trasmissione reciproca delle informazioni relative alle caratteristiche degli organi e dei tessuti prelevati al fine di garantirne l'assegnazione in base all'urgenza ed alle compatibilità tissutali.

Art. 24
**Disposizioni per le regioni a statuto speciale e per le province autonome
di Trento e di Bolzano**

1. Restano salve le competenze delle regioni a statuto speciale e delle province autonome di Trento e di Bolzano che disciplinano la materia di cui alla presente legge secondo i rispettivi statuti e le relative norme di attuazione.

Art. 25
Copertura finanziaria

1. Agli oneri derivanti dall'attuazione della presente legge, valutati complessivamente in lire 11.740 milioni annue a decorrere dal 1999, si provvede, per gli anni 1999, 2000 e 2001, mediante corrispondente riduzione dello stanziamento iscritto, ai fini del bilancio triennale 1999-2001, nell'ambito dell'unità previsionale di base di parte corrente "Fondo speciale" dello stato di previsione del Ministero del tesoro, del bilancio e della programmazione economica per l'anno 1999, allo scopo parzialmente utilizzando, quanto a lire 10.000 milioni l'accantonamento relativo alla Presidenza del Consiglio dei ministri e, quanto a lire 1.740 milioni, l'accantonamento relativo al Ministero della sanità.

2. Il Ministro del tesoro, del bilancio e della programmazione economica è autorizzato ad apportare, con propri decreti, le occorrenti variazioni di bilancio.

Art. 26
Verifica sull'attuazione

1. Il Ministro della sanità, nell'ambito della Relazione sullo stato sanitario del Paese prevista dall'articolo 1, comma 6, del decreto legislativo 30 dicembre 1992, n. 502, e successive modificazioni, riferisce sulla situazione dei trapianti e dei prelievi effettuati sul territorio nazionale.

Art. 27
Abrogazioni

1. La legge 2 dicembre 1975, n. 644, e successive modificazioni, è abrogata.

2. L'articolo 1 della legge 12 agosto 1993, n. 301, è abrogato a decorrere dalla data di cui all'articolo 28, comma 2. Le disposizioni recate dagli articoli 2, 3 e 4 della legge 12 agosto 1993, n. 301, continuano ad applicarsi ai prelievi ed agli innesti di cornea.

Art. 28
Entrata in vigore

1. La presente legge entra in vigore il giorno successivo a quello della sua pubblicazione nella *Gazzetta Ufficiale.*

2. Le disposizioni previste dall'articolo 4 acquistano efficacia a decorrere dalla data di attivazione del sistema informativo dei trapianti di cui all'articolo 7.

La presente legge, munita del sigillo dello Stato, sarà inserita nella Raccolta ufficiale degli atti normativi della Repubblica italiana. È fatto obbligo a chiunque spetti di osservarla e di farla osservare come legge dello Stato.

Data a Roma, addì 1° aprile 1999

SCALFARO

D'ALEMA, Presidente del Consiglio dei Ministri

Visto, *il Guardasigilli:* DILIBERTO

Ministero della Salute
Direzione Generale per i Rapporti con l'Unione Europea e per i Rapporti Internazionali

DISPOSIZIONI IN MATERIA DI TRAPIANTO DI ORGANI ALL'ESTERO
(Ai sensi dell'articolo 20 della Legge 1° Aprile 1999, n° 91)

IL MINISTRO

Visto l'articolo 3, quinto comma della Legge 23 ottobre 1985, n. 595, che prevede la determinazione, con apposito decreto del Ministro della Sanità, dei criteri di fruizione in forma indiretta di prestazioni assistenziali presso centri di altissima specializzazione all'estero in favore di cittadini italiani residenti in Italia, per prestazioni che non siano ottenibili nel nostro Paese tempestivamente o in forma adeguata alla particolarità del caso clinico;
Visto il decreto del Ministro della sanità 3 novembre 1989, pubblicato nella Gazzetta ufficiale 22 novembre 1989, n. 273, come modificato dal decreto ministeriale 13 maggio 1993, che determina i criteri per la fruizione di prestazioni sanitarie in forma indiretta presso Centri di altissima specializzazione all'estero, allorché le relative prestazioni di diagnosi, cura o riabilitazione non possano essere erogate adeguatamente o tempestivamente dalle strutture sanitarie del Servizio sanitario nazionale;
Visti il Regolamento CEE del 14 giugno 1971, n. 1408, e successive modificazioni ed integrazioni, con particolare riguardo all'articolo 22, paragrafo 1, lettera c), punto i) in cui è previsto il trasferimento per cure in uno Stato membro dell'Unione europea, e le analoghe disposizioni previste dai vigenti accordi internazionali, che disciplinano l'erogazione dell'assistenza sanitaria in regime di reciprocità;
Visti i decreti del Ministro della sanità 20 gennaio 1990, pubblicato nella Gazzetta ufficiale 2 febbraio 1990 n. 27, e 30 agosto 1991, pubblicato nella Gazzetta ufficiale 12 settembre 1991, n. 214, che identificano le classi di patologia e le prestazioni fruibili presso centri di altissima specializzazione all'estero;
Visto il decreto del Ministro della sanità 17 giugno 1992, pubblicato nella Gazzetta ufficiale 11 agosto 1992, n. 188, ove si precisa che le voci di trapianto dei succitati decreti ministeriali devono intendersi riferite ad organi prelevati da cadavere;
Vista la legge 1° aprile 1999, n. 91, recante: "Disposizioni in materia di prelievi e di trapianti di organi e di tessuti", con particolare riguardo per il suo articolo 20, in materia di trapianti all'estero, il cui comma 1 prevede che le spese di iscrizione in organizzazioni di trapianto estere e le spese di trapianto all'estero sono a carico del Servizio sanitario nazionale limitatamente al trapianto di organi e solo se la persona è stata iscritta nella lista di attesa per un periodo di tempo

superiore allo standard definito con decreto del Ministro della Sanità per ciascuna tipologia di trapianto, e secondo le modalità definite con il medesimo decreto;
Visto l'articolo 20, comma 2 della stessa legge n. 91 del 1999, ove è previsto che le spese di trapianto sono a carico del Servizio sanitario nazionale nei casi in cui il trapianto sia ritenuto urgente secondo i criteri stabiliti dal Centro nazionale trapianti;
Visto l'articolo 10 della legge 1° aprile 1999, n. 91, che prevede l'istituzione di un Centro regionale per i trapianti nell'ambito di ogni singola Regione o in associazione tra più Regioni;
Considerato che il particolare settore dei trapianti di organo implica il riconoscimento delle funzioni di Centro di riferimento, di cui all'articolo 3 del decreto del Ministro della sanità 3 novembre 1989, ai Centri regionali trapianti, i quali, a loro volta, possono utilizzare le competenze specialistiche presenti nel territorio al fine di una tempestiva verifica dei presupposti per l'iscrizione e il ricovero in centri esteri di altissima specializzazione in regime di assistenza sanitaria diretta ed indiretta;
Visto l'articolo 34, comma 1, del decreto legislativo 25 luglio 1998, n.286, che, in base alle indicazioni applicative di cui alla Circolare del Ministero della sanità n. 5 del 24 marzo 2000, estende l'assistenza sanitaria all'estero ai cittadini stranieri regolarmente soggiornanti in Italia aventi titolo all'iscrizione al Servizio sanitario nazionale;
Visto l'accordo tra il Ministro della Salute, le Regioni e le Province autonome di Trento e Bolzano sul documento di Linee-guida per il trapianto renale da donatore vivente e da cadavere, sancito nella seduta della Conferenza permanente per i rapporti tra Stato, Regioni e Province autonome del 31gennaio 2002, con particolare riguardo per il suo capitolo 3, ove è definita la composizione e la gestione delle liste di attesa;
Viste le indicazioni tecniche espresse dal Consiglio superiore di sanità Sezione II nella seduta del 28 marzo 2001, riguardo alle norme procedurali per la concessione temporanea dell'autorizzazione all'attività di trapianto di fegato da vivente;
Visto il decreto del Presidente del Consiglio dei Ministri 16 aprile2002, recante approvazione delle "Linee-guida sui criteri di priorità per l'accesso alle prestazioni diagnostiche e terapeutiche e sui tempi di attesa";
Visto l'accordo Stato - Regioni dell'11 luglio 2002 sul "Documento di indicazioni per l'attuazione del punto a) dell'accordo Stato - Regioni del 14 febbraio 2002 relativo a "Modalità di accesso alle prestazioni diagnostiche e terapeutiche e indirizzi applicativi sulle liste di attesa";
Vista la relazione approvata dalla Conferenza permanente per i rapporti tra Stato, Regioni e Province autonome del 3 febbraio 2005, sull'individuazione della metodologia nazionale dei tempi di attesa, elaborata dal "Tavolo di monitoraggio e verifica dei livelli essenziali di assistenza sanitaria";
Vista l'intesa tra Stato, Regioni e Province autonome del 23 marzo 2005, laddove si prevedono, tra l'altro, adeguate iniziative, senza oneri a carico del bilancio dello Stato, dirette a favorire l'esecuzione presso gli ospedali pubblici di accertamenti diagnostici in modo continuativo nonché di interventi di educazione e promozione della salute in Italia;
Visto il documento programmatico "Un nuovo patto della Salute", siglato tra il Governo, le Regioni e le Province autonome di Trento e Bolzano in data 28 settembre 2006, che individua tra i criteri di riconoscimento dei livelli essenziali di assistenza il principio della qualità delle cure e della loro appropriatezza rispetto alle specifiche esigenze di volta in volta considerate e, tra le tematiche di particolare rilevanza per il Servizio sanitario nazionale, quella di sviluppare nuove iniziative volte a favorire la razionalizzazione dei percorsi di diagnosi e cura;
Ravvisata l'esigenza, ai sensi del citato articolo 20, comma 1, della legge n. 91 del 1999, di definire anche le modalità per l'erogazione delle prestazioni sanitarie all'estero, preliminari e posteriori al trapianto di organi, le cui spese ricadano sul Servizio sanitario nazionale;
Ritenuto di dover procedere alla modifica dell'elenco delle classi di patologia e di prestazioni fruibili per tipologia di trapianto di organi, alla luce dei nuovi orientamenti e delle esperienze in materia sanitaria, che inducono a ritenere superflua una distinzione fondata sulle patologie in base alle quali l'assistito è iscritto nelle liste di attesa per trapianto di rene, pancreas e cuore;
Ravvisata la necessità di definire, ai sensi dell'articolo 20, comma 1della legge n. 91 del 1999, i tempi standard di iscrizione nelle liste di attesa per trapianto di organo nel territorio nazionale oltre i quali può essere effettuata l'iscrizione nelle liste di attesa estere ed essere autorizzato l'eventuale ricovero all'estero a spese del Servizio sanitario nazionale;

Considerata la proposta del Centro nazionale trapianti di delineare i tempi standard di iscrizione nelle liste di attesa in Italia sulla base dei tempi medi di attesa in tali liste in base alla tipologia di trapianto di organo;

Ravvisata l'opportunità di definire anche le condizioni inerenti al trapianto di organo da vivente all'estero, per consentire al cittadino iscritto al Servizio sanitario nazionale di ricevere tali cure all'estero nei casi in cui la prestazione non sia ottenibile in Italia e sussistano elementi di idoneità clinica debitamente certificati;

Considerata l'esigenza di demandare al Centro nazionale trapianti il compito di coordinamento e monitoraggio degli interventi prima e dopo il trapianto all'estero e di valutazione della qualità e degli esiti degli interventi stessi;

Considerato che quanto previsto nell'articolo 20 della legge 91 del 1999 non comporta nuovi o maggiori oneri di spesa e non implica, quindi, alcuna copertura finanziaria aggiuntiva, poiché trovano ordinaria applicazione le normative sopra richiamate in materia di rimborso delle spese per cure all'estero;

Ritenuto di dover dare attuazione a quanto disposto dall'articolo 20della legge 1° aprile 1999, n. 91, riguardo all'emanazione del decreto del Ministro della Salute ivi previsto, per definire in base a tipologia di trapianto i tempi standard di iscrizione nella lista di attesa di cui all'articolo 8, comma 6, lettera a), oltre i quali sono ammessi l'iscrizione nelle liste di attesa estere ed il trapianto all'estero a spese del Servizio sanitario nazionale;

Acquisito il parere della Conferenza permanente per i rapporti tra lo Stato, le Regioni e le Province autonome di Trento e di Bolzano nella seduta del 28 febbraio 2008, Rep. Atti n.63/CSR;

DECRETA:
Art. 1
Modalità per l'iscrizione in liste estere

1. Gli assistiti iscritti nelle liste di attesa per trapianto di organo di cui all'articolo 8, comma 6, lettera a) della legge 1° aprile 1999, n. 91 possono chiedere l'iscrizione nelle liste di attesa di organizzazioni estere quando siano stati iscritti in uno o più Centri regionali trapianti per un periodo complessivo continuativo superiore a quello indicato nella tabella A allegata come parte integrante al presente decreto.

2. Il Centro regionale trapianti della Regione di residenza dell'assistito, d'ora in poi denominato Centro regionale trapianti, verificata la durata dell'iscrizione nelle liste d'attesa attraverso il Sistema Informativo Trapianti (SIT), rilascia idonea certificazione per la sua iscrizione nelle liste estere, con indicazione della tipologia di trapianto di organo richiesta, e provvede a darne comunicazione all'Azienda sanitaria locale di residenza dell'assistito, per l'avvio, a seconda dei casi, della procedura prevista dagli articoli 3 o 4.

3. Il Centro regionale trapianti, d'intesa con il Centro nazionale trapianti e il Ministero della Salute, concorda con il centro trapianti estero prescelto dal paziente la documentazione relativa ad indagini diagnostiche che l'assistito deve presentare ai fini dell'iscrizione nelle liste estere e si adopera affinché gli accertamenti sanitari pre e post trapianto siano effettuati in Italia.

4. Il Centro nazionale trapianti comunica al Centro regionale trapianti, e quest'ultimo all'assistito, l'eventuale richiesta di cancellazione dalla lista regionale formulata dall'organizzazione estera d'iscrizione.

5. L'assistito non iscritto nelle liste nazionali, a causa di particolari condizioni clinico-biologiche che non ne giustificano l'iscrizione sulla base delle linee-guida nazionali, può chiedere al Centro regionale trapianti il rilascio della certificazione prevista al comma 2, previo parere tecnico del Centro nazionale trapianti.

Art. 2
Funzioni del Centro nazionale trapianti

1. Il Centro nazionale trapianti costituisce punto di riferimento per i trapianti all'estero, per la gestione delle attività di collegamento con le organizzazioni nazionali estere e per il monitoraggio degli assistiti iscritti in liste di attesa estere, prima e dopo il trapianto all'estero.

2. Il Centro nazionale trapianti, sulla base dei risultati clinici ottenuti, individua parametri di valutazione degli interventi eseguiti all'estero.

Art. 3
Assistenza in forma diretta

1. Nei casi in cui l'assistito richieda l'iscrizione in lista di attesa per trapianto in uno dei Paesi dell'Unione Europea o dello Spazio Economico Europeo o della Svizzera o dei Paesi convenzionati, l'Azienda Sanitaria locale di residenza dell'assistito, in presenza della certificazione di cui all'articolo 1, comma 2, provvede entro 30 giorni al rilascio dell'autorizzazione tramite il formulario comunitario previsto dai Regolamenti CEE 1408/71 e 574/72, e successive modificazioni ed integrazioni, o analogo formulario previsto dalle vigenti convenzioni internazionali di reciprocità, valido per sei mesi e rinnovabile alla scadenza fino all'effettivo utilizzo.

2. Il formulario di cui al comma 1 reca in ogni caso l'indicazione del tipo di trapianto richiesto e del Centro estero prescelto ed è inviato al Ministero della Salute nei casi in cui sia richiesta dallo Stato estero ulteriore attestazione che certifichi l'impossibilità del trapianto in Italia.

3. Per la documentazione da presentare all'organizzazione estera ai fini dell'iscrizione, si rinvia alle più dettagliate previsioni dell'articolo 1, comma 3.

4. Se l'assistito è iscritto nella lista di attesa di un Centro regionale trapianti diverso da quello della Regione di residenza, la certificazione prevista dall'articolo 1, comma 2 consente comunque il rilascio del modello di cui al comma 1 da parte della Azienda sanitaria locale del luogo di residenza dell'assistito.

5. Entro 30 giorni dall'avvenuto trapianto, l'Azienda sanitaria locale di residenza può rilasciare su richiesta dell'assistito un nuovo formulario comunitario di cui al comma 1 o analogo per gli Stati convenzionati, per il periodo presumibile dell'erogazione delle prestazioni sanitarie all'estero. La stessa Azienda sanitaria locale comunica l'avvenuto trapianto al Centro regionale trapianti che ha rilasciato la certificazione, il quale è tenuto, a sua volta, ad informare il Centro nazionale trapianti.

6. L'Azienda sanitaria locale di residenza è tenuta, inoltre, a fornire alla Regione i dati concernenti l'autorizzazione al trasferimento all'estero per cure - iscrizione in lista - trapianto d'organo - proseguimento cure - secondo le modalità in uso comuni a tutti i trasferimenti autorizzati per cure all'estero, per le consuete finalità di controllo amministrativo, funzionali ai compiti di programmazione. La Regione, a sua volta, è tenuta a trasmettere tali dati al Ministero della Salute a fini statistici, secondo le medesime modalità.

7. Per il rimborso delle spese a carico dell'assistito, si rinvia alle disposizioni desumibili dal decreto del Ministro della sanità 3 novembre 1989, pubblicato nella Gazzetta ufficiale 22 novembre 1989 n. 273.

Art. 4
Assistenza in forma indiretta

1. Nei casi in cui l'assistito richieda l'iscrizione in liste di attesa al di fuori dei Paesi con i quali vigono accordi internazionali in materia sanitaria, il Centro regionale trapianti, qualora ricorrano le condizioni previste dall'articolo 1, commi 1 e 2, rilascia entro 30 giorni idonea autorizzazione all'iscrizione in liste estere per un periodo di sei mesi, rinnovabile alla scadenza fino all'effettivo reperimento dell'organo.

2. Se la richiesta dell'interessato è rivolta ad organizzazioni estere al di fuori del continente europeo, fermi restando i presupposti indicati al comma 1, l'autorizzazione è rilasciata dal Centro regionale trapianti, previo parere tecnico del Centro nazionale trapianti, solo quando sussistano determinati presupposti sanitari che, in relazione alla particolarità del caso, ne giustificano l'iscrizione.

3. Il Centro regionale trapianti comunica all'Azienda sanitaria locale di residenza dell'assistito l'avvenuto rilascio dell'autorizzazione per l'iscrizione nelle liste dei Paesi di cui al comma 1, al fine di consentire il successivo rimborso delle spese sostenute secondo la procedura prevista dal decreto del Ministro della sanità 3 novembre 1989. L'Azienda sanitaria locale comunica l'avvenuto trapianto al Centro regionale trapianti che ha rilasciato l'autorizzazione, il quale, a sua volta, informa il Centro nazionale trapianti.

4. L'Azienda sanitaria locale di residenza è tenuta a fornire alla Regione, e questa al Ministero della Salute, i dati concernenti l'autorizzazione concessa per le finalità e secondo le modalità previste dall'articolo 3, comma 6.

Art. 5
Trapianto urgente e richieste di interventi urgenti post trapianto

1. La verifica dei presupposti necessari per il trapianto all'estero e delle prestazioni sanitarie post-trapianto, richieste in regime di urgenza, è affidata al Centro regionale trapianti che rilascia apposita certificazione, previo parere tecnico sul singolo caso da parte del Centro nazionale trapianti.
2. In caso di complicanze nel decorso post-trapianto eseguito all'estero, il Centro regionale trapianti attesta la necessità di controlli da eseguirsi presso la struttura estera che ha effettuato il trapianto dandone comunicazione al Centro nazionale trapianti.
3. In caso di eventi imprevisti che richiedano il trapianto immediato e di conseguenti prestazioni urgenti all'estero a favore degli assistiti iscritti al Servizio sanitario nazionale, l'attestazione dell'urgenza è certificata a posteriori dal Centro regionale trapianti dell'assistito che è tenuto a darne comunicazione al Centro nazionale trapianti.
4. Per il rimborso delle spese sostenute dall'assistito o per il rilascio della modulistica per l'assistenza in forma diretta, l'assistito presenta all'Azienda sanitaria locale di residenza la certificazione dell'urgenza attestata dal Centro regionale trapianti.

Art. 6
Proseguimento cure

1. A trapianto di organo eseguito in assistenza diretta o indiretta secondo le procedure del presente decreto, la richiesta di ulteriori prestazioni sanitarie nel Centro estero per controlli o terapie connesse al trapianto, è oggetto di una nuova autorizzazione rilasciata dal Centro regionale trapianti.
   L'autorizzazione non può essere negata per la visita di controllo annuale connessa al trapianto.
2. In caso di rilascio dell'autorizzazione, il Centro regionale trapianti è tenuto a darne comunicazione all'Azienda sanitaria locale di residenza dell'assistito, per consentire l'avvio delle procedure nelle forme previste agli articoli 3 o 4 del presente decreto. L'Azienda sanitaria locale di residenza è tenuta a fornire alla Regione, e questa al Ministero della Salute, i dati concernenti questo tipo di autorizzazione per le finalità e secondo le modalità previste dall'articolo 3, comma 6.
3. In caso di complicanze post-trapianto all'estero, si applicano le disposizioni dell'articolo 5, comma 3.
4. Il Centro regionale trapianti, qualora ritenga che le prestazioni sanitarie di cui al comma 1 possano essere effettuate in Italia, in una struttura accreditata, pubblica o privata, indica entro trenta giorni il luogo di cura adeguato al programma terapeutico e verifica se i tempi di attesa sono compatibili con lo stato di salute dell'assistito.
5. Dalla data di entrata in vigore del presente decreto, il proseguimento di cure collegate ai trapianti autorizzati già effettuati è oggetto di nuova autorizzazione, nelle forme e con le modalità previste nel presente articolo.

Art. 7
Re-trapianto di organo

1. Coloro che hanno subito il trapianto d'organo all'estero e necessitano di un ulteriore trapianto possono iscriversi nella lista di attesa dell'organizzazione del Paese in cui sono stati precedentemente sottoposti a trapianto di organo, senza preventiva iscrizione nella lista in Italia.
2. L'assistito presenta la documentazione sanitaria del precedente trapianto al Centro regionale trapianti, al fine di ottenere il rilascio della certificazione prevista all'articolo 1.
3. Il Centro regionale trapianti informa il Centro nazionale trapianti dell'avvenuto rilascio della certificazione, fornendo indicazione dell'organizzazione estera di cui al comma 1 e provvedendo, nel contempo, a darne comunicazione all'Azienda sanitaria locale di residenza dell'assistito, per l'avvio delle procedure previste agli articoli 3 o 4.

L'Azienda sanitaria locale di residenza fornisce alla Regione, e questa al Ministero della Salute, i dati concernenti questo tipo di autorizzazione, per le finalità e secondo le modalità previste dall'articolo 3, comma 6.

4. Per coloro che hanno subito un trapianto di organo in Italia o in un Paese diverso da quello per il quale intendono formalizzare la richiesta di iscrizione nelle liste, non è necessaria la preventiva iscrizione nella lista in Italia.

Art. 8
Trapianto da donatore vivente

1. Ferme restando le disposizioni vigenti in materia di trapianto da donatore vivente, qualora la prestazione non sia ottenibile in Italia e sussistano elementi di idoneità clinica debitamente certificati dal Centro regionale trapianti, il trapianto all'estero da donatore vivente può essere autorizzato a carico del Servizio sanitario nazionale.

2. Ai fini del rilascio dell'autorizzazione di cui al comma 1, il Centro nazionale trapianti esprime un parere tecnico sul singolo caso clinico, motivando le ragioni che rendono l'intervento non eseguibile in Italia. Il Centro nazionale trapianti verifica, sulla base dei dati resi disponibili dalle organizzazioni estere, il possesso da parte della struttura prescelta dei prescritti requisiti di qualità, sicurezza e trasparenza, a garanzia del donatore e del ricevente.

3. Il trapianto d'organo non eseguibile in Italia in ragione della particolarità della prestazione, ai sensi dell'art. 2, comma 4, del D.M. 3 novembre 1989, può essere autorizzato dal Centro regionale trapianti previo parere tecnico sul singolo caso clinico da parte del Centro nazionale trapianti.

4. Il Centro nazionale trapianti, accertati i presupposti di cui ai commi 1, 2 e 3, esprime il parere sul trapianto all'estero, dandone comunicazione al Centro regionale trapianti. Quest'ultimo, sulla base del parere del Centro nazionale trapianti, può autorizzare il trasferimento all'estero, provvedendo a darne comunicazione all'Azienda sanitaria locale di residenza dell'assistito, per l'avvio delle procedure di cui agli articoli 3 o 4. Qualora la determinazione del Centro regionale trapianti sia difforme da quella del Centro Nazionale Trapianti, il Centro regionale trapianti è tenuto a fornire adeguata motivazione al Centro nazionale trapianti.

5. Il Centro nazionale trapianti predispone un registro donatori e un registro riceventi per interventi effettuati all'estero, nei quali sono riportati l'avvenuta autorizzazione di cui al comma 1 e l'esito del prelievo e del trapianto secondo i parametri di cui all'articolo 2, comma 2.

6. Per il proseguimento di cure, trovano applicazione le disposizioni di cui all'articolo 6.

Art. 9
Norme transitorie

1. Le disposizioni del presente decreto si applicano anche alle domande di iscrizione nelle liste estere pervenute alle aziende sanitarie locali ai sensi dell'articolo 4 del decreto ministeriale 3 novembre 1989 e non ancora evase.

2. Dalla data di entrata in vigore del presente decreto sono abrogate le voci dei decreti ministeriali del 24 gennaio 1990, del 30 agosto 1991, riferite ai trapianti d'organo e il decreto ministeriale del 17 giugno 1992.

3. Per il proseguimento di cure collegate ai trapianti autorizzati ed effettuati prima dell'emanazione del presente decreto, si rinvia alle specifiche disposizioni dell'articolo 6, comma 5.

4. Resta valida l'iscrizione nelle liste estere di trapianto d'organo sulla base di autorizzazioni rilasciate prima dell'entrata in vigore del presente decreto.

5. Per quanto non espressamente previsto dal presente decreto, si rinvia alle disposizioni contenute nel decreto del Ministro della sanità 3 novembre 1989.

6. Restano salvi i programmi transfrontalieri stipulati dalle Regioni e dalle Province autonome in materia sanitaria.

Il presente decreto sarà pubblicato nella Gazzetta Ufficiale della Repubblica Italiana.

Roma,

IL MINISTRO DELLA SALUTE

LEGGE 16 Dicembre 1999, n° 483

Norme per consentire il trapianto parziale di fegato.

La Camera dei deputati ed il Senato della Repubblica hanno approvato;

IL PRESIDENTE DELLA REPUBBLICA

Promulga

La seguente legge:

Art. 1
Trapianto parziale di fegato

1. In deroga al divieto di cui all'articolo 5 del codice civile è ammesso disporre a titolo gratuito di parti di fegato al fine esclusivo del trapianto tra persone viventi.
2. Ai fini di cui al comma 1 si applicano, in quanto compatibili, le disposizioni della legge 26 giugno 1967, n. 458.

Art. 2
Entrata in vigore

1. La presente legge entra in vigore il giorno successivo a quello della sua pubblicazione nella *Gazzetta Ufficiale.*

La presente legge, munita del sigillo dello Stato, sarà inserita nella Raccolta ufficiale degli atti normativi della Repubblica italiana. È fatto obbligo a chiunque spetti di osservarla e di farla osservare come legge dello Stato.

Data a Roma, addì 16 dicembre 1999.

CIAMPI

D'Alema, *Presidente del Consiglio dei Ministri*

Visto il *Guardasigilli:* DILIBERTO

DECRETO 8 Aprile 2000

Disposizioni in materia di prelievi e di trapianti di organi e di tessuti, attuativo delle prescrizioni relative alla dichiarazione di volontà dei cittadini sulla donazione degli organi a scopo di trapianto.

(Estremi G.U. serie generale del 15 aprile 2000)

IL MINISTERO DELLA SANITÀ

Vista la legge 1° aprile 1999, n. 91, recante: "Disposizioni in materia di prelievi e di trapianti di organi e di tessuti", con particolare riguardo agli articoli 4, 5 comma 1, 7 e 23, comma 3, rispettivamente concernenti: la dichiarazione di volontà dei cittadini sulla donazione; le disposizioni di attuazione delle norme sulla dichiarazione di volontà; i principi organizzativi sui prelievi e sui trapianti di organi e di tessuti, e le disposizioni transitorie;
Considerato che l'espletamento da parte delle aziende unità sanitarie locali della procedura di notifica, alla generalità dei cittadini, della richiesta di dichiarare la propria volontà sulla donazione di organi e di tessuti comporta determinati tempi tecnici di attuazione e presuppone, comunque, l'avvenuta realizzazione dell'anagrafe informatizzata dei soggetti assistiti dal sistema sanitario nazionale;

Ravvisata la necessità di garantire agli stessi fini, frattanto, l'attuazione di una procedura temporanea, che risulti nello stesso tempo coerente con le disposizioni transitorie di cui all'art. 23 della legge, con particolare riguardo al relativo comma 3;

DECRETA:

Art. 1.

1. Entro centottanta giorni dalla realizzazione dell'anagrafe informatizzata degli assistiti dal Servizio sanitario nazionale le aziende unità sanitarie locali, nell'ambito territoriale di competenza, notificano personalmente a tutti i cittadini, secondo le modalità di cui all'art. 138 del codice di procedura civile, la richiesta di dichiarare la propria volontà in merito alla donazione di organi e di tessuti del proprio corpo dopo la morte, a scopo di trapianto, informandoli che la mancata dichiarazione di volontà entro il termine di cui al comma 2 viene considerata quale assenso alla donazione. Ai fini della notificazione, possono essere utilizzati, altresì, i punti di accettazione di cui all'art. 2, comma 2, nonché ogni altro mezzo idoneo a garantire l'effettiva conoscenza della richiesta da parte dei destinatari.

2. La dichiarazione di volontà deve essere resa entro novanta giorni dalla data di notifica della richiesta di cui al comma 1 e contenere, in ogni caso, gli estremi di identificazione anagrafica del dichiarante ed un'esplicita attestazione di assenso o di dissenso rispetto alla donazione di organi e di tessuti a scopo di trapianto, debitamente datata e sottoscritta.

3. Nelle more dell'attuazione delle procedure di notificazione di cui al comma 1, anche ai fini dell'applicazione dell'art. 23, comma 3, della legge 1° aprile 1999, n. 91 - in seguito citata come legge - il Ministero della sanità promuove l'acquisizione delle dichiarazioni di volontà relative al prelievo di organi e di tessuti secondo modalità uniformi in tutto il territorio nazionale, predisponendo in tal senso schemi di moduli atti a recepire da parte dei cittadini le dichiarazioni di volontà indicate nel comma 2.

Art. 2.

1. Ai fini di cui all'art. 1 comma 2, le aziende unità sanitarie locali e le aziende ospedaliere apprestano appositi punti di accettazione ai quali, al pari degli ambulatori dei medici di medicina generale, possono rivolgersi, utilizzando i moduli ivi resi disponibili per la relativa dichiarazione, i cittadini che desiderano manifestare la propria volontà prima della notificazione di cui all'art. 1, comma 1.

2. Le dichiarazioni di volontà consegnate alle aziende ospedaliere, ed aziende unità sanitarie locali territorialmente incompetenti, agli ambulatori dei medici di medicina generale sono da questi trasmesse alle aziende unità sanitarie locali di residenza dei pazienti.

3. I punti di accettazione delle aziende unità sanitarie locali di cui al comma 1, in quanto deputati alla raccolta dei moduli inerenti alle dichiarazioni di volontà dei cittadini interessati, assicurano la registrazione dei dati di identificazione anagrafica di questi ultimi e delle relative dichiarazioni di volontà in un archivio nazionale appositamente predisposto dal centro nazionale per i trapianti, attraverso la rete del sistema informativo sanitario o rete pubblica.

4. Se portate con sé dal dichiarante o depositate presso l'azienda sanitaria di appartenenza, le dichiarazioni di volontà predisposte conformemente all'art. 1, comma 2, costituiscono presupposto per l'applicazione dell'art. 23, comma 3, della legge.

5. Attraverso la stessa rete del sistema informativo sanitario, dopo il processo di notificazione di cui all'art. 1, vengono trasmessi i nominativi dei soggetti ai quali la relativa richiesta è stata inviata.

Art. 3.

1. Salva la facoltà dei cittadini interessati di modificare in ogni momento, ai sensi dell'art. 5, comma 1, lettera c), della legge, la manifestazione di volontà precedentemente resa, con altra attestazione debitamente datata e sottoscritta, le dichiarazioni di volontà acquisite vengono trasmesse al centro nazionale per i trapianti ed ai centri interregionali: questi ultimi, ai sensi dell'art. 23, comma 3, della legge, sono conseguentemente obbligati a verificare, per ciascun soggetto potenziale donatore sottoposto ad accertamento di morte, l'eventuale esistenza di una manifestazione di volontà precedentemente espressa.

2. A norma dello stesso art. 23, comma 3, della legge, le eventuali dichiarazioni di assenso al prelievo di organi e di tessuti di cui al comma 1 si considerano inefficaci allorché i familiari aventi titolo ad opporsi presentino una successiva dichiarazione autografa di volontà del soggetto di cui è accertata la morte, della quale siano in possesso, contraria al prelievo.

Il presente decreto sarà pubblicato nella Gazzetta Ufficiale della Repubblica italiana.

Roma, 8 aprile 2000

Il Ministro: BINDI

DECRETO 8 Aprile 2000 (art. 2 bis)

Disposizioni in materia di prelievi e di trapianti di organi e di tessuti, attuativo delle prescrizioni relative alla dichiarazione di volontà dei cittadini sulla donazione degli organi a scopo di trapianto.

MINISTERO DELLA SALUTE

IL MINISTRO

Vista la legge 1° aprile 1999, n. 91, recante: "Disposizioni in materia di prelievi e di trapianti di organi e di tessuti", con particolare riguardo agli articoli 4, 5 comma 1, 7 e 23, rispettivamente concernenti la dichiarazione di volontà dei cittadini sulla donazione; le disposizioni di attuazione delle norme sulla dichiarazione di volontà; i principi organizzativi sui prelievi e sui trapianti di organi e di tessuti, e le disposizioni transitorie;

Visto il D.M. in data 8 aprile 2000, contenente disposizioni in materia di prelievi e di trapianti di organi e di tessuti, attuativo delle prescrizioni relative alla dichiarazione di volontà dei cittadini sulla donazione di organi a scopo di trapianto;

VISTO, in particolare l'art. 2 del citato decreto ministeriale che al comma 2 individua le strutture sanitarie deputate alla raccolta della predetta dichiarazione di volontà;

Ritenuto opportuno prevedere l'ampliamento dei punti di ricezione della dichiarazione di volontà, al fine di favorire la promozione della cultura della donazione degli organi, coinvolgendo i Comuni e i Centri di riferimento regionali per i trapianti nelle attività di accettazione della dichiarazione di volontà, in aggiunta alle strutture menzionate nel suindicato art. 2 comma 2, del D.M. dell'8 aprile 2000;

Vista la nota del 29 febbraio 2008, con la quale il Presidente dell'Associazione Nazionale Comuni Italiani ha espresso la propria condivisione sulla proposta avanzata dal Direttore del Centro Nazionale Trapianti, in merito a tale iniziativa:

DECRETA:

Art. 1.

Dopo l'art. 2 comma 2 del D.M.8 aprile 2000, citato nelle premesse, è inserito il seguente comma:
"2 bis. Le attività di ricezione e trasmissione delle dichiarazioni di volontà di cui ai precedenti commi 1 e 2 possono essere svolte anche dai Comuni, singoli od associati, previa convenzione con l'azienda unità sanitaria locale territorialmente competente, con cui sono individuate le modalità organizzative ed i criteri di ripartizione della spesa connessi alle menzionate attività e dai Centri di riferimento regionali per i trapianti di cui all'art. 10 della legge 1° aprile 1999 n° 91. La conservazione e la trasmissione delle dichiarazioni di volontà può avvenire tramite l'utilizzo di supporti informatici."

Il presente decreto sarà pubblicato nella Gazzetta Ufficiale della Repubblica Italiana.

Roma,

Il Ministro:

DECRETO 2 Agosto 2002

Disposizioni in materia di criteri e modalità per la certificazione dell'idoneità degli organi prelevati al trapianto.

(articolo 14, comma 5, legge 1 Aprile 1999 n. 91)

IL MINISTERO DELLA SALUTE

Vista la legge 1° aprile 1999, n°91, recante "Disposizioni in materia di prelievi e di trapianti di organi e di tessuti", in seguito individuata come "legge", con particolare riguardo all'articolo 14, comma 5, laddove gli è conferita delega a definire con proprio decreto i criteri e le modalità per la certificazione dell'idoneità dell'organo prelevato al trapianto;

Considerato che l'impossibilità clinica di definire preventivamente, in termini assoluti, l'idoneità di un organo al trapianto consiglia piuttosto di definirne quelle condizioni che, allo stato attuale delle conoscenze scientifiche, ne precludono comunque l'utilizzazione ovvero di individuare quelle condizioni dell'organo che, sebbene non ottimali, possano anche risultare compatibili con taluni tipi di trapianto o con determinate caratteristiche del paziente ricevente;

Considerato, altresì, che la ridotta disponibilità di organi utilizzabili a fini di trapianto rispetto alle richieste e le specifiche, precarie condizioni di salute dei pazienti in lista di attesa conferiscono di per sé connotazioni necessariamente diverse alla disciplina sulla sicurezza del trapianto d'organo rispetto a quella che deve garantire in assoluto, per quanto consentito, le trasfusioni di sangue;

Ravvisata la possibilità, in tal senso, per un paziente in urgente necessità di trapianto od in altre peculiari situazioni, di consentire anche l'eventuale impiego di un organo in condizioni non ottimali, previa acquisizione di consenso specificamente informato;

Ritenuto per tali motivi corretto, sotto il profilo giuridico e tecnico-sanitario, prevedere una più dettagliata definizione dei criteri di idoneità degli organi ai fini predetti e della relativa casistica clinica in apposite linee-guida, predisposte dal Centro nazionale per i trapianti di cui all'articolo 8 della legge e da approvarsi con Accordo in seno alla Conferenza permanente per i rapporti tra lo Stato, le Regioni e le Province autonome di Trento e Bolzano;

Acquisito il parere della Consulta nazionale per i trapianti, di cui all'articolo 9 della legge;

Visto il parere favorevole del Consiglio Superiore di Sanità, sezione II;

Visto il parere favorevole della Conferenza Permanente per i Rapporti tra lo Stato, le Regioni e le Province autonome;

DECRETA:

Art. 1
Criteri di idoneità

Il presente decreto individua talune condizioni che, allo stato attuale delle conoscenze, inducono a ritenere precluso l'impiego di un organo a fini di trapianto, evidenziandone, nello stesso tempo, altre la cui compatibilità con i trapianti va giudicata, a seconda del tipo di trapianto e delle caratteristiche del paziente ricevente.

In funzione della ridotta disponibilità di organi e delle particolari condizioni dei pazienti in attesa di trapianto i criteri di sicurezza degli organi a tal fine utilizzati rispondono a specifiche indicazioni, commisurate al soddisfacimento delle necessità assistenziali degli stessi pazienti.

Secondo quanto previsto nel comma 1, può dichiararsi ammissibile impiegare un organo non ottimale che si renda disponibile a favore di un paziente che si trovi in urgente necessità di trapianto od in altre particolari condizioni, per le quali risulti dimostrato che il trapianto è di per sé in grado di fornire un risposta appropriata alle specifiche necessità assistenziali. In tali ipotesi l'esecuzione del trapianto è subordinata all'acquisizione di un consenso specificamente informato da parte del paziente cui l'organo è destinato e ad uno specifico programma di sorveglianza successiva al trapianto.

Con apposite linee-guida, predisposte dal Centro nazionale per i trapianti ed approvate con Accordo in seno alla Conferenza permanente per i rapporti tra lo Stato, le Regioni e le Province autonome su proposta del Ministero della salute, sono definiti i criteri di idoneità previsti nei commi 1 e 2 e le particolari condizioni di cui al comma 3. Tali linee-guida dovranno essere aggiornate periodicamente, in funzione dello sviluppo delle conoscenze in ambito biomedico.

Art. 2
Modalità di accertamento dell'idoneità

L'accertamento dell'idoneità di un organo al trapianto si basa, in ogni caso, sugli elementi forniti da anamnesi, rilievi clinici obiettivi, diagnostica strumentale e di laboratorio.

Art. 3
Donatore con infezione da HIV 1, 2

Per la trasmissibilità conclamata del virus HIV attraverso un trapianto d'organo, sono in ogni caso vietati i trapianti da un donatore positivo per HIV.

Art. 4
Donatore con infezione da HCV

Per la trasmissibilità conclamata del virus HCV attraverso un trapianto d'organo, il trapianto da donatore positivo per gli anticorpi anti-HCV a ricevente negativo per gli anticorpi anti-HCV è consentito nei soli casi di urgenza clinica comprovata di cui all'articolo 1, comma 3, secondo le relative procedure definite con le linee-guida previste dall'articolo 1, comma 4.

Il trapianto da donatore positivo per gli anticorpi anti-HCV a ricevente positivo per gli anticorpi anti-HCV è consentito a condizione che la sua esecuzione sia controllata e seguita nel tempo, secondo un protocollo nazionale comune definito dal Centro nazionale per i trapianti e trasposto nelle linee-guida di cui all'articolo 1, comma 4. I relativi dati sono raccolti in un registro nazionale a cura del Centro stesso.

Art. 5
Donatore con infezione da HBV

Gli organi prelevati in un donatore positivo per anticorpi anti-antigene s del virus HBV (anti-HBs positivo) e negativo per anticorpi anti-antigene c del virus HBV (anti-HBc negativo),possono essere utilizzati a fini di trapianto senza alcun restrizione.

L'accertata presenza di infezione HBV nel donatore(HbsAg e/o anti-HBc positivo) impone determinazioni, nel procedere ai trapianti, opportunamente differenziate per le condizioni"salvavita" rispetto a quelli di minore urgenza, secondo criteri da definirsi nell'ambito delle linee-guida di cui all'articolo 1, comma 4.

Art. 6
Trapianto di cuore, polmone e rene nell'infezione da virus B

Il trapianto da donatore positivo per antigene s della infezione HBV (HBsAg+) a ricevente negativo per l'antigene s dell'infezione da virus B (HBsAg-) è comunque vietato, ad eccezione delle condizioni "salvavita", anche nei confronti di pazienti che risultino vaccinati per tale infezione.

Il trapianto da donatore HBsAg+ a ricevente HBsAg+ è consentito nel rispetto dei criteri da definirsi con le linee-guida di cui all'articolo 1, comma 4.

Il trapianto da donatore HBsAg- ma positivo per l'anticorpo anticore del virus B (anti-HBc+) è consentito comunque a favore di pazienti HBsAg+, mentre è ammessa per pazienti HBsAg- nel caso in cui questi ultimi siano vaccinati per l'infezione da virus B.

Art. 7
Trapianto di fegato nell'infezione da virus HBV

I trapianti di fegato da donatore HBsAg+ a ricevente HBsAg- sono ammessi nei soli casi di urgenza clinica di cui all'articolo 1, comma 3, comprovata secondo le modalità definite con le linee-guida previste dall'articolo 1, comma 4.

I trapianti di fegato da donatore HBsAg+ a ricevente HBsAg+ sono consentiti nel rispetto dei criteri definiti con le linee-guida di cui all'articolo 1, comma 4.

I trapianti dei medesimi organi da donatore HBsAg- ma anti-HBc+ sono ammissibili a favore di riceventi HBsAg+ ovvero a favore di riceventi HBsAg-, secondo le modalità definite nelle linee-guida di cui all'articolo 1, comma 4.

Art. 8
Donatore con infezione da HDV

È comunque vietato, allo stato attuale delle conoscenze, il trapianto di organi da donatore positivo, contemporaneamente, per HBsAg, anti-HBc ed anti-HDV.

Art. 9
Tumori presenti o pregressi nel potenziale donatore d'organo

La presenza di eventuali tumori nel donatore va ricercata con la massima cura, attraverso la raccolta di dati anamnestici, l'esame obiettivo e, se del caso, l'esecuzione di analisi di laboratorio. Qualora dalla valutazione di idoneità del potenziale donatore emerga la presenza di una neoplasia, è consentito il trapianto degli organi secondo le modalità definite nelle linee-guida di cui all'art. 1, comma 4.

L'eventuale utilizzazione di donatori i cui dati anamnestici evidenzino un pregresso tumore guarito – atteso che la lunghezza del periodo di tempo senza sintomatologia clinica riferibile al tumore riduce, ma non annulla il rischio di trasmissione con il trapianto - può essere consentita secondo le modalità definite dalle linee-guida di cui all'art. 1, comma 4.

Il presente decreto sarà pubblicato nella Gazzetta ufficiale della Repubblica italiana.

Roma, 2 agosto 2002

DECRETO 11 Aprile 2008

Aggiornamento del decreto 22 agosto 1994, n. 582 relativo al: «Regolamento recante le modalità per l'accertamento e la certificazione di morte».
(G.U. n.136 del 12 giugno 2008)

IL MINISTRO DELLA SALUTE

Vista la legge 29 dicembre 1993, n. 578, contenente: "Norme per l'accertamento e la certificazione di morte";
Visto il decreto del Ministro della sanità 22 agosto 1994, n. 582: "Regolamento recante le modalità per l'accertamento e la certificazione di morte";
Visto il decreto del Presidente della Repubblica 10 settembre 1990, n. 285: "Regolamento di polizia mortuaria";
Visto il regio decreto 9 luglio 1939, n. 1238: "Ordinamento di stato civile";
Vista la legge 1° aprile 1999, n. 91, recante: "Disposizioni in materia di prelievi e di trapianti di organi e tessuti";
Considerati l'acquisizione di sempre maggiori conoscenze scientifiche e lo sviluppo tecnologico e strumentale intervenuti nel tempo, in base ai quali il Centro nazionale trapianti ha ritenuto opportuno procedere ad una revisione e aggiornamento del sopracitato decreto ministeriale 22 agosto 1994, n. 582;
Considerato che a tal fine gruppi di lavoro costituiti nell'ambito della Consulta tecnica permanente per i trapianti, con il supporto anche di esperti esterni anestesisti, rianimatori, neurologi, neuroradiologi e medici legali, hanno in materia predisposto documenti tecnici, in particolare tra l'altro: "Linee guida per l'applicazione di indagini strumentali di flusso ematico cerebrale in situazioni particolari, ai fini della diagnosi di morte in soggetti affetti da lesioni encefaliche";
Preso atto della proposta formulata dal Centro nazionale trapianti che si sostanzia, alla luce anche delle soprarichiamate Linee guida, nell'aggiornamento dell'articolato del soprarichiamato decreto ministeriale n. 582/1994, integrato da un allegato tecnico concernente "Modalità tecniche di esecuzione dell'elettroencefalogramma" predisposto nell'ambito dei succitati gruppi di lavoro;
Condivisa l'esigenza di provvedere ad aggiornare il sopramenzionato decreto ministeriale;

Acquisito nel merito il parere favorevole del Consiglio superiore di sanità, espresso nella seduta del 23 ottobre 2007, sulla proposta avanzata dal Centro nazionale trapianti;

DECRETA:

Art. 1
Accertamento della morte e arresto cardiaco

1. In conformità all'art. 2, comma 1, della legge 29 dicembre 1993, n. 578, l'accertamento della morte per arresto cardiaco può essere effettuato da un medico con il rilievo continuo dell'elettrocardiogramma protratto per non meno di 20 minuti primi, registrato su supporto cartaceo o digitale.

Art. 2
Requisiti clinico-strumentali per l'accertamento della morte nei soggetti affetti da lesioni encefaliche e sottoposti a trattamento rianimatorio

1. Nei soggetti affetti da lesioni encefaliche sottoposti a trattamento rianimatorio, salvo i casi particolari indicati al comma 2, le condizioni che, ai sensi della legge 29 dicembre 1993, n. 578, art. 3, impongono al medico della struttura sanitaria di dare immediata comunicazione alla Direzione sanitaria dell'esistenza di un caso di morte per cessazione irreversibile di tutte le funzioni dell'encefalo, sono:
   a) assenza dello stato di vigilanza e di coscienza, dei riflessi del tronco encefalico e del respiro spontaneo;
   b) assenza di attività elettrica cerebrale;
   c) assenza di flusso ematico encefalico, nelle situazioni particolari previste al comma 2.
   L'iter diagnostico deve comprendere la certezza della diagnosi etiopatogenetica della lesione encefalica e l'assenza di alterazioni dell'omeostasi termica, cardiocircolatoria, respiratoria, endocrinometabolica, di grado tale da interferire sul quadro clinico-strumentale complessivo.
2. È prevista l'esecuzione di indagini atte ad escludere l'esistenza di flusso ematico encefalico nelle sotto elencate situazioni particolari:
   a) bambini di età inferiore ad 1 anno;
   b) presenza di farmaci depressori del sistema nervoso di grado tale da interferire sul quadro clinico strumentale complessivo; in alternativa al rilievo del flusso ematico cerebrale, l'iter può essere procrastinato sino ad escludere la possibile interferenza dei suddetti farmaci sul quadro clinico-strumentale complessivo;
   c) situazioni cliniche che non consentono una diagnosi eziopatogenetica certa o che impediscono l'esecuzione dei riflessi del tronco encefalico, del test di apnea o la registrazione dell'attività elettrica cerebrale.
3. Per l'applicazione delle indagini strumentali di flusso ematico cerebrale si rinvia alle Linee guida di cui in premessa, approvate dalla Consulta tecnica nazionale per i trapianti.
4. Nel caso in cui il flusso ematico cerebrale risulti assente, il medico della struttura sanitaria è tenuto a dare immediata comunicazione alla Direzione sanitaria, ai sensi dell'art. 3, legge 29 dicembre 1993, n. 578.

Art. 3
Accertamento della morte nei soggetti affetti da lesioni encefaliche e sottoposti a trattamento rianimatorio

1. Nei soggetti di cui all'art. 2, la morte è accertata quando sia riscontrata, per il periodo di osservazione previsto dall'art. 4, la contemporanea presenza delle seguenti condizioni:
   a) assenza dello stato di vigilanza e di coscienza;
   b) assenza dei riflessi del tronco encefalico:
      riflesso fotomotore,
      riflesso corneale,
      reazioni a stimoli dolorifici portati nel territorio d'innervazione del trigemino,
      risposta motoria nel territorio del facciale allo stimolo doloroso ovunque applicato,
      riflesso oculo vestibolare,

riflesso faringeo,
riflesso carenale;
c) assenza di respiro spontaneo con valori documentati di CO_2 arteriosa non inferiore a 60 mmHg
   e pH ematico non superiore a 7,40, in assenza di ventilazione artificiale;
d) assenza di attività elettrica cerebrale, documentata da EEG eseguito secondo le modalità
   tecniche riportate nell'allegato 1 al presente decreto, di cui costituisce parte integrante;
e) assenza di flusso ematico encefalico preventivamente documentata nelle situazioni particolari previste dall'art. 2, comma 2.

2. L'attività di origine spinale, spontanea o provocata, non ha alcuna rilevanza ai fini dell'accertamento della morte, essendo compatibile con la condizione di cessazione irreversibile di tutte le funzioni encefaliche.
3. Nel neonato, nelle condizioni di cui al presente articolo, l'accertamento della morte può essere eseguito solo se la nascita è avvenuta dopo la trentottesima settimana di gestazione e comunque dopo una settimana di vita extrauterina.

Art. 4
Periodo di osservazione

1. Ai fini dell'accertamento della morte la durata del periodo di osservazione deve essere non
   inferiore a 6 ore.
2. In tutti i casi di danno cerebrale anossico il periodo di osservazione non può iniziare prima di
   24 ore dal momento dell'insulto anossico, ad eccezione del caso in cui sia stata evidenziata
   l'assenza del flusso ematico encefalico. In tale condizione, il periodo di osservazione può iniziare anche prima di 24 ore dal momento dell'insulto anossico, di seguito alla documentazione dell'assenza del flusso ematico encefalico.
3. La simultaneità delle condizioni necessarie ai fini dell'accertamento deve essere rilevata dal
   collegio medico per almeno due volte, all'inizio e alla fine del periodo di osservazione. La verifica di assenza di flusso non va ripetuta.
4. Il momento della morte coincide con l'inizio dell'esistenza simultanea delle condizioni di cui
   all'art. 3, comma 1.

Art. 5
Arresto cardiaco irreversibile durante il periodo di osservazione

1. Qualora durante il periodo di osservazione di cui all'art. 4, si verifichi la cessazione del battito cardiaco, l'accertamento della morte può essere effettuato con le modalità previste all'art. 1.

Art. 6
Certificazione di morte

1. Le modalità relative alla visita del medico necroscopo e la connessa certificazione di morte in
   caso di arresto cardiaco accertato secondo quanto previsto dall'art. 1, seguono le disposizioni
   contenute negli articoli 4, 8 e 9 del regolamento di Polizia mortuaria, approvato con decreto
   del Presidente della Repubblica 10 settembre 1990, n. 285. Nel caso in cui il riscontro elettrocardiografico sia stato eseguito da un medico necroscopo, il medesimo provvede direttamente alla compilazione del certificato necroscopico.
2. L'accertamento della morte eseguito con le modalità indicate negli articoli 1, 3 e 4 esclude
   ogni ulteriore accertamento previsto dall'art. 141 del regio decreto 9 luglio 1939, n. 1238, sul-
   l'ordinamento dello Stato Civile, e dagli articoli 4, 8 e 9 del regolamento di Polizia mortuaria
   soprarichiamato.
3. L'obbligo della compilazione del certificato necroscopico previsto dall'art. 141 del suddetto
   regio decreto 9 luglio 1939, n. 1238, spetta, in qualità di medico necroscopo, al medico che
   ha effettuato l'accertamento secondo quanto previsto dall'art. 1, o al componente medico legale nel collegio di cui all'art. 2, comma 5, della legge 29 dicembre 1993, n. 578, o, in mancanza, al suo sostituto nel predetto collegio.
4. Il presente decreto viene trasmesso agli organi di controllo per la registrazione e sarà pubblicato nella Gazzetta Ufficiale della Repubblica italiana.

Trascorsi quindici giorni dalla data della sua pubblicazione nella Gazzetta Ufficiale cesserà l'efficacia del decreto ministeriale 22 agosto 1994, n 582: "Regolamento recante le modalità per l'accertamento e la certificazione di morte".

Roma, 11 aprile 2008

Il Ministro: Turco

Registrato alla Corte dei conti il 28 maggio 2008 Ufficio di controllo preventivo sui Ministeri dei servizi alla persona e dei beni culturali, registro n. 3, foglio n. 220.

Allegato 1
MODALITÀ TECNICHE DI ESECUZIONE
DELL'ELETTROENCEFALOGRAMMA

1) Parametri strumentali.
Nell'accertamento della condizione di cessazione irreversibile di tutte le funzioni dell'encefalo, in concomitanza con i parametri clinici riportati in art. 3, deve essere evidenziata l'assenza di attività elettrica cerebrale definita come assenza di "attività elettrica di origine cerebrale spontanea e provocata, di ampiezza superiore a 2 microVolts su qualsiasi regione del capo per una durata continuativa di 30 minuti".

2) Metodologia strumentale analogica.
La condizione di assenza di attività elettrica cerebrale deve essere accertata con la seguente metodologia:
Utilizzazione di almeno 8 elettrodi posti simmetricamente sullo scalpo, secondo il Sistema 10-20 internazionale, in modo da esplorare tutte le aree cerebrali (Fp2, C4, T4, O2, Fp1, C3, T3, O1).
Le derivazioni possono essere bipolari con distanza interelettrodica non inferiore a 10 cm e/o monopolari (con elettrodi di riferimento biauricolare).
Le impedenze elettrodiche devono essere comprese fra 0.1 e 10 KOhms.
L'amplificazione deve essere di 2 microVolts/mm e la calibrazione con deflessione positiva o negativa di 5 mm per un segnale di 10 microVolts.
Nel corso della registrazione vanno utilizzate almeno due costanti di tempo (di 0.1 e 0.3 sec.).
Durante l'esame va ripetutamente valutata la reattività nel tracciato elettroencefalografico a stimolazioni acustiche e dolorifiche.
La durata di ciascuna registrazione elettroencefalografica deve essere di almeno 30 minuti.
Le registrazioni elettroencefalografiche vanno effettuate su carta o su supporto digitale, al momento della determinazione della condizione di cessazione irreversibile di tutte le funzioni dell'encefalo e ripetute alla fine del periodo di osservazione.

3) Metodologia strumentale digitale.
Il segnale EEG, viene registrato con derivazione monopolare e può essere contemporaneamente visualizzato con derivazioni bipolari o referenziali e con montaggi diversi da quello di acquisizione.
Questo consente di superare il problema della distanza interelettrodica di 10 cm nei bambini e nei neonati qualora le dimensioni del capo lo ponessero, comunque il montaggio adottato per la valutazione deve rispettare la distanza interelettrodica.
L'elettrodo di riferimento può essere biauricolare, oppure intermedio fra Fz e Cz (Fz').
La modalità di registrazione digitale richiede una frequenza di campionamento non inferiore a 128 campioni al secondo e conversione analogico/digitale ad almeno 12 Bit., con la programmazione del segnale massimo in ingresso di 200 microVolts.
Si consiglia l'uso di un Filtro Antialiasing analogico.
La visualizzazione del segnale sul monitor deve essere gestita da una Scheda Grafica con almeno 1024 × 768 punti di definizione.
Nella modalità digitale l'acquisizione del segnale è a banda aperta, i filtri consigliati per la visione del segnale sono:

HFF (High Frequency Filter): 70 Hz;
LFF (Low Frequency Filter): 0.5 Hz.
Le registrazioni effettuate con modalità digitale devono essere archiviate su supporto inalterabile magnetico od ottico in duplice copia.
L'elettroencefalografo deve avere la possibilità di convertire i files delle registrazioni in un formato tale da consentire la loro visualizzazione su ogni sistema elettroencefalografico o su personal computer.
A differenza della modalità di registrazione analogica, per la registrazione digitale non si richiede la trascrizione dei tracciati su carta. È tuttavia raccomandato che l'elettroencefalografo permetta la stampa dei tracciati su supporto cartaceo (anche a fogli singoli) con una risoluzione di almeno 300 punti/inch.

4) Accorgimenti tecnici.
Poiché artefatti provenienti dall'ambiente di registrazione e/o dal paziente in esame possono essere responsabili di attività ritmica, pseudoritmica o sporadica che si riflette su ogni elettrodo registrante posto sullo scalpo, occorre, su di un totale di non meno 8 canali di registrazione, dedicare: un canale di registrazione all'elettrocardiogramma, registrato con i seguenti parametri: filtri LFF: 0.1 Hz; HFF: 10-20 Hz e segnale massimo in ingresso di 3200 microVolts.
Un canale di registrazione dell'attività bioelettrica derivata da regioni extracefaliche (es. sul dorso della mano), registrato con i seguenti parametri strumentali: filtri LFF: 0.5 Hz; HFF: 70 Hz e segnale massimo in ingresso di 400 microVolts
Qualora sia necessario è utile sospendere momentaneamente il funzionamento degli apparati di rianimazione e di monitorizzazione.
In caso siano presenti artefatti muscolari di grado tale che possano mascherare l'attività cerebrale sottostante o di simularla, creando quindi problemi di interpretazione, si consiglia di ripetere la registrazione dopo somministrazione di farmaci ad attività ultrabreve che blocchano la funzionalità della placca neuromuscolare.

5) Personale addetto.
L'esecuzione delle indagini elettroencefalografiche deve essere effettuata da tecnici di neurofisiopatologia sotto supervisione medica.

6) Osservazioni finali
Allorché la valutazione dell'assenza di attività elettrica cerebrale sia inficiata da elementi artefattuali documentati ed ineliminabili si può fare ricorso ad indagini di flusso ematico, secondo le linee guida per l'applicazione degli accertamenti del flusso ematico encefalico.
I potenziali evocati somatosensitivi ed acustici a breve latenza possono essere valutati in aggiunta alla metodologia succitata, secondo le raccomandazioni della Federazione Internazionale di Neurofisiologia Clinica (1999), tradotte e pubblicate dalla Società Italiana di Neurofisiologia Clinica (2002). Essi possono essere eseguiti nella fase di diagnosi di morte, quale complemento dell'indagine elettroencefalografica, specie in presenza di fattori concomitanti di grado tale da interferire sul quadro clinico complessivo, ma non costituiscono una valutazione alternativa al rilievo del flusso ematico cerebrale.

LINEE GUIDA

APPLICAZIONE DELLE INDAGINI STRUMENTALI DI FLUSSO EMATICO CEREBRALE

Linee guida relative all'applicazione delle indagini strumentali di flusso ematico cerebrale in situazioni particolari, ai fini della diagnosi di morte in soggetti affetti da lesioni encefaliche.
Decreto 11 aprile 2008, "Aggiornamento del Decreto Ministeriale 22 agosto, 1994, n°582, relativo al regolamento recante modalità per l'accertamento e la certificazione di morte"

Premessa

Nella definizione delle presenti linee-guida di revisione delle precedenti, approvate dalla Consulta tecnica nazionale per i trapianti nel 2003, si è tenuto conto:
- del Decreto ministeriale 11 aprile 2008, di aggiornamento del D.M. 25 agosto 2004, n°582,
- dell'evidenza scientifica,
- della buona pratica clinica.

Il succitato Decreto 11 aprile 2008, all'art. 2, c. 1, stabilisce che l'iter diagnostico terapeutico, finalizzato alla certezza della diagnosi etiopatogenetica della lesione encefalica ed all'assenza di alterazioni dell'omeostasi termica, cardiocircolatoria, respiratoria, endocrino-metabolica di grado tale da interferire sul quadro clinico-strumentale complessivo, debba prevedere, in situazioni particolari, l'esecuzione di indagini strumentali atte ad evidenziare l'esistenza o assenza del flusso ematico cerebrale.

Le situazioni particolari, indicate al comma 2 dell'art. 2 del D.M. 11 aprile 2008 riguardano:
- i bambini di età inferiore ad un anno,
- la presenza di farmaci depressori del Sistema nervoso di grado tale da interferire sul quadro clinico-strumentale complessivo,
- le situazioni cliniche che non permettono una diagnosi eziopatogenetica certa o che impediscono la esecuzione dei riflessi del tronco encefalico, del test di apnea o la registrazione dell'attività elettrica cerebrale.

Con riferimento al sopramenzionato D.M., vengono di seguito esaminate:
a) alcune problematiche, evidenziate al comma 1, art. 2 , relative, nella fase di diagnosi di morte, alle alterazioni dell'omeostasi nei soggetti affetti da lesioni encefaliche; b) alcune situazioni particolari, stabilite al comma 2, art 2; c) le relative metodiche per l'accertamento del flusso ematico cerebrale.

1. Ipotermia

È noto che lo stato di ipotermia può alterare il quadro elettroencefalografico e neurologico, come pure che in letteratura sono riportati dati che indicano come necessari per la diagnosi di morte, valori della temperatura corporea centrale al di sopra dei 32°C., ma ad ulteriore garanzia della procedura diagnostica di morte nei soggetti affetti da lesione encefalica è necessario protrarre ogni trattamento rianimatorio sino a quando la temperatura corporea centrale non abbia raggiunto e mantenuto i 35 °C.

2. Alterazioni dell'omeostasi cardio-circolatoria e respiratoria

È indispensabile che l'eventuale ipotensione arteriosa, quale alterazione più frequente dell'omeostasi cardio-circolatoria, e l'eventuale presenza di gravi alterazioni respiratorie, tali da alterare l'omeostasi respiratoria, vengano comunque corrette prima di effettuare la diagnosi di morte.

3. Alterazioni endocrino-metaboliche

Allo stato attuale non esistono dati significativi riguardanti l'influenza delle sole alterazioni endocrino-metaboliche sulla diagnosi clinica di morte encefalica nei soggetti affetti da lesioni encefaliche. Le varie alterazioni endocrino-metaboliche e gli squilibri elettrolitici non sono in grado di determinare da soli il silenzio elettrico cerebrale.

In presenza di gravi alterazioni endocrino-metaboliche, non correggibili, o che rappresentino la causa della compromissione del quadro clinico neurologico e del quadro elettroencefalografico, si ritiene opportuno fare ricorso alle indagini atte ad evidenziare l'assenza o la presenza di flusso ematico cerebrale.

4. Farmaci depressori del Sistema Nervoso

Per quanto attiene all'interferenza di sostanze ad azione neurodepressiva nella diagnosi di morte, si ricorda che il problema può riguardare un'intossicazione da sostanze la cui natura sia nota o sospetta, ma per lo più è relativo all'impiego di farmaci sedativi somministrati in infusione continua.

Si richiama l'attenzione sul fatto che il decreto in questione, all'art. 2, comma 2, indica la necessità di escludere la presenza di farmaci depressori del S.N. "...di grado tale da interferire sul quadro clinico-strumentale complessivo", cioè sulla certezza della diagnosi di morte con criteri neurologici.

Non è quindi la semplice nozione anamnestica di somministrazione recente o attuale di farmaci o l'assunzione di sostanze ad azione sedativa che impedisce la diagnosi di morte, bensì solo un'eventuale persistente azione neurodepressiva di grado tale da interferire sui parametri fondamentali su cui la diagnosi di morte si basa: l'assenza dello stato di vigilanza e di coscienza, l'assenza dei riflessi del tronco encefalico, della respirazione spontanea e l'assenza di attività elettrica cerebrale (art. 2, c. 1, D.M 11.4.2008).

Anche se non è possibile formulare linee guida analitiche riguardanti tutte le molteplici e diverse situazioni che possono verificarsi nella pratica clinica, pur tuttavia nel caso di impiego per ragioni terapeutiche di farmaci neurodepressori, si può affermare con sicurezza e concordare sui punti seguenti:

• Per quanto concerne l'uso di farmaci antiepilettici e delle benzodiazepine, il rilievo di livelli ematici compresi nel range terapeutico della sostanza esclude di per sé un'interferenza significativa sui parametri clinici elettroencefalografici.

• Nel caso di impiego prolungato e ad alti dosaggi di alcuni farmaci neurodepressori, si ricorda la possibilità di far ricorso ad antidoti specifici, allo scopo di verificare la risposta clinica ed elettroencefalografica; in ogni caso occorre considerare la farmacocinetica del singolo farmaco rispetto ai dosaggi utilizzati, alla durata di infusione del farmaco e all'intervallo di tempo intercorso dalla somministrazione in bolo o dalla sospensione dell'infusione, sulla base delle conoscenze cliniche e farmacologiche consolidate.

In conclusione i criteri sopra descritti possono indirizzare nel singolo caso a valutare la necessità o meno di ricorrere alle indagini atte ad evidenziare l'assenza o la presenza di flusso ematico cerebrale.

5. Esecuzione del test di apnea.

Le situazioni cliniche di cui al DM 11.4.2008, art. 2, c. 2, che non permettono l'esecuzione del test di apnea o ne determinano l'interruzione, debbono essere adeguatamente documentate ai fini del ricorso, in sostituzione dello stesso test di apnea, alle indagini strumentali atte ad evidenziare l'assenza o la presenza di flusso ematico cerebrale.

6. Registrazione dell'attività elettrica cerebrale

In situazioni cliniche che impediscono la registrazione dell'attività elettrica cerebrale, si deve fare ricorso alle indagini strumentali atte ad evidenziare l'assenza o la presenza di flusso ematico cerebrale in sostituzione del tracciato EEG.

È possibile inoltre effettuare le indagini strumentali di flusso ematico cerebrale, ai fini di una corretta refertazione del tracciato EEG, in tutti quei casi in cui la valutazione del silenzio elettrico cerebrale può essere inficiata da elementi artefattuali documentati ed ineliminabili, così come previsto all'Allegato del D.M., al punto 6.

Bibliografia
1. Knoester PD, Jonker DM, Van Der Hoeven RT. et al. Pharmacokinetics and Pharmacodynamics of midazolam administered as a concentrated intranasal spray. A study in healthy volunteers. Br. J. Pharmacol. 2002, 53:501-507.
2. Stover IF, Lenzlinger PM, Stocker R, Morganti-Kossman MC et al. Thiopental in CSF and serum correlates with prolonged los of cortical activity. Eur. Neurol., 1998, 39: 223-238.
3. Winerjw, Rosenwasser Rh, Jimenez F. Electroencephalographic activity and serum ad cerebrospinal fluid pentobarbital level in determining the therapeutic end point during barbiturate coma.
4. Neurosurgery, 1991, 29: 739-741.
5. Guerit JM Medical technology assessment EEG and evoked potentials in the intesive care unit. Neurophysiol. Clin. 1999, 29: 301-317.

6. Guerit JM, Fischer C, Facco E, Tinuper P, Murri L, Ronne-Engstrom e, Nuwer m. standards of clinical practice of EEG and EPs in comatose and other unresponsive states. Guideline of the International Federation of Clinical Neurophysiology. EEG J. Suppl 52, 1999.

7. Epstein C.M. et al. American Clinical Neurophysiology Society. Guideline 3: Minimum Technical Standards for EEG Recording in Suspected Cerebral Death. J. Clin. Neurophysiol., 2006, 23: 97-104.

8. Chatrian G.E., Turella G.S. Electrophysiological evaluation of coma, other states of diminished responsiveness, and brain death. In: Ebersole JS, Pedley TA (eds): Current practice of clinical electroencephalography. 3rd Edition. Lippincott Williams and Wilkins, Philadelphia, 2003: 47, 2071-2074.

9. Klem G.H. Artifacts. In: Ebersole JS, Pedley TA (eds). CurrentPractice of clinical electroencephalography. 3 Edition. Lippincott Williams and Wilkins, Philadelphia, 2003: 271-283.

10. Facco E., Munari M., Gallo F., Volpin S.M. et al. Role of short-latency evoked potentials in the diagnosis of brain death. Clin Neurophysiol, 2002, 113: 1855-1866.

11. Auer RN., Siesjo BK. Hypoglycaemia: brain neurochemistry and neuropathology. Bailliere Clin Endocrinol Metab. 1993 Jul; 7(3):611-625

12. Markand ON., Electroencephalography in diffuse encephalopathies. J. Clin Neurophysiol. 1984, 1:357-407.

13. EFM Wijdicks The diagnosis of brain death. N Engl J Med 344; 1215-1221, 2001

14. AG Chiarelli. Linee guida interne dell'AO di Careggi per la valutazione clinica e laboratoristica della possibile interferenza delle sostanze neurodepressive nella diagnosi di morte encefalica. "Manuale del corso nazionale per coordinatori alla donazione e prelievo di organi".Ed. Compositori, Bologna, 2002, pp 85-87

Metodiche per l'accertamento del flusso cerebrale

Le indagini strumentali volte ad accertare l'assenza di flusso cerebrale devono essere indicate e fatte eseguire dal rianimatore nella fase della diagnosi di morte nell'ambito dell'iter diagnostico-terapeutico complessivo definito dalla legge.

Per l'esecuzione di tali indagini si configura lo stato di necessità (articolo 54 del Codice Penale) in virtù del quale si deve agire in assenza del consenso del paziente; il che non esime i medici dall'informare i familiari in maniera esaustiva.

Le metodiche raccomandate, attualmente disponibili, per l'accertamento del flusso ematico cerebrale sono: l'Angiografia cerebrale, la Scintigrafia cerebrale, il Doppler Transcranico (DTC) e l'Angio-TAC.

1. Angiografia cerebrale.

L'angiografia cerebrale rappresenta l'indagine che può essere eseguita in ogni Ospedale dotato di una diagnostica angiografica digitale. È tecnica di indagine codificata ed eseguita da molti anni, il cui indice di affidabilità è estremamente elevato ed accettato all'unanimità dalla letteratura internazionale. È comunque un'indagine che abbisogna di una chiara esplicitazione circa il materiale da utilizzare, il tipo ed il quantitativo di mezzo di contrasto da utilizzare ed inoltre necessita di una definitiva decisione circa la sede e la modalità di iniezione del mezzo di contrasto per valutare l'assenza di flusso ematico cerebrale.

L'opacizzazione dei quattro tronchi epi-aortici (arterie carotidi, arterie vertebrali) ottenuta mediante arteriografia con cateterizzazione selettiva dei loro osti potrebbe essere considerata il miglior mezzo di accertamento di arresto circolatorio intracranico, ma in realtà per l'espletamento di tale indagine sono necessarie competenze non ovunque disponibili *su* tutto il territorio nazionale, senza trascurare la possibilità anche se minima di possibili danni iatrogeni ad esempio: dissezioni vasali che potrebbero inficiarne l'attendibilità. Inoltre la visualizzazione artefattuale dei vasi intra-cranici per l'elevata pressione di iniezione, pur in presenza di morte encefalica, è più probabile per le iniezioni selettive dei vasi epi-aortici rispetto all'iniezione del mezzo di contrasto sotto pressione nell'arco aortico a livello dell'aorta ascendente attraverso catetere "pig-tail" con fori laterali. Ai fini dell'accertamento di morte tale esame deve essere effettuato sul soggetto non ipoteso e deve documentare l'assenza di riempimento delle arterie intracraniche a livello del loro ingresso intracranico (a livello della porzione petrosa delle arterie carotidi interne per la circolazione anteriore e a livello del forame magno per le arterie vertebrali del circolo posteriore). La opacizzazione del seno longitudinale superiore – possibile attraverso rami meningei o vene emissarie – non inficia il giudizio di positività per arresto di flusso cerebrale. Il criterio di correttezza dell'esame deve essere costituito della normale opacizzazione delle arterie carotidi esterne.

Metodologia nel paziente adulto:
* Sede di iniezione: arco aortico cateterizzato per via femorale (se possibile) posizionando il catetere utilizzato a livello della porzione sopra-valvolare dell'aorta ascendente, onde ottenere una omogeneizzazione la più completa possibile del bolo di contrasto ed ottenere pertanto l'opacizzazione del circolo carotideo anteriore e del circolo vertebro-basilare posteriore.
* Tipo di catetere: tipo "pig-tail" di calibro 4-5 french;
* Mezzo di contrasto: m.d.c. organo-iodato idrosolubile non ionico a concentrazione non inferiore a 300 mgr. I/ml;
* Quantità: 30-35 ml con iniezione mediante pompa automatica;
* Flusso: 15 ml/secondo;
* Ritardo: 0.5 sec;
* P.S.I.: 750-1000 a seconda del tipo di catetere utilizzato;
* Tempo di ripresa: 20 sec.

Metodologia nei bambini di età inferiore ad un anno. Tipo di catetere: tipo "pig-tail" di calibro 3-4 french:
* Mezzo di contrasto: m.d.c. organo-iodato idrosolubile non ionico a concentrazione non inferiore a 300 mgr. I/ml;
* Quantità: 6-8 ml con iniezione mediante pompa automatica;
* Flusso: 2 ml/secondo;
* Ritardo: 0.5 sec;
* P.S.I.: 450-700 a seconda del tipo di catetere utilizzato;
* Tempo di ripresa: 20 sec.

Bibliografia
1. Ameratunga B., Jefferson N.R., Rajapakse S., Further aspects of angiographic brain death, Australasian Radiology 20, 3, 291-295, 2008.
2. Eelco FM Wijdicks, MD The diagnosis of Brain Death: N. Engl. J Med Vol. 344, 16:1215 1221, 2001.
3. Vatne K. ,Nakstad P. And Lundar T. Digital subtraction angiography (DSA) in the evaluation of brain death, Neuroradiology 27, 2, 1985.
4. Bradac GB, Simon RS. Angiography in brain death. Neuroradiology 7: 25-28, 1974.
5. Heiskanen O. Cerebral circulatory arrestcaused by acute increase of intracranial pressare. Acta Neurol. Scand. 40 (suool.): 7-59, 1964.

2. Scintigrafia cerebrale.
La Medicina Nucleare riveste un ruolo determinante nella dimostrazione di arresto di flusso ematico cerebrale.
La scintigrafia cerebrale utilizza un radiofarmaco, capace di attraversare la barriera ematoencefalica intatta (Tecnezio 99mTC HMPAO o 99mTC ECD), che è trattenuto dalle cellule cerebrali dopo la fase iniziale di flusso, indicando non soltanto la presenza di quest'ultimo, ma anche l'eventuale attività cerebrale. Altro vantaggio offerto da questa metodica è che l'esame, nella sua semplicità di esecuzione, potendo avvalersi di una semplice esecuzione planare, può essere eseguito in ogni ospedale dotato di Medicina Nucleare. Ove disponibile, è preferibile espletare tale indagine in acquisizione Tomografica Brain SPECT (Singol Photon Emission Computer Tomography).

Per la dimostrazione di arresto del flusso ematico cerebrale, la scintigrafia, effettuata nel sogget-to non ipoteso, deve documentare l'assenza dell'"uptake" intracerebrale del tracciante (c.d.segno della "testa vuota").

Metodologia:
- Si prepara un eluato fresco di 740 MBq (20mCi) di TC 99 unito a HMPAO (Ceretec) o ECD ricostituito in 5 ml di NaCl 0,9% e iniettato in vena al paziente entro 30 minuti dalla ricostituzione;
- Lo studio planare viene acquisito in proiezione anteriore a paziente supino e registrato per 60 secondi dopo il bolo endovena;
- Dopo 5 – 10 minuti viene acquisita una proiezione planare statica anteriore, una laterale destra e una sinistra;
- Si esegue, al termine delle acquisizioni planari, una acquisizione tomografica SPECT, per 360° di rotazione, a paziente supino, step and shoot, ogni 5° con tempo di 20 secondi/step, della durata totale di 25 minuti;
- Si ottiene poi una ricostruzione secondo i tre piani ortogonali;
- Si ricerca la presenza di flusso ematico intracranico e la captazione del 99mTC-HMPAO per presenza o meno di funzione cerebrale;
- Si pone la diagnosi di assenza di flusso arterioso a livello delle arterie intracraniche del circolo anteriore e di quello posteriore;
- Il criterio di correttezza dell'esame può prevedere il rilievo dell'"uptake" epatico del tracciante.

Bibliografia
1. Costa DC, Motteux IM, Mc Cready AC. Diagnosis of brain death with TC99m HMPAO. European Journal of Nuclear Medicine 18: 503-506,1991.
2. Bonetti MG, Ciritella P, Valle G, Perrone E, 99Mtc HMPAO brain perfusion SPECT in brain death. Neuroradiology 37: 365-369, 1995.
3. Okuyaz C., Gucuyener K., Karabacak NI., Aydin K., Serdaroglu A., Cingi E. Tc – 99m – Hmpao spect in the diagnosis of brain death in children. Pediatr Int. 2004 Dec; 46(6): 711-714
4. Munari M., Zucchetta P.,Carollo C., Gallo F., De Nardin M., Marzola Mc., Ferretti S., Facco E. Confirmatory tests in the diagnosis of brain death: comparison between SPECT and contrast angiography.Crit Care Med. 2005 Sep; 33(9): 2068-2073
5. Ala Ta., Kuhn Mj., Johnson AJ. A case meeting clinical brain death criteria with residual cerebral perfusion. Ajnr Am J Neuroradiol. 2006 Oct; 27(9): 1805-1806.
6. Appelt Ea., Song Ws., Phillips WT., Metter DF., Salman UA., Blumhardt R. The "hot nose" sign on brain death nuclear scintigraphy: where does the flow really go? Clin Nucl Med. 2008 Jan; 33(1):55-57.
7. Zuckier Ls., Kolano J. Radionuclide studies in the determination of brain death: criteria, concepts, and controversies. Semin Nucl Med. 2008 Jul; 38(4): 262-273. Review.
8. Shemie Sd., Lee D., Sharpe M., Tampieri D., Young B., Canadian critical care society. Brain blood flow in the neurological determination of death: Canadian expert report. Can J Neurol Sci. 2008 May; 35(2): 140-145.

3. Doppler transcranico.
Metodologia:
L'esame Doppler Transcranico può essere utilizzato per la dimostrazione di arresto del flusso ematico cerebrale purché vengano rispettate le seguenti condizioni procedurali:
A. l'esplorazione deve essere condotta tanto in sede sovratentoriale bilateralmente (utilizzando la finestra ossea temporale), quanto in sede infratentoriale (utilizzando la finestra occipitale). In tal modo risulterà valutato sia il circolo cerebrale anteriore bilateralmente sia quello posteriore;
B. L'esecuzione del test va effettuata nel soggetto non ipoteso; ciò al fine di escludere transitori arresti del circolo cerebrale dovuti a ipotensione.
C. devono essere considerati probatori di arresto di circolo i seguenti pattern:

c1. inversione del senso del segnale in diastole rispetto alla sistole "segnale riverberante", "segnale oscillante";

c2. presenza di "punte sistoliche", caratterizzate da velocimetria e durata molto ridotte, senza alcun segnale diastolico;

c3. assenza di segnale sia durante la sistole che durante la diastole, solo nei due casi seguenti:

c3.1 quando attraverso ognuna delle tre finestre ossee (temporale sinistra, temporale destra, occipitale) venga evidenziato il segnale di almeno un vaso, con uno dei quadri descritti ai punti c1, c2, in modo che sia dimostrata la pervietà delle tre finestre stesse;

c3.2 quando attraverso un precedente esame eseguito dallo stesso operatore sullo stesso paziente sia stata dimostrata la pervietà delle finestre ossee, evidenziando la presenza di segnale doppler nelle arterie intracraniche usualmente valutate con il Doppler transcranico.

D. I pattern descritti al punto c devono essere rilevati in almeno due esami eseguiti a non meno di 30' l'uno dall'altro.

Bibliografia

1. American Academy Of Neurology, Therapeutics And Technology Assessment Subcommitee. Assessment: Transcranial Doppler. Neurology 40: 680-681, 1990.
2. Ducrocq X, Hassler W, Moritake K, Newell DW, Von Reutern GM, Shiogal I, Smith RR. Consensus opinion on diagnosis of cerebral circulatory arrest using Dopler-sonography; Task Force Group on cerebral death of the Neurosonology ReseaRCH Group of the World Federation of Neurology; J. Neurological Sci. 159: 145-150, 1998.
3. Wijdicks Efm. The diagnosis of brain death. N. Engl. J. Med. 344, 16: 1215-1221, 2001.
4. AZevedo E, Teixeira J, NeveS JC, VAZ R. Transcranial Doppler and brain death. Tranplant. Proc. 32 (8): 2579-2581, 2000.
5. Karaal K, Cevikol C, Senol U, Arici G, Kabaalioglu A,Ramazanoglu A, Bircan O. Orbital Doppler Sonography findings in cases of brain death. AJNR Amm. J. Neuroradiol. 21 (5): 58-60, 2002.
6. Lamply Y, Gilad R, Eschel Y, Rapoport A, Sadeh M. Diagnosis of brain death using the transcranial Doppler with a transorbital approach. Arch. Neurol. 59 (1): 58-60, 2002.
7. Fayen Dm, Lamer C, PIlorget A, Moreau T, Beloucif S, Echter E. Evauation of pulsed Doppler common carotid blood flow as a non-invasive method for brain death diagnosis: a prospective study. Anesthesiology 72: 222-229, 1990.

4. Angio-TAC.

L'Angio-TAC può fornire rilievi di flusso del tutto simili a quelli della Angiografia per catetere conservandone la stessa affidabilità quando vengano adottati gli stessi criteri e cioè l'espletamento in soggetto non ipoteso, con la documentazione dell'assenza di riempimento delle arterie intracraniche a livello del loro ingresso intra-cranico (a livello della porzione petrosa delle arterie carotidi interne per la circolazione anteriore e a livello del forame magno per le arterie vertebrali del circolo posteriore). La opacizzazione del seno longitudinale superiore – possibile attraverso rami meningei o vene emissarie – non inficia il giudizio di positività per arresto di flusso cerebrale. Il criterio di correttezza dell'esame deve essere costituito dalla normale opacizzazione delle arterie carotidi esterne.

Metodologia:

Angio-TAC (con apparecchiature volumetriche spirali)

• Esecuzione del topogramma in proiezione AP ed LL e posizionamento del pacchetto di acquisizione dello studio mediante immagini acquisite a spessore di 2-3 mm con intervallo di 1-1.3 dalla base cranica al vertice;

• Posizionamento di un piano a livello dell'arco aortico;

• Iniezione di bolo endovenoso da vena centrale, se disponibile, o in alternativa da vena periferica di 1-2 ml/Kg di peso corporeo di mezzo di contrasto organo-iodato idrosolubile con concentrazione di iodio non inferiore ai 300 mg iodio/ml e con flusso di 3,5-4 ml /sec;

- Ripetizione seriata con intervallo di 1-2 sec del piano di studio a livello dell'arco aortico al fine di evidenziare l'arrivo del bolo di mezzo di contrasto;
- Non appena l'arco aortico incomincia ad opacizzarsi, acquisizione del volume per la ricostruzione angiografica;
- Rielaborazione delle immagini con tecniche Multi Planar Reconstruction (MPR) e Multi Intensity Projection (MIP).

Bibliografia:

1. Shemie SD, Lee D, Sharpe M, Tampieri D, Young B. The Canadian Council for Donation and Transplantation. Brain Blood Flow in the Neurological Determination of Death: Canadian Expert Report. The Canadian Journal of Neurological Sciences. 2008, Vol.35 n° 2: 140-145.
2. Leclerc X. Groupe de relecture. CT angiography for the diagnosis of brain death: recommendations of the French Society of Neuroradiology (SFNR). J of Neuroradiology 2007, 34: 217-219.
3. Tatlisumak T. and Forss N. Brain death confirmed with CT angiography. European Journal of Neurology 2007, 14: 42-43.
4. Piovan E, Pizzini F, Ricciardi GK, Beltramello A. Diagnosi di "morte encefalica" mediante metodica Angio-CT. The Neuroradiology Journal 2006, 19: 65.
5. Directives medico-éthiques de l'ASSM "Diagnostic de la mort dans le contexte de la transplantation d'organes" 2005.
6. Yu SL, Lo YK, Lin SL, Lai PH and Huang WC. Computed Tomographic Angiography for Determination of Brain Death. Comput Assist Tomogr, 2005, Vol. 29 n° 4: 528-531.
7. Qureshi AI, Kirmani JF, Xavier AR and Siddiqui AM. Computed tomographic angiography for diagnosis of brain death. Neurology 2004, 62:652-653.
8. Dupas B, Gayet-Delacroix M, Villers D, Antonioli D, Veccherini MF and Soulillou JP. Diagnosis of Brain Death Using Two-Phase Spiral CT. AJNR Am J Neuroradiol 1998, 19: 641-647.

Il referto del medico specialista che esegue le indagini strumentali sopradescritte, ai fini dell'accertamento del flusso cerebrale, deve essere comprensivo della diagnosi di assenza o presenza di flusso ematico cerebrale.

Ogni Azienda Sanitaria e Ospedaliera è tenuta:
- a redigere procedure operative basate sulle presenti linee guida sia per la determinazione dei livelli ematici dei farmaci neurodepressori, sia per l'impiego delle metodiche strumentali atte alla dimostrazione dell'assenza del flusso ematico cerebrale;
- a garantire con idonei percorsi di formazione un elevato livello di qualificazione professionale a tutti gli operatori sanitari coinvolti nel processo di diagnosi ed accertamento di morte.

Il presente documento è stato elaborato nell'ambito della Consulta Nazionale per i Trapianti, da un gruppo di esperti composto:

Rianimatori: F. Giordano, F. Lusenti, C. Martini, F. Procaccio, S. Pintaudi, D. Testasecca.
Neurologi: G. A. Ottonello, A. Ragazzoni.
Neuroradiologi: A. Beltramello, F. Di Paola.
Medici Legali: A. Gianelli Castiglione.
Componenti CIR: C. Pizzi.

Centro Nazionale Trapianti
20 febbraio 2009

Ministero del Lavoro della Salute e delle Politiche Sociali
Dipartimento della Prevenzione e della Comunicazione. Direzione Generale della Prevenzione Sanitaria Ufficio VIII – Settore Salute

ORDINANZA DEL MINISTRO RECANTE: "DISPOSIZIONI IN MATERIA DI CONSERVAZIONE DI CELLULE STAMINALI DA SANGUE DEL CORDONE OMBELICALE".

IL MINISTRO DEL LAVORO, DELLA SALUTE E DELLE POLITICHE SOCIALI

Visto l'art. 32 della legge 23 dicembre 1978, n. 833;

Vista la legge 21 ottobre 2005, n. 219 recante:"Nuova disciplina delle attività trasfusionali e della produzione nazionale degli emoderivati", che regola nel suo ambito anche le cellule staminali emopoietiche, autologhe, omologhe e cordonali, e che, all'art. 27, c. 2, prevede che fino alla data di entrata in vigore dei decreti di attuazione previsti dalla medesima restano vigenti i decreti di attuazione della legge 4 maggio 1990, n. 107;

Visto il decreto legislativo 30 dicembre 1992, n. 502 e successive modificazioni e integrazioni, ed in particolare l'art. 4, c. 12;

Visto il decreto ministeriale 3 marzo 2005, recante "Caratteristiche e modalità per la donazione di sangue e di emocomponenti", pubblicato nella G.U. del 13 aprile 2005, n. 85;

Visto il decreto ministeriale 3 marzo 2005, recante "Protocolli per l'accertamento della idoneità del donatore di sangue e di emocomponenti", pubblicato nella G.U. del 13 aprile 2005, n. 85 e sue successive modificazioni;

Visto il decreto ministeriale 7 settembre 2000, recante "Disposizioni sull'importazione ed esportazione del sangue umano e dei suoi prodotti per uso terapeutico, profilattico e diagnostico", pubblicato nella G.U. del 23 ottobre 2000, n. 248;

Visto il decreto del Presidente del Consiglio dei Ministri 1° settembre 2000, recante "Atto di indirizzo e coordinamento in materia di requisiti strutturali, tecnologici ed organizzativi minimi per l'esercizio delle attività sanitarie relative alla medicina trasfusionale", pubblicato nella G.U. del 23 novembre 2000, n°274;

Visto l'Accordo 10 luglio 2003 tra il Ministro della Salute, le Regioni e le Province autonome di Trento e di Bolzano sul documento recante: "Linee-guida in tema di raccolta, manipolazione e impiego clinico delle cellule staminali emopoietiche (CSE)", pubblicato nella G.U. del 30 settembre 2003, n°227, ed in particolare le linee-guida riportate nell'allegato al suddetto Accordo, di cui costituisce parte integrante, che descrivono gli standard qualitativi ed operativi, coerenti con gli standard internazionali, relativi alle strutture che effettuano procedure di prelievo, conservazione, processazione e trapianto di cellule staminali emopoietiche provenienti da donatore autologo od allogenico o dalla donazione di cordone ombelicale;

Visto l'Accordo 23 settembre 2004 tra il Ministro della Salute, le Regioni e le Province autonome di Trento e di Bolzano sul documento recante: "Linee-guida sulle modalità di disciplina delle attività di reperimento, trattamento, conservazione e distribuzione di cellule e tessuti umani a scopo di trapianto", in attuazione dell'articolo 15, comma 1 della Legge 1 aprile 1999, n. 91;

Visto l'Accordo 5 ottobre 2006, ai sensi dell'articolo 4 del decreto legislativo 28 agosto 1997, n. 281, tra il Governo, le Regioni e le Province Autonome in materia di ricerca e reperimento di cellule staminali emopoietiche presso registri e banche italiane ed estere;

Visto il Decreto Legislativo 6 novembre 2007, n. 191, con cui è stata recepita la Direttiva 2004/23/CE, sulla definizione delle norme di qualità e sicurezza per la donazione, l'approvvigionamento, il controllo, la lavorazione, la conservazione, lo stoccaggio e la distribuzione di tessuti e cellule umani;

Considerato che il trapianto allogenico di cellule staminali emopoietiche da sangue del cordone ombelicale in campo terapeutico si è rivelato prezioso per la cura di diverse malattie quali leucemie, linfomi, talassemie e alcune gravi carenze del sistema immunitario;

Considerato l'interesse e l'impegno del mondo scientifico internazionale ad esplorare altri possibili orizzonti che aprano a nuovi percorsi terapeutici l'impiego di cellule staminali da sangue cordonale, che a tutt'oggi appaiono ancora lontani;

Considerato che, nonostante le informazioni diffuse dai mass media promuoventi la conservazione del sangue cordonale per un possibile futuro uso proprio (autologo), la mancanza di protocolli terapeutici specifici su detto uso autologo e di dati scientifici a sostegno di questa ipotesi in ordine, fra l'altro, alla funzionalità delle cellule dopo conservazione per molti anni o decenni, alla continuità ed affidabilità nel tempo dei programmi di conservazione, rendono oggi tale attività di raccolta ad uso autologo ancora gravata da rilevanti incertezze in ordine alla capacità di soddisfare eventuali esigenze terapeutiche future;

Considerato che nell'ambito della donazione pubblica è già contemplata e correttamente praticata la raccolta del sangue cordonale per uso cosiddetto "dedicato", ovvero conservato esclusivamente per quel bambino o per quella famiglia, nella quale già esiste una patologia o il rischio di avere ulteriori figli affetti da malattie geneticamente determinate, riconosciuti essere suscettibili di un utilizzo scientificamente fondato e clinicamente appropriato di cellule staminali da sangue cordonale;

Considerato che tali problematiche sono state e sono ancora oggi oggetto di attenta analisi da parte di vari gruppi di esperti a livello internazionale;

Viste le Ordinanze del Ministro della Salute dell'11 gennaio 2002, "Misure urgenti in materia di cellule staminali da cordone ombelicale", G.U. 6 febbraio 2002, n. 31, a cui sono seguite le successive del 30 dicembre 2002, G.U. 3 febbraio 2003, n. 27, del 25 febbraio 2004, G.U. 18 marzo 2004, n. 65, del 7 aprile 2005, G.U. 10 maggio 2005, n. 107, del 13 aprile 2006, G.U. 9 maggio 2006, n. 106;

Vista l'Ordinanza del Ministro della Salute 4 maggio 2007, G.U. 14 maggio 2007, n. 110;

Vista la legge 28 febbraio 2008, n. 31 "Conversione in legge, con modificazioni, del decreto legge 31 dicembre 2007, n. 248, recante proroga dei termini previsti da disposizioni legislative e disposizioni urgenti in materia finanziaria", in particolare l'articolo 8-bis;

Vista l'Ordinanza del Ministro della Salute 29 aprile 2008, G.U. 20 maggio 2008, n. 117, con cui, nel recepire le disposizioni recate dal succitato articolo 8 bis, Legge 28 febbraio 2008, n. 31, era stata prorogata al 30 giugno 2008 l'efficacia dell'O.M. 4 maggio 2007;

Vista l'Ordinanza del Ministro del Lavoro, della Salute e delle Politiche Sociali 19 giugno 2008, G.U. 30 giugno 2008, n. 151, con la quale veniva ulteriormente prorogata al 28 febbraio 2009, l'efficacia della citata O.M. 4 maggio 2007;

Visto il Decreto Legge 30 dicembre 2008, n. 207, recante: "Proroga di termini previsti da disposizioni legislative e disposizioni finanziarie urgenti", convertito con modificazioni in legge il 24 febbraio 2009, e in particolare l'articolo 35, comma 14;

Ritenuto pertanto indispensabile, al fine di evitare soluzioni di continuità nella disciplina di che trattasi, adottare ulteriori misure,

ORDINA

Art. 1.

1. La conservazione del sangue da cordone ombelicale rappresenta un interesse primario per il Servizio Sanitario Nazionale ed è quindi consentita presso le strutture pubbliche ad essa dedicate.

2. È consentita la conservazione di sangue da cordone ombelicale donato per uso allogenico a fini solidaristici ai sensi dell'art. 3, comma 3, legge n. 219/2005.

3. È consentita la conservazione di sangue da cordone ombelicale per uso dedicato al neonato o a consanguineo con patologia in atto al momento della raccolta, per la quale risulti scientificamente fondato e clinicamente appropriato l'utilizzo di cellule staminali da sangue cordonale, previa presentazione di motivata documentazione clinico sanitaria.

4. È altresì consentita la conservazione di sangue da cordone ombelicale per uso dedicato nel caso di famiglie a rischio di avere figli affetti da malattie geneticamente determinate per le quali risulti scientificamente fondato e clinicamente appropriato l'utilizzo di cellule staminali da sangue cordonale, previa presentazione di motivata documentazione clinico sanitaria rilasciata da parte di un medico specialista nel relativo ambito clinico.

5. La conservazione di sangue cordonale, per le finalità di cui ai commi 2, 3 e 4, è consentita presso le strutture trasfusionali pubbliche, nonché presso quelle individuate dall'art. 23 della legge n. 219/2005 e presso le strutture di cui all'accordo del 10 luglio 2003, autorizzate ed accreditate ai sensi delle disposizioni normative vigenti.

6. La conservazione di sangue da cordone ombelicale di cui ai commi 3 e 4 è autorizzata dalle Regioni e Province autonome, previa richiesta dei diretti interessati, e non comporta oneri a carico dei richiedenti.

7. Con decreto del Ministro del lavoro, della salute e delle politiche sociali, da emanarsi entro il 31 dicembre 2009, fatto salvo quanto previsto ai commi 3 e 4, viene disciplinata la conservazione di sangue da cordone ombelicale per uso autologo sulla base di indicazioni appropriate sostenute da evidenze scientifiche consolidate.

Art. 2.

1. Fatto salvo quanto disposto dall'articolo 1, comma 5, è vietata l'istituzione di banche per la conservazione di sangue da cordone ombelicale presso strutture sanitarie private anche accreditate ed ogni forma di pubblicità alle stesse connessa.

2. Le banche per la conservazione di sangue da cordone ombelicale di cui all'articolo 1, comma 5, sono individuate ed autorizzate dalle Regioni e dalle Province autonome sulla base della normativa vigente e dei relativi piani sanitari regionali; tali banche devono operare in conformità ai requisiti previsti dal Decreto Legislativo 191/2007 e dalla normativa vigente in materia trasfusionale.

Art. 3.

1. L'autorizzazione alla esportazione di campioni di sangue da cordone ombelicale per uso autologo è rilasciata di volta in volta dalla Regione o dalla Provincia autonoma di competenza, sulla base di modalità definite con Accordo Stato Regioni.

2. Nelle more della definizione dell'Accordo di cui al comma 1, l'autorizzazione alla esportazione di campioni di sangue cordonale per uso autologo è rilasciata dal Ministero del lavoro, della salute e delle politiche sociali, dietro richiesta dei soggetti, diretti interessati che non ricorrendo le condizioni di cui ai commi 3 e 4, per la conservazione ad uso autologo del sangue cordonale sul territorio nazionale, previo counselling con il Centro Nazionale Trapianti, e previo accordo con la Direzione sanitaria sede del parto, decidano di conservare detti campioni a proprie spese presso banche operanti all'estero.

3. La richiesta di esportazione deve contenere le seguenti informazioni e documentazione:
   a) generalità e dati anagrafici dei genitori richiedenti;
   b) paese e struttura di destinazione;
   c) posto di frontiera e mezzo di trasporto;
   d) data presunta del parto,
   e) idonea certificazione redatta dalla Direzione sanitaria della struttura sede del ricovero, ove viene raccolto il campione, attestante:
   - la negatività ai markers infettivologici dell'epatite B, C e dell'HIV, eseguiti sul siero materno nell'ultimo mese di gravidanza;
   - la rispondenza del confezionamento ai requisiti previsti in materia di spedizione e trasporto di materiali biologici, nel rispetto delle normative vigenti nazionali e regionali;
   f) documentazione attestante l'avvenuto counselling.

4. La richiesta, compilata conformemente alle indicazioni di cui al modulo allegato alla presente ordinanza, di cui costituisce parte integrante, completa in ogni sua parte, deve pervenire al seguente indirizzo: Ministero del lavoro, della salute e delle politiche sociali - direzione generale della prevenzione sanitaria - Ufficio VIII - Via Giorgio Ribotta, 5 - 00144 Roma, a mezzo raccomandata, in tempo utile e comunque almeno entro i tre giorni lavorativi precedenti la data di spedizione del campione di sangue cordonale.

Art. 4.

1. La presente ordinanza ha vigore per un anno a partire dal 1 marzo 2009, fatte salve le eventuali disposizioni normative in materia adottate nel suddetto intervallo temporale.

La presente ordinanza verrà trasmessa alla Corte dei Conti per la registrazione e sarà pubblicata nella Gazzetta Ufficiale della Repubblica Italiana.

Roma 26 febbraio 2009

IL MINISTRO

F.to Maurizio Sacconi

**AL MINISTERO DEL LAVORO, DELLA SALUTE
E DELLE POLITICHE SOCIALI**

Direzione Generale della Prevenzione Sanitaria
Ufficio VIII
Via Giorgio Ribotta, 5
00144 ROMA

Modulo per la domanda di

**AUTORIZZAZIONE ALLA ESPORTAZIONE DI CAMPIONE DI SANGUE DEL COR-
DONE OMBELICALE AD USO AUTOLOGO**

1. Generalità e dati anagrafici dei genitori

Cognome_____Nome_____

Luogo e data di nascita _____il_____/_____ /_____

Residente a _____ in via _____C.A.P._____

Cognome_____Nome_____

Luogo e data di nascita _____il_____/_____ /_____

Residente a _____ in via _____C.A.P._____

2. Data presunta del parto

Il_____

3. Informazioni sul trasporto del campione di sangue cordonale

Data di spedizione_____

– valico di frontiera/aeroporto _____

– mezzo di trasporto_____

– paese estero di destinazione _____

– struttura sanitaria scelta per la conservazione _____

**4. Recapito presso il quale deve ad ogni effetto essere inviato il nulla osta ed ogni relativa
comunicazione**

Comune_____provincia_____

via _____ C.A.P._____ tel._____fax _____

*5. Al fine di ottenere l'autorizzazione all'esportazione del campione di sangue da cordone om-
belicale (prelevato al momento della nascita del proprio figlio) per la conservazione ad uso autologo presso struttura estera, i sottoscritti genitori sotto la propria responsabilità, ai sensi degli arti. 75 e 76 del D.P.R. 445/00 e s.m.,*

dichiarano

- che i dati sopra indicati corrispondono al vero,
- di avere preso visione **dell'Ordinanza del Ministro del Lavoro, della Salute e delle Politiche sociali del 26 febbraio 2009:**
"Disposizioni in materia di conservazione di cellule staminali da sangue del cordone ombelicale" e di averne letto e compreso i riferimenti legislativi, le considerazioni e le indicazioni in materia ivi esposti,
- che la presente domanda è sottoscritta al solo fine di ottenere il nulla osta all'esportazione del campione di sangue cordonale per la conservazione presso banche operanti all'estero.

Allegati alla presente
1) attestazione da parte del Centro Nazionale Trapianti dell'avvenuto counselling,
2) certificazione della Direzione Sanitaria della struttura, sede del parto, attestante la negatività ai markers infettivologici (HBV-HCV-HIV) e la conformità del confezionamento del campione ai requisiti previsti dalle normative vigenti nazionali e regionali.

I sottoscritti inoltre autorizzano codesto Ente, ai fini dell'espletamento della pratica, al trattamento dei propri dati personali ai sensi del D.Lgs. n. 196 del 30 giugno 2003.

Luogo e data_____ firma_____

Firma_____

A1.3
L'etica nella rianimazione del 3° millennio – Documento di Catania

Catania 1 Aprile 2009

Il progresso tecnico-scientifico degli ultimi 30 anni, consente al medico che opera nelle Rianimazioni **Nuovi Poteri di intervento** sulla vita umana ed ha trasformato l'**evento** morte in un **processo**, basti pensare: alla sostituzione di funzioni vitali la cui cessazione non si identifica più con la morte dell'individuo, all'abolizione della coscienza mediante sedazione prolungata, alla possibilità di diagnosticare la morte con criteri neurologici rendendo così possibile il trapianto di organi vitali da cadavere a cuore battente in soggetti affetti da insufficienza d'organo terminale.

L'assunzione di queste nuove responsabilità pone **nuovi interrogativi** che scuotono alla base i valori di riferimento e gli atteggiamenti consolidati dell'attività professionale dell'Anestesista-Rianimatore:

- È lecito che le decisioni riguardo alla cura di un paziente siano prese solo considerando ciò che è possibile curare in virtù delle risorse terapeutiche a disposizione?
- Il massimo impegno terapeutico esercitato equivale sempre al "miglior bene" per il paziente?
- In riferimento alla specificità delle situazioni di emergenza-urgenza, l'agire in stato di necessità esonera dal tentativo di conoscere la volontà del paziente ed obbliga ad applicare comunque provvedimenti attivi? oppure espone il paziente al rischio di subire il "giusto" trattamento in base alle convinzioni personali del medico rianimatore?
- Quando l'accresciuta disponibilità di mezzi terapeutici si traduce unicamente nel prolungarsi delle funzioni biologiche, attraverso procedure obiettivamente disumanizzanti, qual è il confine per il medico intensivista tra l'obbligo di difendere la vita e quello di rispettare la volontà del paziente?
- Ed infine, in questo complesso decisionale quali sono gli eventuali riferimenti clinici, deontologici e giuridici di supporto?

Questo l'interrogativo che gli Anestesisti Rianimatori Siciliani, riuniti in seminario a Catania, in occasione dei 30 anni di attività della Rianimazione "Antonella Caruso", intendono affrontare nei suoi aspetti clinici, organizzativi, medico-legali, giuridici e bioetici.

Pertanto

Constatato:

1) Che le cure intensivologiche sviluppatesi negli ultimi 30 anni hanno certamente consentito alla maggior parte dei pazienti in condizioni di criticità estrema di superare il momento acuto e di tornare alla propria vita e ai propri affetti in condizioni di piena dignità umana.
2) Che l'erogazione di dette cure può essere realizzata solo presso le Rianimazioni, ambienti adeguatamente strutturati con alta densità di personale dedicato e di attrezzature di alta tecnologia.
3) Che i trattamenti intensivologici vengono sempre più spesso richiesti nel manifestarsi di patologie acute in pazienti affetti da patologie croniche in fase terminale e che detti trattamenti possono alterare la naturale evoluzione della malattia e la tempistica del processo morte.
4) Che l'apparato altamente tecnologico presente nelle Terapie Intensive e le cure rianimatorie, interferendo con la naturale evoluzione della malattia verso la morte basata sull'insufficienza del respiro e della circolazione del sangue, hanno determinato un mutamento dei tempi e della modalità del morire generando così una sorta di prolungamento del processo agonico senza alcun giovamento per il malato stesso.
5) Che la Costituzione italiana tutela l'autodeterminazione del paziente in riferimento all'accettazione o meno delle cure, principio affermato in sede preparatoria (On. Aldo Moro, Atti Commissione dei 75) ma che di fatto esiste un vuoto normativo per rendere pienamente operativa detta tutela.

Considerato:

1) Che le cure intensivologiche praticate nei Reparti di Rianimazione, in alcuni casi, hanno consentito l'insorgere di fenomeni altrimenti non determinabili quali quelli di Stato Vegetativo Persistente con alimentazione e idratazione artificiale o di pazienti vigili, coscienti ma in stato di dipendenza ventilatoria meccanica.
2) Che le stesse cure in altri consentono la vitalità degli organi in costanza di morte dell'encefalo.
3) Che i successi delle Terapie Intensive pubblicizzate dai mass-media hanno determinato nei cittadini un'aspettativa di guarigione che a volte va oltre le concrete possibilità della Terapia Intensiva stessa.

Con la consapevolezza:

1) Che i Reparti di Rianimazione e Terapia Intensiva per la peculiarità delle patologie trattate e per la complessità dei temi morali vissuti, possono essere considerati veri e propri laboratori di Bioetica.
2) Che l'ampio e serrato dibattito in atto nel paese per l'emanazione di atti legislativi tendenti a regolamentare dichiarazioni di volontà circa l'accettazione e/o il proseguimento di cure sostitutive o stabilmente vicarianti funzioni vitali compromesse, necessita della diffusione di elementi di conoscenza chiari e trasparenti che possono e devono essere forniti da parte degli operatori che quotidianamente si confrontano con la sofferenza estrema.
3) Che ogni opportunità offerta all'Uomo dalla scienza e dalla tecnica deve trovare fondamento attuativo nei principi di liceità ed eticità.

Avendo avuto riguardo:

1) Dei documenti elaborati dalle maggiori Società Scientifiche nazionali e internazionali.
2) Dei documenti stilati dal Comitato Nazionale di Bioetica e di alcuni Comitati Etici Regionali.
3) Del pensiero espresso da alcuni autorevoli professionisti impegnati nel settore.
4) Del Codice di Deontologia Medica.

Analizzate le seguenti questioni:

1) Liceità della selezione dei pazienti da ammettere al ricovero in Rianimazione.
2) Liceità di instaurare e/o continuare terapie invasive ritenute non appropriate, in pazienti con compromissione dello stato di coscienza.
3) Autonomia decisionale del Rianimatore ad ammettere al ricovero proposto da altri specialisti.

Richiamati i principi di:

1) Orientamento Bioetico di **beneficenza, non maleficenza, giustizia, autonomia**.
2) Appropriatezza e Proporzionalità delle cure da praticare in riferimento alla patologia presentata.
3) Libertà del paziente.
4) Responsabilità dell'anestesista rianimatore.

Si ritiene di proporre alla responsabile considerazione dei soggetti interessati:

1) Le Rianimazioni o Terapie Intensive sono luoghi di cura dove l'adozione di Tecniche Straordinarie e mezzi invasivi devono essere adeguati e proporzionati al reale e concreto beneficio che il paziente può trarne ed in ogni caso non devono rappresentare un prolungamento di fase agonica.
2) La selezione del paziente da ricoverare in Rianimazione può essere attuata solo dopo aver esperito tutte le possibilità di trattamento e nel solo caso in cui i mezzi a disposizione del Rianimatore non pongono altra soluzione possibile.

3) La sola età del paziente non può in nessun caso essere considerata elemento discriminante per l'accesso alle cure di rianimazione, dovendo invece farsi esclusivo riferimento alla gravità delle condizioni cliniche e alla concreta possibilità di ripristino delle funzioni vitali.

4) In nessun caso è giustificata l'attuazione di trattamenti rianimatori quando questi configurano l'ipotesi di prolungamento della fase agonica, in dette situazioni è doverosa l'assistenza con: idratazione e ventilazione di base.

5) In nessun caso possono essere iniziati trattamenti rianimatori invasivi e mezzi straordinari di cura (ventilazione meccanica, alimentazione artificiale) se il paziente in maniera cosciente e consapevole nega il proprio assenso.

6) Gli iniziali trattamenti di rianimazione in pazienti in stato di incoscienza sono giustificati dalla impossibilità di conoscenza circa la reale volontà del paziente di essere sottoposto alle cure intensive e pertanto giustificati da presunzione di consenso. Accertata la volontà pregressa del paziente in attuale stato di incoscienza occorrerà una attenta valutazione, effettuata alla luce delle correnti possibilità tecnico-scientifiche circa il reale e concreto beneficio che il paziente può trarre dalla continuazione della terapia intensiva, che non potrà essere sospesa nel caso di effettivo beneficio.

7) Il mantenimento della vitalità degli organi nel paziente in morte encefalica è da considerare atto di continuità assistenziale, pertanto il ricorso a mezzi invasivi e straordinari di cura è lecito se finalizzato al prelievo degli organi da cadavere a cuore battente a scopo di trapianto.

8) Lo specialista Anestesista Rianimatore, in quanto in possesso di competenze specifiche, è legittimato a ritenere appropriato o non appropriato il ricovero in Terapia Intensiva proposto da altri medici non specialisti in detta branca.

9) Il principio di alleanza terapeutica col paziente, i suoi familiari e il medico di medicina generale curante è strategia terapeutica del medico rianimatore. Pertanto, al fine di evitare nella famiglia l'amplificazione della sofferenza da distacco, in tutte le rianimazioni occorre facilitare il contatto fisico tra i familiari e il ricoverato.

10) Nel processo della fase agonica assicurati i trattamenti vitali, resi edotti i familiari dell'inutilità delle cure e fatta salva la responsabilità del rianimatore di decidere secondo scienza e coscienza, "prendersi cura" del paziente diviene fondamento dell'attività dell'Anestesista Rianimatore.

Si auspica infine:

L'emanazione di una Legge quadro che detti le linee idonee ad armonizzare il principio di autonomia del paziente di condividere le scelte terapeutiche con quello di responsabilità e di autonomia di scelta terapeutica del medico secondo scienza e coscienza, demandando ad autorevoli organismi nazionali e locali la revisione periodica di raccomandazioni da seguire.

Documento Elaborato da: Sergio Pintaudi (Direttore Rianimazione "Antonella Caruso" Ospedale Garibaldi – Catania), Carmelo Denaro (Direttore Rianimazione Ospedale Cannizzaro – Catania), Antonino Leocata (Presidente Onorario della Società Italiana di Bioetica e dei Comitati Etici, Primario Emerito Pediatria – Ospedale Garibaldi - Catania), Salvatore Nicosia (Direttore Anestesia e Rianimazione Ospedale Ferrarotto – Catania), Riccardo Bottino (Primario Emerito di Anestesia e Rianimazione Ospedale S. Bambino – Catania), Padre Carlo Lazzaro, direttore Pastorale della Salute Arcidiocesi di Catania.

Posto in discussione ed approvato:

Consiglio Direttivo regionale AAROI, allargato ai Direttori delle Strutture Complesse di Anestesia e Rianimazione della Regione Siciliana nella seduta del 31.01.2009.

A2.1
Nomina del collegio medico

Logo della Regione

Logo Azienda Ospedaliera o
Coordinamento Locale Trapianti

Oggetto: Nomina del Collegio Medico

Al Sig. Direttore Sanitario

Ai sensi dell'art. 2 D.M. 11 Aprile 2008 recante "Requisiti clinico-strumentali per l'accertamento della morte nei soggetti affetti da lesioni encefaliche e sottoposti a trattamento rianimatorio", si comunica l'esistenza di un caso di morte per cessazione irreversibile di tutte le funzioni dell'encefalo.

Paziente_____ data nascita_____ ricoverato presso

questa S.C. di Anestesia e Rianimazione con diagnosi di_____.

Il medico di guardia Dott. _____ dichiara che il suddetto paziente presenta le condizioni che inducono all'accertamento della morte nei soggetti affetti da lesioni encefaliche e sottoposti a trattamento rianimatorio, documentato da EEG eseguito secondo le modalità riportate dall' allegato 1 D.M. 11 Aprile 2008.

Note aggiuntive:

_____

_____

_____

Si chiede pertanto alla S.V. di voler attivare il Collegio medico per le procedure di accertamento della morte.

Data_____ Ore _____

Il medico di guardia

_____

A2.2
Verbale di accertamento di morte (a norma: Legge 578/93 e art. 3 D.M. 11 Aprile 2008)

Logo della Regione   Logo Azienda Ospedaliera o
                                                      Coordinamento Locale Trapianti

Verbale di Accertamento di Morte
(a norma: Legge 578/93 e art. 3 D.M. 11 aprile 2008)

Alle ore _____ del giorno _____del mese di _____ dell'anno_____, presso i locali della

S. C. di Anestesia e Rianimazione dell'Azienda Ospedaliera _____,
si riunisce il collegio medico di cui al comma 5, dell'art. 2 della Legge 29 dicembre 1993, n. 578,
nominato dal Direttore Sanitario della suddetta Azienda e composto da:

1) Dott. _____ specialista in Medicina Legale;

2) Dott. _____ specialista in Anestesia e Rianimazione;

3) Dott. _____ specialista in Neurologia

con la collaborazione del tecnico di neurofisiopatologia Sig. _____,

con lo scopo di accertare la realtà della morte di _____,

di/fu _____ e di/fu _____,

nato/a _____ il _____ residente a _____,

sottoposto/a a misure rianimatorie per (DIAGNOSI) _____

Alle ore _____il collegio inizia il periodo di osservazione di cui al comma 1 dell'art. 4
del Decreto del Ministero della Salute dell'11 aprile 2008, rilevando la contemporanea presenza
delle condizioni a), b), c), d) ed e) di cui al comma 1 dell'art. 3 del medesimo decreto 2008 e
cioè di:
a) assenza di stato di vigilanza e di coscienza;
b) assenza di riflesso fotomotore, corneale, oculo-vestibolare, faringeo, carenale, reazioni a sti-
    moli dolorifici portati nel territorio d'innervazione del trigemino, risposta motoria nel territo-
    rio del facciale allo stimolo doloroso ovunque applicato;
c) assenza di respiro spontaneo con valori documentati di CO_2 arteriosa di _____ mmHg a pH
    ematico di _____ in assenza di ventilazione artificiale;
d) assenza di attività elettrica cerebrale, documentata da EEG eseguito secondo le modalità di cui
    all'allegato 1 del predetto decreto 2008;
e) assenza di flusso ematico cerebrale (se preventivamente documentata).
Alle ore_____, fine del periodo di osservazione, si procede al rilievo della simultaneità delle
suddette condizioni essendo nuovamente riscontrati:
a) assenza di stato di vigilanza e di coscienza;
b) assenza di riflesso fotomotore, corneale, oculo-vestibolare, faringeo, carenale, reazioni a sti-
    moli dolorifici portati nel territorio d'innervazione del trigemino, risposta motoria nel territo-
    rio del facciale allo stimolo doloroso ovunque applicato;
c) assenza di respiro spontaneo con valori documentati di CO_2 arteriosa di mmHg_____ a pH
    ematico di_____ in assenza di ventilazione artificiale;
d) assenza di attività elettrica cerebrale, documentata da EEG eseguito secondo le modalità di cui

all'allegato 1 del predetto decreto 2008;

e) assenza di flusso ematico cerebrale (se preventivamente documentata).

Quanto sopra in assenza di somministrazione di farmaci depressori del SNC, di ipotermia, di alterazioni endocrino-metaboliche e circolatorie.

Terminato il periodo di osservazione, il collegio medico dichiara avvenuta la morte di

_____ alle ore _____ del giorno _____.

Dott _____

Dott_____

Dott_____

A2.3
Verbale di accertamento di morte (a norma: Legge 578/93 e art. 1 D.M. 11 Aprile 2008)

Logo della Regione

Logo Azienda Ospedaliera o
Coordinamento Locale Trapianti

Il sottoscritto Dott. _____, (QUALIFICA) _____,

dell'Azienda Ospedaliera _____ di _____

ATTESTA

Il/la Sig./Sig.ra _____ identificato/a mediante documento n° _____

ricoverato/a il_____ alle ore _____, presso il Reparto di _____con diagnosi di

_____; presenta alle ore _____ del giorno _____

Arresto Cardiocircolatorio per adinamia del miocardio.

Il tracciato elettrocardiografico protratto per 20 minuti, dalle ore _____ alle ore _____ ha

mostrato la costanza di assenza di attività elettrica.

Pertanto il/la Sig./Sig.ra _____ è deceduto/a alle ore _____ del

giorno _____.

Dott. _____

A2.4
Dichiarazione di assenso/dissenso alla donazione

Logo della Regione   Logo Azienda Ospedaliera o
                                                     Coordinamento Locale Trapianti

Io Dott. _____ ai sensi dell'art.23 della legge 01/04/1999 n. 91, dichiaro

di aver informato gli aventi diritto* che il loro congiunto Sig. _____
per il quale è in corso l'accertamento di morte ai sensi della legge 29/12/1993 n. 578 e del D.M.
Sanità 11/04/2008 è stato riconosciuto come potenziale donatore di organi a scopo di trapianto.
Ho altresì informato gli aventi diritto che:
- nel caso in cui risulti una volontà espressa dal loro congiunto attraverso le modalità previste
  dal Decreto 08/04/2000 (dichiarazione di volontà sottoscritta o registrazione contenuta nel sistema informativo nazionale dei trapianti), essi hanno la possibilità di presentare una successiva dichiarazione opposta (negativa o positiva) del loro congiunto di cui siano in possesso;
- nel caso in cui non risulti alcuna volontà del loro congiunto il prelievo è consentito salvo che
  essi presentino opposizione scritta entro la fine del periodo di osservazione di cui all'articolo
  4 del D.M. Sanità 11/04/2008;
- ai sensi della legge 29/12/1993 n. 578 e del D.M. Sanità 11/04/2008, al termine di detto periodo constatata la morte del soggetto verrà sospeso ogni supporto terapeutico.
Per presa conoscenza

COGNOME E NOME   RAPPORTO DI PARENTELA

_____   _____

                                                     Firma

                                                     _____

L'avente diritto si oppone al prelievo di organi del proprio congiunto
COGNOME E NOME   RAPPORTO DI PARENTELA

_____   _____

                                                     Firma

                                                     _____

      Data   Il Medico

_____   _____

* coniuge non legalmente separato, convivente more uxorio, o, in mancanza, figlio/a maggiorenne, o,
in mancanza di questi ultimi, i genitori ovvero il rappresentante legale.

A2.5
Dichiarazione di assenso alla donazione di cornee (ai sensi dell'art. 1 della Legge del 12 Agosto 1993 n° 301)

Logo della Regione

Logo Azienda Ospedaliera o
Coordinamento Locale Trapianti

DICHIARAZIONE DI ASSENSO ALLA DONAZIONE DI CORNEE
(Ai sensi dell'articolo 1 della legge del 12/8/1993 n°301)

Il/la sottoscritto/a_____residente a _____

in via _____ n°_____ documento n°_____
in qualità di:
   Coniuge non legalmente separato   Convivente more uxorio
   Figlio maggiorenne   Genitore   Rappresentante legale

del Sig./Sig.ra _____

nato/a _____ il _____

   Deceduto/a il _____ alle ore _____

   nel reparto di _____ dell'Ospedale _____

   presso il proprio domicilio di _____ via _____n°_____

Medico di famiglia _____ Telefono _____

   Acconsente   **Non acconsente**
- Al prelievo di cornee dalla salma del proprio congiunto (che, in caso di morte cerebrale, avverrà dopo l'orario previsto di fine accertamento)
- Che la Banca degli Occhi svolga accertamenti chimico-clinici ed indagini anamnestiche sul proprio congiunto al fine di prevenire la trasmissione di patologie dal donatore al ricevente.
- Che, nel caso in cui il trapianto non sia possibile, i tessuti prelevati vengano utilizzati per studi volti a migliorare la conoscenza e la possibilità di cura delle patologie corneali.

Data_____ In fede_____

         Acconsente   **Non acconsente**
- Ai sensi del D.L. 30-06-03 n° 196 (Codice in materia di protezione dei dati personali): che i dati anagrafici di cui sopra siano utilizzati dalla suddetta Banca per usi connessi alla suddetta donazione e per eventuale corrispondenza con i congiunti del donatore.

Data_____ In fede_____

Dichiarazione raccolta a cura di _____ tel. _____

Data_____ Firma _____

A2.6
Istanza di nulla osta al prelievo di organi e tessuti a scopo di trapianto

Logo della Regione   Logo Azienda Ospedaliera o
                                                    Coordinamento Locale Trapianti

Prot.:   _____

Oggetto: Istanza di nulla osta al prelievo di organi e tessuti a scopo di trapianto *

                                   Al Sig. Procuratore della Repubblica

                                   di_____

Il sottoscritto Dott._____ (Qualifica) _____, rilevato che

presso la Rianimazione dell'Azienda Ospedaliera _____di _____, si trova

ricoverato dal __.__.200_ il Sig. _____ , nato a _____, il

__.__._____ e residente in via _____, il quale a quanto risulta per via specifica mentre

_____

(rimaneva vittima di incidente della strada/lavoro) riportando (descrizione analitica delle lesioni)

_____

Rilevato che lo stesso presenta le condizioni previste nella Legge 1° aprile 1999 n° 91 (Disposizioni in materia di prelievi e di trapianti di organi e di tessuti);
Considerato che i familiari hanno sottoscritto il loro consenso al prelievo di organi dal loro congiunto a scopo di trapianto;
Considerato che non risulta che in vita _____ abbia esplicitamente espresso il
proprio dissenso;
Rilevato che la morte è stata accertata dal collegio medico di cui all'art. 2 cpv 5 della Legge

29.12.1993 n° 578, a norma del D.M. Sanità 11.04.2008 in data _____;

Atteso che dell'evento è stata data comunicazione all'Autorità Giudiziaria con referto n°_____

del _____ da parte di _____

FA ISTANZA
affinché la S.V. voglia concedere l'autorizzazione a procedere al prelievo dei seguenti organi:

_____, dal cadavere di _____,
a scopo di trapianto terapeutico.

                                   Dr._____

* Solo se la salma si trova a disposizione dell'Autorità Giudiziaria

A2.7
Verbale di prelievo di organi e tessuti

Logo della Regione

Logo Azienda Ospedaliera o
Coordinamento Locale Trapianti

VERBALE DI PRELIEVO DI ORGANI E TESSUTI

Il giorno _____ del mese di _____ dell'anno _____ alle ore ____:____ nei locali

del blocco operatorio dell'Ospedale _____ di _____,
i sottoscritti medici preso atto che sono state adempiute le disposizioni di cui alla Legge 1 aprile 1999 n° 91 in merito alla non opposizione alle operazioni di prelievo, la cui documentazione viene archiviata insieme all'originale del presente verbale, visto il verbale di accertamento della

morte, redatto secondo le norme di legge in data____ /___ /____ procedono sul cadavere di

Cognome _____ Nome _____ nato a _____ il ___/___/____,

deceduto presso il Reparto di _____ il___/___/____ alle ore ___:___, al prelievo
a scopo di trapianto terapeutico di:

CUORE_____

_____

CAUSA DI MANCATO PRELIEVO _____
Letto, confermato e sottoscritto
Cognome e Nome   AO di provenienza   TEL e FAX   Ora prelievo   Firma

_____   _____   _____   _____   _____

POLMONE DX _____

_____

POLMONE SX_____

_____

CAUSA DI MANCATO PRELIEVO _____
Letto, confermato e sottoscritto
Cognome e Nome   AO di provenienza   TEL e FAX   Ora prelievo   Firma

_____   _____   _____   _____   _____

FEGATO _____

_____

CAUSA DI MANCATO PRELIEVO_____
Letto, confermato e sottoscritto
Cognome e Nome   AO di provenienza   TEL e FAX   Ora prelievo   Firma

_____   _____   _____   _____   _____

RENE DX _____

_____

RENE SIN _____

_____

CAUSA DI MANCATO PRELIEVO _____
Letto, confermato e sottoscritto
Cognome e Nome   AO di provenienza   TEL e FAX   Ora prelievo   Firma

_____   _____   _____   _____   _____

INTESTINO _____

_____

CAUSA DI MANCATO PRELIEVO _____
Letto, confermato e sottoscritto
Cognome e Nome   AO di provenienza   TEL e FAX   Ora prelievo   Firma

_____   _____   _____   _____   _____

CORNEA SX _____

_____

CORNEA DX _____

_____

CAUSA DI MANCATO PRELIEVO _____
Letto, confermato e sottoscritto
Cognome e Nome   AO di provenienza   TEL e FAX   Ora prelievo   Firma

_____   _____   _____   _____   _____

CUTE _____

_____

CAUSA DI MANCATO PRELIEVO _____
Letto, confermato e sottoscritto
Cognome e Nome   AO di provenienza   TEL e FAX   Ora prelievo   Firma

_____   _____   _____   _____   _____

ESPLORAZIONE DELLA CAVITÀ TORACICA
L'ispezione della cavità toracica (compresa l'esplorazione e la palpazione delle principali stazioni linfonodali profonde):

Non ha evidenziato la presenza di lesioni sostitutive macroscopicamente apprezzabili

Ha evidenziato i seguenti reperti.

_____

_____

_____

Cognome e Nome del Chirurgo prelevatore _____

Data _____ Firma _____

ESPLORAZIONE DEL CAVO ADDOMINALE

L'ispezione e la palpazione degli organi addominali (compresa l'esplorazione e la palpazione delle principali stazioni linfonodali profonde):

Non ha evidenziato la presenza di lesioni sostitutive macroscopicamente apprezzabili.

Ha evidenziato i seguenti reperti:

_____

_____

_____

Cognome e Nome del Chirurgo prelevatore _____

Data _____ Firma _____

ESPLORAZIONE DEI RENI

L'ispezione e la palpazione dei reni, previa apertura e rimozione della capsula dei Gerota e del grasso pararenale, ed ispezione della superficie convessa del rene sino al grasso ilare.

Non ha evidenziato la presenza di lesioni sostitutive macroscopicamente apprezzabili.

Ha evidenziato i seguenti reperti:

_____

_____

_____

Cognome e Nome del Chirurgo prelevatore _____

Data _____ Firma _____

L'originale del presente verbale rimane custodito nell'archivio della Direzione Sanitaria dell'Azienda Ospedaliera _____ di _____.

Considerazioni conclusive

L. Rizzato

In quest'ultimo decennio, la professione infermieristica ha raggiunto importanti traguardi che hanno portato a un grande cambiamento del vecchio assetto professionale e organizzativo. Questo processo di rinnovamento, che ha coinvolto anche l'aspetto formativo con l'ingresso della formazione in Università attraverso la laurea triennale e la laurea specialistica a indirizzo prettamente dirigenziale, ha permesso agli infermieri di acquisire nuove competenze nella ricerca, nell'innovazione assistenziale, nelle attività tecniche e manageriali, il tutto finalizzato a creare un *nuovo infermiere* con responsabilità e autonomia nel proprio campo professionale, come peraltro sancito dalla normativa attuale. Queste nuove competenze, intese come conoscenze, capacità, abilità e comportamenti, hanno portato all'analisi di diversi concetti che vanno dalla valorizzazione dell'esperienza alla centralità del soggetto, dall'apprendimento alla formazione professionale intesa come processo continuo. L'infermiere oggi è in grado di assumere decisioni rispetto alla propria competenza tecnico-assistenziale ed è in grado di pianificare le attività attraverso l'applicazione di metodologie disciplinari acquisite durante il percorso formativo. Nel mondo infermieristico, così come in quello medico, si va sempre di più affermando l'obiettivo di una pratica clinica basata sulle evidenze (*Evidence-Based Healthcare*), cioè interventi assistenziali diretti e personalizzati, che attingono alle migliori informazioni rese disponibili dalla ricerca e pubblicate nella letteratura scientifica.

La rapida evoluzione del processo di cura e le aspettative in costante mutamento dei pazienti e dei familiari richiedono flessibilità e riorganizzazione dell'assistenza e dei trattamenti. È oggi impensabile erogare prestazioni assistenziali standardizzate laddove il sistema è sempre più attento alla valorizzazione della qualità percepita dal paziente. A tale proposito, infatti, la tematica infermieristica maggiormente dibattuta oggi è quella relativa agli esiti sensibili alle cure infermieristiche ovvero, condizioni, comportamenti o percezioni misurabili del paziente o della sua famiglia, largamente influenzati dalle cure infermieristiche. Tali esiti o conseguenze possono anche essere definiti come i cambiamenti della condizione di salute del paziente, attribuibili alla cura infermieristica ricevuta. Gli esiti infermieristici quindi, secondo questo concetto, non sono soltanto e necessariamente gli aspetti classici dell'assistenza, ma sono anche l'insieme degli effetti organizzativi prodotti dalla pianificazione dell'assistenza stessa. Diventa inevitabile che la formazione universitaria di base e i corsi specifici post-base, da una parte, e i servizi erogati dalle singole Aziende Sanitarie, dall'altra, riflettano e mettano in atto cambiamenti e sistemi clinico-assistenziali che permettono una vera presa in carico del paziente rispondendo alle singole necessità.

È opinione ormai diffusa che fra gli obiettivi perseguiti dal Servizio Sanitario, devono essere inclusi nel sistema salute tutti i fattori di miglioramento della qualità e quello dell'assistenza infermieristica non può non farne parte. Il miglioramento della qualità include, in maniera evidente, anche la stretta collaborazione e integrazione tra le competenze mediche e infermieristiche: le due principali componenti del sistema salute. È ormai dimostrato che nei contesti sanitari altamente complessi, come quello della gestione dell'emergenza e dei trapianti, ad esempio, la stretta sinergia e collaborazione tra personale medico e infermieristico può portare a un salto di qualità e al raggiungimento di risultati e prestazioni eccellenti.

In particolari settori ad alto impegno professionale, come quello del sistema dell'emergenza e del processo donazione-trapianto, il ruolo infermieristico (all'interno del sistema donazioni e trapianti) sta assumendo anche in Italia un'importanza rilevante, non solo dal punto di vista dell'assistenza infermieristica propriamente intesa, ma anche in relazione ad aspetti di prevalente competenza organizzativa, gestionale e di presa in carico del donatore o paziente ricevente. Il trapianto di organi è il prodotto di un percorso organizzativo altamente complesso che necessita del lavoro di numerosi professionisti: parte dall'individuazione del potenziale donatore in terapia intensiva e, attraverso l'atto operatorio, continua nel tempo con il follow-up del paziente trapiantato. L'esigenza quindi di avere un modello organizzativo efficiente e integrato, sia per il processo di donazione che per quello di trapianto, che coordini tutte le fasi in maniera ordinata e sequenziale, risponde a una reale necessità. La Legge n. 91 del 1 aprile 1999 con l'Art. 12 istituisce la figura del coordinatore del processo di donazione. Benché tale norma preveda che il coordinatore sia un medico con maturata esperienza nel settore, sempre lo stesso articolo precisa che *può avvalersi, per lo svolgimento delle proprie funzioni, di collaboratori scelti tra personale sanitario e amministrativo.* Questo passaggio della norma ha permesso, come è già avvenuto in altri paesi, che medici e infermieri integrassero sempre di più le loro competenze clinico-organizzative nell'attività di donazione, assicurando collaborazione e continuità del servizio, oltre alla possibilità di realizzare un lavoro di alta professionalità. Se non ci sono dubbi sul fatto che il coordinatore della donazione abbia ridotto il gravoso lavoro svolto dalle terapie intensive nella gestione del potenziale donatore, la stessa attenzione è stata rivolta ora anche alle strutture di trapianto, dove all'attività trapiantologica si aggiunge un'ampia attività chirurgica generale. La complessità clinico-assistenziale e organizzativa del trapianto, associata alle singole peculiarità dei centri, non permettono di standardizzare il ruolo di questi professionisti ed è inevitabile che i compiti e le attività svolti possano differenziarsi da centro a centro riflettendo il modello organizzativo e strutturale interno. È possibile però, grazie anche al contributo emerso dagli infermieri che svolgono già da tempo queste attività all'interno del sistema donazione e trapianto, definirne un profilo e classificarne le aree di maggiore competenza. È necessario passare dall'acquisizione delle conoscenze alla conquista delle competenze, dall'operatività passiva all'assistenza personalizzata e innovativa, per sostenere e valorizzare le competenze clinico-assistenziali e gestionali degli infermieri nei processi di assistenza sanitaria e per sviluppare, migliorare e dare qualità ai processi. Il prezioso contributo che questa *raccolta di esperienze, conoscenze e competenze* vuole dare a tutti i colleghi del sistema, risponde esattamente a questa esigenza.

Finito di stampare nel mese di novembre 2009